Fortschritte der operativen Dermatologie
Band 2

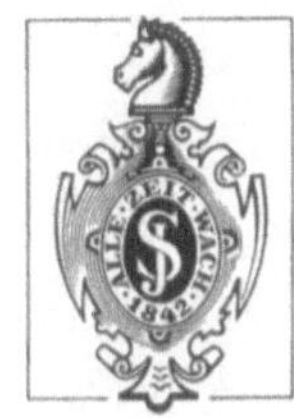

Fehlbildungen
Nävi
Melanome

Herausgegeben von
H. H. Wolff und W. Schmeller

Geleitwort von O. Braun-Falco

Mit 158 Abbildungen und 68 Tabellen

Springer-Verlag
Berlin Heidelberg New York Tokyo

Professor Dr. med. Helmut Heinrich Wolff
Dr. med. Wilfried Schmeller

Klinik für Dermatologie und Venerologie
Medizinische Universität zu Lübeck
Ratzeburger Allee 160, 2400 Lübeck 1

ISBN-13: 978-3-540-15713-7   e-ISBN-13: 978-3-642-70647-9
DOI: 10.1007/978-3-642-70647-9

CIP-Kurztitelaufnahme der Deutschen Bibliothek
Fehlbildungen – Nävi – Melanome / hrsg. von H. H. Wolff u. W. Schmeller. Mit e. Geleitw.
von O. Braun-Falco. – Berlin ; Heidelberg ; New York ; Tokyo : Springer, 1985.
(Fortschritte der operativen Dermatologie; Bd. 2)

NE: Wolff, Helmut H. [Hrsg.]; GT

Geleitwort

Heutiger Stellenwert der Operativen Dermatologie

Dem Dermatologen stehen zur Behandlung seiner Patienten mit Dermatosen und Hauttumoren heute viele Therapieverfahren zur Verfügung. Neben der Behandlung mit den verschiedenartigsten Externa haben in den letzten Jahren innerliche Behandlungsmethoden viel an Bedeutung gewonnen, wie der Hinweis auf Chemotherapeutika, Glukokortikoide, Immunsuppressiva, Zytostatika und aromatische Retinoide zu verdeutlichen vermag. Dermatosen, welche noch bis vor kurzem unbeeinflußbar waren, können heute kurativ oder morbostatisch behandelt werden.

Neben solchen konservativen Verfahren kommen in der dermatologischen Therapie aber auch zunehmend aktive, d. h. *operative Behandlungsverfahren* zur Anwendung. Freilich ist diese Entwicklung in der Dermatologie nicht neu. Bereits im vergangenen Jahrhundert hat man versucht, durch operative, vorwiegend plastisch-chirurgische Maßnahmen eine Rehabilitation von Patienten mit entstellenden Veränderungen durch Lupus vulgaris oder Karzinome durchzuführen. Der Hinweis auf Namen wie Eduard Lang oder H. Bruck und G. Riehl in Wien oder auf Wucherpfennig in Münster/Westfalen markieren diese Entwicklung, welche übrigens auch vielfach zu fruchtbarer Kooperation zwischen Dermatologen und Plastischen Chirurgen geführt hatte. Ein weiteres Ziel aktiver dermatologischer Tätigkeit befaßte sich mit der Resozialisierung von Patienten, die durch Hauterkrankungen und Hauttumoren besonders im Gesichtsbereich entstellt waren. Durch die Bezeichnung der operativ-chirurgischen Tätigkeit in der Dermatologie als *„Korrektive Dermatologie"* durch Schreus in Düsseldorf war besonderer Wert auf die Betonung des korrektiven Elements dieser Behandlungsmethoden gelegt worden, da die Wiederherstellung von Form und Funktion der Haut unter ästhetischen Gesichtspunkten durch einen operativen Eingriff gerade im Gesichtsbereich von großer Bedeutung ist. So grenzt sich auch die Operative Dermatologie von der Kosmetischen Chirurgie ab; Dermatologen werden gewöhnlich nicht aus rein kosmetischer Indikation tätig, sondern immer nur dann, wenn Hauterkrankungen oder Hauttumoren operativ zu entfernen und Defekte nach solchen Eingriffen funktionell und kosmetisch so gut als möglich wiederherzustellen sind.

Wie ist heute Operative Dermatologie zu definieren?

Es erscheint mir wichtig, darauf hinzuweisen, daß unter dem Begriff Operative Dermatologie nicht nur vom Dermatologen anzuwendede *chirurgische* Verfahren subsumiert werden sollten, sondern auch andere aktive Maßnahmen. Die Operative Dermatologie umfaßt demnach nicht nur die Exzision von umschriebenen Hautveränderungen oder von benignen und malignen Hauttumoren mit ggf. notwendig werdender rekonstruktiver Defektversorgung. Vielmehr gehören zu diesem Tätigkeitsbereich auch andere aktive dermatotherapeutische Verfahren wie die Dermabrasion, Salabrasion, Desikkation, Elektrochirurgie, Chemochirurgie, mikroskopisch-kontrollierte Chirurgie, Kryotherapie sowie neuerdings auch die Therapie mit den verschiedenen Formen von Laser.

Wie diese Definition erkennen läßt, geht also der Tätigkeitsbereich des operativen Dermatologen über die rein dermato-chirurgische, d.h. operative oder plastisch-operative Tätigkeit hinaus. Aus dieser Erkenntnis heraus scheint uns auch die aus Amerika stammende Bezeichnung „dermatologic surgery" nicht glücklich zu sein.

Wo steht die Operative Dermatologie heute?

Die Zahl der mit den obengenannten Therapieverfahren behandelten Patienten hat in den letzten Jahren erheblich zugenommen. Dies hängt natürlich damit zusammen, daß maligne Melanome, Basaliome, aber auch Präkanzerosen in unserer Zeit sehr viel häufiger als früher vorkommen. Fast alle universitären oder kommunalen dermatologischen Kliniken verfügen heute über entsprechende operative Bereiche, um ihre Patienten – nicht selten in Zusammenarbeit mit Kollegen aus den angrenzenden chirurgisch tätigen Fachgebieten – insbesondere der Augenheilkunde, Hals-Nasen-Ohrenheilkunde, Handchirurgie, Urologie oder Plastischen Chirurgie – fachgerecht zu versorgen. Diese Zusammenarbeit hat sich zumindest an unserer Klinik sehr bewährt. Die Zahl der Patienten, welche operativ-dermatologischen Behandlungsverfahren unterzogen werden, liegt an größeren Kliniken bei etwa 20% und darüber. Auch in der Praxis des niedergelassenen Dermatologen werden operativ-dermatologische Therapieverfahren häufiger durchgeführt als noch vor wenigen Jahren. Entsprechend sind diese Verfahren auch in dem Weiterbildungskatalog für den Hautarzt verankert. Darüber hinaus wäre es wünschenswert, daß solche wenigen Kollegen, die sich in großen Kliniken jahrelang überwiegend chirurgisch-operativen und plastisch-chirurgischen Verfahren zuwenden und über hervorragende Fähigkeiten verfügen, auch von den Ärztekammern die Zusatzbezeichnung „Plastische Operationen" erhalten könnten, wie dies auch in anderen organgebundenen Fächern wie in der Augenheilkunde, Hals-Nasen-Ohren-Heilkunde, Orthopädie u.a. möglich ist.

Die Entwicklung dieser Therapiebereiche, welche mit sehr verantwortungsvoller Tätigkeit verbunden sind, macht es gerade in der Operativen Dermatologie erforderlich, neben technischen Fähigkeiten auch die entsprechenden Kenntnisse über Indikationen, Kontraindikationen und Komplikationen operativ-dermatologischer Tätigkeit zu erwerben, um die Patienten optimal versorgen zu können.

Aus diesen Gründen habe ich, um einen entsprechenden Akzent zu setzen, zusammen mit meinen Mitarbeitern B. Konz und G. Burg bereits 1975 das erste derartige Symposium in München veranstaltet. Die Thematik dieses Symposiums umfaßte das gesamte Gebiet der Operativen Dermatologie. Seinerzeit kamen über 100 interessierte Kollegen aus dem deutschsprachigen Raum zusammen, um voneinander zu lernen und die Entwicklung in der Operativen Dermatologie zu verfolgen. Es ist begrüßenswert, daß diese Anregung im Jahre 1977 unter der Ägide von H. Tritsch - Köln zur Gründung der *Vereinigung für Operative Dermatologie* (VOD) geführt hat, die – wie ich hoffen möchte – sich in engem Zusammenwirken mit der Deutschen Dermatologischen Gesellschaft darum bemüht, durch ihre jährlichen Tagungen diesen integralen Bestandteil unseres Fachgebietes zu pflegen und eine entsprechende kontinuierliche Fortbildung zu gewährleisten. Hingewiesen sei in diesem Zusammenhang auf die 1. Jahrestagung der VOD über *Operative Dermatologie* 1978 in Minden veranstaltet von K. Salfeld, die 2. Jahrestagung über *Präkanzerosen und Papillomatosen der Haut* 1979 organisiert von J. Petres und R. Müller, die 3. Jahrestagung über das *Basaliom* 1980 in Zürich durchgeführt von U. W. Schnyder mit F. Eichmann, die 4. Jahrestagung über *Operative Dermatologie im Extremitätenbereich* 1981 in Köln unter der Leitung von H. Tritsch, die 5. Jahrestagung über *Komplikationen in der Operativen Dermatologie* 1982 in München veranstaltet von B. Konz und O. Braun-Falco, die 6. Jahrestagung über *Operative Dermatologie im Kopf- und Halsbereich* 1983 in Kassel unter der Leitung von J. Petres und jetzt schließlich in Lübeck-Travemünde über *Fehlbildungen - Nävi - Melanome* organisiert von H. H. Wolff. Die Aufzählung der verschiedenen Tagungen der Vereinigung für Operative Dermatologie läßt erkennen, daß es das Anliegen dieser Vereinigung ist, dem interessierten, auf dem Sektor der Operativen Dermatologie tätigen Dermatologen Fortschritte auf diesem Gebiet im Hinblick auf technisches Vorgehen, Indikationsstellung und Komplikationen zu vermitteln. Es ist wünschenswert, auf diesem Weg weiter fortzuschreiten.

Wie ein Blick in die bisher vorliegenden Publikationen über die vergangenen Tagungen im Springer-Verlag ersichtlich macht, streben wir Dermatologen mit unseren Nachbarfächern eine gute Kooperation, keineswegs aber eine Konfrontation an. Dies wird auch erfreulicherweise wieder bei der diesjährigen Jahrestagung deutlich, wo von dem Tagungsleiter auch Kollegen aus der Pathologie, der Plastischen Chirurgie, der Kinderchirurgie, der Ophthalmologie,

der Kiefer- und Gesichtschirurgie sowie Urologie zu Gastreferaten
zu den Hauptthemen eingeladen wurden.

Die diesjährige Tagung hat sich wesentliche Themen in der Dermatologie vorgenommen. Dem Tagungsleiter und seinen Mitarbeitern wünsche ich ein gutes Gelingen des Kongresses und allen Teilnehmern lehrreiche und für ihre Fortbildung nützliche Tage.

Prof. Dr. med. Dr. h. c. O. Braun-Falco
Präsident der Deutschen
Dermatologischen Gesellschaft

Vorwort

Seit 1978 führt die Vereinigung für Operative Dermatologie (VOD)
jährliche Tagungen mit speziellen Schwerpunkten durch. Die vorliegenden Tagungsbände zeigen deutlich die Breite des bisher erarbei-
teten Themenspektrums und die Vielfalt der von den Dermatologen
angewandten Therapieverfahren. Methoden wie die klassische Exzision und die oft aus funktionellen und/oder ästhetischen Gründen notwendige korrektive Versorgung von Defekten werden ergänzt durch zahlreiche weitere „aktive" Verfahren, in den letzten
Jahren bereichert durch die Einführung der Laserbehandlung und
die Therapie mit injizierbarem Kollagen.

Ausdruck der Weiterentwicklung auf dem Gebiet der Operativen
Dermatologie ist auch die Etablierung der neuen Publikationsreihe
„Fortschritte der operativen Dermatologie". Der erste Band faßte
die Vorträge der 6. Jahrestagung der VOD in Kassel 1983 unter dem
Titel „Operative Dermatologie im Kopf-Hals-Bereich" zusammen.
Der hier vorliegende zweite Band enthält Vorträge der 7. Jahresta-
gung vom Juni 1984 in Lübeck-Travemünde unter dem Titel „Fehl-
bildungen – Nävi – Melanome".

Bei dieser Tagung wurden – neben rein operationstechnischen
Fragen – bewußt die theoretischen Grundlagen unseres Faches und
die Kooperation mit „Nachbarfächern" in den Mittelpunkt gestellt.
Ätiologie und Pathogenese, Klassifikation, Histologie, Prognose,
psychische Aspekte und arztrechtliche Fragen nehmen einen gebüh-
renden Raum ein. In Bezug auf das maligne Melanom, dessen Zunahme in den letzten Jahren alle Dermatologen bewegt, sollte eine
Standortbestimmung erfolgen. Bei der Therapie dieses Tumors spie-
geln die unterschiedlichen und z.T. auch widersprüchlich erscheinenden Ansätze und Ergebnisse die derzeit noch bestehende Unsicherheit wider, die bisher durch statistische Untersuchungen noch
nicht ausgeräumt werden konnte. Hier ist zu hoffen, daß die nächsten Jahre weitere Fortschritte bringen werden.

Ein anderer Schwerpunkt dieser Tagung war die Besprechung
von Krankheitsbildern, die unter dem Oberbegriff „Fehlbildungen"
vielfach als dermatologische Randgebiete angesehen werden. Aus
diesem Grund wurde durch die Einladung von Referenten aus der
Pathologie, der Humangenetik, der Kiefer- und Gesichtschirurgie,
der Plastischen Chirurgie, der Augenheilkunde, der Urologie und
der Psychiatrie auf die mannigfaltigen Verzahnungen der Dermatologie mit diesen Fächern hingewiesen.

Allen Autoren sei an dieser Stelle nochmals für ihre Mitarbeit bei der Tagung und bei der Gestaltung dieses Bandes herzlich gedankt. Wenn es möglich war, klinisch verwertbare Erfahrungen auszutauschen und neben Nachdenklichkeit auch kollegiale Zusammenarbeit und Freundschaft zu entwickeln, ist dies ein gutes Ergebnis der 7. Jahrestagung der VOD.

Dem Springer Verlag und insbesondere Herrn Dr. Wieczorek sei für die angenehme und verständnisvolle Zusammenarbeit bei der Herstellung dieses Bandes gedankt.

Lübeck, im März 1985   H. H. Wolff und W. Schmeller

Inhaltsverzeichnis

Mitarbeiterverzeichnis

Priv.-Doz. Dr. med. K. AIGNER
Zentrum für Chirurgie der Universität Gießen, Klinikstraße 29,
6300 Gießen

Prof. Dr. med. Dr. h. c. O. BRAUN-FALCO
Dermatologische Klinik und Poliklinik der Universität München,
Frauenlobstraße 9–11, 8000 München 2

Dr. med. R. BRUNNER
Dermatologische Klinik und Poliklinik der Universität München,
Frauenlobstraße 9–11, 8000 München 2

Prof. Dr. med. S. BUNTA
Hautklinik, Titova 25 a, YU-61001 Ljubljana

Univ.-Doz. Dr. med. E. DIEM
I. Universitäts-Hautklinik, Alserstraße 4, A-1030 Wien

Prof. Dr. med. H. DILLING
Klinik für Psychiatrie der Medizinischen Universität zu Lübeck,
Ratzeburger Allee 160, 2400 Lübeck 1

Dr. med. H. DREPPER
Fachklinik Hornheide, Dorbaumstraße 300, 4400 Münster-Handorf

Dr. med. B. ESSER
Rathausstraße 3, 4770 Soest

Dr. med. G. GROSS
Universitäts-Hautklinik, Hauptstraße 7, 7800 Freiburg i. Br.

Dr. med. W. GROTH
Universitäts-Hautklinik, Joseph-Stelzmann-Straße 9, 5000 Köln 41

Prof. Dr. med. M. HAGEDORN
Universitäts-Hautklinik, Hauptstraße 7, 7800 Freiburg i. Br.

Dr. med. S. HALBER
Hautklinik im Klinikum Minden, Portastraße 7–9,
4950 Minden/Westf.

Dr. med. H. HAMM
Universitäts-Hautklinik, Von-Esmarch-Straße 56, 4400 Münster

Prof. Dr. med. E. HANEKE
Universitäts-Hautklinik, Hartmannstraße 14, 8520 Erlangen

Prof. Dr. med. R. HAPPLE
Universitäts-Hautklinik, Von-Esmarch-Straße 56, 4400 Münster

Dr. rer. nat. T. HENSELER
Hautklinik der Universität Kiel, Schittenhelmstraße 7, 2300 Kiel

Dr. med. W. HINTERLEITNER
Dermatologische Abteilung, Allgemeines öffentliches
Krankenhaus, Grieskirchner Straße 42, A-4600 Wels

Prof. Dr. rer. biol. hum. D. HÖLZEL
Institut für Medizinische Informationsverarbeitung, Statistik und
Biomathematik, Universität München, Klinikum Großhadern,
Marchioninistraße 15, 8000 München 70

Prof. Dr. med. A. HOFSTETTER
Klinik und Poliklinik für Urologie, Medizinische Universität zu
Lübeck, Ratzeburger Allee 160, 2400 Lübeck 1

Dr. med. S. HOHENLEUTNER
Dermatologische Klinik und Poliklinik der Universität München,
Frauenlobstraße 9–11, 8000 München 2

Dr. med. U. HOHENLEUTNER
Dermatologische Klinik und Poliklinik der Universität München,
Frauenlobstraße 9–11, 8000 München 2

Prof. Dr. med. K. HOLUBAR
Hautklinik der Hebräischen Universität und
Hadassah-Krankenhaus, IL-91120 Jerusalem

Prof. Dr. med. Dr. med. dent. W. HOPPE
Klinik für Kiefer- und Gesichtschirurgie, Medizinische Universität
zu Lübeck, Ratzeburger Allee 160, 2400 Lübeck 1

Prof. Dr. med. M. HUNDEIKER
Fachklinik Hornheide, Dorbaumstraße 300, 4400 Münster-Handorf

Dr. med. R. JANSSEN
Klinik für Psychiatrie, Medizinische Universität zu Lübeck,
Ratzeburger Allee 160, 2400 Lübeck 1

Prof. Dr. med. H. KERL
Universitätsklinik für Dermatologie, Auenbruggerplatz 8,
A-8036 Graz

Dr. med. G. KLEIN
Dermatologisch-Allergologische Abteilung, Hautklinik,
Luisenhospital Aachen, Boxgraben 99, 5100 Aachen

Dr. med. H. KNEIFEL
Universitätsklinik für Dermatologie, Auenbruggerplatz 8,
A-8036 Graz

Dr. med. B. KONZ
Dermatologische Klinik und Poliklinik der Universität München,
Frauenlobstraße 9-11, 8000 München 2

Dr. med. K. W. KRUMREY
Universitäts-Hautklinik, 6550 Homburg/Saar

Dr. med. CH. KÜHNL-PETZOLDT
Einsendungslabor für Hauthistologie, Rosastraße 9,
7800 Freiburg i. Br.

Dr. med. H. KUTZNER
Klinik für Dermatologie und Venerologie, Medizinische Universität
zu Lübeck, Ratzeburger Allee 160, 2400 Lübeck 1

Prof. Dr. med. E. LANDES
Hautklinik der Städtischen Kliniken, Heidelberger Landstraße 379,
6100 Darmstadt

Priv.-Doz. Dr. med. M. LANDTHALER
Dermatologische Klinik und Poliklinik der Universität München,
Frauenlobstraße 9-11, 8000 München 2

Dr. med. H. LANGEHENKE
Dermatologische Klinik und Poliklinik der Universität München,
Frauenlobstraße 9-11, 8000 München 2

Dr. med. W. LEHNERT
Dermatologische Klinik und Poliklinik des Bereichs Medizin
(Charité) der Humboldt-Universität, Schumannstraße 20/21,
DDR-1040 Berlin

Priv.-Doz. Dr. med. H. LENZ
Abteilung für Hals-Nasen-Ohrenkrankheiten und plastische
Operationen, St. Franziskus-Hospital, Schönsteinstraße 63,
5000 Köln 30

Prof. Dr. med. F. LEYH
Klinik für Dermatologie und Venerologie, Medizinische Universität
zu Lübeck, Ratzeburger Allee 160, 2400 Lübeck 1

Prof. Dr. med. CH. LUDERSCHMIDT
Dermatologische Klinik und Poliklinik, Universität Bonn,
Sigmund-Freud-Straße 25, 5300 Bonn 1

Dr. med. W. LÜERSSEN
Fachklinik Hornheide, Dorbaumstraße 300, 4400 Münster-Handorf

Priv.-Doz. Dr. med. W. L. MANG
Klinik und Poliklinik für Hals-Nasen-Ohrenkranke, Klinikum
rechts der Isar, Technische Universität München,
Ismaninger Straße 22, 8000 München 80

Dr. med. R. P. A. MÜLLER
Hautklinik der Städtischen Kliniken, Mönchebergstraße 41–43,
3500 Kassel

Dr. med. D. NEUKAM
Hautklinik, Medizinische Hochschule Hannover,
Ricklinger Straße 5, 3000 Hannover 91

Dr. med. H. OSTERTUN
Eichkoppelweg 51, 2300 Kiel-Kronshagen

Dr. med. D. PAVČNIK
Hautklinik, Titova 25a, YU-61001 Ljubljana

Prof. Dr. med. J. PETRES
Hautklinik der Städtischen Kliniken, Mönchebergstraße 41–43,
3500 Kassel

Prof. Dr. med. H. F. PIPER
Emeritus, Augenklinik, Medizinische Universität zu Lübeck,
Ratzeburger Allee 160, 2400 Lübeck 1

Dr. med. E. C. PITTKE
Universitäts-Augenklinik, Prittwitzstraße 43, 7900 Ulm/Donau

Prof. Dr. med. O. PRIBILLA
Institut für Rechtsmedizin, Medizinische Universität zu Lübeck,
Kahlhorststraße 31/35, 2400 Lübeck 1

Prof. Dr. med. A. PROPPE
Emeritus, Universitäts-Hautklinik, Schittenhelmstraße 7, 2300 Kiel

Prof. Dr. med. H. REHDER
Institut für Humangenetik und Institut für Pathologie, Medizinische
Universität zu Lübeck, Ratzeburger Allee 160, 2400 Lübeck 1

Prof. Dr. med. CH. REIMER
Klinik für Psychiatrie, Medizinische Universität zu Lübeck,
Ratzeburger Allee 160, 2400 Lübeck 1

Dr. med. E. RICHTER
Klinik für Psychiatrie, Medizinische Universität zu Lübeck,
Ratzeburger Allee 160, 2400 Lübeck 1

Dr. med. M. RIFFERT
Klinik für Psychiatrie, Medizinische Universität zu Lübeck,
Ratzeburger Allee 160, 2400 Lübeck 1

Dr. med. J. P. ROTHLAENDER
Klinik für Dermatologie und Venerologie, Medizinische Universität
zu Lübeck, Ratzeburger Allee 160, 2400 Lübeck 1

Prof. Dr. med. Dr. rer nat. K. SALFELD
Hautklinik im Klinikum Minden, Portastraße 7–9,
4950 Minden/Westf.

Prof. Dr. med. R. SCHERER
Klinik für Dermatologie und Venerologie, Medizinische Universität
zu Lübeck, Ratzeburger Allee 160, 2400 Lübeck 1

Dr. med. W. SCHMELLER
Klinik für Dermatologie und Venerologie, Medizinische Universität
zu Lübeck, Ratzeburger Allee 160, 2400 Lübeck 1

Prof. Dr. med. CH. SCHMOECKEL
Dermatologische Klinik und Poliklinik der Universität München,
Frauenlobstraße 9–11, 8000 München 2

Prof. Dr. med. E. SCHÖPF
Universitäts-Hautklinik, Hauptstraße 7, 7800 Freiburg i. Br.

Dr. med. C. SCHURHAMMER
Universitäts-Hautklinik, Hauptstraße 7, 7800 Freiburg i. Br.

Dr. med. G. SCHWENZER
Heegbarg 25, 2000 Hamburg 65

Dr. med. J. SMOLLE
Universitätsklinik für Dermatologie, Auenbruggerplatz 8,
A-8036 Graz

Prof. Dr. sc. med. N. SÖNNICHSEN
Dermatologische Klinik und Poliklinik des Bereichs Medizin
(Charité) der Humboldt-Universität, Schumannstraße 20/21,
DDR-1040 Berlin

Dr. med. W. STRASSER
Universitäts-Hautklinik, Hauptstraße 7, 7800 Freiburg i. Br.

Priv.-Doz. Dr. med. H. STREMPEL
Dermatologisch-Allergologische Abteilung, Hautklinik,
Luisenhospital Aachen, Boxgraben 99, 5100 Aachen

Dr. med. M. ŠURLAN
Hautklinik, Titova 25a, YU-61001 Ljubljana

Dr. med. H. TILKORN
Fachklinik Hornheide, Dorbaumstraße 300, 4400 Münster-Handorf

Prof. Dr. med. H. TRITSCH
Universitäts-Hautklinik, Joseph-Stelzmann-Straße 9, 5000 Köln 41

Dr. med. H. VOIGT
Hämatologisch-onkologische Praxis Altona, Max-Brauer-Allee 52,
2000 Hamburg 50

Dr. med. L. WEINRAUCH
Hautklinik der Hebräischen Universität und
Hadassah-Krankenhaus, IL-91120 Jerusalem

Dr. med. V. WENDT
Klinik für Dermatologie und Venerologie, Medizinische Universität
zu Lübeck, Ratzeburger Allee 160, 2400 Lübeck 1

Dr. med. H. WINTER
Dermatologische Klinik und Poliklinik des Bereichs Medizin
(Charité) der Humboldt-Universität, Schumannstraße 20/21,
DDR-1040 Berlin

Prof. Dr. med. H. H. WOLFF
Klinik für Dermatologie und Venerologie, Medizinische Universität
zu Lübeck, Ratzeburger Allee 160, 2400 Lübeck 1

Fehlbildungen und Nävi

Ätiologie und Pathogenese von Fehlbildungen

H. Rehder*

Zusammenfassung

2% aller Kinder werden mit Fehlbildungen geboren, 0,7% weisen multiple Defekte auf. Das Bemühen um korrigierende Maßnahmen, um die Prävention von Folgeveränderungen wie auch um vorgeburtliche Früherkennung und Therapie setzt genauere Kenntnisse zur Natur, Ätiologie und Pathogenese von Entwicklungsstörungen voraus.

Hereditäre oder de-novo Punktmutationen, Chromosomen- oder Genommutationen treten in der Regel in den Keimzellen auf. Sie können mit unterschiedlicher Penetranz einen vorprogrammierten und nur schwer zu beeinflussenden Krankheitsablauf zeigen oder infolge generalisierter Regulationsstörungen zu einer eher unspezifischen Wachstums- und Entwicklungsretardierung führen, die über eine Blastemhypoplasie oder über eine gesteigerte Empfindlichkeit gegenüber exogenen Einflüssen auch indirekt Fehlbildungen nach sich zieht. Exogene Noxen sind teratogen, wenn sie auf den sich entwickelnden Embryo treffen und die frühe Organentwicklung stören. Sie sind fetotoxisch, wenn sie bereits differenzierte Organstrukturen zerstören. Das Ausmaß der Schädigung hängt von der Plazentagängigkeit der Noxe und von Dauer und Zeitpunkt ihrer Einwirkung ab.

Primäre Entwicklungsstörungen lassen bei gleichzeitigem Defekt organgebundener Induktionsmechanismen Mißbildungen anderer Organe entstehen. Sie führen über begleitende mechanische oder zirkulatorische Störungen zu scheinbar unabhängigen sekundären Folgeveränderungen an anderen Geweben oder resultieren in degenerativen oder neoplastischen Spätfolgen. Eine sekundäre Beeinträchtigung der fetalen Entwicklung ist auch dann möglich, wenn nicht der Fetus selbst, sondern die Plazenta das primäre Zielorgan einer Schädigung darstellt.

Zwei Prozent aller Kinder werden heute mit groben Fehlbildungen geboren, 0,7% weisen multiple Defekte auf, bei 1% liegt ein unifaktorielles genetisches Leiden vor und bei etwa 0,5% läßt sich eine Chromosomenanomalie nachweisen (Emery und Rimoin, 1983). Die primäre Fehlentwicklungsrate liegt jedoch weit höher, denn nicht alle Entwicklungsstörungen erlauben ein Überleben bis zur Geburt oder manifestieren sich zum Zeitpunkt der Geburt als erkennbare Deformität.

Wir unterscheiden heute zwischen genetisch determinierten Entwicklungsstörungen, ferner solchen, die durch Einwirkung exogener teratogener Faktoren allein oder im Zusammenspiel mit genetischen Faktoren während der Organogenese hervorgerufen werden, Disruptionen von weitgehend differenziertem Organgewebe durch fetotoxische Faktoren und Deformationen durch mechanische Beeinträchtigung des Feten in utero (Tabelle 1).

* Die Untersuchungen wurden mit Unterstützung der DFG (Re 429/1/3/5) durchgeführt. Für die tatkräftige Hilfe bei der Abfassung der Arbeit danke ich Marianne Kock und Edith Albinski

Tabelle 1. Einteilung der Entwicklungsstörungen nach Übereinkunft der International Working Group (IWG)

---

1. Genetisch determinierte, inhärente Entwicklungsstörung
   - ‚primäre' FEHLBILDUNG
   - DYSPLASIE
2. Exogen oder endogen induzierte Störung eines normal vorprogrammierten Entwicklungsablaufs
   - ‚sekundäre' FEHLBILDUNG
   - DISRUPTION
3. Multiple, kausalgenetisch verwandte Fehlbildungen
   - SYNDROM
4. Multiple räumlich assoziierte Fehlbildungen durch Störung gemeinsamer Induktionsprozesse
   - DEVELOPMENTAL FIELD - DEFEKT
5. Konsekutive Entwicklungsstörungen auf dem Boden einer vorbestehenden Fehlbildung
   - SEQUENZ
6. Räumlich-mechanische Entwicklungsbeeinträchtigung
   - DEFORMATION

(nach Opitz und Gilbert, 1982)

Genetische Entwicklungsstörungen sind inhärent. Sie sind als Gen- oder Punktmutationen oder als strukturelle oder numerische Chromosomen- oder Genommutationen bereits in der Keimzelle zum Zeitpunkt der Konzeption oder einer frühen Furchungsteilung vorhanden. Nach Übereinkunft einer „International Working Group (IWG)" zur Definition von Fehlbildungen (Opitz und Gilbert, 1982) führen sie zu „primären Fehlbildungen", wenn sie während der Organogenese wirksam werden, zu „Dysplasien", wenn sie die spätere Gewebsdifferenzierung und das Organwachstum stören.

Ein Krankheitsbild, das durch die Mutation eines einzelnen dominanten Gens oder zweier homologer rezessiver Gene oder auch eines einzelnen X-gebundenen rezessiven Gens verursacht wird, wird als *monogenes* oder *unifaktorielles* Leiden bezeichnet. Die Genmutation wirkt über ein verändertes oder fehlendes Genprodukt, ein Enzym zum Beispiel. In einigen Fällen ist der Enzymdefekt bekannt, und die Entwicklungsstörung läßt sich diesem direkt oder indirekt zuordnen. Viele Speicherkrankheiten gehören dazu (Leroy, 1983; Percy, 1983; Spranger, 1983). Bei ihnen kommt es infolge eines Enzymdefektes zur Anreicherung und intrazellulären Speicherung vorgelagerter Stoffwechselprodukte und damit zur Gewebsschädigung. Bei anderen genetischen Erkrankungen kennen wir zwar das defekte Genprodukt, nicht aber die biochemischen Wirkungsmechanismen, die zur Systemerkrankung führen, wie z. B. bei der X-gebundenen Ichthyosis vulgaris, die mit einem auf dem kurzen Arm des X-Chromosoms lokalisierten Gendefekt für die Steroidsulfatase einhergeht und nur im männlichen Geschlecht auftritt (Shapiro u. Mitarb., 1978). In wiederum anderen monogenen Erkrankungen ist nicht der Enzymdefekt, sondern nur der nachgeordnete Substratdefekt bekannt, so bei einer autosomal-rezessiv vererbten Form der Osteogenesis imperfecta Typ II, die auf einer mangelnden Synthese von Kollagen I und damit auch von Osteoid beruht (Byers u. Mitarb., in Druck). Oder aber wir kennen weder das defekte Genprodukt noch die entsprechenden Pathomechanismen.

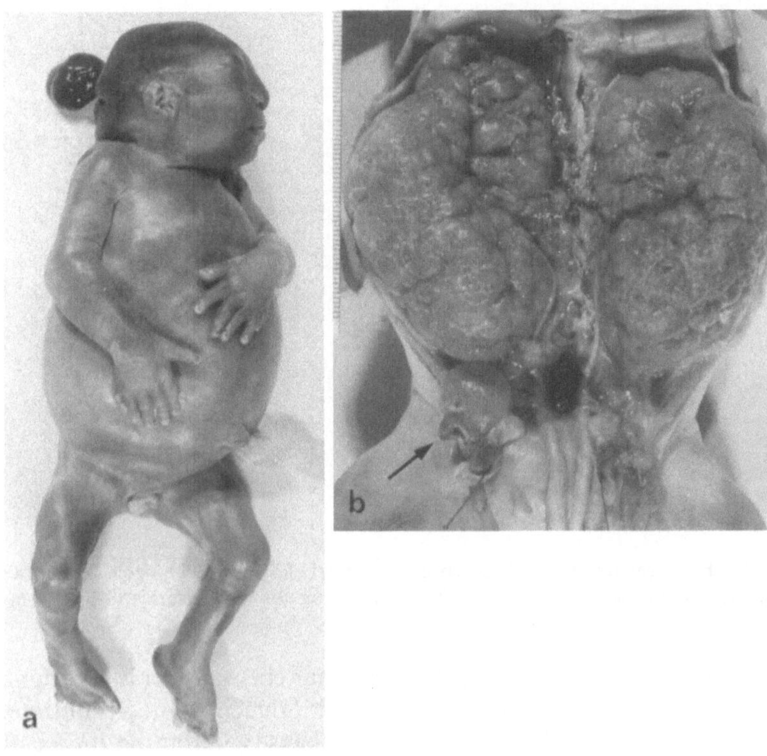

Abb. 1a, b. Meckel-Syndrom: Männlicher Fetus (780 g, 29 cm) mit okzipitaler Enzephalozele, tetrameler, postaxialer Polydaktylie sowie Auftreibung des Abdomens (**a**) infolge stark vergrößerter Zystennieren und begleitender Nebenhodenzyste rechts (**b**)

Solange ein monogenes Leiden ein einheitliches morphologisches Erscheinungsbild z. B. im Rahmen einer Systemerkrankung zeigt, erscheint uns der Zusammenhang zwischen Ursache und Wirkung begreiflich.

Die Mutation eines einzelnen Gens kann aber auch eine Vielzahl unterschiedlichster Veränderungen verursachen. Das autosomal-rezessiv vererbte Meckel-Syndrom ist nur eines von zahlreichen monogenen Mißbildungssyndromen, die durch eine Vielzahl von Anomalien charakterisiert sind. Hauptmerkmale sind eine postaxiale Polydaktylie, eine okzipitale Enzephalozele sowie mächtig vergrößerte Zystennieren, die zu einer deutlichen Auftreibung des Abdomens führen (Abb. 1). Daneben werden häufig eine Arhinenzephalie, retinale Dysplasie, hintere Gaumenspalte, Lappung der Zunge sowie zystische Veränderungen in anderen Organen beobachtet (Opitz und Howe, 1969; Mecke und Passarge, 1971; Moerman u. Mitarb., 1982). Die Entwicklungsstörungen treten im Rahmen des Meckel-Syndroms mit einer so hohen Inzidenz auf, daß daraus ein direkter Zusammenhang zwischen Gendefekt und Fehlbildung zu folgern ist und zufällige zusätzliche Kausalfaktoren ausscheiden. Unter den Hauptmerkmalen stellt die postaxiale Polydaktylie eine wenig spezifische Anomalie dar, da sie auch bei zahlreichen anderen syndromalen Erkrankungen oder als isolierte Fehlbildung unterschiedlichster Genese beobachtet

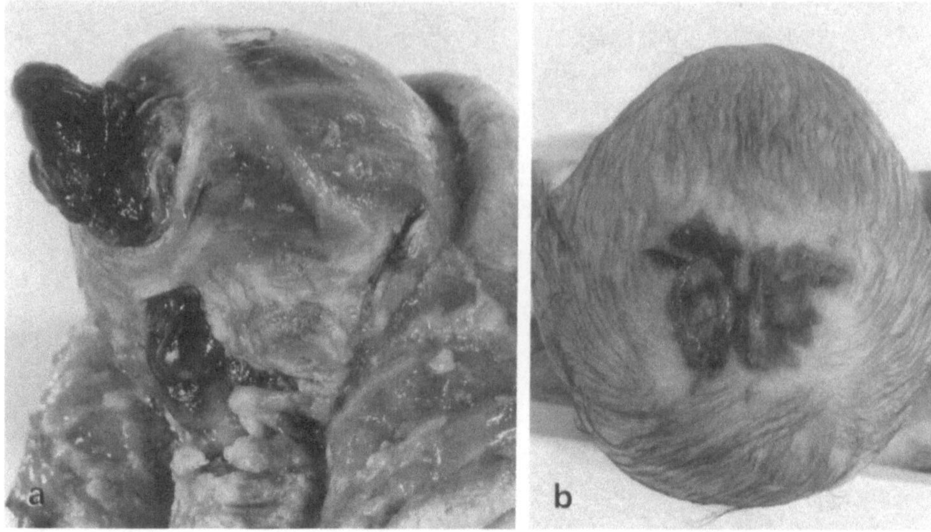

Abb. 2 a, b. Doppelte okzipitale zerebrale und zerebelläre Enzephalozele bei Meckel-Syndrom (**a**); umschriebener apikaler Skalpdefekt (vertex aplasia cutis) bei Trisomie 13-Syndrom (**b**)

wird. Die okzipitale Enzephalozele, die zwar ebenfalls bei Mißbildungssyndromen oder isoliert auf dem Boden einer multifaktoriellen Ätiologie auftreten kann, zeigt jedoch beim Meckel-Syndrom eine durchaus syndromspezifische Besonderheit. Diese liegt in einer zweiten gedeckten zerebellären Enzephalozele im unteren Okzipitalbereich (Rehder und Labbé, 1981). Die Lokalisation der beiden Defekte entspricht den Treffpunkten der in unterschiedlichen Sequenzen und Richtungen ablaufenden kranialen und spinalen Verschlußprozesse (Geelen und Langmann, 1977), so daß eine allgemeine Verzögerung dieser frühembryonalen Entwicklungsschritte das einheitliche Dysraphiemuster erklären könnte (Abb. 2 a).

Auch die Zystennieren stellen beim Meckel-Syndrom eine Besonderheit dar. Beim Neugeborenen präsentieren sie sich als zystische Dysplasie von unspezifischer histologischer Struktur und ohne mehr nachweisbares funktionierendes Nierenparenchym. Untersucht man jedoch frühere Entwicklungsstadien, d. h. Feten mit Meckel-Syndrom, so erfaßt man die fehlerhaften Entwicklungsprozesse vor dem kompletten zystischen Umbau der Niere. Dabei zeigt sich, daß eine initiale Differenzierung des Nierenblastems mit Ausbildung von Glomerula und Nephronen erfolgt, daß aber die weitere Gewebsdifferenzierung durch eine mangelhafte Aufzweigung und Reduzierung der Sammelrohre, aber auch durch eine gesteigerte Sammelrohr- und Tubulusproliferation gestört ist (Rehder und Labbé, 1981). Eine hamartomatöse Sammelrohr- und Tubulusproliferation findet sich bei der autosomal rezessiv vererbten „infantilen Zystenniere" als Hinweis für eine fehlerhafte genetische Steuerung des Tubuluswachstums, wobei sich dieser Regulationsdefekt auch auf andere Gangsysteme, wie z. B. die intrahepatischen Gallengänge, die Ausführungsgänge des exkretorischen Pankreas und den Nebenhoden auswirken kann. Auch im Meckel-Syndrom führt eine solche Generalisierung proliferativer Veränderungen an Gangsystemen in den genannten Organen zu adenomartigen Bildern und zystischem Umbau und läßt einen ähnlichen Regulationsdefekt vermuten. Der gleichzeitige Nachweis von proliferativen und dysgenetischen Nierenveränderungen unter Beteiligung anderer Gangsysteme kann somit als Merkmal einer weiteren hereditären Zystennierenform gelten und auch außerhalb des Meckel-Syndroms in Fällen isolierter Zystennieren, die nicht der rein hamartomatösen Form entsprechen, ein morphologisches Kriterium für eine genetische Ätiologie darstellen.

Chromosomale Krankheitsbilder sind als Genommutationen durch einen Zugewinn oder Verlust ganzer Chromosomen oder eine Vervielfachung des haploiden Chromosomensatzes, als Chromosomenmutationen durch einen Zugewinn oder Verlust von Chromosomenfragmenten im Gefolge von Chromosomenumbauten (Translokationen, Deletionen, Inversionen, Duplikationen) charakterisiert und betreffen somit eine Vielzahl von Genen. Meist zeigen sie wenig spezifische Entwicklungsstörungen, die bei einer Anzahl verschiedener Chromosomenaberrationen auftreten und sind in ihrem Erscheinungsbild heterogen. Chromosomale Krankheitsbilder können sich aber auch durch eine Konstanz der Merkmale auszeichnen und sich so wie ein monogenes Mißbildungssyndrom verhalten. Dabei ist nicht die einzelne Fehlbildung spezifisch für das jeweilige Krankheitsbild, sondern vielmehr ihre Kombination, bzw. die Kombination der ihr zugrundeliegenden Entwicklungsstörungen, das Mißbildungsmuster.

Die Trisomie 13 (Pätau-Syndrom), die als freie Trisomie oder Translokationstrisomie vorkommt, zeigt, wie das Meckel-Syndrom, eine hohe Inzidenz von postaxialen Polydaktylien, retinalen Dysplasien, gelegentlich auch zystischen Nierenveränderungen, ist aber darüber hinaus durch ein sehr heterogenes äußeres Erscheinungsbild charakterisiert. Häufig ist die Gesichtsstruktur nur einfach vergröbert, mit Verbreiterung und Verplumpung besonders der Nase (Abb. 3a). In anderen Fällen finden sich eine Lippen-Kiefer-Gaumenspalte, ein zunehmender Hypotelorismus, Fehlbildungen der Nase oder schwerwiegende Veränderungen der Mittelgesichtsstruktur, die in einer Zebozephalie, Ethmozephalie oder Zyklopie resultieren (Abb. 3b). Neuropathologische Untersuchungen zeigen, daß diese scheinbare Vielfalt von fazialen Anomalien mit einem sehr einheitlichen Bild zerebraler Fehlbildungen einhergeht. Sie resultieren immer aus einer Störung der Hemisphärenteilung des Gehirns, die sich je nach Schweregrad in einer kompletten oder partiellen Holoprosenzephalie, einer bi- oder unilateralen Arhinenzephalie oder lediglich einer Hypoplasie des Bulbus und Tractus olfactorius äußern kann. Da sowohl die Hemisphärenteilung des Gehirns als auch die Differenzierung der Mittelgesichtsstrukturen über gleiche embryonale Induktionsmechanismen abläuft, wobei die Richtung der vom Prosenzephalon auswachsenden Augenstiele einen wesentlichen modellierenden Faktor darstellt, ist die Abhängigkeit der Gesichtsfehlbildungen bei der Trisomie 13 vom Schweregrad der Teilungsstörung der Gehirnanlage verständlich. Im Sinne von Opitz und Gilbert (1982) kann man hier von einem „Developmental field-defect" sprechen (Tabelle 1).

Auch die Herzfehler erscheinen bei der Trisomie 13 heterogen, beruhen aber auf einem einheitlichen Störungsprinzip, das die Septierung des Truncus arteriosus betrifft. Diese kann in einer Aortenstenose oder Pulmonalstenose (häufig im Rahmen eines Fallot'schen Symptomkomplexes), in einer Transposition oder in einem Dou-

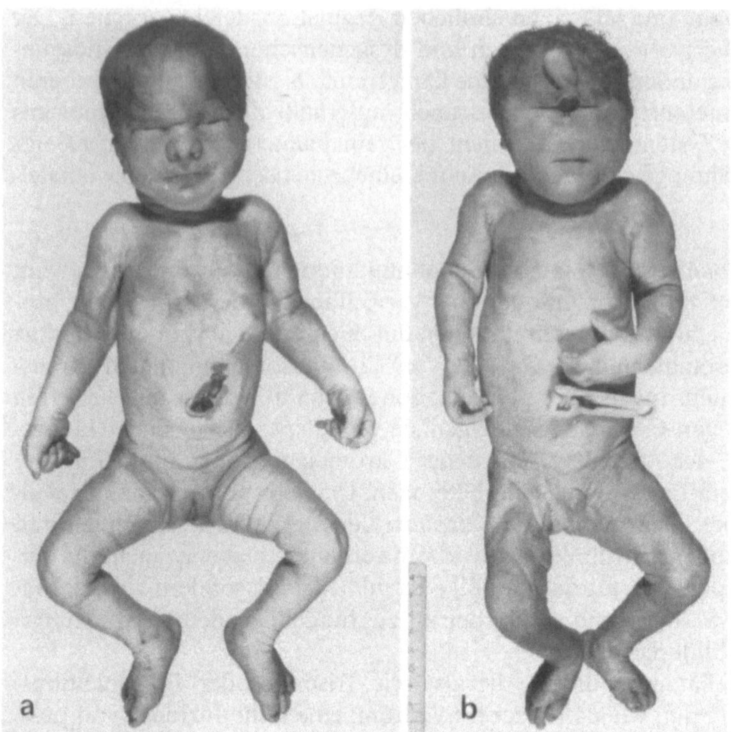

Abb. 3a, b. Trisomie 13-Syndrom: Weibliches Neugeborenes (2200 g, 45 cm) mit postaxialer Polydaktylie und leicht vergröberter Fazies bei Arhinenzephalie (**a**); männliches Neugeborenes (1300 g, 41 cm) mit Zyklopie und supraorbitalem Proboscis bei Holoprosenzephalie (**b**)

ble outlet der großen Gefäße oder auch in pulmonalen und aortalen Klappenanomalien resultieren (Rehder, 1982a). Häufige apikale Skalpdefekte (Vertex aplasia cutis), die mit einem Ossifikationsdefekt des darunterliegenden Schädelkalottensegments einhergehen können und offenbar auf einer Überdehnung und nachfolgender Nekrose vorzugsweise des Vertex cranii im Zusammenhang mit dem Gehirnwachstum beruhen (Stephan u. Mitarb., 1982), also keine Neuralrohrverschlußstörung darstellen, sind in der Differentialdiagnose zum „Meckel-Syndrom" von einer echten Enzephalozele abzugrenzen (Abb. 2b).

Eine echte Heterogenität des Entwicklungsmusters zeigt dagegen die Trisomie 18. Sie ist durch eine schwere Hypoplasie und Hypotrophie von Fet und Plazenta mit kraniofazialer Dysmorphie als Ausdruck einer Persistenz fetaler Größenrelationen und durch eine Vielzahl unterschiedlicher Defektfehlbildungen charakterisiert, die in willkürlicher Kombination vorkommen und Störungen der späten Organentwicklung darstellen. Die Radiusaplasie mit präaxialer Oligodaktylie (Abb. 4c), der linkslaterale Zwerchfelldefekt, die Omphalozele, die Spina bifida oder der membranöse Ventrikelseptumdefekt des Herzens sind nur einige der möglichen Fehlbildungen bei Trisomie 18, die auch als exogen oder multifaktoriell induzierte Entwicklungsstörungen auftreten und damit eine genetische Heterogenität

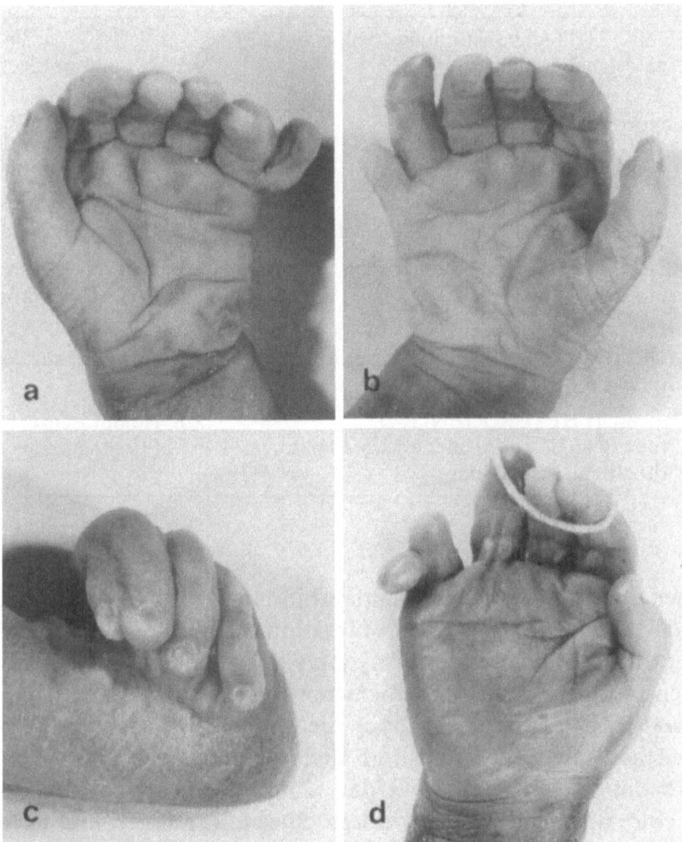

Abb. 4a–d. Defekt- und Überschußfehlbildungen der Hand: Postaxiale Polydaktylie mit zweigliedrigem Fingeranhängsel (a) mit überzähligem Fingerstrahl einschließlich eines Os metacarpale (b) bei Trisomie 13; präaxiale Oligodaktylie (c) sowie postaxiale Polydaktylie mit ungegliedertem, hoch ansetzendem Fingeranhängsel (d) bei Trisomie 18

(Tabelle 2) besitzen und wenig spezifisch sind. Gelegentlich werden aber auch Überschußfehlbildungen beobachtet, die als differenzierte Struktur in Form einer postaxialen Polydaktylie (Abb. 4d) oder als undifferenzierte Hamartome, als sogenannte „in situ-Nephroblastome, -Neuroblastome, -Medulloblastome oder -Gonadoblastome" auftreten (Rehder, 1982a).

Die Variationsbreite und Inkonstanz des Fehlbildungsmusters bei Trisomie 18 läßt sich in Analogie zu experimentellen Daten auf dem Boden einer schon früh wirksam werdenden fetalen Wachstumsretardierung erklären. In Extremitätenkulturen konnte gezeigt werden, daß durch Schädigung früher Extremitätenanlagen über eine Blastemreduzierung, unabhängig von der Lokalisation des gesetzten Schadens, immer das gleiche Fehlbildungsmuster resultiert. In Abhängigkeit von Dosis und Zeitpunkt der Schädigung kann eine Defektfehlbildung entstehen, die immer einer präaxialen Oligodaktylie entspricht. Die Blastemreduzierung kann durch eine kompensierende Zellproliferation ausgeglichen und die Entstehung ei-

Tabelle 2. Genetische Ätiologie der Entwicklungsstörungen

PUNKTMUTATION (unifaktoriell, monogen)	
autosomal dominant	z. B. Achondroplasie, ‚HUNTINGTON' Chorea
autosomal rezessiv	z. B. Osteogenesis Imperfecta Typ II, MECKEL-Syndrom
X-gebunden rezessiv	z. B. Muskeldystrophie DUCHENNE, X-gebundene Ichthyosis
CHROMOSOMENMUTATION (strukturell)	z. B. Cri du chat-Syndrom (5p-)
GENOMMUTATION (numerisch)	z. B. DOWN-Syndrom – Trisomie 21, PÄTAU-Syndrom – Trisomie 13, Triploidie
MULTIFAKTORIELLE Ätiologie (polygen + exogen)	z. B. Anenzephalie, Prune-belly-Syndrom
Genetische HETEROGENITÄT (unterschiedl. genet. oder exogene Faktoren für gleiche Fehlbildung)	z. B. Holoprosenzephalie, Polydaktylie, Enzephalozele

ner Defektfehlbildung somit verhindert werden, und schließlich kann eine überschießende reaktive Zellproliferation auch eine Überschußfehlbildung, immer in Form einer postaxialen Polydaktylie, bedingen. Geht man davon aus, daß eine schon früh einsetzende Wachstumsretardierung das Leitsymptom der Trisomie 18 darstellt, so lassen sich über die genannte Blastemreduzierung ähnliche Pathomechanismen vermuten und auch auf andere Organsysteme anwenden. Für die Trisomie 18 entsteht somit das Konzept einer nicht direkt genetisch gesteuerten Fehlbildungsinduktion, sondern einer allgemeinen und asynchronen Wachstums- und Reifungsretardierung als zugrundeliegendem Störungsprinzip (Rehder, 1982a).

Exogen induzierte Entwicklungsstörungen werden nach Übereinkunft der IWG (Tabelle 1) als sekundäre Fehlbildungen bezeichnet, wenn sie auf eine primär gesunde Fruchtanlage treffen und somit Disruptionen eines normal vorprogrammierten Entwicklungsablaufs darstellen (Opitz und Gilbert, 1982). Sie können einen *teratogenen* oder *fetotoxischen* Effekt haben, je nachdem, ob sie zum Zeitpunkt der frühembryonalen Organentwicklung wirksam werden und über eine Zellschädigung von Organblastemen zu einer Defektfehlbildung führen oder ob sie das spätere Organwachstum und die Gewebsreifung beeinträchtigen und eine Destruktion bereits differenzierten Gewebes mit nachfolgender Defektheilung verursachen (Rehder, 1982b).

Bisher ist es aber nur selten gelungen, die teratogene oder fetotoxische Wirkung eines exogenen Faktors auf die menschliche Embryonalentwicklung sicher zu beweisen. 1962 konnte das als Contergan vertriebene Schlaf- und Beruhigungsmittel Thalidomid als Ursache der seit 1959 rapid ansteigenden Mißbildungsrate identifiziert werden (Lenz und Knapp, 1962). Es hatte bei etwa 3000 überlebenden Kindern während der Embryogenese vor allem Extremitätenfehlbildungen hervorgerufen, die von der Amelie über die Phokomelie zur Radius- und Daumenaplasie bzw. Tibiaaplasie reichten. Diaethylstilboestrol, das in den Jahren 1945–1970 bei Schwangerschaftskomplikationen zur Abortverhütung appliziert wurde, hat Genitalanomalien induziert: Strukturdefekte der Scheide, Nebenhodenzysten, Kryptorchismus und Hodenhypoplasien mit Oligospermie; darüber hinaus wird es auch für eine erhöhte Rate von Genitalkrebsen nach in utero-Exposition verantwortlich gemacht (Herbst u. Mitarb., 1975; Bibbo, 1979). Das Industrieabfallprodukt Methylquecksilber führte über eine Verunreinigung des Meerwassers in der Minamatabucht in Japan von 1953–1960 nicht nur zu Nervenerkrankungen bei der vom Fischverzehr lebenden Küstenbevölkerung, sondern auch zu intrauterinen zerebralen Destruktionsprozessen und Mikrenzephalien bei den heranwachsenden Kindern (Matsumoto u. Mitarb., 1965).

Anderen Faktoren, wie z.B. dem Antikonvulsivum Hydantoin, dem Antikoagulans Coumarin, den Amphetaminen, dem Folsäureantagonist Aminopterin, dem Trimethadion (Shepard, 1983), dem Alkohol (Nestler u. Mitarb., 1981) sowie zahlreichen entzündlichen Agentien, zu denen in erster Linie das Röteln-, Herpes-, Varizellen- und Cytomegalievirus (Rosenberg u. Mitarb., 1981), ferner die Erreger der Toxoplasmose, Listeriose und Syphilis zählen, wird zunehmend eine teratogene und fetotoxische Wirkung zugeschrieben.

Im Einzelfall ist es jedoch fast unmöglich, bei einer Entwicklungsstörung retrospektiv eine verantwortliche Noxe zu eruieren, da deren Wirkung nicht nur von der Dosis, sondern auch von der Dauer und dem Zeitpunkt der Exposition und vom Zeitpunkt der Plazentagängigkeit abhängig ist. Eine Beeinträchtigung der fetalen Entwicklung ist auch dann möglich, wenn nicht der Fetus selbst, sondern die Plazenta das primäre Zielorgan einer Schädigung darstellt und hierdurch eine funktionelle Beeinträchtigung erfährt (Dencker, 1975; Rehder, 1982b).

Im allgemeinen geht man davon aus, daß für die meisten der nichthereditären kongenitalen Defekte eine *multifaktorielle Ätiologie* verantwortlich ist, die in einer polygen (?) bedingten erhöhten Empfindlichkeit des Embryos gegenüber normalerweise tolerierten exogenen Einflüssen besteht.

Das sogenannte Prune-belly-Syndrom gilt als multifaktoriell bedingt. Es beruht auf einer Urethralatresie – im Zusammenhang mit einer komplexen Kloakenfehlbildung – oder auf einer Urethralstenose, die immer mit einer Prostataaplasie oder -hypoplasie einhergeht. Eine divertikelartige Ausstülpung der Urethra im Bereich des Prostatabetts führt dabei zu einer Kompression des kaudal gelegenen Urethralsegments. Folge der Urethralatresie bzw. -stenose ist eine Behinderung des Harnabflusses mit mächtiger Dilatation von Harnblase und Abdomen, Atrophie der Bauchdeckenmuskulatur, Hydronephrose und sekundären Zystennieren (Moerman u. Mitarb., 1984). Eine begleitende Oligohydramnie führt dabei zu Positionsanomalien des Feten in utero, zur Lungenhypoplasie und zu einer Kompression des Gesichts, das von Potter (1972) beschrieben wurde und daher als „Potter-Facies" bezeichnet wird. Trotz des syndromhaften Aspekts und der Gesetzmäßigkeit der Symptome ist aber die Zuordnung zu einem „Syndrom" bei diesem Krankheitsbild nicht gerechtfertigt, da die genannten Merkmale nicht auf dieselbe, sei es teratogene oder genetische, Ursache zurückzuführen sind. Sie stellen vielmehr Folgeveränderungen einer Grundstörung – der Kloakenfehlbildung oder der Prostataaplasie – dar und müssen somit als „Sequenz" bezeichnet werden (Tabelle 1).

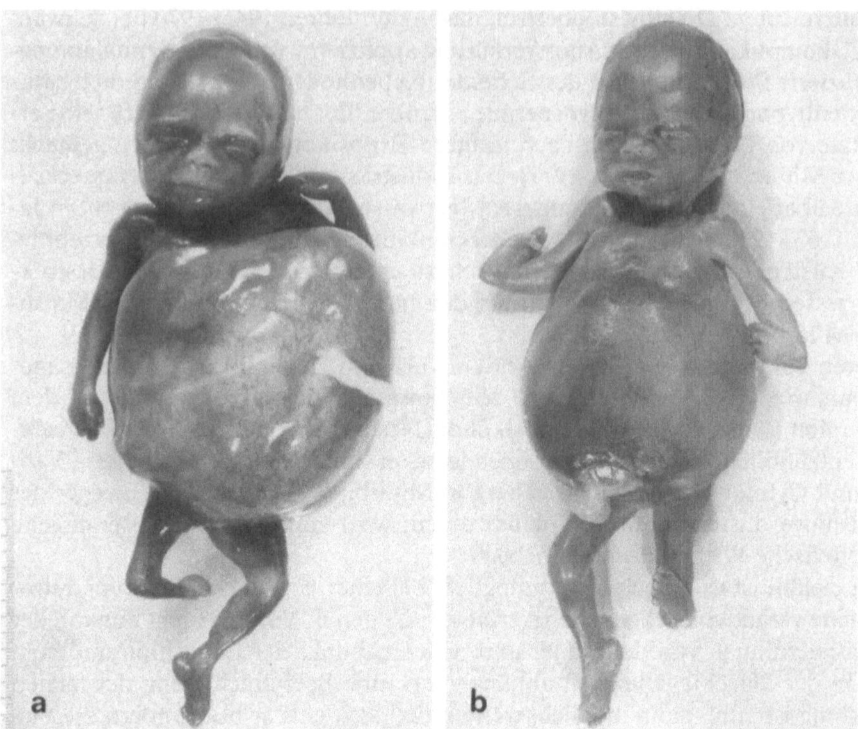

Abb. 5a, b. Prune-belly-Sequenz: Weiblicher Fetus (450 g, 21 cm) mit sekundärer Hypoplasie des
rechten Beines infolge Kompression der rechten Arteria iliaca externa durch die dilatierte Harnblase (**a**); weiblicher Fetus (485 g, 27 cm) mit Trisomie 18 und syndrombedingter primärer Defektfehlbildung (Tibiadefekt) der linken unteren Extremität (**b**)

Auch bei den Fehlbildungen der unteren Extremitäten, die bei einer Prune-belly-
Sequenz beobachtet werden, handelt es sich in der Regel nicht um echte Fehlbildungen, sondern um eine zirkulatorisch bedingte Hypoplasie bzw. Hypotrophie im
Gefolge einer Kompression der Iliakalgefäße durch die dilatierte und gestaute
Harnblase (Abb. 5a). Da eine Prune-belly-Sequenz gelegentlich im Rahmen eines
chromosomalen Syndroms auftritt, können Fehlbildungen der unteren Extremitäten jedoch auch syndrombedingte echte Fehlbildungen darstellen (Abb. 5b).

Eine *räumlich mechanische Entwicklungsbeeinträchtigung* durch eine Oligohydramnie, durch Uterusanomalien oder Uterustumoren kann zu fetalen Deformationen, Positionsanomalien und Gelenkkontrakturen führen, Veränderungen, die
nach postnataler Therapie häufig reversibel sind (Smith, 1981). Irreversible Veränderungen stellen jedoch die Amnionabschnürungen dar. Sie entstehen über eine
Ruptur der inneren Eihautmembran, wobei es einmal zu einem Prolaps fetaler Kör-
perteile durch die Rupturstelle kommen kann oder es resultiert eine komplette Ablösung des Amnion mit Ausbildung von Amnionsträngen, in die sich der Fetus mit
seiner Nabelschnur oder mit seinen Extremitäten verfängt. Die amniogenen zirku-
lären Abschnürungen haben trophische und zirkulatorische Störungen mit Behin-

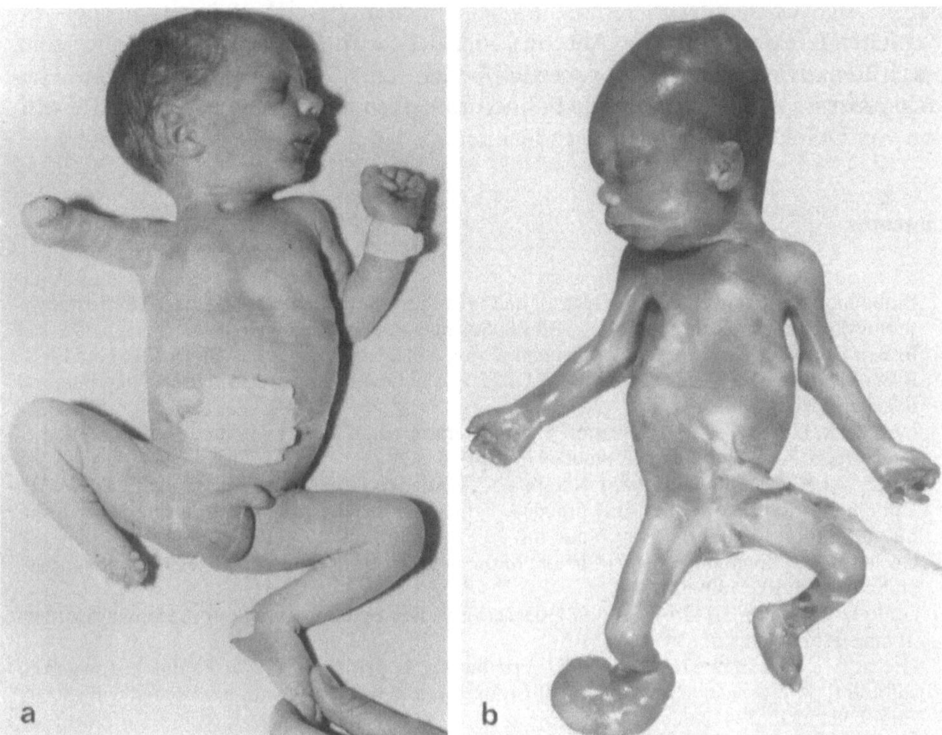

Abb. 6a, b. Transversale Extremitätendefekte: Männliches Neugeborenes (2900 g, 49 cm) mit Finger- und Zehenknospen als möglicher Regeneratversuch (**a**); männlicher Fetus (350 g, 29 cm) mit exzessivem Ödem und noch inkompletter Amputation des rechten Fußes infolge zirkulärer amniogener Einschnürung (**b**)

derung zunächst des venösen Abflusses und distalem Ödem, später auch des arteriellen Zuflusses mit Nekrose zur Folge. Es kommt zu intrauterinen Amputationen (Abb. 6 b) oder auch nur zu akralen Hypoplasien und Mikromelien (Rehder, 1978; Higginbottom u. Mitarb., 1979). Es ist erstaunlich, welch geringer Druck durch eine zirkuläre Einschnürung notwendig ist, um all diese schwerwiegenden Folgeveränderungen hervorzurufen (Brown, 1975).

Die Kenntnis der Ursachen, der Pathomechanismen, der Begleit- und möglichen Folgeveränderungen von Entwicklungsstörungen ist Voraussetzung für eine sinnvolle Therapie und gezielte Prävention. Die Einführung von Korrekturmaßnahmen bereits im pränatalen Stadium hat schon zu ersten Erfolgen auf operativem Wege geführt. Dies ist deshalb von besonderer Bedeutung, da ja das fetale Gewebe eine große Regenerationsbereitschaft besitzt, die mit zunehmendem Entwicklungsalter abnimmt. Im Tierexperiment hat man an Rhesusaffenfeten zeigen können, daß nach Abtrennung der Finger in utero eine Regeneration erfolgt (Hodgen, 1981). Andere Tiere, wie der Starfisch oder der Krebs haben auch noch im späteren Leben die Fähigkeit zur differenzierenden Regeneration von Extremitäten bzw. Scheren. Als Ausdruck einer solchen Redifferenzierung beim Menschen ließen sich die knospenartigen Auswüchse interpretieren, die gelegentlich im Bereich von transversalen Extremitätendefekten auftreten (Abb. 6a). Vielleicht wird es eines Tages möglich sein, durch Reaktivierung von ontogenetisch bedeutsamen Genen proliferierende Heilungsprozesse in differenzierende Bahnen zu lenken und so eine natürliche Restitution von Defektfehlbildungen zu induzieren.

Literatur

1. Bibbo M (1979) Transplacental effects of diethylstilbestrol. In: Grundmann E (ed) Perinatal pathology, current topics in pathology, Bd. 66. Springer, Berlin Heidelberg New York, S 191–211
2. Brown D (1975) The pathology of congenital ring constriction. Arch Dis Child 32: 517–519
3. Byers PH, Bonadio JF, Steinmann B (in Druck) Osteogenesis imperfecta: Update and perspective. Am J Med Genet
4. Dencker L (1976) Tissue localization of some teratogens at early and late gestation related to fetal effects. Acta Pharmacol Toxicol 39 (Suppl): 5–131
5. Emery AEH, Rimoin DL (1983) Nature and incidence of genetic disease. In: Emery AEH, Rimoin DL (eds) Principles and practice of medical genetics. Churchill Livingstone, Edinburgh-London-Melbourne-New York, S 1–3
6. Geelen JAG, Langmann J (1977) Closure of the neural tube in the cephalic region of the mouse embryo. Anat Rec 189: 625–640
7. Gullotta F, Rehder H, Gropp A (1981) Descriptive neuropathology of chromosomal disorders in man. Hum Genet 57: 337–344
8. Herbst AL, Poskanzer DC, Robboy SJ, Friedlander L, Scully RE (1975) Prenatal exposure to stilbestrol: A prospective comparison of exposed female offspring with unexposed controls. N Engl J Med 292: 334–339
9. Higginbottom MC, Jones KL, Hall BD, Smith DW (1979) The amniotic band disruption complex: Timing of amniotic rupture and variable spectra of consequent defects. J Pediatr 95: 544–549
10. Hodgen GD (1981) Antenatal diagnosis and treatment of fetal skeletal malformations. With emphasis on in utero surgery for neural tube defects and limb bud regeneration. JAMA 246: 1079–1083
11. Lenz W, Knapp K (1962) Thalidomide embryopathy. Arch Environ Health 5: 100–105
12. Leroy JG (1983) The oligosaccharidoses (formerly mucolipidoses). In: Emery AEH, Rimoin DL (eds) Principles and practice of medical genetics. Churchill Livingstone, Edinburgh-London-Melbourne-New York, S 1348–1365
13. Matsumoto H, Koya G, Takeuchi T (1965) Fetal minamata disease. A neuropathological study of two cases of intrauterine intoxication by a methylmercury compound. J Neuropathol Exp Neurol 24: 563–573
14. Mecke S, Passarge E (1971) Encephalocele, polycystic kidneys, and polydactyly as an autosomal recessive trait simulating certain other disorders: The Meckel syndrome. Ann Génét 14: 97–103
15. Merker HJ (1965) Considerations on the problem of critical period during the development of limb skeletons. Birth defects: Original article series Vol XIII: 179–202
16. Moerman Ph, Verbeken E, Fryns JP, Goddeeris P, Lauweryns JM (1982) The Meckel syndrome. Pathological and cytogenetic observations in eight cases. Hum Genet 62: 240–245
17. Moerman P, Fryns JP, Goddeeris P, Lauweryns JM (1984) Pathogenesis of the Prune-belly syndrome: A functional urethral obstruction caused by prostatic hypoplasia. Pediatrics 73: 470–475
18. Nestler VM, Spohr HL, Steinhausen HC (1981) Die Alkoholembryopathie. In: Vell OV, Burmeister W (Hrsg) Bücherei des Pädiaters, Heft 83. Enke, Stuttgart
19. Opitz JM, Gilbert EF (1982) Pathogenetic analysis of congenital anomalies in humans. In: Joachim HL (ed) Pathobiology annual, Vol 12. Raven Press, New York, S 301–349
20. Opitz JM, Howe JJ (1969) The Meckel syndrome (Dysencephalia splanchnocystica, the Gruber syndrome). Birth Defects: Original Article Series Vol. V: 167–179

21. Percy AK (1983) The gangliosidoses and related lipid storage diseases. In: Emery AEH, Rimoin DL (eds) Principles and practice of medical genetics. Churchill Livingstone, Edinburgh-London-Melbourne-New York, S 1366–1388
22. Potter EL (1972) Normal and abnormal development of the kidney. Year Book Medical Publishers, Chicago
23. Rehder H (1978) Fetal limb deformities due to amniotic constrictions (A possible consequence of preceding amniocentesis). Path Res Pract 162: 316–326
24. Rehder H (1982a) Fetalpathologie im Rahmen pränataler Diagnostik. Verh Dtsch Ges Path 66: 58–74
25. Rehder H (1982b) Reproductice Injury: General considerations. In: Dardanoni L, Miller RW (eds) Plans for clinical and epidemiologic follow-up after area-wide chemical contamination. National Academy Press, Washington D.C. S 154–173
26. Rehder H, Labbé F (1981) Prenatal morphology in Meckel's syndrome (With special reference to polycystic kidneys and double encephalocele). Prenatal Diagnosis 1: 161–172
27. Rosenberg HS, Kohl S, Vogler C (1981) Viral infections of the fetus and the neonate. In: Naeye RL, Kissane JM, Kaufman N (eds) Perinatal Diseases. Williams and Wilkins, Baltimore-London, S 133–200
28. Schinzel A (1984) Catalogue of unbalanced chromosomal aberrations in man. De Gruyter, Berlin-New York
29. Shapiro LJ, Weiss R, Webster D, France JT (1978) X-linked ichthyosis due to steroid-sulphatase deficiency. Lancet 1: 70–72
30. Shepard TH (1983) Catalog of teratogenic agents. John Hopkins University Press, Baltimore-London
31. Smith DW (1981) Recognizable patterns of human deformation. WB Saunders Company, Philadelphia
32. Spranger J (1983) The mucopolysaccharidoses. In: Emery AEH, Rimoin DL (eds) Principles and practice of medical genetics. Churchill Livingstone, Edinburgh-London-Melbourne-New York, S 1339–1347
33. Stephan MJ, Smith DW, Ponzi JW, Alden ER (1982) Origin of scalp vertex aplasia cutis. J Pediatr 101: 850–853

Genetik nävoider Fehlbildungen

R. Happle

Zusammenfassung

Das Konzept des genetischen Mosaiks bietet eine Erklärung für die Form und die Anordnung nävoider Fehlbildungen. Nävoide Hautanomalien können nicht nur durch eine somatische Mutation entstehen, sondern auch als Folge einer Einzelstrangmutation in der Gamete oder als Ausdruck eines funktionellen X-chromosomalen Mosaiks. Es gibt jedoch auch nävoide Fehlbildungen, für die eine schlüssige genetische Erklärung bisher aussteht.

Einleitung

Aus mehreren Gründen erscheint es sinnvoll, daß sich der Kliniker mit der Genetik nävoider Fehlbildungen beschäftigt. Erstens stellt sich oft die Frage nach der genetischen Beratung, und zweitens kann es von Nutzen sein, sich Kenntnisse anzueignen über die Entstehungsweise jener Hautveränderungen, die man vielleicht operativ korrigieren will. In diesem Kapitel wird der Begriff „nävoide Fehlbildungen" nicht im strengen Sinne der modernen Entwicklungspathologie, sondern in einem weiten Sinne gebraucht, so daß alle nävoiden Anomalien, einschließlich der kutanen Dysplasien, eingeschlossen sind.

Zur Erklärung der Form und der Anordnung nävoider Fehlbildungen hat sich das Konzept des genetischen Mosaiks als tragfähig erwiesen, wobei jedoch eingeräumt werden muß, daß es vielleicht nicht auf alle Nävi zutrifft. Dieses Konzept besagt, daß ein Organismus, bei dem nävoide Fehlbildungen entstehen, aus zwei genetisch oder funktionell verschiedenen Zellpopulationen aufgebaut ist. Die unterschiedlichen Mechanismen, durch die ein solches Mosaik entstehen kann, sollen im einzelnen dargestellt werden.

Somatische Mutation

Die einfachste Erklärung für eine nävoide Fehlbildung ist die Annahme einer somatischen Mutation. „Somatisch" bedeutet, daß die Mutation nicht die Keimbahn betrifft, sondern erst nach der Befruchtung auftritt. Es versteht sich von selbst, daß ein Organismus von der nävoiden Anomalie um so ausgedehnter befallen sein muß, je früher die Mutation aufgetreten ist.

Somatische Mutation in einem sehr frühen Stadium der Embryogenese

Eine sehr früh aufgetretene Mutation vermuten wir z.B. beim Naevus-sebaceus-Syndrom (Schimmelpenning-Feuerstein-Mims-Syndrom), bei dem der Naevus sebaceus mit Fehlbildungen des Gehirns, des Auges und der Knochen kombiniert sein kann (Abb. 1). Das Konzept einer frühen somatischen Mutation kann erklären, warum dieses Syndrom niemals erblich ist. Offenbar handelt es sich bei dem zugrundeliegenden Gendefekt um einen Letalfaktor, denn bei dieser Krankheit sehen wir niemals lebensfähige Kinder, deren gesamte Haut befallen ist. Hieraus läßt sich der Schluß ziehen: Offenbar gibt es Gendefekte, die dem Organismus nur dann die Lebensfähigkeit erlauben, wenn sie im Mosaikverband mit normalen Zellpopulationen auftreten; dies scheint beim Naevus-sebaceus-Syndrom der Fall zu sein. Für die Erbberatung ergibt sich das wichtige Fazit, daß das Wiederholungsrisiko nicht erhöht ist.

Eine somatische Mutation in einem sehr frühen Stadium der Embryogenese bewirkt eine ausgedehnte systematisierte Verteilung der nävoiden Fehlbildung. Hierbei kommt es zu einem bizarren, aber bei verschiedenen nävoiden Hautanomalien doch sehr einheitlichen Streifenmuster, das den Blaschko-Linien entspricht [3] (Abb. 2 u. 3). Wie entstehen diese Linien? Offenbar interferiert das Längenwachstum und die starke Krümmung des Embryos mit dem Auswachsen primordialer Zellpopulationen in anterolateraler Richtung, so daß diese seitlichen Proliferationen wie in einem Marmorkuchenteig verschoben werden. Da die Wachstumsbewegungen im wesentlichen immer dieselben sind, entsteht immer das Muster der Blaschko-Linien [7].

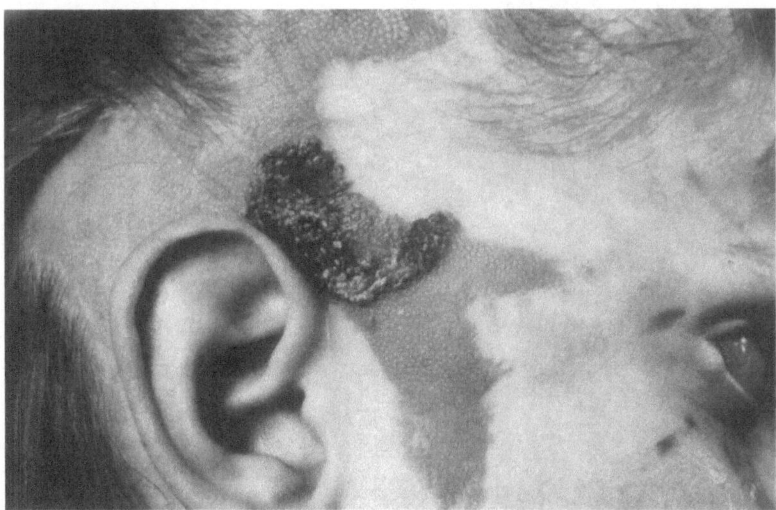

Abb. 1. Naevus-sebaceus-Syndrom (Schimmelpenning-Feuerstein-Mims-Syndrom)

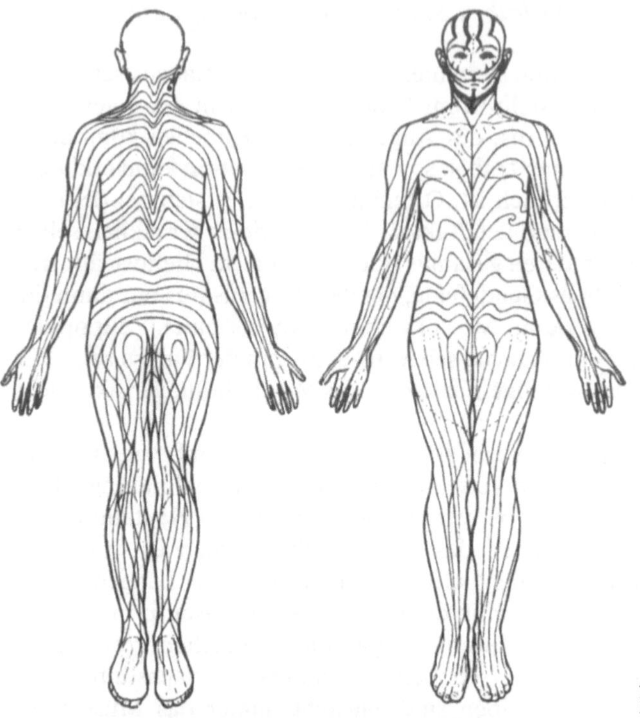

Abb. 2. Schema der Blaschko-Linien [2]

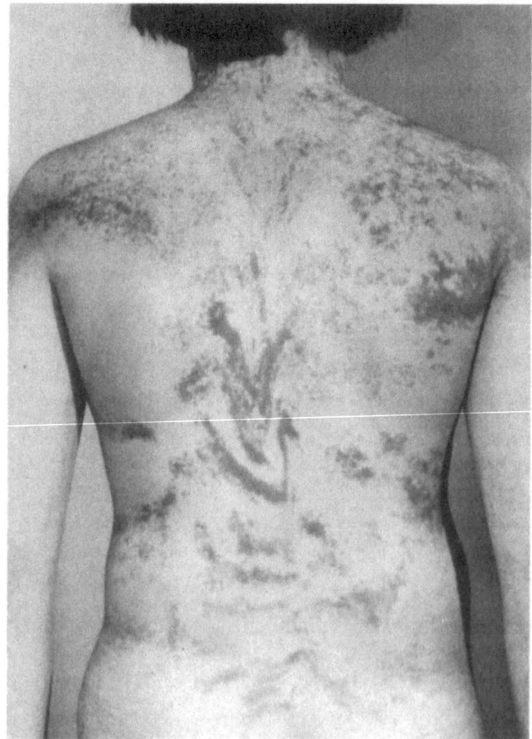

Abb. 3. Systematisierter, nicht orga-noider Epidermalnävus im Verlauf der Blaschko-Linien

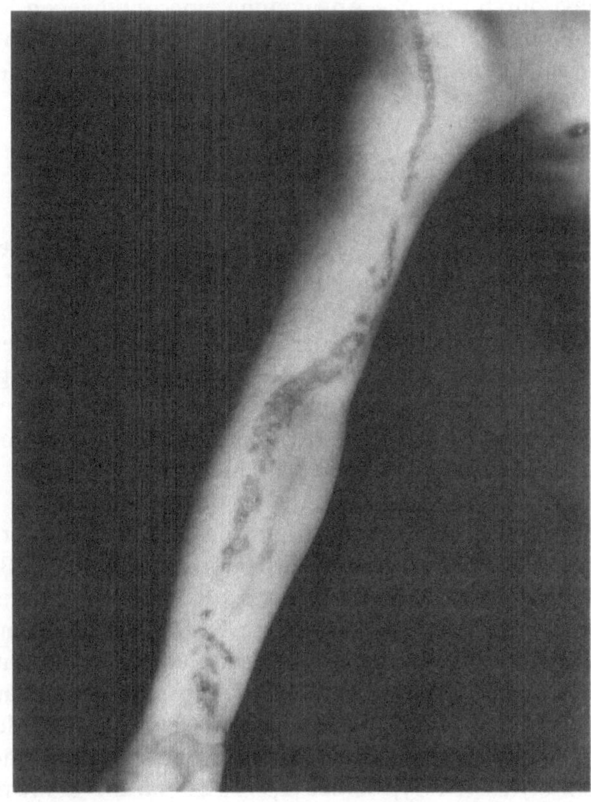

Abb. 4. Inflammatorischer lineä-
rer verruköser Epidermalnävus
(ILVEN)

Somatische Mutation in einem späteren Stadium der Embryogenese

Eine zweite Möglichkeit besteht darin, daß die somatische Mutation zu einem späteren Zeitpunkt der Embryogenese auftritt. Je später der Zeitpunkt, desto kleiner
und umschriebener wird der Nävus sein. Warum bei einem einzelnen streifenförmigen Talgdrüsennävus das Auge und das Gehirn nicht mitbefallen sind, erklärt sich
dadurch, daß die Mutation relativ spät in der Embryogenese aufgetreten ist. Andere
Beispiele für solche Nävi sind der ILVEN und der Naevus achromicus. Auch diese
Nävi folgen dem Muster der Blaschko-Linien (Abb. 4).

Somatische Mutation nach Abschluß der Embryogenese

Eine weitere Möglichkeit besteht darin, daß eine somatische Mutation später im
Leben auftritt. Bei der Entstehung gewöhnlicher Nävuszellnävi sowie dysplastischer Nävi spielen somatische Mutationen offenbar eine bedeutsame Rolle, denn
aufgrund der Untersuchungen des Australiers Nicholls [11] läßt sich nicht mehr
daran zweifeln, daß diese Nävi durch das Sonnenlicht induziert werden. Bemerkenswert ist in diesem Zusammenhang auch die Beobachtung, daß dysplastische

Nävi durch topische Anwendung einer mutagenen Substanz erzeugt werden können [4]. Auch bei der Entstehung der autosomal dominant erblichen Nävobasaliome spielen somatische Mutationen offenbar eine bedeutsame Rolle [9].

Einzelstrangmutation in der Gamete

Für die Entstehung eines systematisierten Nävus, wie er in Abb. 3 dargestellt ist, gibt es neben der Annahme einer frühen somatischen Mutation noch eine zweite Erklärungsmöglichkeit. Das Konzept der Einzelstrangmutation in der Gamete [6] ist in Abb. 5 dargestellt. Eine der beiden Gameten trägt eine Mutation, die nur einen Strang der Doppelhelix betrifft. Nach der Befruchtung entsteht hieraus durch semikonservative Replikation ein Chromosom mit zwei verschiedenen Chromatiden. Bei der ersten Zellteilung werden die beiden Chromatiden voneinander getrennt und wandern in die beiden Tochterzellen. Damit ist schon im Zweizellenstadium ein Mosaik entstanden.

Die erste Hautkrankheit, auf die das Konzept der Einzelstrangmutation angewandt worden ist, war die Incontinentia pigmenti Bloch-Sulzberger beim Mann [10]. Das Konzept läßt sich aber auch auf alle anderen, systematisierten, generalisierten Fehlbildungen anwenden [7]. Da hier bereits im Zweizellenstadium ein Mosaik vorhanden ist, muß man davon ausgehen, daß auch die Keimbahn betroffen ist; deshalb kann dies Konzept die folgende Konstellation erklären: Ein Patient mit einem generalisierten epidermalen Nävus vom epidermolytischen Typ bekommt ein Kind, das an einer kongenitalen ichthyosiformen Erythrodermie vom epidermolytischen Typ leidet [2]. Als Erklärung kann man annehmen, daß der zu-

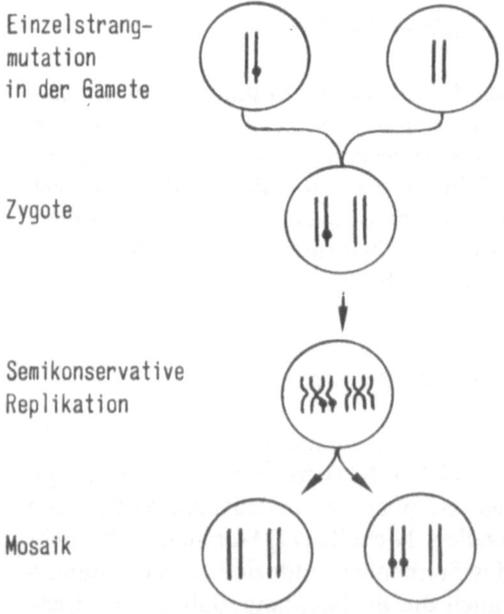

Abb. 5. Entstehung eines Mosaiks aus einer Einzelstrangmutation in der Gamete [6]. Die Doppelstriche stellen die Doppelhelix der DNS dar

grundeliegende Gendefekt bei der Elterngeneration als Mosaik in den Gonaden vorhanden war und deshalb erblich ist, allerdings nicht in Form des generalisierten Nävus, da in der nächsten Generation alle Körperzellen befallen sind.

Funktionelles X-chromosomales Mosaik

Ein weiterer Mechanismus, der ein Mosaikmuster an der Haut erklären kann, ist das funktionelle Mosaik bei weiblichen Patienten mit X-chromosomal dominant vererbten, für männliche Embryonen letalen Gendefekten, wie fokaler dermaler Hypoplasie, Incontinentia pigmenti Bloch-Sulzberger, X-chromosomal dominanter Ichthyosis oder oro-fazio-digitalem Syndrom [7]. Entsprechend der von Lyon entwickelten Theorie ist in jeder Zelle eines weiblichen Organismus nur eines der beiden X-Chromosomen funktionell aktiv, während das andere inaktiviert wird [11]. Die Inaktivierung betrifft zufälligerweise jeweils das väterliche oder das mütterliche X-Chromosom. Hieraus resultiert ein funktionelles X-chromosomales Mosaik, das an der Haut in Flecken und Streifen zutage tritt. Bei der fokalen dermalen Hypoplasie fehlt in mosaikartiger Verteilung die Dermis, so daß an diesen Stellen das Fettgewebe hernienartig hervorquillt (Abb. 6). Bei der X-chromosomal dominanten Ichthyosis bestehen Hyperkeratosen und eine Atrophodermie in fleck- und streifenförmiger Verteilung (Abb. 7).

Das extremste Beispiel für ein grob verteiltes X-chromosomales Mosaik stellt offenbar das CHILD-Syndrom dar, beim dem ein halbseitiger ichthyosiformer Nävus mit Gliedmaßendefekten kombiniert ist (Abb. 8). Das Wort CHILD bedeutet „congenital hemidysplasia with ichthyosiform erythroderma and limb defects" [8]. Weitere ipsilaterale Organdefekte betreffen das Gehirn, das Herz und die Niere. Die Krankheit tritt praktisch nur bei Mädchen auf, da der zugrundeliegende Gendefekt

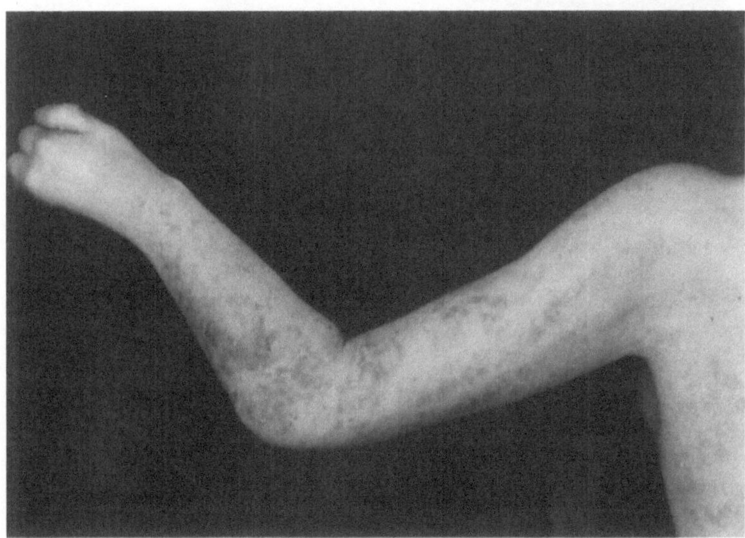

Abb. 6. Fokale dermale Hypoplasie [7]

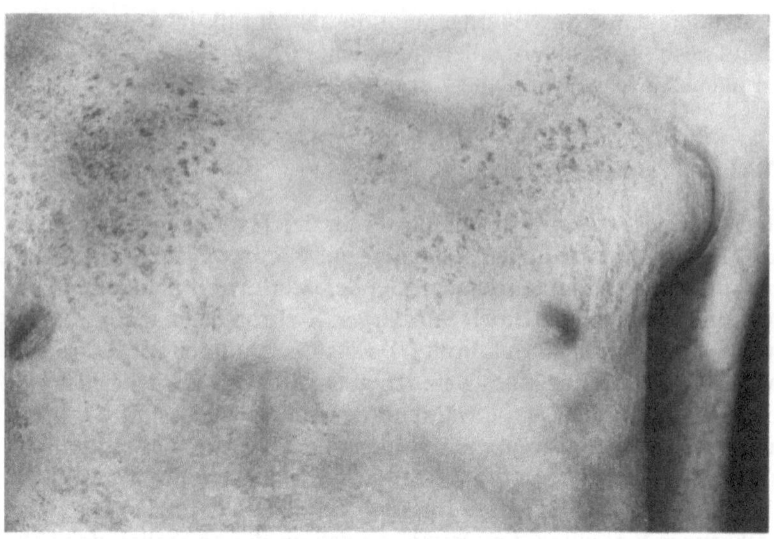

Abb. 7. X-chromosomal dominante Ichthyosis. Hyperkeratosen und follikuläre Atrophodermie in einem Flecken- und Streifenmuster

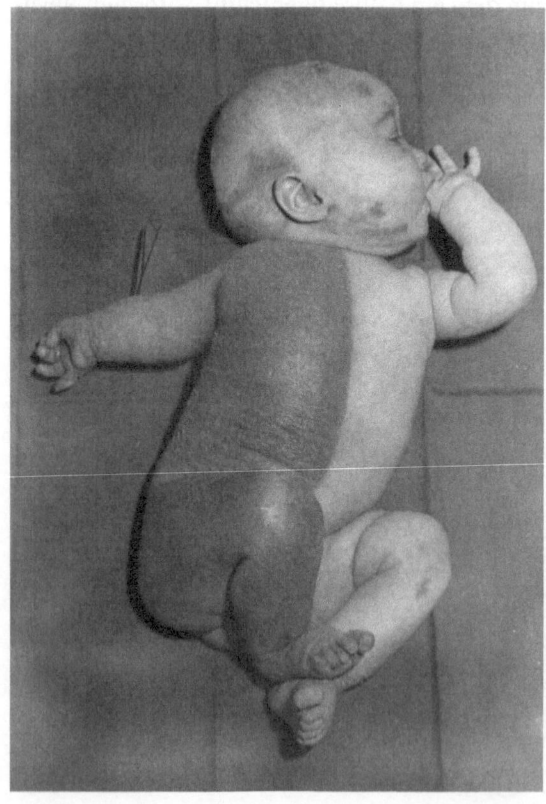

Abb. 8. CHILD-Syndrom

einen Letalfaktor für männliche Embryonen darstellt. Wir postulieren als Ursache dieses grob verteilten Mosaiks einen Klon defekter Induktorzellen, der in einem frühen Stadium der Embryogenese aufgrund der X-Inaktivierung entsteht.

Nävoide Fehlbildungen ohne schlüssige genetische Erklärung

Mit den heute bekannten Mechanismen lassen sich keineswegs alle nävoiden Fehlbildungen erklären. So gibt es verschiedene autosomal dominant vererbte Syndrome, die durch nävoide Dysplasien gekennzeichnet sind, ohne daß sich die besondere Lokalisation dieser Hautveränderungen genetisch interpretieren läßt.

Zum Beispiel gibt es keine vernünftige Erklärung, warum die Zylindrome (Turbantumoren) vorzugsweise den behaarten Kopf befallen. Beim Basalzellnävus-Syndrom könnte die Tatsache, daß diese Tumoren vor allem im Gesicht lokalisiert sind, vielleicht zum Teil dadurch zu erklären sein, daß das Sonnenlicht bei der Manifestation eine Rolle spielt; wir wissen heute, daß auch die ionisierende Strahlung einer Röntgentherapie das Aufschießen multipler Nävobasaliome induzieren kann [9]. Dabei vermuten wir als Ursache eine hinzukommende somatische Mutation.

Dagegen können wir mit Sicherheit sagen, daß bei der Neurofibromatose jedes einzelne Neurofibrom nicht durch eine somatische Mutation, sondern multizellulär entsteht. Für diese Entstehungsweise sprechen Befunde, die mit Hilfe eines X-chromosomalen Enzymmarkers im Neurofibromgewebe von heterozygoten Patientinnen erhoben worden sind; dagegen scheinen einzelne sporadisch auftretende Neurofibrome monoklonalen Ursprungs zu sein [5].

Keine Erklärung gibt es dafür, warum die autosomal vererbte Aplasia cutis congenita im Mittelpunkt des Haarwirbels lokalisiert ist (Abb.9).

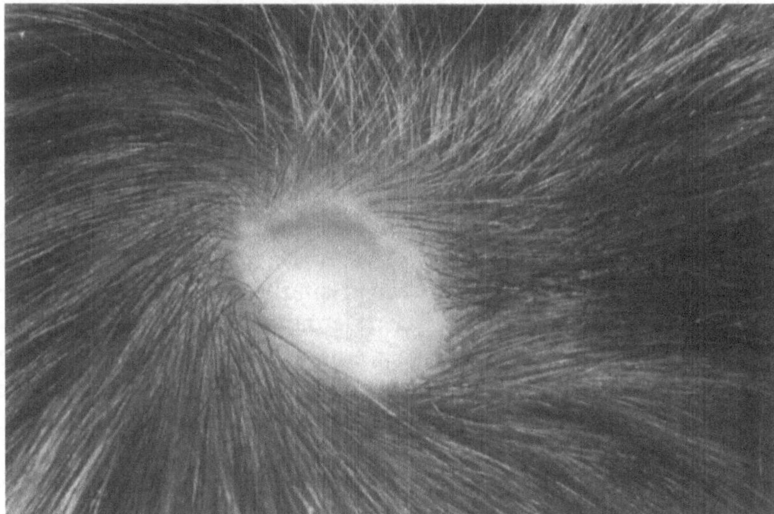

Abb.9. Aplasia cutis congenita

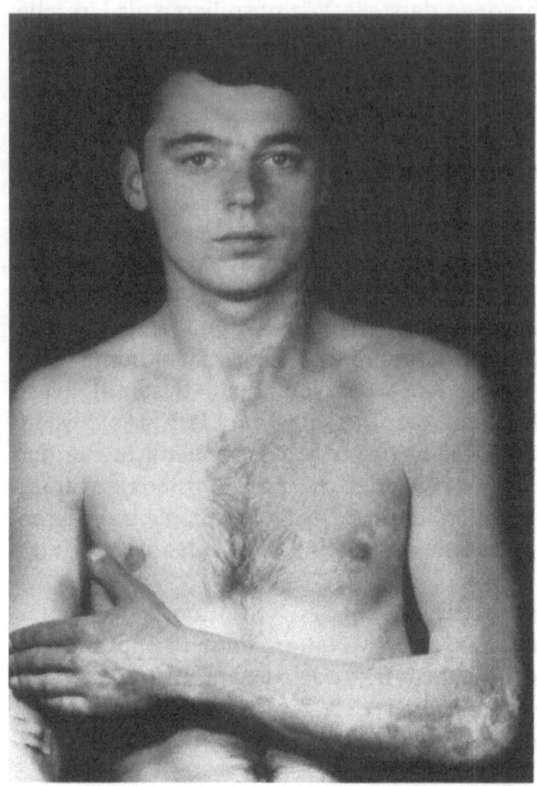

Abb. 10. Naevus flammeus

Es läßt sich lediglich ganz allgemein feststellen, daß es sich bei monogen erblichen Strukturdefekten der Haut so gut wie immer um eine dominante Genwirkung handelt, wogegen sich die rezessive Genwirkung eher in einem Stoffwechselleiden äußert und kaum je einmal mit einem nävoiden Strukturdefekt der Haut verbunden ist. (Eine Ausnahme von dieser Regel stellen z. B. die umschriebenen Leukoderme beim Bloom-Syndrom dar.)

Keine schlüssige genetische Erklärung gibt es für das Auftreten des Riesenpigmentnävus einschließlich der Melanosis Touraine. Mehrfach ist diese Krankheit diskordant bei eineiigen Zwillingen beobachtet worden [1]. Dies ist ein starkes Argument gegen Erblichkeit. Vielleicht liegt eine frühe somatische Mutation zugrunde.

Bisher ist auch unklar, warum Nävi flammei nicht den Blaschko-Linien folgen, sondern sich offenbar im Bereich der Dermatome ausbreiten [7] (Abb. 10).

Beim Ito-Syndrom, für das bisher eine autosomal dominante Vererbung angenommen wird, finden wir ein systematisiertes Streifenmuster, das den Blaschko-Linien entspricht. Dieses Phänomen ist nicht zu erklären, wenn man nicht die Inaktivierung eines autosomalen Genlocus annehmen will.

Es ist zu hoffen, daß die weiteren Fortschritte der Humangenetik eines Tages auch diese noch ungelösten Probleme einer Lösung näherbringen werden.

Literatur

1. Amir J, Metzker A, Nitzan M (1982) Giant pigmented nevus occurring in one identical twin. Arch Dermatol 118: 188–189
2. Barker LP, Sachs W (1953) Bullous congenital ichthyosiform erythroderma. Arch Dermatol 67: 443–453
3. Blaschko A (1901) Die Nervenverteilung in der Haut in ihrer Beziehung zu den Erkrankungen der Haut. Braumüller, Wien Leipzig
4. Cosnes A, Revuz J, Wechsler J, Touraine R (1983) Mélanome et naevus dysplasiques après 8 ans de Caryolysine® locale. Ann Dermatol Venereol (Paris) 110: 953
5. Fialkow PJ (1976) Clonal origin of human tumors. Biochem Biophys Acta 458: 283–321
6. Gartler SM, Francke U (1975) Half chromatid mutations: transmission in humans? Amer J Hum Genet 27: 218–223
7. Happle R (1978) Genetische Interpretation streifenförmiger Hautanomalien. Hautarzt 29: 357–363
8. Happle R (1980) The CHILD syndrome. Congenital hemidysplasia with ichthyosiform erythroderma and limb defects. Eur J Pediatr 134: 27–33
9. Happle R (1981) Genetik der Basaliome. In: Eichmann F, Schnyder UW (eds) Das Basaliom. Der häufigste Tumor der Haut. Springer, Berlin Heidelberg New York, S 17–28
10. Lenz W (1975) Half chromatid mutations may explain incontinentia pigmenti in males. Am J Hum Genet 27: 690
11. Lyon MF (1972) X-chromosome inactivation and developmental patterns in mammals. Biol Rev 47: 1–35
12. Nicholls EM (1973) Development and elimination of pigmented moles and the anatomical distribution of primary malignant melanoma. Cancer 32: 191–195

Kiefer- und Gesichtschirurgie bei Fehlbildungen

W. Hoppe

Zusammenfassung

Der heutige Stand der Spaltchirurgie erlaubt es, durch gewebs- und entwicklungsgerechtes Operieren und eine bis zum Abschluß des Wachstums sich erstreckende, langfristige Behandlung optimale Ergebnisse zu erzielen. Die große individuelle Verschiedenartigkeit der Spalten erfordert vom Operateur genaue Kenntnis der atypischen Gewebsformationen und Beherrschung der unterschiedlichsten plastischen Möglichkeiten. Gleiches gilt für die Therapie dysontogenetischer Tumoren der Gesichtsregion.

Unter den Fehlbildungen des Gesichts rangieren die Spalten an erster Stelle – es sind Lippen- und Kieferspalten mit oder ohne Gaumenspalten; nur selten einmal treten schräge oder quere Gesichtsspalten auf. Gegenwärtig kommen auf 1000 Neugeborene zwei Spaltträger.

Die Geburt eines spaltbehafteten Kindes, vor allem mit der schwersten Form – einer bilateralen Lippen-Kiefer-Gaumenspalte – wie sie Abb. 5 zeigt, bedeutet für die Eltern einen schweren Schock. Für uns ist eine derartige Situation eine Herausforderung, ein Gesicht sowohl im anatomisch-funktionellen als auch im ästhetischen Sinne zu konstruieren.

Voraussetzung einer optimalen plastisch-konstruktiven Methode ist die genaue Kenntnis der zur Mißbildung führenden formalgenetischen Störungen und der daraus resultierenden morphologischen Besonderheiten.

Die während der Embryogenese festgelegte Entwicklungsstörung betrifft nicht nur die Lippe, den Kiefer und den Gaumen, sondern auch in schwerwiegendem Maße den Naseneingang, den spaltseitigen Oberkiefer samt Zahnentwicklung sowie die Ausbildung der für Sprache und Mittelohrventilation wichtigen Gaumenmuskulatur. Auffälligstes Stigma einseitiger Spalten, gleich welchen Ausmaßes, ist die Asymmetrie des Gesichtes.

Aus der primären, embryonal bedingten Blastemschwäche ergeben sich in der weiteren Gewebsentwicklung des Spaltbereiches prognostisch nicht zu beurteilende Imponderabilien, die durch eine lebenslang währende Potenzminderung des Wachstums dieses Anlagebereichs charakterisiert sind. Ihnen wird teilweise mit Entfernung der unterwertigen Gewebe (Hoppe, 1965) und vor allem durch zeit- und entwicklungsgerechte Operationen begegnet. Somit richten sich die Operationstermine nach den Wachstumsschüben des Kiefer-Gesichtsbereiches. Insbesondere sind zur Vermeidung schwerer Wachstumsstörungen Eingriffe an Nasenflügelknorpel, Zwischenkiefer und hartem Gaumen im Säuglingsalter zu unterlassen.

Aufgrund der möglichen vielfältigen Gewebsentgleisungen während der Faziogenese und entsprechender fetaler Ausheilungstendenzen gleicht eigentlich keine Spalte einer anderen. Demzufolge sind grundlegende operative Techniken den indi-

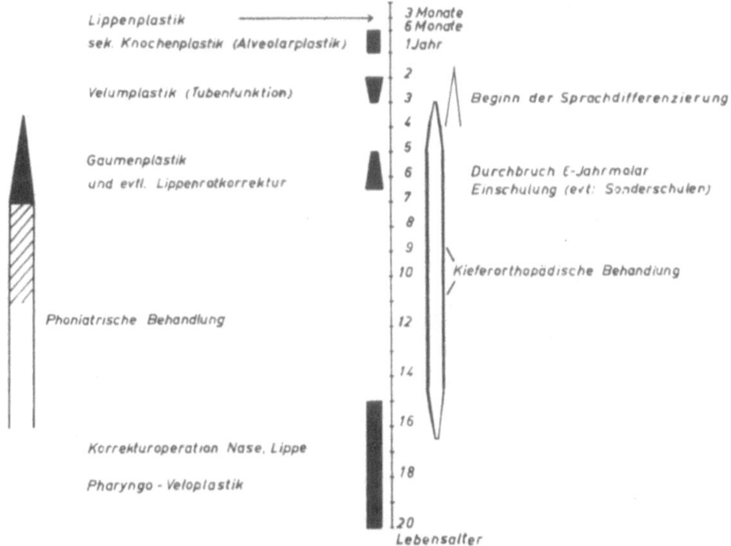

Abb. 1. Langzeitbehandlungsplan von Lippen-Kiefer-Gaumenspalten aus: Hoppe, W.: Lippen-Kiefer-Gaumen- und Gesichtsspalten; in: Operationen im Kindesalter. Ein Atlas in zwei Bänden. Hrsg.: Kunz, H. [2]

viduellen Gegebenheiten anzupassen. Die einzelnen Operationsphasen müssen zeit- und entwicklungsgerecht vorgenommen werden (Abb. 1).

Nahziel unserer Maßnahmen ist, die Kinder bis zum Schuleintritt so unauffällig wie möglich zu gestalten (Pfeifer, 1968; Hoppe, 1975; Koberg, 1971). Mit den heute gebräuchlichen, „gewebsverschachtelnden", Z-artigen Techniken läßt sich dieses durchaus erreichen. Von der jeweiligen Erfahrung des Operateurs, insbesondere aber von seiner Auffassung über die entwicklungsgeschichtlich bedingten, bei Spaltträgern partiell gestörten Wachstumsvorgänge hängt die bevorzugte Schnittführung ab (Skoog, 1974; Hoppe, 1975). Aufgrund entsprechender Erkenntnisse hat sich uns eine eigene Modifikation einer 1952 von Tennison angegebenen Methode bewährt. Ihr Prinzip ist in Abb. 2 wiedergegeben. Die in den Abb. 3–5 gezeigten Beispiele einseitiger und doppelseitiger Lippen-Kiefer-Gaumenspalten sollen die heute möglichen Ergebnisse belegen.

Probleme, wie sie Einzelfälle einmal bieten können, sind mißbildungsbedingt, weil die embryonal vorgezeichnete Blastemschwäche lebenslang bestehenbleibt. Davon betroffen ist in erster Linie die Entwicklungspotenz des spaltseitigen Nasenflügels sowie bei bilateralen totalen Spalten die des Philtrums und Nasenstegs (Hoppe, 1965, 1982). Die jeweilige Ausgangssituation der dargestellten Fälle läßt erahnen, daß insbesondere die Formung des spaltseitigen Nasenflügels gelegentlich Schwierigkeiten bieten kann, ebenso wie die entwicklungsschwache Philtrumregion bei bilateralen Spalten. Hier sind oft sekundäre Korrekturen unumgänglich (Hoppe, 1965; Pfeifer, 1968).

Eine gute Sprachbildung als wichtigstes Ziel der Therapie des gespaltenen Gaumens ist von mehreren Gegebenheiten abhängig. So liegt nach operativer Korrektur

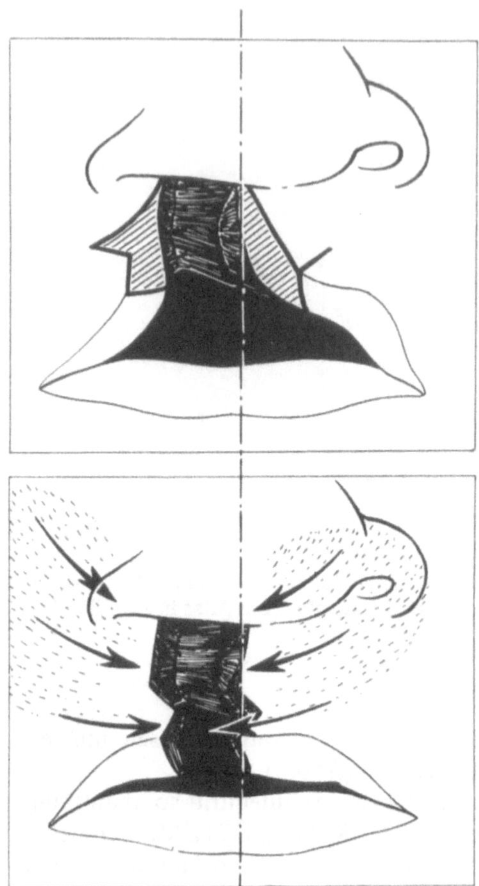

Abb. 2. Prinzip der Lippenplastik mit Herstellung der Symmetrie. Wundflächensituation nach Entfernung des unterwertigen Spaltrandgewebes mit der daraus resultierenden Lippenhöhe bei gleichzeitiger Herstellung der Symmetrie nach Mobilisation des Septums und der Nasenflügelansätze

der dysontogenetisch verlagerten Strukturen das Sprechtraining vor allem beim persönlichen Umfeld; es kann durch eine phoniatrische Mitbehandlung unterstützt werden. Für die Erlernung einer unauffälligen Umgangssprache spielt aber der IQ eine ebenso große Rolle wie eine ungestörte Hörfähigkeit. Die abnorme Muskelinsertion bei Vorliegen einer Velumspalte (Kriens, 1967) gewährt keine ausreichende Ventilation des Mittelohres über die Tuba Eustachii und begünstigt das Gehör einschränkende Otitiden.

Aus diesem Grunde muß die Plastik des weichen Gaumens relativ früh (d. h. entwicklungsgerecht) im Alter von 2 Jahren erfolgen, so wie es in unserem Langzeitkonzept unter Einbeziehung der Nachbardisziplinen vertreten wird (Abb. 1).

Mittlerweile können wir eine Anzahl von Spaltpatienten verfolgen, die neben anatomisch-funktionell und ästhetisch befriedigenden Ergebnissen dank einer unauffälligen Umgangssprache nicht nur bei der Bundeswehr ihren Dienst ableisten, sondern auch Philologie und Pädagogik studieren; einige sind bereits als Lehrerinnen tätig. Derartige Spätergebnisse bestätigen uns in der Gewißheit, daß wir mit un-

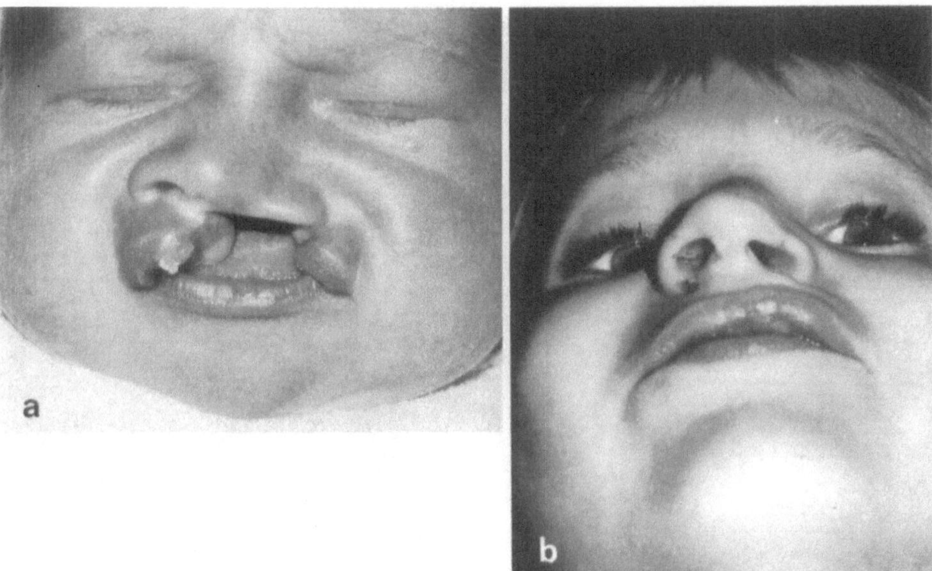

Abb. 3. a Pat. S. M., 4 Wochen alt. Linksseitige, extrem breite Lippen-Kiefer-Gaumenspalte mit starker Verziehung des Septums und weit ausgezogenem, eingedelltem, spaltseitigen Nasenflügel. **b** Pat. S. M.: Operationsergebnis im Alter von 7 Jahren

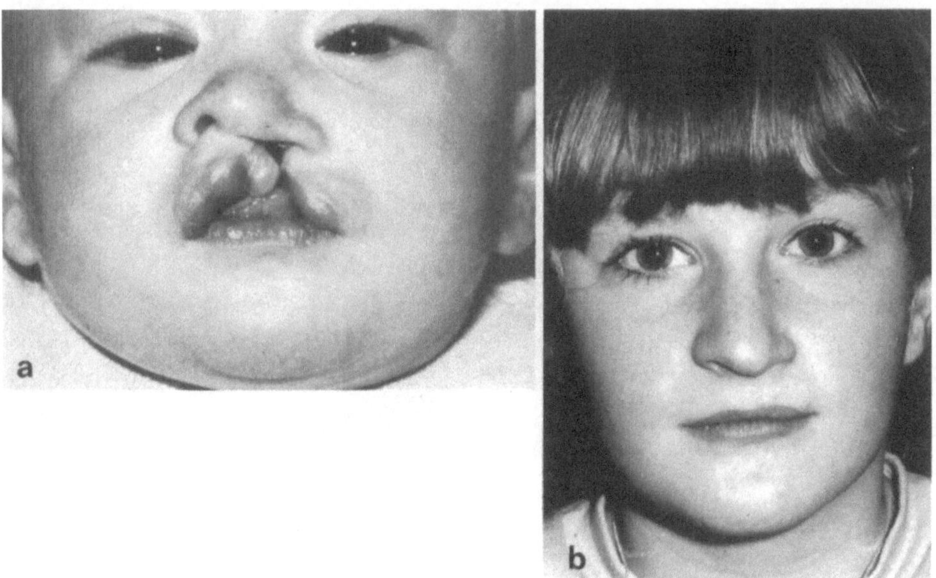

Abb. 4. a Pat. P. K., 3 Monate alt. Lippen-Kiefer-Gaumenspalte mit starker Hypoplasie der linken Oberkiefer-Jochbeinregion. Spaltseitiger Nasenflügel eingedellt. **b** Pat. P. K.: Operationsergebnis im Alter von 11 Jahren

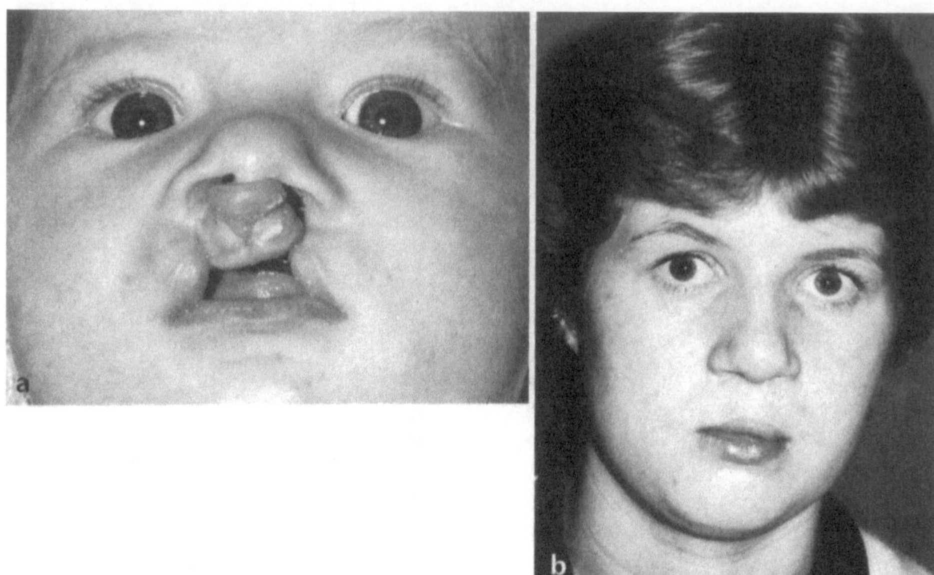

Abb. 5. a Pat. K. P., 3 Monate alt. Bilaterale Lippen-Kiefer-Gaumenspalte mit stark prominentem Zwischenkiefer und hypoplastischem Philtrum sowie Nasensteg. **b** Pat. K. P.: Operationsergebnis im Alter von 20 Jahren

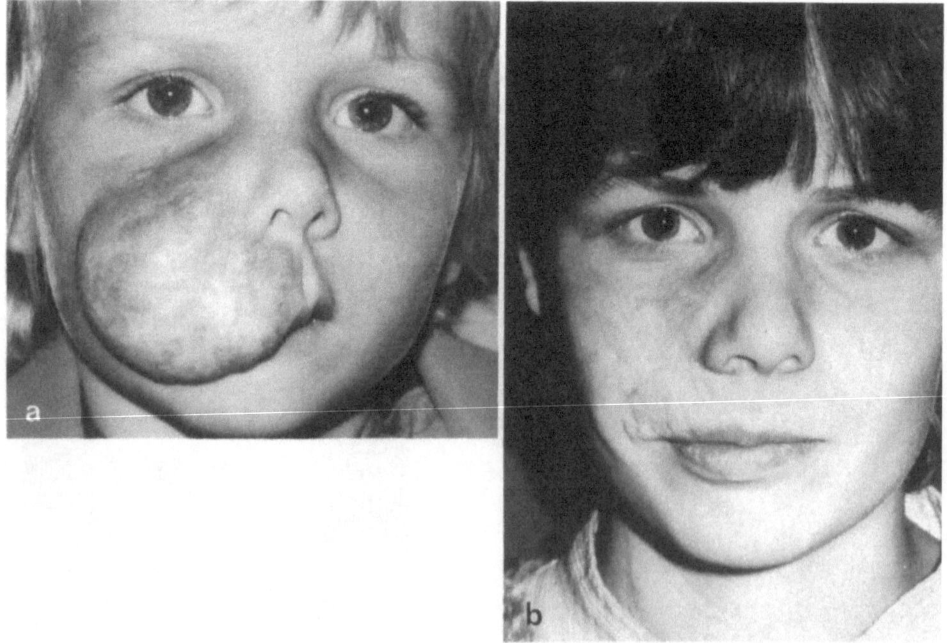

Abb. 6. a Pat. K. S., 6 Jahre alt. Ausgedehntes, vorwiegend angiomatöses, relativ derbes Mesenchymom. **b** Pat. K. S.: Gegenwärtiger Zustand im Alter von 16 Jahren nach mehrphasigen operativen Eingriffen. Volle Fazialisfunktion

serem entwicklungsgerechten operativen Vorgehen den Spaltkindern die Integration in das Sozialgefüge unserer Gesellschaft optimal ermöglichen können.

Neben der Manifestation von Spaltbildungen können embryogenetische Gewebsentgleisungen gelegentlich zur echten, das Gesicht entstellenden Tumorbildung führen, wie das in Abb. 6a wiedergegebene Kind zeigt. Es handelte sich um ein Mesenchymom mit überwiegend angiomatösen Anteilen. Die Tumormassen durchsetzten die mimische Muskulatur der betroffenen Seite, so daß eine fraktionierte Entfernung unter Schonung der Fazialisäste geboten war. Nach invasiver Angiographie wurde primär die Carotis externa durch Teilresektion unterbrochen und vom paranasalen Schnitt aus eine weitestmögliche Tumorreduktion vorgenommen. Unter Berücksichtigung der Wachstumsschübe schloß sich die weitere Tumorverkleinerung mehrphasig an. Abb. 6b zeigt die Patientin gegenwärtig im Alter von 16 Jahren.

Im Nasenskelettbereich sind noch kleine Korrekturen vorgesehen; außerdem sind die noch rechts-lateral des Mundwinkels verbliebenen, lediglich kosmetisch störenden, kleineren Hautfalten auszugleichen.

Dieses letzte angeführte Beispiel einer seltenen Fehlbildung soll ebenso wie die häufigsten Fehlbildungen des Gesichtes, die Lippen-Kiefer-Gaumenspalte, die Bedeutung entwicklungs- und damit zeitgerechten operativen Vorgehens aufzeigen.

Literatur

1. Hoppe W (1965) Lippen-Kiefer-Gaumenspalten. Ätiologie, Pathogenese und Therapie. Enke, Stuttgart
2. Hoppe W (1975) Lippen-, Kiefer-, Gaumen- und Gesichtsspalten. In Kunz (Hrsg) Operationen im Kindesalter, Bd II. Thieme, Stuttgart
3. Hoppe W, Hermann B (1982) Spätergebnisse im Philtrumbereich bei bilateralen Spalten, 3. Int Symp, Hamburg 1979. In Pfeifer (Hrsg) Thieme, Stuttgart New York, S 27–30
4. Koberg W (1971) System der Rehabilitation von Patienten mit Lippen-Kiefer-Gaumenspalten. Westdeutscher Verlag, Opladen
5. Kriens O (1967) Anatomische Untersuchungen am gespaltenen weichen Gaumen. Chir Plast Reconstr 4: 14–32
6. Pfeifer G (1968) Angeborene Fehlbildungen des Gesichtes, der Kiefer und der Mundhöhle. In Opitz H, Schmidt F (Hrsg) Handbuch der Kinderheilkunde, Bd IX. Springer, Berlin Heidelberg New York
7. Pfeifer G (1976) Die operative Primär- und Sekundärbehandlung von Patienten mit Lippen-Kiefer-Gaumenspaltformen. Kinderchir Suppl 19
8. Skoog T (1974) Plastic Surgery. Thieme, Stuttgart, Almqvist & Wiksell, Stockholm
9. Tennison CW (1952) The repair of unilateral cleft lip by the stencil method. Plast Reconstr Surg 9: 115–120

Fehlbildungen des Gefäßsystems: Systematik

M. Hundeiker

Zusammenfassung

Die richtige systematische Einordnung der verschiedenen vaskulären Nävi und Fehlbildungen ist Grundlage der unterschiedlichen gezielten Therapie.

Die Gruppe der kongenitalen teleangiektatischen Nävi hat als gemeinsame Ursachen Ausfälle der Vasomotorenübertragung.

Die tardiven angiektatischen Nävi dagegen beruhen auf Veränderungen der Gefäßwandstruktur.

Die angiokeratotischen Nävi entstehen durch strukturell bedingte Ektasien von Papillenkapillaren mit sekundären epidermalen Veränderungen.

Die angiomatösen Nävi allein entwickeln sich durch Proliferation von Gefäßwandelementen infolge Störungen der Wachstumsregulation.

Die Glomangiome schließlich gelten als Hamartome der Glomusorgane.

Benigne Nävi und benigne Neubildungen des Gefäßsystems können mit Eng- oder Weitstellung, Ektasie, Verdickung oder auch Proliferation von Gefäßwandelementen einhergehen. Danach werden sie eingeteilt.

Naevi anaemici (Voerner) sind Stellen mit herdförmig umschriebener dauernder Engstellung kleiner Hautgefäße infolge Fehlentwicklung der adrenergen Rezeptoren in der Gefäßwand; sie sind angeboren oder werden in früher Kindheit manifest und finden sich meist am Rumpf.

Naevi teleangiectatici

„Feuermale" sind angeborene umschriebene Bezirke mit dauernder Weitstellung der Kapillaren durch Defekte der β-adrenergen Rezeptoren in der Gefäßwand. Vereinzelt sind erworbene gleichartige Veränderungen durch Vasomotorenausfälle nach Trauma beschrieben worden. Dabei findet sich keine Proliferation von Gefäßwandelementen. Es handelt sich also nicht um Angiome! Man unterscheidet zwei Gruppen: Naevi teleangiectatici mediales und laterales [3; 9].

Naevi teleangiectatici mediales et symmetrici sind autosomal dominant erblich. Selten sind die vorderen Kopfanteile (Nase, Oberlippe, Stirn) befallen. Solche „blassen Feuermale" blassen in den ersten Lebensjahren so weit ab, daß sie meist gar nicht mehr bemerkt werden. Viel häufiger ist der „Naevus vasculosus nuchae" (Unna). Er blaßt nicht immer vollständig ab: Noch bei jedem 5. ist er im Erwachsenenalter als „Storchenbiß" erkennbar.

Naevi teleangiectatici laterales (seitliche Feuermale, Naevi flammei, Naevi vinosi) sind weit seltener und treten nur ganz vereinzelt familiär auf. Sie sind nicht rückbildungsfähig. Sie werden durch degenerative Sekundärveränderungen bei unverändertem Umfang mit dem Alter auffälliger. Jede Körperstelle kann befallen sein; am häufigsten sind sie im Trigeminusgebiet.

Laterale Naevi flammei mit assoziierten Fehlbildungen. Seitliche Feuermale können, vor allem bei systematisierter Anordnung, mit weiteren Störungen der Gefäßsysteme verbunden sein. Nicht immer sind dabei die Hautsymptome obligat.

Von-Hippel-Lindau-Syndrom. Der Naevus teleangiectaticus im ersten oder zweiten Trigeminusast ist ein fakultatives Symptom. Hinzu kommen angiektatische Fehlbildungen der Retina, Leptomeninx (meist als „Angiomatosis" cerebro-retinalis fehlinterpretiert), manchmal polyzystische Veränderungen in Lungen, Nieren und Pankreas. Gehäuftes Auftreten von Hypernephromen und Phaeochromozytomen ist beschrieben worden.

Sturge-Weber-Krabbe-Syndrom. Naevus teleangiectaticus im Bereich des zweiten, seltener ersten oder dritten Trigeminusastes, ausnahmsweise in anderer Lokalisation, kombiniert mit angiektatischen Veränderungen der Leptomeningen und der Aderhaut. Häufiger als die klassische Trias sind bisymptomatische Ausprägungen: okulo-kutane Form ohne Hirnbeteiligung, enzephalotrigeminale Form ohne Augenbeteiligung, okulo-enzephale Form ohne Hautbeteiligung.

Bonnet-Déchaume-Blanc-Syndrom. Die Veränderung ist identisch mit dem „Aneurysma von Mittelhirn und Retina" (Wyborn-Mason); ein Naevus flammeus ist kombiniert mit einseitigen arteriovenösen Fehlbildungen in Meningen und Retina und entsprechenden neurologischen Symptomen.

Klippel-Trénaunay-Syndrom. Naevus flammeus, meist an einer Extremität, ist kombiniert mit varikös-ektatischen Veränderungen und umschriebenem Riesenwuchs ohne Progredienz und ohne klinische Symptome arteriovenöser Fisteln.

F. P. Weber-Syndrom. Klippel-Trénaunay-Syndrom mit Überwärmung, pulsierendem Schwirren an der hypertrophischen Extremität und Neigung zur Progredienz. Dadurch ist manchmal – soweit operativ möglich – eine Ausschaltung der zugrundeliegenden arteriovenösen Fisteln notwendig. Die letztgenannten Fehlbildungen werden oft als „Klippel-Trénaunay-Weber-" oder „angio-osteohypertrophisches Syndrom" zusammengefaßt.

Variköse Dysplasie (Schobinger). Teleangiektatische Nävi sind dabei nur fakultativ. Wesentlich sind Ektasien tiefer Beinvenen mit ein- oder beidseitiger frühauftretender Varikosis, gestörtem Längenwachstum, Hyperoszillometrie ohne Shuntnachweis, erhöhter Sauerstoffsättigung in der Femoralvene. Im Gegensatz zu den vorhergenannten Syndromen scheint eine familiäre Disposition vorzuliegen.

Tardive angiektatische Nävi und Fehlbildungen

Im allgemeinen beruhen angeborene angiektatische Veränderungen auf funktionellen Ausfällen, spätmanifeste dagegen auf strukturellen Wanddefekten von Gefäßen [2; 4; 6].

Diffuse genuine Phlebangiektasie (Bockenheimer). Die seltene Krankheit beruht auf dem teilweisen Fehlen der glatten Muskulatur in den Armvenen, die sich infolgedessen – in Kindheit oder Jugend beginnend – langsam fortschreitend krampfaderartig erweitern.

Angiektasien der Lippen (Pasini) sind umschriebene Aussackungen kapillärer oder venöser Gefäße, meist im höheren Alter und an der Unterlippe.

Aneurysma circoides (Biberstein-Jessner) entsteht durch degenerative Gefäßwandveränderungen mit Ektasie und reaktiven Wucherungen bei älteren Menschen in lichtexponierten Hautarealen.

Teleangiectasia haemorrhagica hereditaria (Rendu-Osler) beruht auf autosomal dominant vererbter Neigung zu Wandaussackungen kleiner Gefäße.

Angiectasia serpiginosa (Hutchinson) bzw. „Angioma" serpiginosum beruht auf Ektasien kleiner Gefäße im Papillarkörper. Es befällt vorzugsweise junge weibliche Patienten.

Venous lake (Bean-Walsh) entsteht durch degenerativ-ektatische Veränderungen bei älteren Menschen in lichtexponierter Haut.

Nävoide Teleangiektasien („unilaterales nävoides Teleangiektasie-Syndrom"; UNTS) beruhen auf regional umschriebener übermäßiger Ausbildung von Östrogen- und Progesteronrezeptoren. Sie werden entsprechend ausgelöst durch hormonelle Umstellung in der Pubertät, Ovulationshemmereinnahme oder Schwangerschaft; sie finden sich bei Frauen einseitig meist am Stamm, Hals oder Arm.

Naevi aranei („Spider-Naevi") beruhen auf reversibler Ektasie kleiner, vom tiefen Plexus im Korium aufsteigender Arterien. Die Ursache ist noch unbekannt, hormonelle Faktoren werden diskutiert. Befallen werden Jugendliche oder junge Erwachsene. Prädilektionsstellen sind Gesicht – besonders Jochbeingegend – und Handrücken [2].

Angiectasia racemosa („Angioma racemosum") ist die Folge arteriovenöser Fehlbildungen und Wanddefekte, meist im Karotisbereich. Sie wird meist im frühen Kindesalter manifest.

Angiokeratotische Naevi

Angiokeratome sind charakterisiert durch Kapillarektasien im Papillarkörper mit Vorwölbung des Epithels und Hyperkeratose.

Angiokeratoma circumscriptum localisatum. Das solitäre papuläre Angiokeratom (thrombosiertes kapilläres Aneurysma, Angiektasia eruptiva thrombotica) entsteht durch Kapillarektasien, möglicherweise aufgrund eines entwicklungsbedingten Strukturfehlers (Abb. 1).

Angiokeratoma circumscriptum naeviforme (Fabry) entsteht durch Gefäßwand-Strukturdefekte, die meist bei Geburt schon angelegt sind, aber auch später in Kindes- oder Erwachsenenalter auftreten können (Abb. 2).

Angiokeratoma corporis diffusum (Fabry) ist die Folge einer seltenen, aber schwerwiegenden Krankheit mit X-chromosomal rezessiv vererbtem Mangel an Alpha-Galactosidase A. Dieses ubiquitäre lysosomale Enzym spaltet Trihexosyl-Ceramid (CTH) in Lactosyl-Ceramid und Glucose. Die bei seinem Ausfall über Jahrzehnte sich summierende Ablagerung von CTH und verwandten Substanzen in verschiedenen Organen prägt die Entwicklung des klinischen Bildes.

Angiokeratoma punctiforme scroti s. vulvae (Fordyce), die zweithäufigste Angiokeratomart, ist ätiologisch noch ungeklärt. Familiäres Auftreten ist bisher nicht

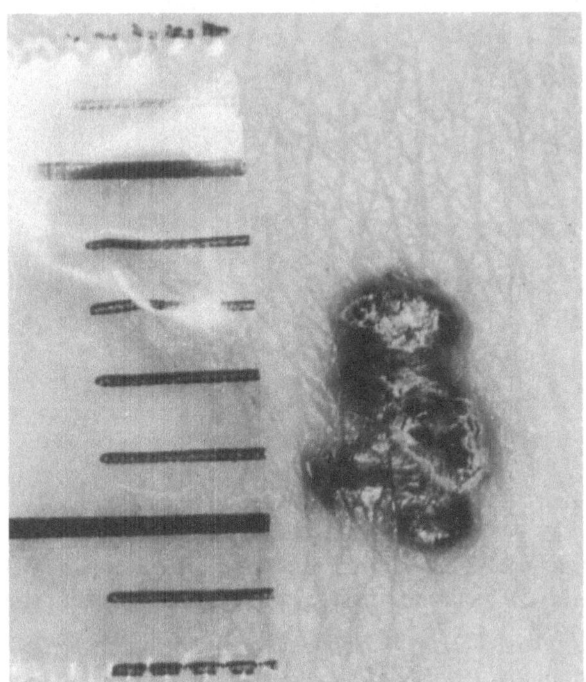

Abb. 1. Angiokeratoma circumscriptum localisatum

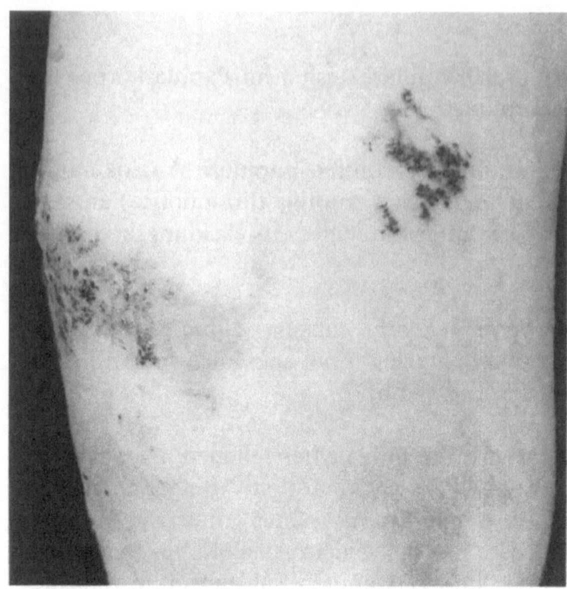

Abb. 2. Angiokeratoma circumscriptum naeviforme

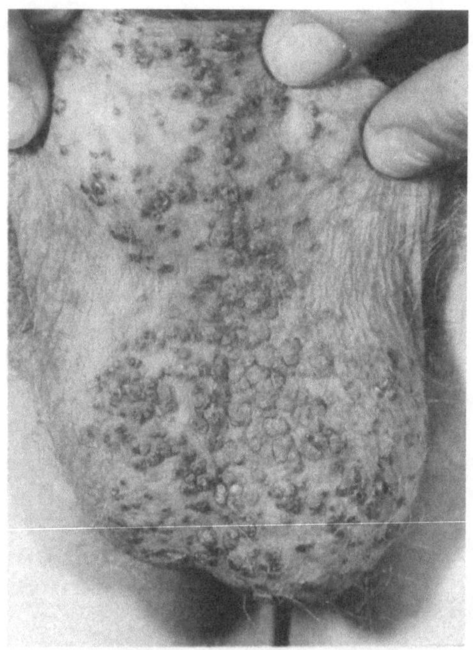

Abb. 3. Angiokeratoma punctiforme scroti

gesichert. Die Veränderungen bleiben auf den Perigenitalbereich beschränkt (Abb. 3). Sie treten meist erst im mittleren Lebensalter auf.

Angiokeratoma acroasphycticum digitorum (Mibelli) beruht wahrscheinlich auf einer dominant vererbten Disposition mit geringer Penetranz. Sie tritt meist während der

Pubertät bei Patienten mit asthenischem Körperbau und Neigung zu Akrozyanose und Perniosis auf, vor allem an den Fingern und Zehen [10].

Angioma verrucosum vereinigt Merkmale eines „echten" Angioms mit Oberflächenveränderungen eines angiokeratotischen Nävus, meist an den Extremitäten bei Jugendlichen.

Echte Angiome

Hämangiome sind Neoplasien mit Proliferationen endothelialer Zellen. Als kapilläre Angiome werden diejenigen bezeichnet, die nur Gefäße von kapillärem Wandbau entwickeln. In dieser Gruppe werden wieder aufgrund charakteristischer Besonderheiten verschiedene Formen unterschieden [3]:

Planotuberöse und tuberonodöse Säuglings-Hämangiome sind rein kapillär differenzierte Angiome. Ursache ist wahrscheinlich eine temporäre Fehlsteuerung der Regulationsmechanismen für das Gefäßwachstum. Mädchen werden bevorzugt befallen. Die unterschiedliche Lokalisationsverteilung bei Jungen und Mädchen ist ein Indiz für den nävoiden Charakter der Angiome [8]. Selten sind schon bei der Geburt einzelne rötliche weiche Knötchen oder unscharf begrenzte Flecken vorhanden. Meist wird das Tumorwachstum erst in der 2. bis 5., vorwiegend 2. Lebenswoche bemerkt. Charakteristisch ist ein in den ersten Wochen rasches Wachstum. Wenn es flach, leicht beetartig erhaben bleibt, wird das Angiom als „plan" bezeichnet, bei Knotenbildung als tuberonodös; Mischformen als planotuberös (Abb. 4). Tiefe, subkutan wachsende nodöse Formen sind wesentlich seltener. Charakteristisch ist nach anfänglich raschem Wachstum ein Wachstumsstillstand, gefolgt von einer Monate, manchmal Jahre dauernden Spontaninvolution (Abb. 5). Irrtümer und Fehlbehandlungen entstehen durch Falschdarstellungen in der Lehrbuchliteratur, weil darin oft „plane Angiome" und teleangiektatische Nävi durcheinandergebracht und die stets rein kapillär differenzierten Säuglingsangiome als „kavernöse Hämangiome" falsch eingeordnet werden [7].

Kasabach-Meritt-Syndrom. Es entsteht durch mikrothrombotische Veränderungen in der Geschwulst mit Thrombozytopenie und Verbrauchskoagulopathie.

Multilokuläre Hämangiomatose des Säuglingsalters. Sie beginnt wie die solitären Säuglingsangiome in den ersten Lebensmonaten mit multizentrisch eruptiv aufschießenden kapillären Hämangiomen.

Progressive multiple Angiome (Darier) beginnen in Kindheit oder Jugend mit multiplen kutanen oder subkutanen bläulichen weichen Knoten, die manchmal schmerzen. Histologisch zeigen sie kapillären Wandbau.

Eruptives Angiom. Es ist eine relativ häufige echte kapilläre Angiomform. Synonyma sind „Granuloma pediculatum", „Granuloma teleangiectaticum" oder „Granuloma pyogenicum". Dazu ist zu bemerken, daß weder jemals Granulome sich in

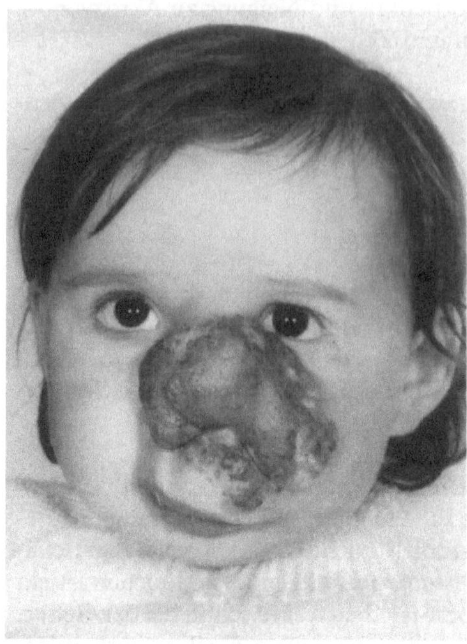

Abb.4. Tuberonodöses Säuglings-Hämangiom. Wachstumsphase

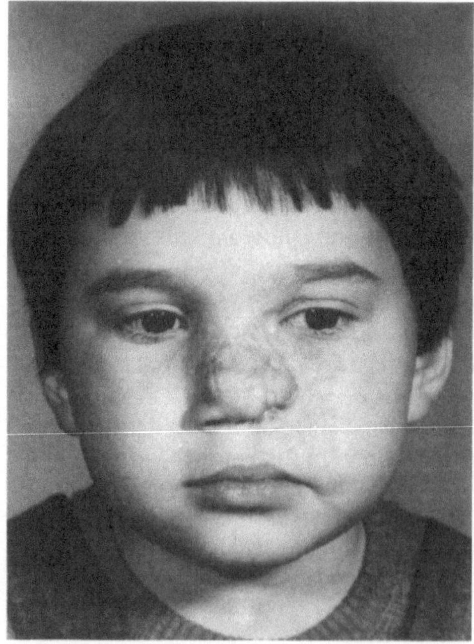

Abb.5. Gleiche Pat. wie Abb.4, Zustand nach weitgehender Spontaninvolution (vgl. zur weiteren Wiederherstellung auch H. Drepper et al., S. 59)

diesen Gebilden entwickeln noch eine „pyogene" Entstehung zutrifft. Als möglicher Auslöser des Wachstums wurde Aktivierung primitiver Gewebsorganisationsfaktoren infolge Genderepression, vielleicht als Folge einer Virusinfektion, diskutiert. Das Tumorwachstum geht von Kapillaren in Bindegewebspapillen des Koriums aus. Eruptive Angiome kommen in jedem Alter vor. Bevorzugter Befall bestimmter Stellen (Hände, Kopf) wird in der Literatur erwähnt. Größere Statistiken hierüber fehlen jedoch. Multiples Auftreten ist selten. Wenn das Angiom nicht exzidiert wird, tritt nach Wachstumsstillstand meist eine entzündliche Spontanzerstörung des leicht verletzlichen, bald superinfizierten Gebildes auf. Es kann jedoch auch persistieren. Dann zeigen die Gefäße darin zunehmende Wandverdickung. So entsteht das schon von Virchow 1854 beschriebene „erektile Angiom" [4].

Tardive („senile") Angiome sind den eruptiven Angiomen zumindest nahe verwandt. Verbreitete Synonyma sind „Teleangiectasia papulosa disseminata" bzw. „senile Teleangiektasien". Es handelt sich jedoch um echte Angiome. Schon bei einem Drittel aller 20-jährigen sind einzelne dieser kleinen Tumoren nachzuweisen. Ihre Häufigkeit nimmt bei beiden Geschlechtern mit dem Alter allmählich zu. Am stärksten werden Stamm und proximale Extremitätenabschnitte befallen. Das „flohstichartige" Initial- oder Evolutionsstadium mit Kapillarproliferation wird gefolgt von „pfefferkornähnlichen" Intermediärstadien mit roten weichen Knötchen und schließlich vom „kavernösen" Endstadium mit schlaffen „Blutsäckchen" von dunkelroter bis blauvioletter Farbe [9].

Gemmangiom (Orsós). Es ist wahrscheinlich eine Variante des eruptiven Angioms. Es besteht aus Kapillaren und Kapillarsprossen; auffällig sind im Bindegewebe dazwischen starke regressive muzinöse und hyaline Veränderungen mit Infiltration durch Lymphozyten und Neutrophile.

Kavernöse Angiome und benigne Neubildungen der peripheren Gefäßwandteile. Schon Rudolf Virchow hat dargelegt, daß dieser ursprünglich auf die Weite der Lichtungen bezogene Begriff „kavernös" wegen der Bedeutung des Wandbaues für Prognose und Therapie auf Angiome begrenzt bleiben muß, die durch bindegewebig-muskuläre Wandstrukturen Arterien oder Venen nachahmen und sich deshalb nicht spontan zurückbilden können.

Arterielle Kavernome sind seltene, nur bei Erwachsenen vorkommende, kavernöse Hämangiome mit arterieller Differenzierung [4].

Venöse Kavernome zeigen mehr oder weniger venöse Differenzierung. Sie beginnen ebenfalls mit kapillären Initialstadien und finden sich praktisch nur bei Erwachsenen.

Blue-rubber-bleb-naevus-Syndrom (Bean) ist eine familiäre Krankheit (autosomal dominant mit unterschiedlicher Penetranz). Die Veränderungen sind oft schon angeboren mit einzelnen bis sehr zahlreichen bläulichen weichen Knötchen und Knoten von wenigen mm bis zu mehreren cm Größe. Einzelne davon sind manchmal schmerzhaft. Neben der Haut wird der Intestinaltrakt befallen. Das kann zu okkulten Blutungen und Anämie führen.

Maffucci-Syndrom (Kavernome mit Dyschondroplasie). Es ist charakterisiert durch bevorzugt beim männlichen Geschlecht in Kindheit und Jugend auftretende multiple kutane und subkutane Ektasien und Angiome sowie durch multiple Enchondrome [9; 10].

Glomustumoren (Glomangiome, Angiomyoneurome)

Hamartome der Glomusorgane werden nach der Ausprägung ihrer geweblichen Komponenten sowie klinisch in verschiedenen Typen unterteilt [9].

Solitäre Glomustumoren sind die häufigste Variante der Glomusangiome. Diese kommt von Jugend an bei beiden Geschlechtern vor. Bei Frauen wird besonders die obere Extremität befallen, vor allem subungual. Bei Männern dagegen ist die Verteilung gleichmäßig.

Systematisierte Glomustumoren sind charakterisiert durch in der Jugend auftretende umschriebene Herde mit gruppierten bläulichen kutanen weichen Knötchen. Sie verursachen nur selten Beschwerden. Familiäres Auftreten ist bisher nicht gesichert. Kombinationen mit anderen Störungen, z. B. Enchondromen, wurden vereinzelt beobachtet.

Disseminierte famililäre Glomustumoren sind eine autosomal-dominante Erbkrankheit. Diese manifestiert sich ebenso wie die systematisierten Glomustumoren in der Jugend, aber an verschiedensten Körperstellen. Neben beschwerdefreien können auch einzelne schmerzhafte Knötchen auftreten. Die gutartigen Veränderungen sind nicht mit weiteren Besonderheiten assoziiert [1].

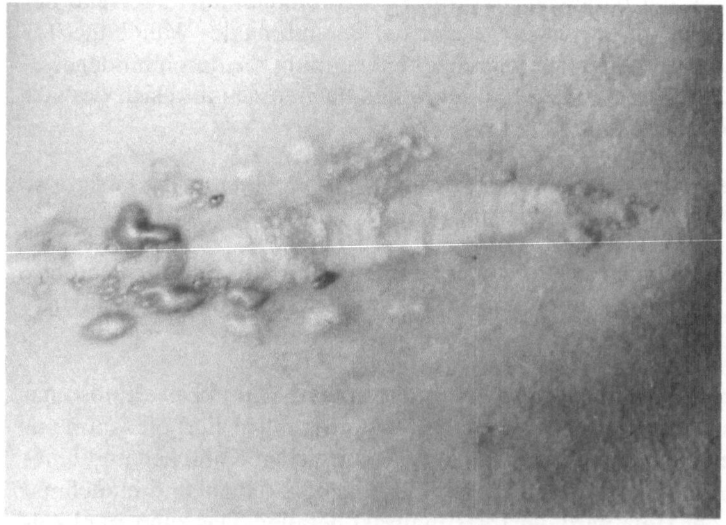

Abb. 6. Lymphangiokeratoma circumscriptum naeviforme, Rezidiv

Akraler arteriovenöser Tumor (Carapeto-Garcia Perez-Winkelmann). Dies ist ein überwiegend bei männlichen Erwachsenen vorkommendes Glomushamartom. Es wird meist als arterielles Kavernom verkannt [4].

Nävi und benigne Neubildungen der Lymphgefäße

Lymphangioma (Lymphangiokeratoma) circumscriptum naeviforme ist eine seltene Entwicklungsstörung mit noch unbekannter Ursache. Sie entwickelt sich wie ein (Haem-) Angiokeratoma circumscriptum naeviforme und kann mit diesem kombiniert auftreten, meist angeboren [10] oder in der Kindheit. Die Veränderungen sind benigne. Rezidive an der Haut infolge unvollständiger Exzision bei noch nicht erkennbaren gleichsinnigen Schäden in der Nachbarschaft, wie auch bei kaum abgrenzbarer Ausdehnung der Ektasien in der Tiefe sind häufig (Abb. 6) und können zu Deformierungen führen [4].

Lymphangioma (Lymphangiokeratoma) circumscriptum localisatum. Es wird im Unterschied zum Lymphangioma naeviforme meist erst in späterem Alter manifest und bleibt auf eine Hautstelle beschränkt. Die Ektasien von Lymphkapillaren bleiben weitgehend auf den Papillarkörper beschränkt.

Lymphangioma cavernosum ist ebenfalls wahrscheinlich kein echtes „Angiom", da Proliferation von Gefäßwandelementen kaum zu beobachten ist. Eine monströse angeborene Variante ist das „Hygroma cysticum".

Literatur

1. Berger H, Hundeiker M (1967) Multiple Glomustumoren als Phakomatose. Derm Mschr 153: 699–705
2. Hundeiker M (1978) Systematik der angiektatischen und angiokeratotischen Nävi. Hautarzt 29: 511–517
3. Hundeiker M (1978) Systematik der vaskulären Neubildungen. Hautarzt 29: 565–572
4. Hundeiker M (1979) Fehl- und Neubildungen der Blut- und Lymphgefäße. In: Doerr W, Seifert G, Uehlinger E (Hrsg) Spezielle pathologische Anatomie, Bd 7, 2. Aufl. T 2 (redig v UW Schnyder), Springer, Berlin Heidelberg New York, S 311–350
5. Hundeiker M (1979) Diagnoseprobleme bei Hauttumoren. Z Hautkr 54: 803–807
6. Hundeiker M (1983) Nävi und andere Fehlbildungen im Gesicht. Vereinigung für Operative Dermatologie, 6. Jahrestagung, Kassel, 9.–11.09. 1983. Zbl Haut Geschl Kr 149: 6
7. Kämpfer R, Hundeiker M (1977) Fehldiagnosen bei Angiomen. Z Hautkr 52: 1083–1098
8. Proppe A (1981) Hämangiome. In: Korting GW (Hrsg) Dermatologie in Praxis und Klinik, Thieme, Stuttgart New York, Bd IV, S 40.1–40.19
9. Schnyder UW (1963) Hämangiome (einschließlich Teleangiektasien und verwandte Hauterscheinungen). In Gottron A (Hrsg) Handbuch der Haut- und Geschlechtskrankheiten, Ergänzungswerk. Springer, Berlin Göttingen Heidelberg New York, Bd 3, T 1, S 495–567
10. Schnyder UW (1966) Erbliche Gefäßmäler, Teleangiektasien und Lymphödeme. In Gottron A, Schnyder UW (Hrsg) Handbuch der Haut- und Geschlechtskrankheiten, Ergänzungswerk. Springer, Berlin Heidelberg New York, Bd 7, S 695–742

Fehlbildungen des Gefäßsystems: Diagnostik und Therapie

S. Halber und K. Salfeld

Zusammenfassung

Fehlbildungen des Gefäßsystems bieten in ihren klinischen Erscheinungsformen ein vielfältiges Bild, das durch Hämangiome, atypisch lokalisierte Varizen, Klappenagenesie, arterio-venöse Fisteln, Weichteil- und Knochenhypertrophie bzw. -atrophie oder Lymphödeme geprägt wird.

Im Beitrag wird eingegangen auf die Diagnostik, Klassifizierung und Therapiemöglichkeiten der verschiedensten Fehlbildungen des Gefäßsystems.

Bei den Angiodysplasien handelt es sich um Defekte des Gefäßsystems im Sinne angeborener Anomalien. Bezüglich Charakter, Umfang und Lokalisation derartiger Defekte bestehen zahlreiche Varianten. Die Einteilung der Angiodysplasien geht auf Virchow zurück und erfolgt entsprechend den verschiedenen Gefäßsystemen, so daß man venöse, arterielle, lymphatische, kapilläre und gemischte Angiodysplasien unterscheidet. Weichteil- und Knochenhypertrophie bzw. -atrophie bestimmen zusätzlich das klinische Bild [1, 4, 6].

Kapilläre Dysplasien

Die kapillären Angiodysplasien treten häufig als isolierte Läsion oder als diagnostisch wichtiger Nebenbefund anderer Angiodysplasien auf. Klinisch unterscheidet man eine mediane, eine symmetrische und eine laterale Verteilung. Mediane vaskuläre Nävi können sich während der ersten vier bis fünf Lebensjahre spontan zurückbilden. Lateral angeordnete vaskuläre Nävi sind häufig mit dysplastischen Syndromen verbunden. Eine spontane Rückbildung tritt nicht ein.

Die Teleangiectasia hereditaria haemorrhagica (M. Rendu-Osler) zeigt Teleangiektasien und Naevi aranei an der Haut des Gesichtes und der Hände, an den Schleimhäuten von Nase, Mund, Magen-/Darmtrakt und Genitale sowie an inneren Organen. Auch arterio-venöse Fisteln in der Lunge wurden von verschiedenen Autoren hierbei beschrieben [1, 13].

Bei den Hämangiomen werden zum einen nach der Histologie kapilläre und kavernöse Hämangiome sowie entsprechende Mischformen unterschieden, zum anderen beschreibt man sie nach der klinischen Lokalisation. Sie neigen zu einer gutartigen Invasion in die Nachbargewebe. Hämangiome können Bestandteil dysembryonaler Syndrome mit Gefäßbeteiligung sein. Die Hämangiome sind flach oder erhaben. Man erkennt sie an den meist über das Hautniveau reichenden bläulichen oder rötlichen, knotigen oder auch schwammigen Veränderungen der Haut bzw. des subkutanen Gewebes.

Die Therapie von Hämangiomen umfaßt verschiedene Möglichkeiten, wobei man mitunter verschiedene Methoden miteinander kombiniert. Die Lokalisation und Ausdehnung der Dysplasie, die Zahl der Läsionen, ihre hämodynamische Aktivität, die Frage, ob eine isolierte Läsion oder Angiodysplasie im Rahmen eines angiodysplastischen Syndroms vorliegt, beeinflussen ebenso wie das Patientenalter den Behandlungsplan.

Zur Therapie kommen in Frage:
- *chirurgische Maßnahmen* mit ein- oder mehrzeitiger Exzision;
- *Sklerotherapie;*
- *Steroidtherapie* durch intraangiomatöse Injektion von z. B. Triamcinolon;
- *Elektrokoagulation,* die insbesondere bei den Spidernävi die Methode der Wahl darstellt;
- *Laserkoagulation* [1, 13].

Venöse Angiodysplasien

Prädilektionsstellen venöser Aneurysmen sind die Halsvenen und an den unteren Extremitäten die proximale Vena saphena magna und proximale Vena saphena parva. In der Leistenregion werden sie oft mit Hernien verwechselt, in der Kniekehle mit Bakerzysten. Wichtiges differentialdiagnostisches Kriterium ist das Anschwellen der Aneurysmen unter der Preßdruckprobe nach Valsalva. Neben den angeborenen gibt es erworbene Formen, so z. B. im Mündungsbereich von arteriovenösen Fisteln oder am Abgang stark insuffizienter Varizen [1, 14].

Die Phlebektasien können isoliert auftreten oder als möglicher diagnostischer Vorposten komplexer dysembryonaler Syndrome mit Gefäßbeteiligung vorkommen. Ektasien im Verlauf tiefer Beinvenen, insbesondere im Unterschenkelbereich, können Ursache sein für persistierende tiefe orthostatische Wadenschmerzen, welche auch nach einer Varizenexhairese wegen oberflächlicher Varikosis bestehen bleiben können. Entsprechende Veränderungen des tiefen Venensystems lassen sich vor einer Varizenexhairese nur durch eine Phlebographie abklären.

Venenklappenanomalien können das Venensystem einer ganzen Extremität oder nur einzelner Teile betreffen. Am konstantesten erhalten sind die Klappen der distalen Unterschenkelvenen und der Sammelvenen der Oberschenkelmuskulatur [1, 6, 14].

Die klinische Folge einer kongenitalen Klappenanomalie ist eine typische chronische venöse Insuffizienz, welche oft schon im Schulalter oder mit Beginn der Pubertät auftritt. Die Diagnose einer Klappenaplasie kann aufgrund von Anamnese, klinischer Untersuchung und Nachweis der Klappenaplasie durch Doppler-Ultraschall-Untersuchung und Phlebographie, insbesondere retrograde Preßphlebographie, gestellt werden. Zur Unterscheidung von einem postthrombotischen Syndrom sollten beide untere Extremitäten und im Zweifelsfall zusätzlich mindestens eine obere Extremität phlebographiert werden.

Die Therapie von venösen Angiodysplasien besteht zum einen in der Therapie einer venösen Insuffizienz durch herkömmliche Methoden, in der Eliminierung dysplastischer Venen oder Angiome durch Exzison, Sklerotherapie oder kombinierte Maßnahmen und in einer prophylaktischen Behandlung, wobei insbesondere Einnahme von Ovulationshemmern, Schwangerschaften und Verletzungen als Risikofaktoren für die Verschlechterung von venösen Angiodysplasien angesehen werden [1, 10, 14].

Arterielle Angiodysplasien

Eigentliche arterielle Aplasien sind eher selten, Verlaufsanomalien hingegen häufiger. Klinische Bedeutung hat das Kompressionssyndrom der Arteria poplitea oder auch Gastrocnemius-Syndrom, bei welchem es durch eine Anomalie der Arteria poplitea zu einer Abwinklung, Verlagerung, Stenosierung oder zu einem Verschluß dieser Arterie kommt. Die Symptome umfassen Claudicatio intermittens nach wenigen Schritten und Parästhesien am Fuß.

Arterielle Aneurysmen haben eine Bedeutung wegen ihrer verhältnismäßig großen Komplikationsrate. Komplikationsmöglichkeiten sind Rupturen, Embolien aus dem Aneurysmasack und thrombotische Verlegung der beteiligten Arterie. Am Hals und an den Extremitäten lassen sich Aneurysmen immer palpatorisch feststellen. Schwerer zu tasten sind Aneurysmen der Aorta abdominalis und der Iliaca-Arterien. Hier empfiehlt sich eine sonographische Diagnostik. Aortenaneurysmen oberhalb des Zwerchfells werden häufig als Nebenbefunde bei Röntgenuntersuchungen der Thoraxorgane entdeckt. Die Aneurysmen viszeraler und Hirn-Arterien können nur angiographisch diagnostiziert werden. Viele Aneurysmen bleiben lange Zeit stationär und entwickeln sich nicht zu bedrohlichen Aneurysmen. Werden Aneurysmen diagnostiziert und sieht man noch keine Indikation zu gefäßchirurgischen Behandlungsmaßnahmen, so empfehlen sich klinische Kontrolluntersuchungen der entsprechenden Patienten in Abständen von einem halben bis einem Jahr und angiographische Kontrolluntersuchungen in Abständen von ein bis zwei Jahren.

Die Therapie der arteriellen Angiodysplasien zielt auf eine Verbesserung der behinderten regionalen Zirkulation oder von durch die Angiodysplasie bedingten Symptomen (z. B. Hypertonie). Konservative therapeutische Maßnahmen kommen ebenso wie eine Sympathektomie oder gefäßchirurgische Eingriffe, je nach Krankheitsbild, zur Behandlung in Frage [1, 6, 10, 12].

Lymphatische Angiodysplasien

Lymphatische Angiodysplasien können angeboren oder erworben sein. Folge der Aplasie oder Hypoplasie von Lymphgefäßen der Extremitäten ist das primäre Lymphödem, welches kongenital (Nonne-Milroy) und nicht-kongenital (Meige)

Tabelle 1. Diagnostik beim Lymphödem

Anamnese
Klinische Untersuchung
Visuelle Lymphographie
Doppler-Ultraschall
Phlebodynamometrie
Licht-Reflexions-Rheographie
Lymphographie
Phlebographie
Arteriographie
Isotopenlymphographie

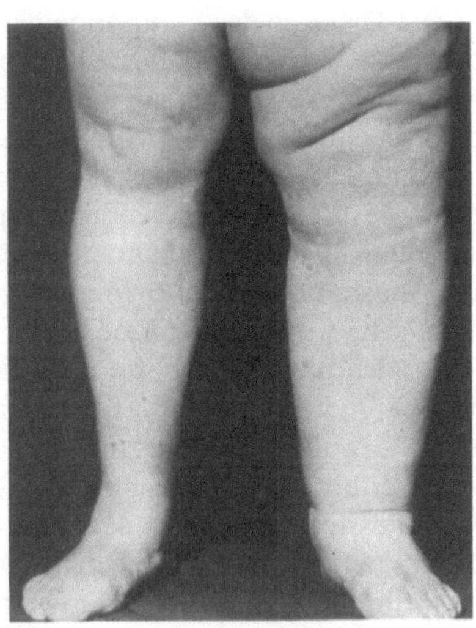

Abb. 1. Lymphödem

auftreten kann. Das nicht-kongenitale Lymphödem bezeichnet man auch als Lymphoedema praecox, wenn es vor dem 35. Lebensjahr auftritt und als Lymphoedema tardum, wenn es nach dem 35. Lebensjahr auftritt (Abb. 1).

Zur Diagnostik des primären Lymphödems stehen verschiedene Verfahren zur Verfügung. Erstens die klinische Untersuchung mit dem sog. Stemmerschen Zeichen, zweitens die visuelle Lymphographie und drittens die Isotopenlymphographie (Tabelle 1).

Bei der visuellen Lymphographie kann durch die subkutane Injektion von lymphogen abtransportierten Farbstoffen eine orientierende Aussage über die Funktion der regionalen Lymphgefäße erhalten werden. Lymphographische Beurteilungskriterien sind folgende: gelangen am Unterschenkel weniger als 4–6 Lymphgefäße nach Kontrastmittelinjektion und am Oberschenkel weniger als 8–12 Lymphgefäße zur Darstellung, so handelt es sich um eine Hypoplasie von Lymphgefäßen. Eine Aplasie liegt vor, wenn punktierbare Lymphgefäße fehlen. Földi empfiehlt grundsätzlich, bei der Indikationsstellung zur Lymphographie zurückhaltend zu sein. Er gibt folgende Richtlinien an: Indikationen zur Lymphographie bestehen nur im Rahmen einer Tumorsuche und bei Lymphödemen mit chylösem Reflux unter der Voraussetzung, daß der lymphographische Befund zur Planung einer operativen Therapie benötigt wird. Ansonsten beeinflussen lymphographische Befunde kaum die Therapie, die Durchführung der Lymphographie kann das Lymphgefäßsystem aber deutlich schädigen.

Zur Isotopen-Lymphographie werden mit 99 Technetium markierte Schwefel-Mikrokolloide verwendet. Bei der praefaszialen Isotopen-Lymphographie wird der Tracer an mehreren Stellen beider Fußrücken in kleiner Menge injiziert. Einen herabgesetzten oder fehlenden Lymphtransport finden wir bei primären und sekundären Lymphödemen sowie häufig im Rahmen von gemischten Angiodysplasien.

Bei der subfaszialen Isotopen-Lymphographie erfolgt die Injektion des Tracers beim postthrombotischen Syndrom und auch bei gemischten Angiodysplasien in die Wadenmuskulatur.

Zur Therapie des Lymphödems stehen diverse Maßnahmen zur Verfügung. Eine operative Behandlung beim Lymphödem sollte nur in Erwägung gezogen werden, wenn sich die Ödemneigung der Extremität durch andere Behandlungsmethoden nicht beeinflussen läßt, d. h. wenn sich sämtliche konservative Behandlungsmöglichkeiten als wirkungslos erwiesen haben. Die heute hauptsächlich beim Lymphödem des Beines angewendeten Operationsmethoden sind sämtlich große operative Eingriffe. Meistens handelt es sich hierbei um die Herstellung von lympho-venösen Anastomosen. Die Erfolge dieser Anastomosierungen sind bisher jedoch leider nicht sehr ermutigend (Tabelle 2).

Bei den physikalischen Behandlungsmethoden ist die wichtigste therapeutische Maßnahme die Therapie der Lymphödeme mit Kompressionsverbänden nach Maß. Grundsätzlich ist zu sagen, daß beim Lymphödem kein anderes Behandlungsverfahren ohne gleichzeitige Kompressionsbehandlung sinnvoll ist. Durch die Kompression wird eine deutliche Vergrößerung des Lymphtransportes erreicht. Gelenkbewegungen oder Muskelkontraktionen (Gelenk- und Muskelpumpe) fördern die therapeutische Pumpwirkung der Kompressionsverbände, weswegen sie auch bei krankengymnastischen Übungen zur Verstärkung des Effektes dieser Therapie getragen werden sollten (Abb. 2).

Tabelle 2. Chirurgische Behandlungsverfahren beim Lymphödem

Lympho-venöser Shunt Lymphgefäßtransplantation	Keine Routineverfahren
Implantation von Fäden, Schläuchen, Netzen	Obsolete Verfahren
Arterienligatur Omentumtransplantation	

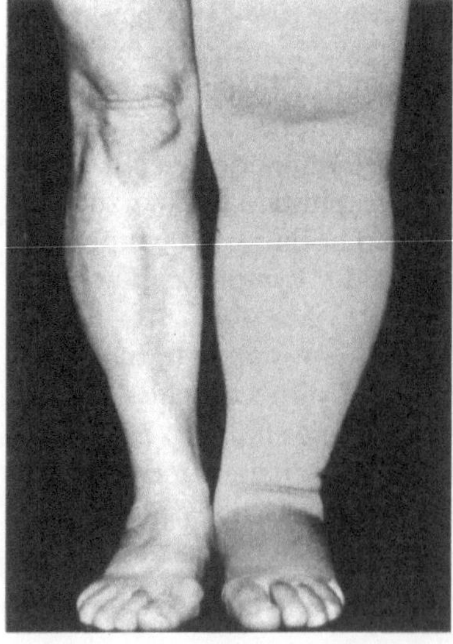

Abb. 2. Kompressionsstrumpfbehandlung des Lymphödems

Zur Massagebehandlung stehen manuelle sowie auch apparative Methoden zur Verfügung. Bei den apparativen Massagen handelt es sich um pneumatische Manschetten, die eine intermittierende, teilweise wellenförmig verlaufende Kompression ausüben. Diese apparative Massage ist als Intervalltherapie zwischen einzelnen manuellen Massagen sehr sinnvoll. Vor allen Dingen können die apparativen Massagen mehrmals täglich ambulant durchgeführt werden. Bei den manuellen Massagen hat sich die therapeutische Lymphdrainage als besonders wirksam erwiesen. Durch diese Technik wird der Lymphstrom nachweislich gesteigert. Die früher häufiger angewendete Auswickelungsmethode nach van der Molen wird heute zurückhaltend betrachtet. Im Gegensatz zur Lymphdrainage, bei der geringe Drucke einen physiologischen Abtransport von Eiweißkörpern und Ödemflüssigkeit in den Lymphgefäßen bewirken, wird beim Auswickeln nach van der Molen die Ödemflüssigkeit unphysiologisch durch Gewebsspalten in Gebiete gepreßt, in denen funktionstüchtige Lymphgefäße für den weiteren Abtransport sorgen. Die Beschädigung von Sammellymphgefäßen ist bei dieser Methode unvermeidlich. Eine Heilung im engeren Sinne ist beim Lymphödem nicht möglich. Es muß daher versucht werden, mit allen zur Verfügung stehenden Methoden (Tabelle 3) eine Progression der Erkrankung zu verhindern [1, 2, 5, 6, 7, 16].

Arterio-venöse Angiodysplasien

Die arterio-venösen Angiodysplasien kommen als direkte arterio-venöse Fisteln, als Querachsenkurzschlüsse und als Längsachsenkurzschlüsse vor. Für den Gesamtkreislauf ergeben sich bei sehr großen Fisteln als Konsequenz eine Herzbelastung durch Steigerung des Herzminutenvolumens, eine Herzhypertrophie und -dilatation und schließlich eine Herzinsuffizienz.

Lokale Folgen größerer arterio-venöser Fisteln sind Varikose und Stauungserscheinungen durch eine erhebliche Veneninnendrucksteigerung distal der Fisteln, Degeneration und aneurysmatische Ausweitung der zuführenden großen Arterien und Verlängerung der Extremität, falls der Kurzschluß vor dem Ende des Wachstums wirksam wurde.

Tabelle 3. Behandlungsverfahren beim Lymphödem

Physikalische Therapie:	Kompressionstherapie (Verband, Strumpf) Apparative Massage Manuelle Massage (Therapeutische Lymphdrainage) Aktive u. passive Bewegungstherapie Hydrotherapie Balneotherapie
Medikamentöse Therapie:	Lymphokinetisch Diuretisch
Diät:	mäßige Kochsalzrestriktion
Operative Therapie	
Infektions- und Traumaprophylaxe	

Diagnostische Methoden zur Erkennung von arterio-venösen Fisteln sind Auskultation, Palpation, Oszillographie, Doppler-Ultraschall-Untersuchung und die Angiographie sowie die Röntgen-Untersuchung des Skelettsystems.

Die Therapie zielt auf die Beseitigung der arterio-venösen Fisteln und gegebenenfalls auch auf die Beseitigung des angiomatösen Pseudotumors. Neben der chirurgischen Therapie kommen sklerotherapeutische und strahlentherapeutische Maßnahmen in Frage; daneben auch die Embolisation von arterio-venösen Kurzschlüssen und die Elektrokoagulation [1, 4, 6, 10, 15].

Kombinierte Angiodysplasien

Neben diesen auf einzelne Abschnitte des Gefäßsystems lokalisierten kongenitalen Angiodysplasien sieht der Dermatologe, der sich häufiger mit dem „chronisch geschwollenen Bein" beschäftigt, oftmals Angiodysplasien in ihrer Mischform. Klinisch wichtige Vertreter der kombinierten peripheren kongenitalen Angiodysplasien sind die kongenitale Angiodysplasie vom Typ F. P. Weber und vom Typ Klippel-Trénaunay (Abb. 3). Bereits 1900 beschrieben Klippel und Trénaunay das später nach ihnen benannte Syndrom mit folgender Symptomentrias [11]:
1. Naevus angiomatosus;
2. Venenmißbildungen, die sich von Klappenarmut bis zum Fehlen der tiefen Venen und von kongenitalen Varizen bis zum Riesenhämangiom zeigen können;
3. Verlängertes bzw. gestörtes Knochenwachstum.

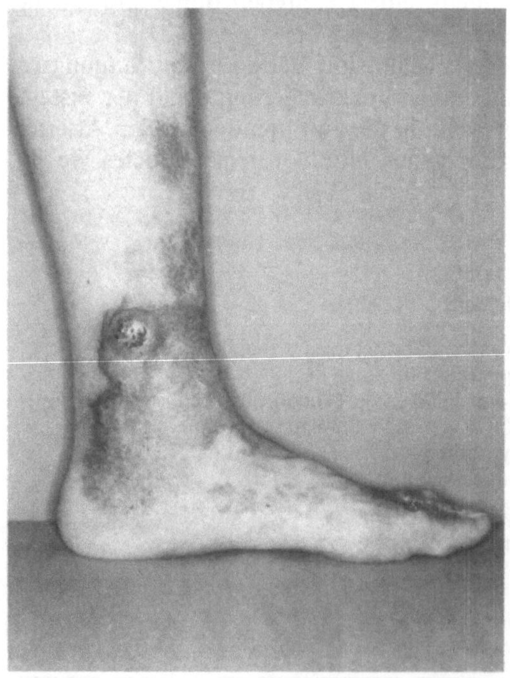

Abb. 3. Klippel-Trénaunay-Syndrom (Ausschnitt). Röntgenologisch: Venenklappenaplasie der tiefen Unter- und Oberschenkelvenen

Unabhängig davon publizierte im Jahre 1907 F. P. Weber ein ähnliches Syndrom, wobei er insbesondere auf das Vorhandensein von arterio-venösen Fisteln hinwies (Abb. 4).

Diese kongenitalen kombinierten Angiodysplasien zeigen folgende klinische, vaskuläre und ossäre Parameter: beim F. P. Weber-Syndrom einen proportionierten Riesenwuchs, regelmäßig Vorhandensein von a-v-Shunts und eine lakunäre Spongiosastruktur sowie lakunäre Kortikalisdefekte; beim Klippel-Trénaunay-Syndrom einen dysproportionierten Riesenwuchs, häufig Hämangiome, inaktive Mikroshunts und gelegentlich Anomalien der tiefen Venen (Abb. 3, 4).

Die Abgrenzung der verschiedenen Formen der einzelnen Angiodysplasien sollte anhand der klinischen Befunde erfolgen. Zur Sicherung der klinischen Diagnose kommen u. a. die bereits unter den einzelnen Angiodysplasien erwähnten Verfahren in Frage.

Mit der Arteriographie bleibt der Nachweis von pathologischen a-v-Fisteln problematisch. Nur großkalibrige Fisteln sind nachweisbar. Rückschlüsse auf die Hämodynamik pathologischer a-v-Kurzschlüsse läßt die Arteriographie nicht zu [6].

Bei den nicht-invasiven Untersuchungsmethoden des Gefäßsystems sind die Venenverschlußplethysmographie und die Doppler-Ultraschall-Untersuchung wertvolle Suchmethoden [9, 10].

Weiterhin läßt eine Shunt-Volumen-Bestimmung mit radioaktiv markierten Partikeln Rückschlüsse auf das Vorliegen und die hämodynamische Relevanz von arterio-venösen Fisteln zu [10].

Die Suche nach arterio-venösen Fisteln mit der Venenverschlußplethysmographie beruht auf der Tatsache, daß arterio-venöse Fisteln den peripheren Widerstand senken, wodurch eine Erhöhung der Ruhedurchblutung zustandekommt [9, 10].

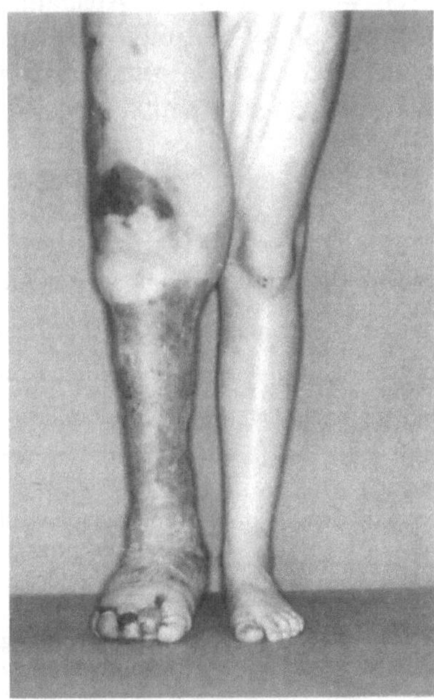

Abb. 4. F. P. Weber-Syndrom (Ausschnitt) Röntgenologisch: Nachweis von arterio-venösen Shunts

Durch die Doppler-Ultraschall-Untersuchung können großkalibrige a-v-Fisteln nachgewiesen werden, wobei sich mehrgipfelige arterielle Strömungssignale über den Arterien der erkrankten Seite im Gegensatz zur gesunden kontralateralen Seite finden [9, 10].

Auch im Oszillogramm kommt es bei a-v-Fisteln im Seitenvergleich an der erkrankten Extremität zu höheren Oszillationen als auf der gesunden Seite [10].

Die Doppler-Ultraschall-Untersuchung und Oszillographie sind nur orientierende Methoden; sie werden ergänzt durch die quantitative Shunt-Volumen-Bestimmung mit [131]Jod-markierten Albumin-Partikeln, die nach Injektion in die Stammarterie der zu untersuchenden Extremität normalerweise in der Endstrombahn stekkenbleiben. Sie können in den Lungenfilter gelangen, wenn sie über arterio-venöse Fisteln den Kapillarkreislauf kurzschließen. Der nach der intraarteriellen Injektion registrierte Aktivitätsanstieg über der Lunge ist proportional dem Shunt-Volumen [9, 10].

Wir ergänzen diese Untersuchungen durch eine Phlebodynamometrie – blutige Veneninnendruckmessung –, wodurch wir den hämodynamischen Grad der venösen Hypertension im Rahmen der kombinierten Angiodysplasien feststellen können. Durch entsprechende Okklusionsversuche kann hier eine Voraussage gemacht werden, ob beispielsweise eine Varizenexhairese im Rahmen eines Klippel-Trénaunay-Syndroms sinnvoll ist oder nicht. Neben dieser angiologischen Diagnostik sollte zusätzlich eine röntgenologische Untersuchung des Skelettsystems erfolgen. Zum einen lassen sich durch die Röntgenuntersuchungen des Skelettsystems vergleichende Längenmessungen der Knochen der erkrankten und der gesunden Extremität durchführen. Weiter ist es insbesondere durch die direkte Röntgenvergrößerungstechnik möglich, im befallenen Knochenabschnitt intraossär gelegene arteriovenöse Kurzschlüsse nachzuweisen [3, 6, 8, 15] (Tabelle 4).

In übereinstimmenden Untersuchungen verschiedener Autoren konnte nachgewiesen werden, daß mit Ausnahme inaktiver arterio-venöser Mikroshunts arterio-venöse Shunt-Verbindungen ausschließlich bei dem F. P. Weber-Syndrom vorliegen. Das Klippel-Trénaunay-Syndrom zeigt lediglich eine Größenzunahme der befallenen Extremität und sonst keine Knochenfeinstrukturveränderungen [1, 3].

Tabelle 4. Diagnostik bei kombinierten Angiodysplasien

Klinische Durchuntersuchung (incl. kardialer u. kardiopulmonaler Status)	
Skelettaufnahmen	(Übersicht u. Röntgenvergrößerung, Längenmessung)
Serienangiographie	Arteriographie Phlebographie (Lymphographie) Isotopenlymphographie
Meßmethoden	Venenverschlußplethysmogramm Doppler-Ultraschall Shuntvolumenbestimmung Oszillogramm visuelle Lymphographie Phlebodynamometrie

Therapie

Die kombinierten peripheren kongenitalen Angiodysplasien erfordern, besonders wenn arterio-venöse Fisteln vorhanden sind, eine sorgfältige Therapieplanung. Einseitige Beinverlängerung kann durch Sohlenerhöhung auf der kontralateralen Seite ausgeglichen werden. Auch Verkürzungsosteotomien nach abgeschlossenem Wachstum kommen in Frage; diese sollten jedoch erst erwogen werden, wenn die Längendifferenz zwischen den einzelnen Extremitäten 4 cm und mehr erreicht.

Beim Klippel-Trénaunay-Syndrom, welches in der Regel nur eine langsame Progredienz zeigt, bewirkt eine Varizenexhairese sowie die Ligatur insuffizienter Venae perforantes eine langdauernde Besserung. Vor operativer Sanierung sollte jedoch ausgeschlossen werden, daß größere a-v-Fisteln bestehen, d.h. es sollte eindeutig ein F. P. Weber-Syndrom ausgeschlossen werden. Sind operative Maßnahmen beim Klippel-Trénaunay-Syndrom nicht indiziert, so kann zur Therapie die gesamte Bandbreite der konservativ-therapeutischen phlebologischen Behandlungsmaßnahmen herangezogen werden.

Das F. P. Weber-Syndrom zeigt eine raschere Progredienz und gestaltet sich therapeutisch schwieriger als das Klippel-Trénaunay-Syndrom. Vor operativen Maßnahmen beim F. P. Weber-Syndrom sollte grundsätzlich eine Angiographie zur Bestimmung der arterio-venösen Fisteln durchgeführt werden. Als chirurgische Maßnahme empfiehlt sich hier die Ligatur der vorhandenen arterio-venösen Kurzschlüsse. Ansonsten kommen auch hier nur korrekt durchgeführte konservative Methoden, insbesondere Kompressionsbehandlung, in Frage [1, 3, 6, 8, 11, 15].

Literatur

1. Bollinger A (Hrsg) (1979) Kongentiale Angiodysplasien in: Funktionelle Angiologie. Thieme, Stuttgart 244-258
2. Földi M, Földi E (1983) Das Lymphödem. Fischer, Stuttgart 21-109
3. Langer M, Langer R, Voss EU (1982) Die Radiomorphologie der Angiodysplasie Typ F. P. Weber. Vasa 11: 21-28
4. Leu HJ (1977) Einteilung und Pathomorphologie der Angiodysplasien. In: Schobinger RA (Hrsg) Periphere Angiodysplasien, Huber, Bern S 11-30
5. Marshall M (1982) Primäres Lymphödem. Münch Med Wschr 124: 85-86
6. May R, Nißl R (1970) Beitrag zur Klassifizierung der „gemischten kongenitalen Angiodysplasien". Röfo 113: 170-189
7. Müller E, Rötzscher V (1980) Operative Möglichkeiten der Lymphödembehandlung. Lymphologie IV: 76-83
8. Partsch H (1974) Zur Klinik des F. P. Weber-Syndroms. Hautarzt 25: 249-252
9. Partsch H (1974) Venenverschlußplethysmographie und Doppler-Sondenuntersuchung als Suchmethoden zum Nachweis bei gemischten Angiodysplasien der Extremitäten. Vasa 3: 39-44
10. Partsch H, Lofferer O, Mostbeck A (1975) Zur Diagnostik von arterio-venösen Fisteln bei Angiodysplasien der Extremitäten. Vasa 4: 288-295
11. Vollmar J (1974) Zur Geschichte und Terminologie der Syndrome nach F. P. Weber und Klippel-Trénaunay. Vasa 3: 231-241
12. Schobinger RA (Hrsg) (1977) Arterielle Dysplasien. In: Periphere Angiodysplasien, S 31-64, Huber, Bern

13. Schobinger RA (Hrsg) (1977) Kapilläre Dysplasien. In: Periphere Angiodysplasien, S 65–89, Huber, Bern
14. Schobinger RA (Hrsg) (1977) Venöse Dysplasien. In: Periphere Angiodysplasien, S 91–167, Huber, Bern
15. Schobinger RA (Hrsg) (1977) Arteriovenöse Dysplasien. In: Periphere Angiodysplasien, S 169–196, Huber, Bern
16. Schobinger RA (Hrsg) (1977) Lymphatische Dysplasien. In: Periphere Angiodysplasien, S 207–233, Huber, Bern

Indikationen zur chirurgischen Behandlung von Hämangiomen und Angiektasien im Kindesalter

H. Drepper, H. Tilkorn und M. Hundeiker

Zusammenfassung

Angiektatische Fehlbildungen ohne echtes Wachstum, aber mit langsamer Progression durch degenerative Sekundärveränderungen, müssen nosologisch klar unterschieden werden von den eigentlichen Angiomen mit Wachstum durch Proliferation von Gefäßwandelementen, aber späterem Wachstumsstillstand oder Spontaninvolution. In der ersten Gruppe ergeben sich Operationsindikationen vor allem bei Beteiligung größerer Gefäße, meist mit dem Ziel, durch möglichst vollständige Exzision der degenerativ veränderten Gefäßkonvolute die weitere Progression auszuschalten. Bei der zweiten Gruppe sind einerseits manchmal Folgeveränderungen und Restzustände nach unvollständiger Involution zu korrigieren, andererseits aber auch vereinzelt ohne Abwarten der Spontanregression Tumoren zu exzidieren, wenn sie z. B. an den Lippen sonst zu irreparablen funktionellen Schäden führen können.

Die Publikationen von Klostermann (1966) über die Spontanrückbildung frühkindlicher Hämangiome und das energische Eintreten von Proppe für das Abwarten der Spontanrückbildung bei den Gefäßneoplasien bewirkten, daß vielen Kindern in den letzten 20 Jahren unnötige, versehrende Eingriffe erspart blieben. Der Rückbildungsgrad hängt allerdings (vgl. Übersichten bei Schnyder, 1963; Kämpfer u. Hundeiker, 1977; Hundeiker, 1979, 1983) von mehreren Einflußfaktoren ab. Nach heutigen Kenntnissen sind dies vor allem Lokalisation, Ausbreitungsweise und Struktur der Hämangiome.

Lippenhämangiome bilden sich weniger zurück als Wangenhämangiome. Das gilt besonders für die diffus in die Lippenmuskulatur infiltrierenden Hämangiome, die sich häufig frühzeitig kavernös differenzieren (Abb. 1a). Da das Kieferwachstum außerordentlich sensibel auf den Lippendruck reagiert, führen Lippenhämangiome schon sehr früh zu Kieferdeformierungen. Die Abb. 1b zeigt am Kiefermodell des in Abb. 1a demonstrierten Kindes die Kompression des Oberkiefers im rechten Seitenzahnbereich mit Kreuzbißverzahnung am Ende des zweiten Lebensjahres als Folge des voluminösen Lippenangioms. Auch die Sprachentwicklung und psychosoziale Integration der Kinder wird durch solche entstellenden Hämangiome schwer behindert, so daß man hier nicht die ohnehin nur unvollständig zu erwartende Spontanrückbildung abwarten kann. In solchen Fällen hilft eine zeitige, strukturschonende, auf ein gutes funktionelles Ergebnis zielende Operation, gravierende Spätschäden zu vermeiden (Abb. 1c).

Funktionelle Behinderungen und Entwicklungsstörungen treten auch auf, wenn Narbenzüge nach Zerfall tuberöser Hämangiome die Kontinuität der Lippenringmuskulatur unterbrechen. Die Abb. 2a zeigt das funktionell und ästhetisch ungenügende Ergebnis der Spontanrückbildung eines tuberösen Oberlippenangioms bei einem 4-jährigen Kind. Durch eine modellierende plastische Operation konnten die

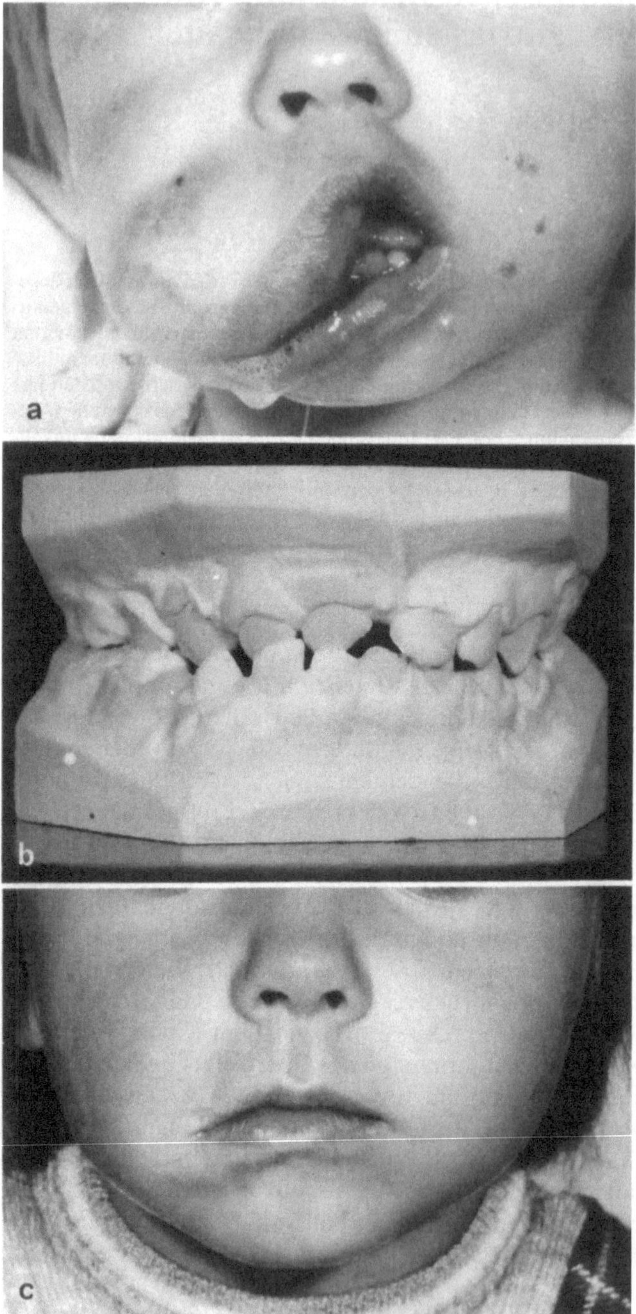

Abb. 1. a Kavernöses Hämangiom bei einem 2-jährigen Jungen. **b** Oberkieferkompression und Kreuzbiß am Kiefermodell des gleichen Patienten. **c** Operationsergebnis

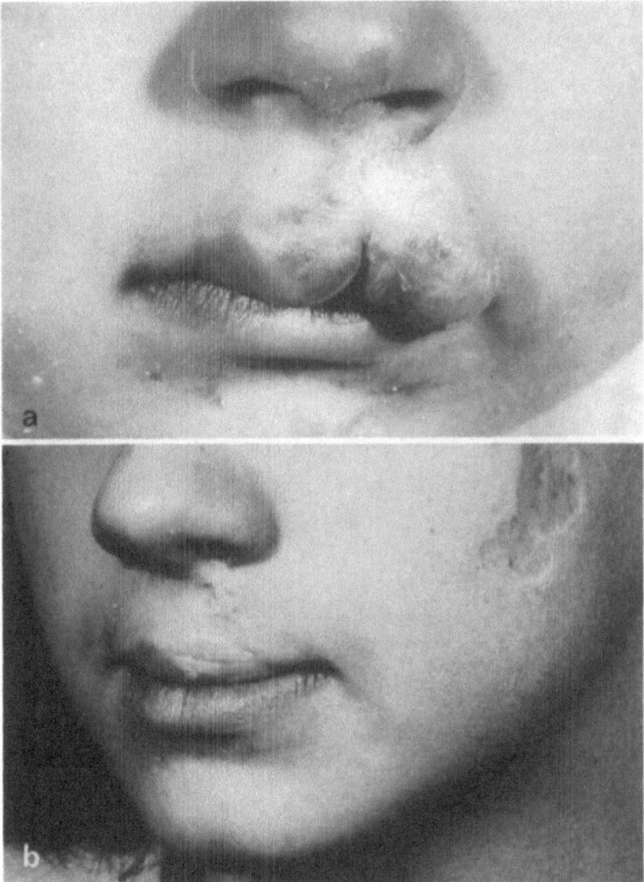

Abb. 2. a 4-jähriges Mädchen mit narbiger Defektheilung nach Spontanrückbildung eines Oberlippenangioms. **b** Operationsergebnis

Hämangiomreste beseitigt und ein funktionell wie ästhetisch relativ günstiges Ergebnis erreicht werden (Abb. 2 b).

Für die Sprachentwicklung, aber auch für eine funktionsgerechte Zahnentwicklung der Kleinkinder ist die ungestörte Funktion der Lippenringmuskulatur unbedingte Voraussetzung. Jede Funktionseinbuße durch Narbenstränge ebenso wie durch pulsierende Hämangiome verhindert eine normale Kiefer- und Zahnentwicklung. Darum halten wir auch die Verödungstherapie bei Lippenhämangiomen für kontraindiziert. Dies gilt sowohl für die Magnesiumspickung, wie sie neuerdings Gubisch (1984) wieder ins Gespräch gebracht hat, wie für die Injektion von Fibrinklebern (Walter u. Mang, 1984, sowie Krüger, 1984), aber auch für die Strahlentherapie.

Bei Hämangiomen, die die Unterlippe ektropionieren, behindern zusätzlich der Speichelfluß und der fehlende Lippenschluß bei der Nahrungsaufnahme die soziale Akzeptanz und damit die soziale Integration des Kindes, so daß auch hier eine zeitige, funktionsgerechte Wiederherstellung notwendig ist (Abb. 3 a und 3 b).

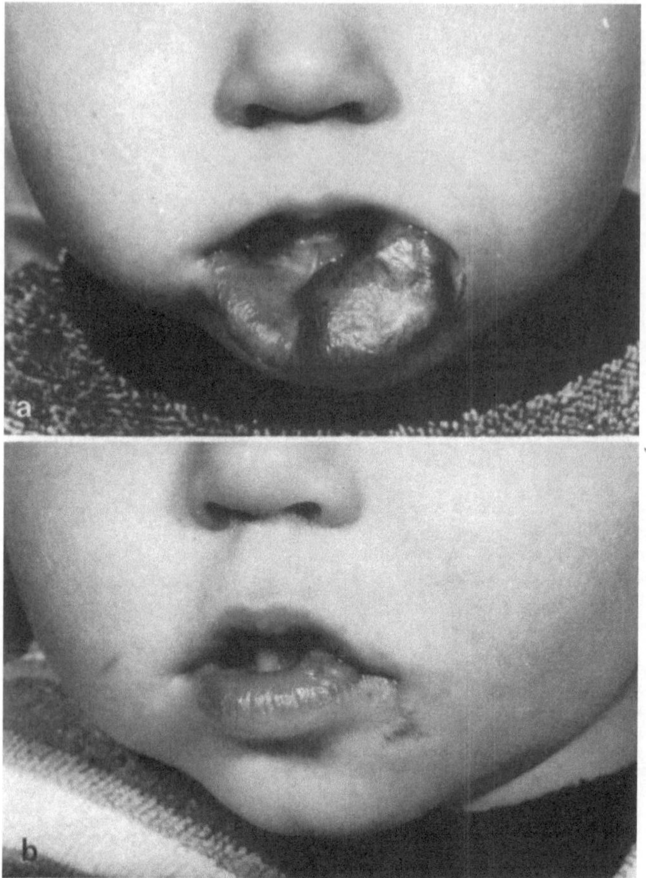

Abb. 3. **a** Unterlippenektropium mit Speichelfluß. **b** Operationsergebnis

Hämangiome, die die Nasenatmung behindern, können ebenfalls zu Kieferent-
wicklungsstörungen (seitliche Kieferkompression) wie zu Atemwegserkrankungen
führen, so daß auch hier eine zeitige Behandlung indiziert ist (Abb. 4a). Hierbei ist
besonders auf eine gute Philtrumrekonstruktion zu achten (Abb. 4b).

Entstellende *Nasendeformierungen* durch Hämangiome haben mehr als andere
Gesichtsveränderungen eine stigmatisierende Wirkung auf den Betroffenen. Des-
wegen müssen auffällige Nasendeformierungen durch Hämangiome frühzeitig (vor
der Einschulung) korrigiert werden, jedoch so, daß die Knorpelwachstumszentren
geschont werden. Wie in Abb. 5 gezeigt, kann man durch Wiederherstellung eines
geschlossenen Nasenflügelrandes und Grobmodellierung der Nasenspitze eine an-
sprechende kindliche Physiognomie wieder herstellen (Abb. 5b und 5c). So können
nachteilige Beeinträchtigungen des Selbstwerterlebens und schwerwiegende psychosoziale Stigmatisierungsfolgen vermieden werden. Mit Feinkorrekturen sollte
bis zum Abschluß des Nasenwachstums (Alter von ca. 13 Jahren) abgewartet werden.

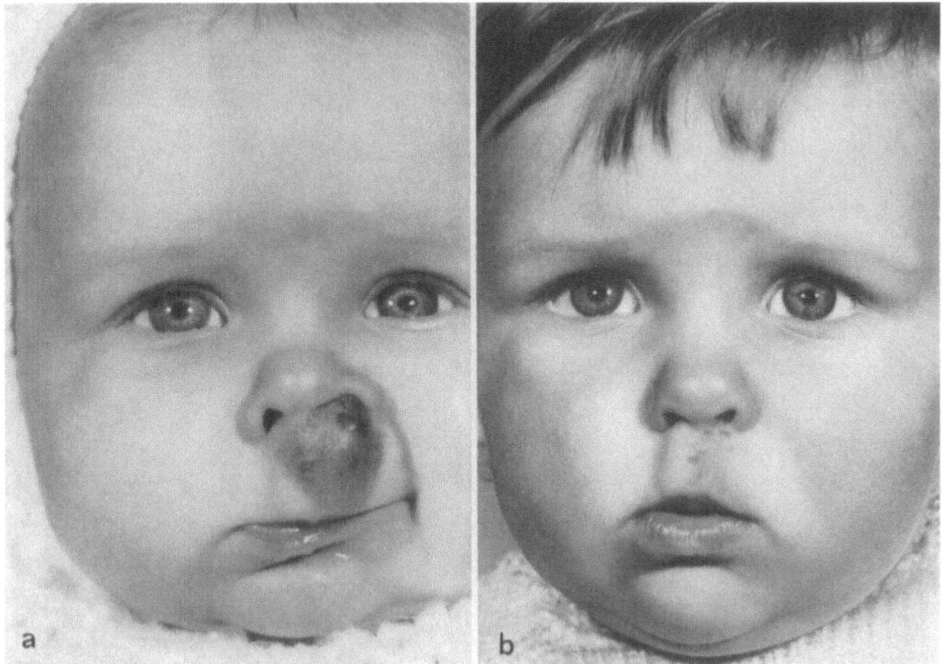

Abb.4. a Behinderung der Nasenatmung und Oberlippenfunktion durch Hämangiom im Philtrumbereich. **b** Operationsergebnis

Abb.6a zeigt ein 2-jähriges Kind, bei dem wegen der Größe und Blutungsneigung des Mittelgesichtshämangioms eine systemische Kortikoidtherapie versucht worden war. Nach anfänglicher Rückbildung trat bei Absetzen der Kortikoidtherapie zweimal ein Rückfall mit neuerlicher Größenzunahme auf. Deshalb entschlossen wir uns zu einer modellierenden Teilexzision. Die positive soziale Entwicklung des Kindes nach der Operation sehen wir als eine positive Bestätigung unserer Therapieentscheidung an (Abb.6b).

An den *Oberlidern* können Hämangiome, die die Pupille vollständig bedecken und das binokulare Sehen verhindern, in relativ kurzer Zeit zur irreversiblen Amblyopie führen.

Die Abb.7a zeigt ein solches Hämangiom. Dieses bildete sich zwar im Laufe mehrerer Jahre spontan fast vollständig zurück. Es führte aber, wie aus der Abb.7b ersichtlich ist, zu einem Tiefstand und unkoordiniertem Schielblick des inzwischen amblyop gewordenen Auges. Bei diffusen, die funktionell wichtigen Strukturen der Augenlider durchsetzenden Hämangiomen raten wir dennoch zu größtmöglicher Zurückhaltung mit strukturopfernden Operationen. Oft kann man die Amblyopie durch konservative Methoden (mechanisches Öffnen der Lider) oder Kortikoidbehandlung vermeiden, ohne die spätere Lidfunktion durch eine Frühoperation zu gefährden.

Hämangiome der *Finger* und Handflächen legen zwar selten, aber doch in Einzelfällen eine zeitige Operation im Hinblick auf die wichtige funktionelle Entfaltung und Übung der Hände nahe (Abb.8a und b).

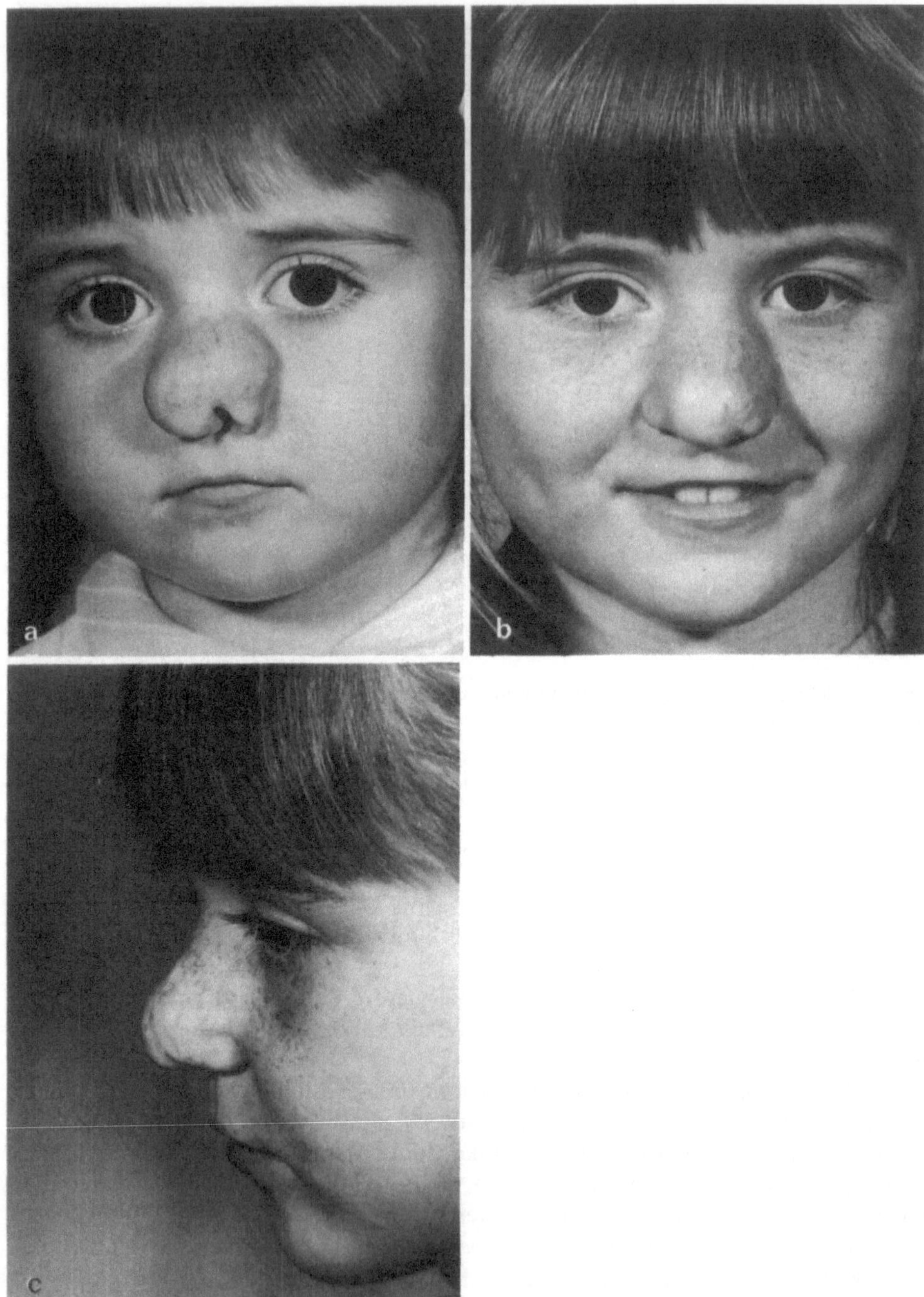

Abb.5. **a** Defektheilung nach Rückbildung eines tubero-nodösen Hämangioms der Nase im Alter von 3 Jahren. **b** Ergebnis nach strukturschonender, modellierender Teiloperation, en face. **c** im Profil

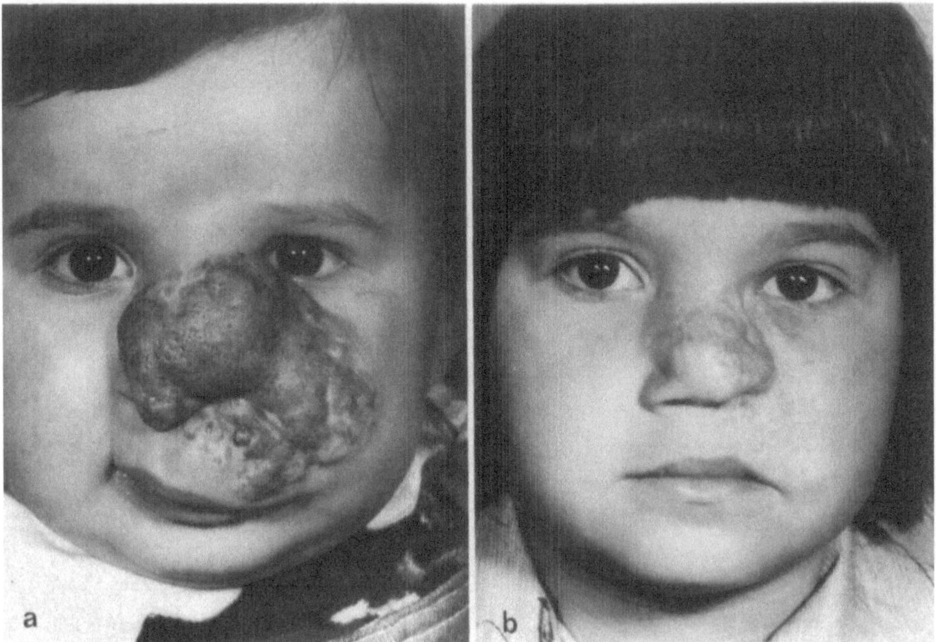

Abb. 6. a Großes tuberöses Mittelgesichtshämangiom nach Kortikoidbehandlung. **b** Ergebnis nach modellierender Teiloperation

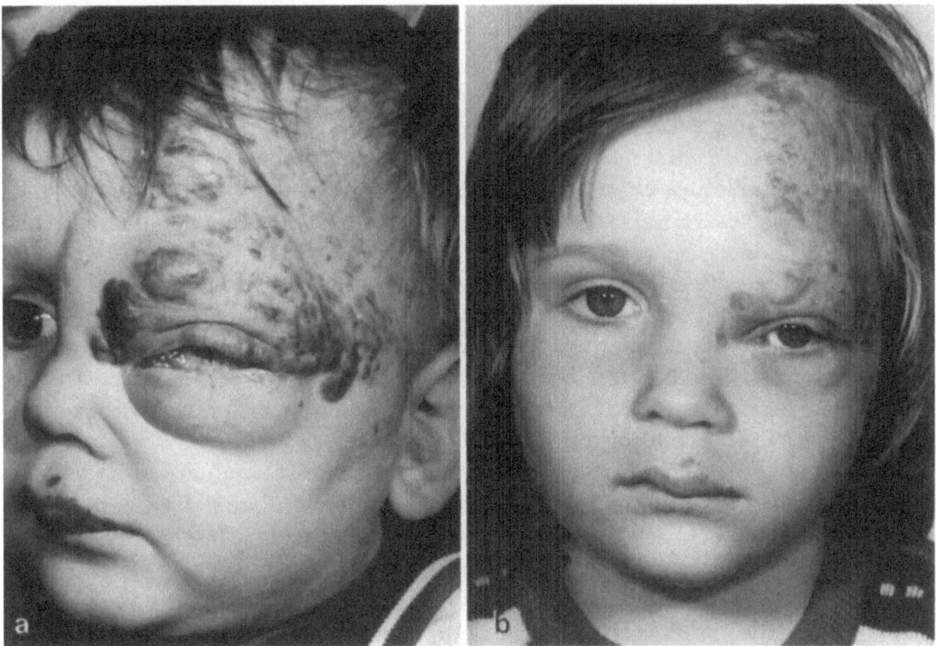

Abb. 7. a 1½-jähriges Mädchen mit plano-tuberösem Hämangiom der linken Augengegend mit Aufhebung der Lidöffnung. **b** 4 Jahre später nach Spontanrückbildung Verlust des binokularen Sehens

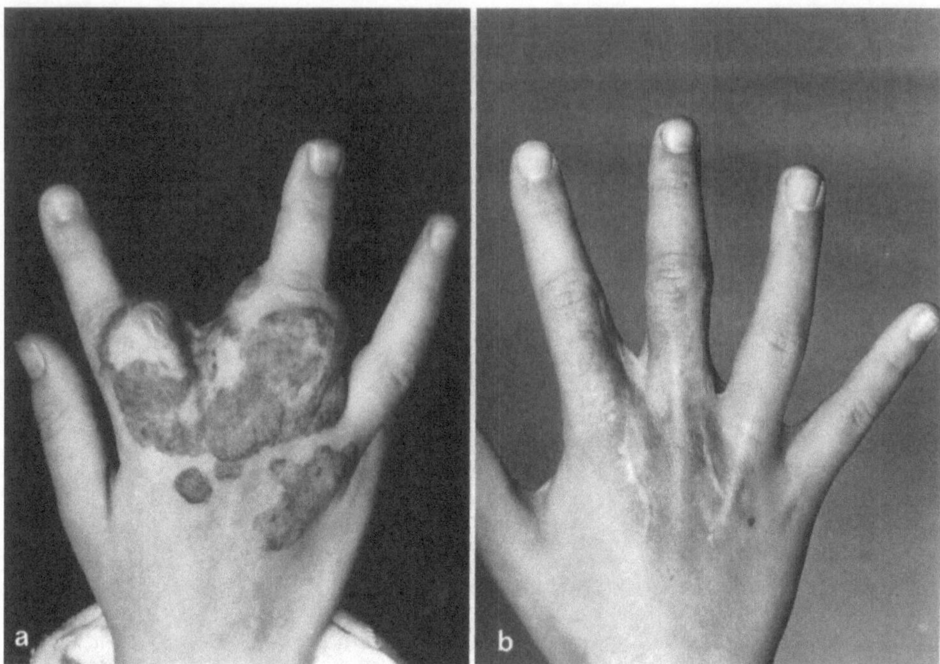

Abb. 8. a Tubero-nodöses Hämangiom der Hand vor der Operation. **b** Nach der Operation

Für die Einschätzung der Rückbildungstendenz ist die *histologische Struktur* aufschlußreich. Die in den ersten Lebensmonaten oft eruptiv aufschießenden hellroten Angiome weisen im histologischen Bild regelmäßig kapilläre proliferierende Strukturen auf. Herrschen diese auch am Ende des zweiten Lebensjahres noch vor, ist meist gute Rückbildung zu erwarten, während frühe kavernöse Differenzierung vollständige oder teilweise Persistenz und größere Rezidivneigung bei inkompletter Entfernung ankündigt.

Plane Hämangiome heilen meist narbenfrei mit gutem funktionellen und ästhetischen Ergebnis aus. *Tuberöse* Hämangiome, bei denen formgebende Strukturen der Kutis versehrt sind, hinterlassen nach Rückbildung Narben oder Hautfalten durch Elastizitätsverlust. *Nodöse* Hämangiome weisen sich histologisch häufiger als kavernöse Hämangiome aus und bilden sich seltener und unvollständiger zurück, hinterlassen aber bei Rückbildung eine glatte Oberfläche.

Als Alternative zur chirurgischen Behandlung großer Hämangiome wird vielfach die Kompressionsbehandlung durch Bandagen oder Druckplatten diskutiert. Unserer Erfahrung nach belasten die nur bei langfristigem Tragen effektiven Bandagen die Kinder auf Dauer mehr als die operative Behandlung, so daß wir hiervon wieder abgesehen haben. Andererseits haben wir gute Erfahrungen mit der Druckplattenbehandlung als vorübergehender Ergänzung zur chirurgischen Behandlung kavernöser Angiome gemacht. Mit der Druckplattenbehandlung konnten wir Nachblutungen vermeiden und das funktionelle wie ästhetische postoperative Ergebnis verbessern.

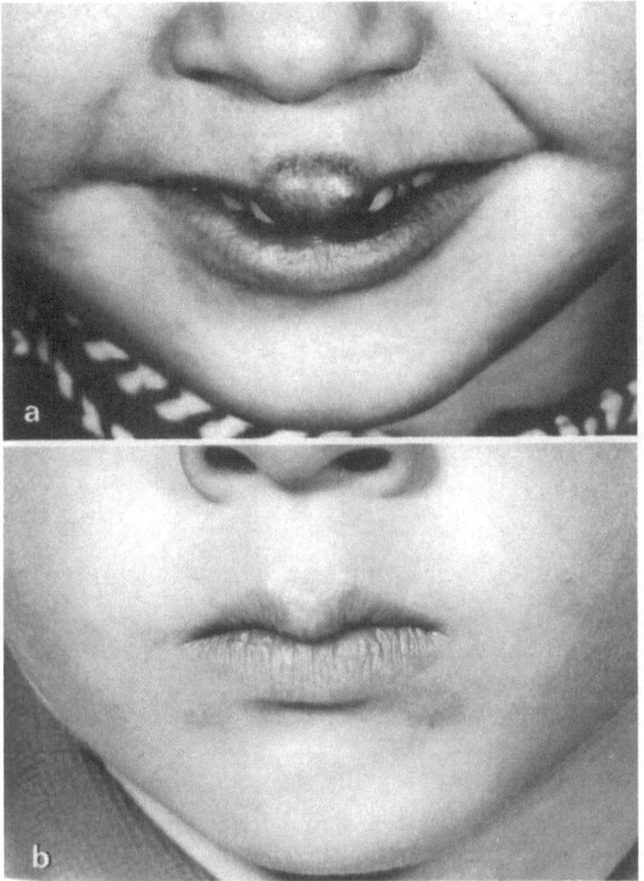

Abb. 9. a Kapilläres Hämangiom am Philtrumansatz der Oberlippe bei einem 2-jährigen Kind.
b Operative Entfernung unter Erhaltung der anatomischen Strukturen

Nicht immer ist die Indikation zum chirurgischen Eingreifen im frühen Kindesalter beim Hämangiom unter Abwägen aller Risiken eindeutig zu stellen. Eine *relative Indikation* zur chirurgischen Behandlung sehen wir bei gut abgegrenzten, kleinen bzw. beginnenden Hämangiomen, die möglicherweise bei weiterer Größenzunahme gravierende funktionelle und psychosoziale Folgen nach sich ziehen. Die
Abb. 9a zeigt ein beginnendes Oberlippenhämangiom, das fast narbenfrei unter guter Wiederherstellung des Amorbogens und Philtrums so wiederhergestellt werden
konnte, daß all den beschriebenen negativen Auswirkungen wirksam vorgebeugt
werden konnte (Abb. 9b).

Bei den *Angiektasien* hängt die Operationsindikation in erster Linie von der Progredienz der Gefäßmäler ab.

Die *angeborenen Gefäßmäler* verhalten sich im Gegensatz zu den Angiomen im
frühen Kindesalter in aller Regel stationär und sollten zu diesem Zeitpunkt nicht
operiert werden. Auch Oberflächenbehandlungen, die zu Narben führen, sind im

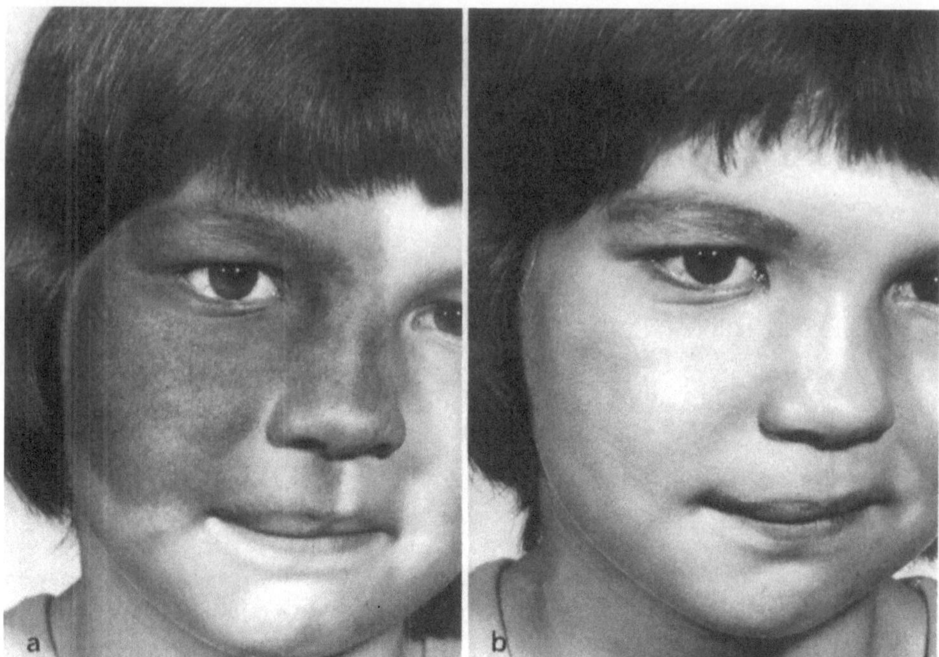

Abb. 10. a Naevus teleangiectaticus lateralis bei einem 9-jährigen Mädchen. **b** Nach Abdecken mit einem wasserfesten Makeup

Kindesalter zu vermeiden, weil die Narben grundsätzlich irreversibel sind und ein kosmetisches Unsichtbarmachen durch Abdeckpasten dann nicht mehr möglich ist (Abb. 10a und b). Die zarte Struktur der Gesichtshaut wird nämlich durch die Gefäßmäler zunächst nicht versehrt und sollte möglichst erhalten werden. Leider wirkt bis heute die Argon-Laser-Therapie noch nicht so selektiv, daß sich Narben ganz vermeiden lassen. Vielleicht eröffnet die Farbstoff-Laser-Therapie auf Dauer bessere Chancen. Diese sollte man sich nach Möglichkeit vorher nicht durch verschiedene Eingriffe vergeben. Gelegentliche palliative oder korrektive Eingriffe beim Klippel-Trénaunay-Syndrom müssen die Ausnahme bleiben.

Die erworbenen Angiektasien, insbesondere die *Rankenangiome* (Angiectasia racemosa) entwickeln sich gewöhnlich progredient, insbesondere nach der Pubertät. Sie sind auf Dauer aussichtsreich nur chirurgisch zu behandeln, obwohl gerade die Rankenangiome wegen ihrer Rezidiv- und Blutungsneigung gefürchtet sind. Bei größeren Rankenangiomen, die nur von *einer* größeren Arterie versorgt werden, erleichtert die vorherige arterielle Embolisation die chirurgische Entfernung. Die früher vielfach palliativ angewandten Arterienligaturen sollten grundsätzlich vermieden werden.

Die Abb. 11a zeigt einen 14-jährigen Jungen mit einer sehr fortgeschrittenen Angiectasia racemosa der linken Gesichtshälfte, die auf Auge, Kiefer und Hirnschädel übergegriffen hat. Bedrohliche Blutungen zwangen zum Noteingriff. Durch großräumige Umstechungen und unter fortgesetzten Kompressionstamponaden gelang

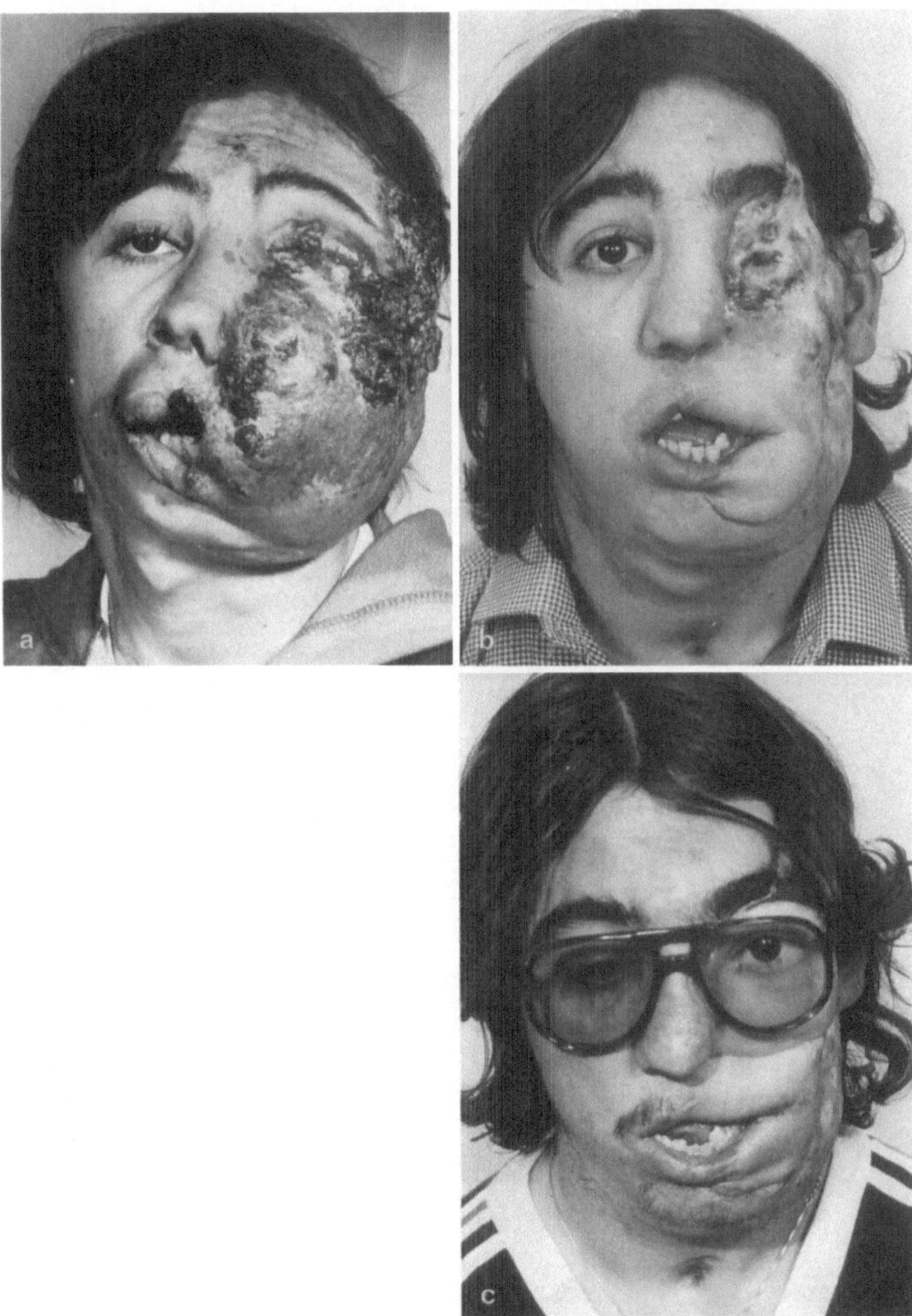

Abb. 11. a Fortgeschrittene Angiectasia racemosa der linken Gesichtshälfte mit bedrohlichen Blutungen. **b** Zustand nach Palliativoperation vor prothetischer Versorgung. **c** Mit Epithese

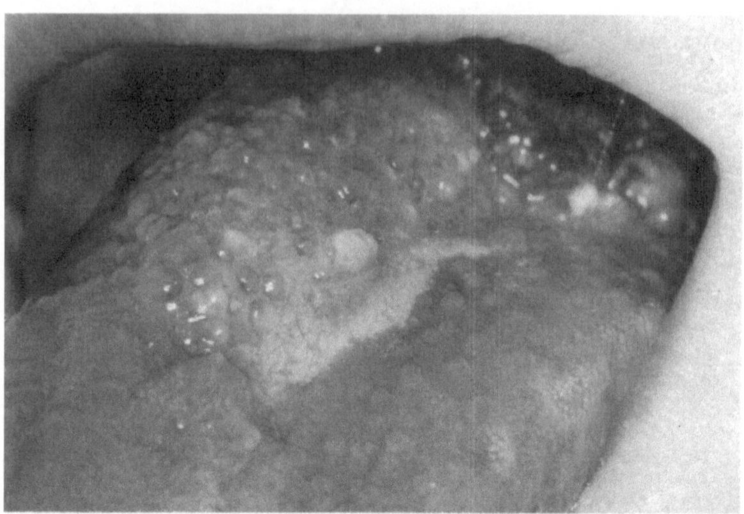

Abb. 12. Froschlaichartige Bläschen bei Lymphangiom der Zunge

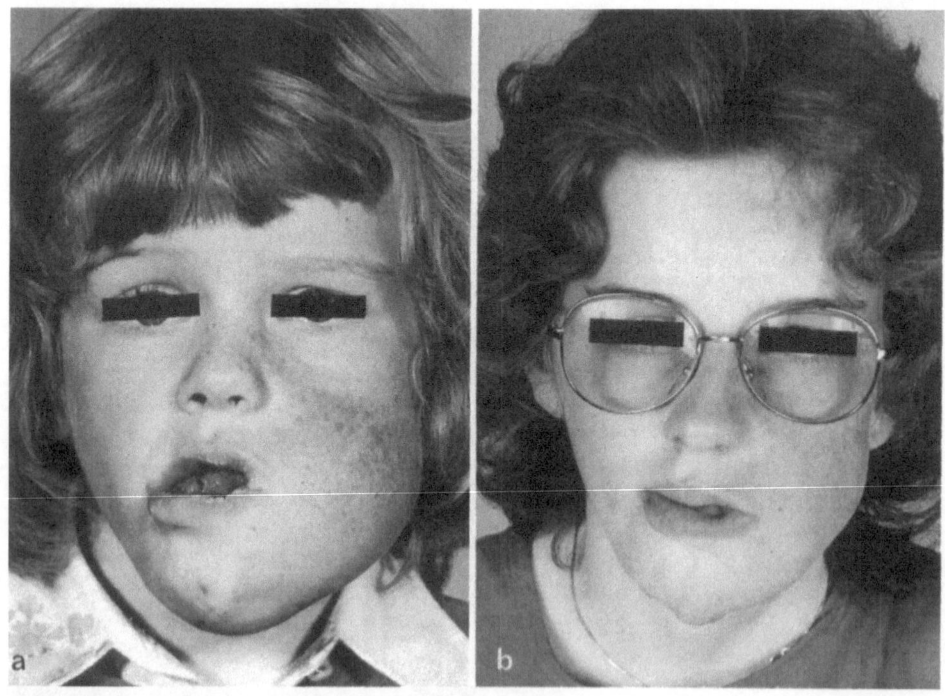

Abb. 13. a 7-jähriges Mädchen mit vorbehandeltem diffusen Lymphangiom der linken Gesichts-hälfte und Zunge mit vollständiger Fazialisparese. **b** Nach modellierender Resektion der Zunge und der Wangenweichteile; Mundwinkelhebung durch Faszienzügelplastik – Spätergebnis nach acht Jahren

es, die die linke Gesichtshälfte durchsetzenden Gefäßkonvolute soweit zu resezieren, daß der Prozeß nunmehr im Gesichtsbereich seit fünf Jahren zum Stillstand gekommen ist. Abb. 11 b zeigt den Defekt vor, Abb. 11 c nach Anpassung der Epithese.

Den Angiektasien sind auch die aus Lymphgefäß- und Venenwandaussackungen bestehenden *Lymphangiome* zuzurechnen. Die typischen froschlaichartigen Bläschen auf Haut oder Schleimhaut (Abb. 12) sind Eintrittspforten und Schlupfwinkel für häufig rezidivierende erysipelartige Infektionen. Wenn die Lymphangiome keine funktionell wichtigen Strukturen durchsetzen und im wesentlichen aus einem abgegrenzten Konvolut aus Lymphzysten bestehen (Lymphangioma colli cysticum, Hygroma colli), ist eine vollständige Entfernung anzustreben. Dabei ist besonders auf die Beseitigung der infektionsanfälligen Schleimhautbläschen zu achten. Bei großen diffusen Lymphangiomen des Gesichtes führen allerdings radikale Operationen meist zu schweren Versehrungen mit Fazialisparesen, Nachblutungen und Abflußstauungen. Daraus resultieren dann persistierende Lymphödeme und neuerliche Angiektasien (Pseudorezidive), so daß die Patienten hinterher oft schlimmer dran sind als vor der Operation.

Die Abb. 13 a zeigt ein 7-jähriges Kind, das nach sechs mißlungenen Operationen mit vollständiger Fazialisparese zu uns kam. Wir beschränkten uns auf die Beseitigung der Infektionsschlupfwinkel, auf funktionsgerecht formende Teilresektion unter Erhaltung verbliebener Strukturen, auf eine Faszienzügelung des linken Mundwinkels und verhinderten postoperative Blutergüsse durch maximale Blutstillung, Substituierung von Gerinnungsfaktoren und sorgfältige Druckverbände in Kombination mit einer intraoralen Stentzpelotte als Widerlager. So konnten wir den Prozeß dauerhaft stabilisieren. Abb. 13 b zeigt die Patientin acht Jahre später.

Durch Einbeziehung von Sprachheilbehandlung, schulischer Sonderförderung und anderer rehabilitativer Maßnahmen in den gesamten Behandlungsplan gelang es, das schwer sprachbehinderte, intellektuell retardierte Kind sozial weitgehend zu reintegrieren und zum Realschulabschluß zu befähigen. Dies ist ein Beispiel dafür, daß chirurgische Behandlung gesichtsversehrender Krankheiten nur dann eine Lebenshilfe wird, wenn sie in einen rehabilitativen Gesamtplan eingebunden wird.

Literatur

1. Gubisch W (1984) Erfahrungen mit der Magnesiumspickung bei tuberösen Hämangiomen: Behandlung von Naevi flammei im Gesicht mit Vollhauttransplantaten. Referat 55. Tagung Dtsch Ges HNO-Heilk, Kopf- u. Hals-Chirurgie, publiziert: Suppl. zum Arch f Ohren-, Nasen- u. Kehlkopfheilkunde (im Druck)
2. Hundeiker M (1979) Fehl- und Neubildungen der Blut- und Lymphgefäße. In: Doerr W, Seifert G, Uehlinger E (Hrsg) Spezielle pathologische Anatomie, Bd 7, 2. Aufl. (Redig v UW Schnyder) T 2, S 311–390, Springer, Berlin Heidelberg New York
3. Hundeiker M (1983) Nävi und Neubildungen der Blutgefäße. In: Weber U, Müller K (Hrsg) Periphere Weichteiltumoren, S 184–221, G Thieme, Stuttgart New York
4. Jung EG, Köhler U (1977) Rückbildung frühkindlicher Angiome nach Röntgen- und Pseudobestrahlung. Arch Derm Forsch 259: 21
5. Kämpfer R, Hundeiker M (1977) Fehldiagnosen bei Angiomen. Z Hautkr 52: 1082–1098
6. Klostermann GF, Just J (1966) Untersuchungen an unbehandelten Hämangiomen. Strahlentherapie 125: 10–19
7. Klostermann GF (1966) Röntgenfolgen an der Haut nach Hämangiombestrahlung. Strahlentherapie 130: 205–218

8. Krüger A (1984) Neue Aspekte zur Hämangiombehandlung. Referat 55. Tagung Dtsch Ges HNO-Heilk, Kopf- u. Hals-Chirurgie, publiziert: Suppl zum Arch f Ohren-, Nasen- u Kehlkopfheilkunde (im Druck)
9. Proppe A, Hauss H (1963) Pathogenese und nosologische Stellung der Blutschwämme. Arch klin exp Derm 216: 194–210
10. Proppe A (1964) Das klinische Bild der Hämangiome und die Aussichten ihrer Behandlung. In: Deutscher Röntgenkongress 1963, 50. Bd zur Strahlentherapie, S 121–136. Urban und Schwarzenberg, München
11. Proppe A (1981) Hämangiome. In: Korting GW (Hrsg) Dermatologie in Praxis und Klinik, Bd IV, S 40.1–40.19. G Thieme, Stuttgart
12. Schnyder UW (1963) Hämangiome (einschließlich Teleangiektasien und verwandte Hauterscheinungen). In: Handbuch der Haut- und Geschlechtskrankheiten (J Jadassohn). Erg-Werk, Bd 3, T 1, S 495–567. Springer, Berlin Göttingen Heidelberg
13. Walter C, Mang WL (1984) Problematik der Hämangiombehandlung im Lippenbereich. Referat 55. Tagung Dtsch Ges HNO-Heilk, Kopf- u. Hals-Chirurgie (1984), publiziert: Suppl zum Arch f Ohren- Nasen- und Kehlkopfheilkunde (im Druck)

Therapieauswahl bei Malformatio vasorum reg. ileo-femoro-glutaealis

S. Bunta, M. Šurlan und D. Pavčnik

Zusammenfassung

Am Beispiel einer 24-jährigen Patientin werden die Schwierigkeiten in Diagnostik und Therapie der Malformatio vasorum der Ileofemoro-Glutäalregion beschrieben. Wegen ausgeprägter arteriovenöser Shunts wurde von einer chirurgischen Intervention Abstand genommen und eine Embolisation mit der Gianturco-Spirale durchgeführt. Dies führte jedoch nur zu einem Teilerfolg, so daß weitere sklerosierende und auch chirurgische Maßnahmen notwendig sind.

Umfangreiche Gefäßfehlbildungen, die mehrere wichtige Arterien betreffen, arteriovenöse Shunts aufweisen und klinisch als Tumor imponieren, sind relativ selten. Wegen der relativ langsamen Entwicklung und des atypischen klinischen Bildes werden sie meist spät diagnostiziert und stellen in der Regel ein schwer lösbares therapeutisches Problem dar.

Kasuistik

Eine 24-jährige Patientin wurde unter dem Verdacht einer atypischen Form des Klippel-Trénaunay-Syndroms zur weiteren Diagnostik und Therapie stationär aufgenommen (Abb. 1).

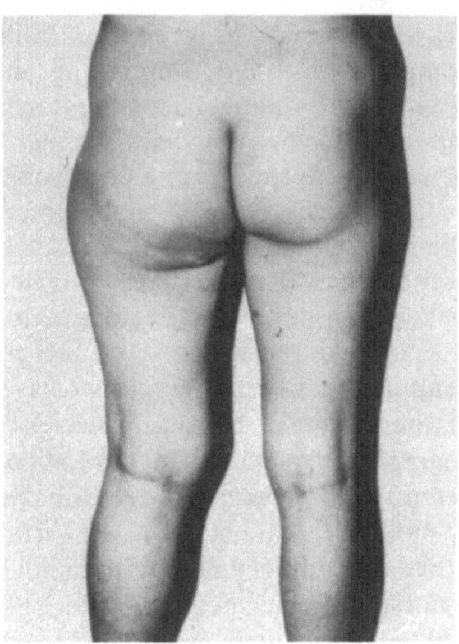

Abb. 1. Malformatio vasorum regio ileo-femoro-glutaealis. Klinischer Befund

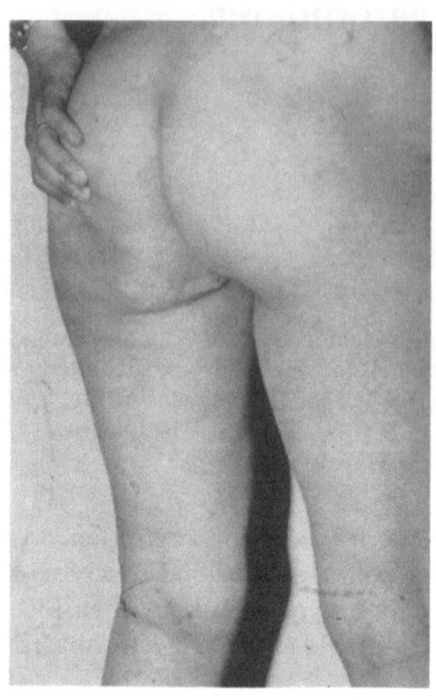

Abb. 2. Variköse Veränderungen linke Glutäalregion

Anamnese. Im Alter von 15 Jahren habe sie zum ersten Mal eine Umfangszunahme des linken Oberschenkels bemerkt. Seit dieser Zeit seien in der gesamten linken unteren Extremität rezidivierende Spannungsbeschwerden und Belastungsschmerzen aufgetreten. Während der ersten Schwangerschaft im Alter von 20 Jahren verstärkten sich die Beschwerden und breiteten sich auf die Gesäßregion aus; dort und im Bereich des proximalen Oberschenkels traten nun Venenerweiterungen auf. Nach zwischenzeitlicher Besserung der subjektiven Beschwerden brachte die zweite Schwangerschaft im Alter von 22 Jahren eine erneute Verschlechterung. Nach der komplikationslosen Entbindung eines gesunden Kindes verstärkte sich die Krampfaderbildung. Die Patientin klagte nun über permanente Spannungsschmerzen und Beschwerden beim Sitzen.

Befund. Beinverlängerung links von 1 cm mit einer Umfangsvermehrung von 2 cm im Oberschenkel- und 1 cm im Unterschenkelbereich gegenüber dem rechten Bein. Die linke Glutäalregion ist 4 cm dicker (gemessen von der Medianlinie sakral bis zum Trochanter major). Ausgeprägte variköse Veränderungen im mittleren unteren Quadranten der Glutäalregion, geringgradig auch perianal, perigenital und an der Oberschenkelrückseite (Abb. 2). Hautbefund ansonsten unauffällig. Periphere Arterienpulse links besser palpierbar als rechts; dopplersonographischer und oszillometrischer Befund – bis auf höhere Oszillationen am linken Bein – unauffällig. Phlebographisch zeigte sich an der linken unteren Extremität eine normale Füllung des tiefen Venensystems; auf der Höhe der Vena profunda femoris schwindet der Kontrast plötzlich, und ein weiteres Verfolgen der Venen ist nicht möglich.

Bei der dopplersonographischen Untersuchung des Abdomens und der Glutäalregion fanden sich deutliche arterielle Strömungsgeräusche im unteren linken Quadranten des Abdomens und im proximalen Oberschenkeldrittel.

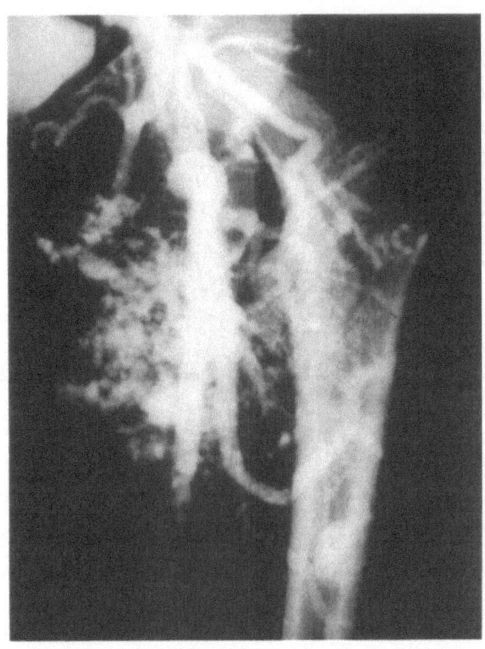

Abb. 3. Arteriovenöse Fehlbildungen, ausgehend von Abzweigungen der Art. iliaca interna und der Art. profunda femoris

Die linksseitige pelvische Aortographie zeigte große arteriovenöse Fehlbildungen vom hyperdynamischen Typ, die von den Abzweigungen der Arteria iliaca interna und von Abgängen der Arteria profunda femoris gebildet wurden (Abb. 3).

Therapiemöglichkeiten

Arterio-venöse Fehlbildungen vom Typ des „high-flow", welche wichtige Arterien einschließen, sind therapeutisch sehr schwer zu beeinflussen. Konservative Behandlungsmethoden (elastische Kompression, Elevation der betroffenen Extremität) können das Fortschreiten der Erkrankung nicht verhindern. Bei chirurgischer Intervention ist Vorsicht geboten, da die betroffenen Stellen oft schwer zugänglich sind; außerdem besteht die Gefahr starker Blutungen bzw. die Möglichkeit, benachbarte Organe von der arteriellen Versorgung auszuschließen. Ähnliches gilt für radiotherapeutische Maßnahmen. Mit dem Thermokoagulationsverfahren und mit der Laserbehandlung haben wir keine Erfahrung.

Von Seiten der Gefäßchirurgen wurde bei unserer Patientin von einem operativen Vorgehen abgeraten. In Kooperation mit den Radiologen wurde daher der Versuch unternommen, mittels einer selektiven Angiographie eine Embolisation einzelner Gefäße durchzuführen.

Normalerweise verwendet man zur Embolisation kleiner Arterien bzw. kleiner AV-Shunts mit geringem Durchflußvolumen reinen Alkohol oder die spezielle Schaumeinlage „Gelfoam". Wegen der sehr weiten AV-Shunts und wegen des großen Kalibers der Arterien bei unserer Patientin entschlossen wir uns jedoch zu einer

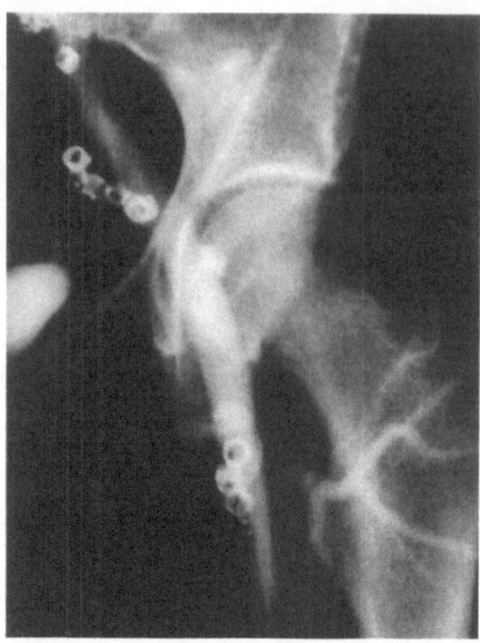

Abb. 4. Zustand nach Embolisation aller Zweige der Art. profunda femoris mit der Gianturco-Spirale

Therapie mit der Gianturco-Spirale. Mit einer größeren Anzahl dieser Spiralen wurde zunächst eine Embolisation der Arteria iliaca interna in Höhe der Abzweigung der Arteria glutaealis superior durchgeführt. Postoperativ hatte die Patientin Schmerzen und für zwei Tage subfebrile Temperaturen, die unter Aspirin und kalten Umschlägen gut abklangen. Eine Woche später erfolgte die Embolisation aller Zweige der Arteria profunda femoris, die an der Fehlbildung beteiligt waren (Abb. 4). Eine Woche später konnte die Patientin entlassen werden.

Bei der letzten Kontrolluntersuchung – 3 Monate später – gab die Patientin eine Besserung der Beschwerden (Spannungsgefühl, Schmerzen, Blutandrang) an. Der klinische Befund (Varizenbildung, Umfangsdifferenzen) war unverändert.

Eine Fortsetzung der Therapie ist vorgesehen. In der nächsten Phase ist eine Ausschaltung des venösen Anteils vorgesehen, welche teilweise operativ, teilweise mittels einer Sklerosierung erfolgen soll.

Ob das hier beschriebene therapeutische Vorgehen bei der Malformatio vasorum reg. ileo-femoro-glutaealis tatsächlich Vorteile gegenüber einer radiologischen oder einer chirurgischen Therapie bietet, kann noch nicht beurteilt werden.

Behandlung einiger Nagelfehlbildungen

E. Haneke

Zusammenfassung

Die Therapie angeborener Nagelfehlbildungen ist häufig unmöglich oder schwierig, weil das Nagelorgan sehr komplex aufgebaut ist. Daraus ergibt sich, daß auch dem operativ tätigen Dermatologen enge Grenzen gesetzt sind. Die Nagelextraktion ist immer eine vergebliche Quälerei, nicht selten ist sie kontraindiziert. Ist das Daumenendglied zu kurz und zu breit mit entsprechend verbreitertem Nagel (racket nail), kann eine beidseitige laterale longitudinale Nagelbiopsie eine kosmetisch befriedigende Verschmälerung erzielen. Bei braunen Pigmentstreifen muß bedacht werden, daß sie bei Hellhäutigen eher maligne als benigne sind. Werden Kinder bereits mit eingewachsenen Großzehennägeln geboren, ist zunächst eine erweichende, antiseptische Salbenbehandlung indiziert. Bleibt diese erfolglos, kann man eine halbmondförmige Keilexzision durchführen. Häufig, aber wenig bekannt ist der angeborene Nagelschiefstand der Großzehe, der zu Nageldystrophie und Onychogrypose führt. Nur die Ablösung des gesamten Nagelapparates von der knöchernen Endphalanx und seine Rotation kann ein achsengerechtes Wachstum herbeiführen. Auch der Unguis incarnatus des Jugendlichen muß als konstitutionelles Leiden angesehen werden. Sowohl die segmentale Matrixexzision als auch die segmentale Matrixkaustik haben bei sorgfältiger Durchführung eine sehr geringe Rezidivrate und hinterlassen im Gegensatz zu der rezidivfreudigen Keilexzision keine häßlichen Narben.

Das Nagelorgan ist sehr komplex aufgebaut. Längenwachstum, Dicke, Oberfläche, Qualität und Farbe der Nagelplatte werden überwiegend von der epithelialen Nagelanlage bestimmt, aber von anderen Faktoren wie Durchblutung, Ernährung, Medikamenten oder äußeren Einflüssen variiert. Die Form der Nagelplatte hängt vorzugsweise von der knöchernen Endphalanx ab [12, 22].

Entwicklungsbedingte Fehlbildungen der Nägel sind selten. Sie machen nur etwa 6% der Nagelerkrankungen aus [24]. Ihre Behandlung ist allgemein schwierig oder unmöglich. Nagelextraktionen sind nicht nur eine sinnlose und vergebliche Quälerei, sondern meist sogar kontraindiziert, weil sie eine zusätzliche Schädigung des Nagelorgans bewirken [12]. Allgemeine Voraussetzungen für Operationen am Nagelorgan sind in Tabelle 1 zusammengefaßt.

Hypoplasien sowie Dystrophien im Rahmen komplexer Syndrome lassen sich nicht erfolgreich behandeln (Tabelle 2). Hypoplastische Nagelanlagen können weder operativ noch medikamentös verbessert werden. In einzelnen Fällen kann u. U. ein künstlicher Nagel zu einem kosmetisch akzeptablen Ergebnis führen. Dazu muß gelegentlich eine Nageltasche operativ aufgebaut werden. Die mikrochirurgische Transplantation eines Zehennagels auf einen Finger ist selten ästhetisch befriedigend [19, 20].

Die Dystrophia unguis mediana canaliformis [15] wird meist am Daumen beobachtet. Neben wiederholten Mikrotraumen muß eine angeborene Störung der Matrix als Ursache angenommen werden. Jede Manipulation an Nagelwall und Nagelplatte einschließlich Maniküre muß unterlassen werden. Der proximale Nagel-

Tabelle 1. Voraussetzungen für Operationen am Nagelorgan

Kenntnis der Anatomie und Physiologie des Nagels
Absolut steriles Arbeiten
Leitungsanästhesie
Blutleere
Empfehlenswert: Operationslupe

Tabelle 2. Entwicklungsbedingte Nagelhypoplasien und -dystrophien ohne Behandlungsmöglichkeit

Anonychia aplastica
Anonychia atrophica tarda
Anonychia atrophica solitaria
Anonychia keratodes
Hyponychie
Onychodysplasia congenitalis Iso-Kikuchi
Nagel-Patella-Syndrom
ektodermale Dysplasien, insbes. tricho-onychotische Form
Ektodaktylie – ektodermale Dysplasie – Gaumenspalte (EEC-Syndrom)
Coffin-Siris-Syndrom
chondroektodermale Dysplasie Ellis-van Creveld
fokale dermale Hypoplasie Goltz-Gorlin
Robinson-Syndrom
verschiedene hereditäre Epidermolysen
periodischer Nagelverlust
fetales Hydantoin-Syndrom

wall sollte mit einer Fettcreme erweichend behandelt werden. In sehr störenden Fällen kann, wenn jede traumatische Genese mit Sicherheit ausgeschlossen wurde, eine Operation wie zur Korrektur eines gespaltenen Nagels durchgeführt werden: In Leitungsanästhesie und Blutleere wird der proximale Nagelfalz an beiden Seiten eingeschnitten und zurückgeklappt. Dann wird der eingesenkte Streifen von der Matrix bis zum distalen Ende des Nagelbettes bis herab zum Periost exzidiert. Matrix und Nagelbett werden dann vorsichtig beidseits weit nach lateral unterminiert, adaptiert und mit 6-0 PDS-Fäden vernäht. Meist wird vorher die Nagelextraktion empfohlen; dann muß die genaue Lokalisation der Rille auf dem proximalen Nagelwall markiert werden. Der zurechtgeschnittene Nagel wird als temporärer Verband aufgenäht. Meines Erachtens ist die Entfernung des Nagels aber nicht erforderlich, wenn man ausreichend unterminiert. Die Operationsergebnisse sind häufig nicht befriedigend [5, 16].

Eine erfolgreiche Behandlung der Pachyonychia congenita ist nicht bekannt. Von Thomsen et al [27] wurde eine Patientin zu ihrer Zufriedenheit durch dauerhafte Entfernung aller Fingernägel behandelt. Auch bei der Onychogryposis kann man im allgemeinen nur den Nagel vollkommen ausrotten [5].

Eine verhältnismäßig häufige Mißbildung ist der Racket nail, der bei Frauen etwas häufiger beobachtet und wohl dominant vererbt wird [8, 21]. Es handelt sich um eine breite, sehr kurze Endphalanx eines oder beider Daumen mit unproportioniert kurzem und breitem Nagel ohne Ausbildung des lateralen Nagelwalles. Ein kosme-

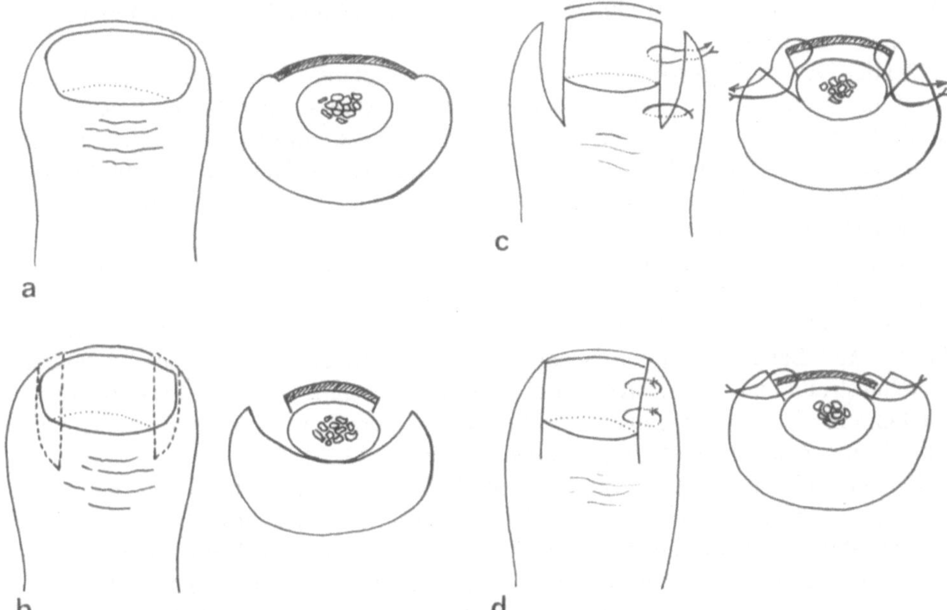

Abb. 1a–d. Operative Verschmälerung des Racket-Nagels mit Schaffung lateraler Nagelwälle (Aufsicht und Querschnitt). **a** Ausgangsbefund, **b** beidseitige laterale Nagelbiopsie, **c** in der Höhe versetzte Rückstichnähte durch das laterale Parungualgewebe, **d** nach dem Knüpfen der Nähte sind der Nagel verschmälert und die lateralen Nagelwälle geschaffen

tisch akzeptables Ergebnis ist mit einer modifizierten beidseitigen longitudinalen Nagelbiopsie zu erzielen. Beidseits wird der laterale Anteil von Nagelplatte mit Nagelbett und Matrix bis herunter zum Periost exzidiert. Der seitliche Anteil der Endphalanx wird noch etwas vom Knochen abgelöst, um ihn bei der folgenden Naht nach oben ziehen zu können. Die Naht wird zunächst in die laterale Fingerseite in einer Ebene eingestochen, die volar derjenigen liegt, in die auf der Nagelbettseite eingegangen und durch die Nagelplatte ausgestochen wird. Der Rückstich erfolgt nur durch den laterodorsalen Rand der Nagelbiopsie. Beim Knüpfen entsteht dann ein seitlicher Nagelwall (Abb. 1).

Auch andere Nagelmißbildungen, wie z. B. der Unguis duplex, Polyonychie, Heterotopie oder große gemeinsame Nagelplatten bei Syndaktylie sind fast immer mit knöchernen Veränderungen vergesellschaftet. Je nach Schwere der Mißbildungen sind im allgemeinen handchirurgische Operationen erforderlich, in deren Rahmen aber operative Nagelkorrekturen meist von untergeordneter Bedeutung sind.

Auf angeborenen Störungen beruhende Farbveränderungen der Nagelplatte sind nicht selten. Es muß davon ausgegangen werden, daß nicht nur die Leukonychia totalis, sondern auch die häufige Leukonychia punctata oder Leukonychia striata auf einer angeborenen Disposition beruht. Mikrotraumen und Maniküreverletzungen sind bei diesen Menschen vermutlich nur noch Auslöser. Eine wirkungsvolle Therapie ist nicht bekannt. Erweichen des proximalen Nagelwalles und des Eponychiums mit Fettcreme und Unterlassung aller Maniküremaßnahmen können u. U. zu einer Besserung führen.

Bei der Dyskeratosis follicularis Darier beobachtet man häufig grauweiße Längsstreifen, unregelmäßige Rillen und Leisten sowie Einrisse der Nagelplatte. Systematische Untersuchungen über den Effekt einer systemischen Therapie mit all-trans-Vitamin A-Säure, Etretinat (Tigason®) oder 13-cis-Retinsäure (Roaccutan®) liegen nicht vor, allerdings sind gerade Nebenwirkungen einer Etretinatbehandlung am Nagel sehr häufig [1].

Braune Längsstreifen können ethnisch, durch eine umschriebene Melanozytenhyperplasie, einen Nävuszellnävus oder ein subunguales akrolentiginöses Melanom bedingt sein. Auch Nävus-bedingte Pigmentstreifen treten erst im Laufe des Lebens auf. Bei Hellhäutigen ist die Wahrscheinlichkeit, daß eine solche Melanonychia striata maligne ist, stets höher, als daß sie benigne ist. Deshalb sollte grundsätzlich eine Exzision mit histologischer Klärung erfolgen. Auf diese Problematik ist in letzter Zeit mehrmals eingegangen worden [4, 13, 14, 17].

Bei sehr schmalen Pigmentstreifen mit einer Breite unter 3 mm kann man nach seitlichem Einschneiden des proximalen Nagelwalles diesen zurückklappen und eine 3 mm-Stanzexzision durchführen. Die Nagelplatte ist unter dem proximalen Nagelwall so weich, daß sie zusammen mit dem darunterliegenden Pigmentfleck herausgestanzt werden kann. Mit einer kleinen gebogenen spitzen Schere läßt sich der Gewebszylinder vom Periost der Endphalanx abpräparieren. Eine Naht des Defektes ist nicht erforderlich. Der proximale Nagelwall wird wieder in seiner ursprünglichen Lage mit 5-0-Fäden vernäht.

Bei Pigmentstreifen, die breiter als 3 mm sind, ist eine fusiforme oder sichelförmige Matrixbiopsie zu empfehlen. Nach dem Zurückklappen des proximalen Nagelwalls wird das proximale Drittel der Nagelplatte vorsichtig entfernt, wodurch der Pigmentfleck in der Matrix deutlich sichtbar wird. Er wird dann transversal exzidiert, wobei darauf zu achten ist, daß der distale Wundrand möglichst parallel zur Grenze der Lunula verläuft. Nach vorsichtiger Unterminierung von Matrix und angrenzendem Nagelbett wird der Defekt mit 5-0 resorbierbaren Fäden verschlossen. Das Gewebe ist hier sehr brüchig; es muß daher äußerst vorsichtig operiert werden. Wird eine zusätzliche Schädigung der proximalen Matrix vermieden, kommt es nicht zur Nagelspaltung. Die Entfernung eines größeren Pigmentfleckes der Matrix mit 2 nebeneinanderliegenden 3 mm-Stanzen bringt weniger gute Ergebnisse.

Bei weit lateraler Lage einer Melanonychia striata ist die laterale longitudinale Nagelbiopsie zu empfehlen. Die Schnitte werden parallel zum lateralen Nagelrand durch den gesamten Nagel und proximalen Nagelwall sowie in die laterale Nagelfurche gelegt; der Gewebsstreifen wird dann mit einer kleinen spitzen Schere vom Periost abgelöst. Zur Wundnaht werden durch den proximalen sowie durch den lateralen Nagelwall und das Nagelbett 4-0 oder 5-0 Nähte gelegt, die 10–14 Tage liegen bleiben. Die Matrix wird nicht genäht.

Bei Melanomverdacht sollte stets das gesamte Nagelorgan großzügig entfernt werden. Eine über das Nagelbett hinausreichende Pigmentierung, das Hutchinson-Zeichen, ist fast als Beweis für ein Melanom anzusehen [4].

Eine recht häufige, aber erst selten beschriebene und wohl meist übersehene Störung ist der angeborene Schiefstand des Großzehennagels [3, 23]. Die Nagelachse zeigt schräg nach lateral. Bereits im Säuglingsalter kann dieser Zustand zu eingewachsenen Zehennägeln führen. Häufiger ist eine sich allmählich entwickelnde Onychodystrophie infolge laufender Mikrotraumen. Es entwickeln sich querverlaufende Rillen, der Nagel kann sich ablösen oder auch onychogrypotisch werden. Er wird grau, schmutzigbraun oder durch bakterielle Superinfektion grünlich verfärbt. Auch die ganze Zehenachse weicht oft im Laufe des Lebens nach lateral ab, überwiegend infolge einer Spreizfußbildung und unsachgemäßen Schuhwerkes. Die operative Therapie sollte etwa im Alter von 2 Jahren erfolgen – bei schmerzhaftem Einwachsen der Nägel auch früher. Hat sich erst eine Onychogryposis entwickelt, kommt die Operation im allgemeinen zu spät [2, 3]. Zur Korrektur der Nagelachse muß der gesamte Nagelapparat vorsichtig von der knöchernen Endphalanx abgelöst werden. Dazu wird ein Schnitt 3–5 mm plantar des Hyponychiums um die Endphalanx gelegt. Ist der Nagel eingewachsen, wird zusätzlich ein sichelförmiger Gewebskeil entfernt. Dieser verhältnismäßig groß anmutende Eingriff ist nur möglich, weil die Gefäßversorgung des Nagelapparates über eine dorsale Arkade zahlreiche Anastomosen aufweist [9, 18]. Die Heilung verläuft komplikationslos. Postoperative Schmerzen sind erstaunlich gering.

Meines Erachtens ist auch der Unguis incarnatus als konstitutionelles Leiden anzusehen, was durch die Beobachtung des Unguis incarnatus-Syndroms [25] unterstrichen wird. Ein konstitutionell breiter Halluxnagel ist die wesentliche Voraussetzung, falsche Nagelpflege und enge Schuhe sind häufige Auslöser. Die Therapie muß der Ätiopathogenese Rechnung tragen. Die einfachste, schonendste und doch wirksamste Behandlung ist die selektive Matrixverschmälerung an der eingewachsenen Seite des Nagels [10]. Dazu wird der seitlich einwachsende Nagelstreifen längs eingeschnitten und extrahiert. Der entsprechende Matrixanteil wird danach entweder vollkommen herauspräpariert, was schwierig ist, weil der laterale proximale Anteil meist als Matrixhorn weit nach lateroproximal reicht, oder nach kurzer Kürettage kräftig mit Phenolum liquefactum für mindestens 3 Minuten geätzt. Die entstandene Wundhöhle wird mit Leukase-Kegeln® austamponiert. Nach Phenolkaustik hat der Patient praktisch keine Schmerzen. Beide Methoden sind gleichermaßen effektiv [10, 11]. Die Keilexzision nach Emmert [7] ist eine unnötigerweise verstümmelnde Operation mit hohem Rezidivrisiko, weil das Matrixhorn häufig nicht mitentfernt wird. Auch zahlreiche andere Operationsmethoden zur Reduktion der parungualen Weichteile einschließlich der totalen Nagelausrottung und der sog. terminalen Syme-Operation, die eine Amputation der distalen Hälfte der Endphalanx einschließt, sind unangemessene Eingriffe [5, 11]. Es muß aber betont werden, daß die Therapie erfolglos vorbehandelter Ungues incarnati immer wesentlich schwieriger ist.

Der Unguis constringens, auch als Hypercurvatura unguis oder Pincer Nail bezeichnet, bereitet im allgemeinen nur an der Großzehe Beschwerden. Der Nagel ist stark transversal gewölbt, das proximale Ende der Nagelplatte oft regelrecht eingerollt. Dadurch kommt es zu schmerzhaftem Druck auf die laterale Nagelfurche. Führt eine Nagelspangenbehandlung nicht zum Erfolg, ist eine Operation angezeigt. Sie kann im einfachsten Fall in einer operativen Nagelverschmälerung durch selektive laterale Matrixkaustik oder -exzision bestehen [11]. Dubois [6] empfiehlt, nach Nagelextraktion das parunguale Gewebe bis herab zum Knochen zu resezieren, das Nagelbett anschließend von der Phalanx abzupräparieren, den distalen dorsalen Knochenvorsprung zu entfernen und das gestreckte Nagelbett mit den Ze-

henlateralseiten zu vernähen. Suzuki et al [26] beachten, daß das proximale Nagel-
drittel praktisch immer unverändert ist. Deshalb führen sie nur einen medianen
Schnitt durch Nagel und Nagelbett bis auf den Knochen. Das Nagelbett wird beidseits abgelöst und nach lateral verlagert durch Haltenähte der lateralen Nagelwälle,
die über der Zehenunterseite verknüpft werden. Der resultierende dreieckige Defekt des Nagelbettes wird mit Spalthaut gedeckt. Der Kompressionsverband wird
nach einer Woche, die Haltenähte werden nach 3 Wochen entfernt. Es bleibt ein
kleines onycholytisches Areal entsprechend dem Spalthauttransplantat.

Die Möglichkeiten zur Behandlung angeborener Nagelfehlbildungen sind relativ
bescheiden. Wichtig ist aber, daß man unnötige Maßnahmen, insbesondere Nagelextraktionen, unterläßt und korrigierbare Anomalien möglichst frühzeitig behandelt.

Literatur

1. Baran R (1982) Action thérapeutique et complications du rétinoide aromatique sur l'appareil
   unguéal. Ann Dermatol Venereol 109: 367–371
2. Baran R, Bureau H (1983) Congenital malalignment of the big toe-nail as a cause of ingrowing
   toe-nail in infancy. Pathology and treatment (a study of thirty cases). Clin Exper Dermatol 8:
   619–623
3. Baran R, Bureau H, Sayag J (1979) Congenital malalignment of the big toe nail. Clin Exper
   Dermatol 4: 359–360
4. Baran R, Haneke E (1984) Diagnostik und Therapie der streifenförmigen Nagelpigmentierung.
   Hautarzt, 35: 359–365
5. Bureau H, Baran R, Haneke E (1984) Nail surgery and traumatic abnormalities. In: Baran R,
   Dawber RPR (eds) Diseases of the nails and their clinical mangement. Blackwell, Oxford, pp
   347–402
6. Dubois JP (1974) Un traitement de l'ongle incarné. Nouv Presse Méd 3: 1938–1940
7. Emmert C (1884) Zur Operation des eingewachsenen Nagels. Centrbl Chir 39: 641–642
8. Fairris GM, Rowell NR (1984) Acquired racket nails. Clin Exper Dermatol 9: 267–269
9. Flint MH (1956) Some observations on the vascular supply of the nail bed and terminal seg-
   ments of the finger. Brit J Plast Surg 8: 186
10. Haneke E (1979) Chirurgische Behandlung des Unguis incarnatus. In: K Salfeld (Hrsg) Operati-
    ve Dermatologie. Springer, Berlin Heidelberg New York, S 185–188
11. Haneke E (1985) Surgical treatment of ingrowing toenails. Cutis, im Druck
12. Haneke E, Baran R, Bureau H (1982) Chirurgie der Nagelregion. Z Hautkr 57: 1107–1116
13. Haneke E, Baran R, Bureau H (1984) Tumours of the nail apparatus and adjacent tissues. In:
    Baran R, Dawber RPR (eds) Diseases of the nails and their clinical management. Blackwell,
    Oxford, pp 403–452
14. Haneke E, Binder D (1978) Subunguales Melanom mit streifenförmiger Nagelpigmentierung.
    Hautarzt 29: 389–391
15. Heller J (1928) Dystrophia unguium mediana canaliformis. Dermatol Zeitschr 51–52: 416–419
16. Hoffman S (1973) Correction of a split nail deformity. Arch Dermatol 108: 568–569
17. Kopf AW, Waldo E (1980) Melanonychia striata. Aust J Dermatol 21: 59–70
18. Krishna BV, Pelly AD (1982) Nail relocation by nail flap in digital injuries. Brit J Plast Surg 35:
    53–57
19. McCash CR (1978) Greffe libre d'ongle. In: M Pierre (ed) L'ongle, pp 145–148, Expansion
    Scientifique, Paris
20. Morrison MA (1978) Reconstruction de l'ongle par transplants libres microvasculaires prélevés
    au niveau des orteils. In: M Pierre (ed) L'ongle, pp 149–155, Expansion Scientifique, Paris
21. Ronchese F (1973) The racket thumb-nail. Dermatologica 146: 199–202
22. Runne U, Orfanos CE (1981) The human nail. Structure, growth and pathological changes. Curr
    Probl Derm 9: 102–149

23. Samman PD (1978) Great toe nail dystrophy. Clin Exper Dermatol 3: 81–82
24. Samman PD (1982) The nails. In: Ebling FJG Rook A, Wilkinson DS (eds) Textbook of Dermatology. 3rd Edition, Blackwell Scientific Publ, Oxford London Edinburgh Melbourne, pp 1825–1855
25. Steigleder GK, Stober-Münster I (1977) Unguis incarnatus-Syndrom. Z Hautkr 52: 285–286
26. Suzuki K, Yagi I, Kondo M (1979) Surgical treatment of pincer nail syndrome. Plast Reconstr Surg 63: 570
27. Thomsen RJ, Zuehlke RL, Beckman BI (1982) Pachyonychia congenita. Surgical management of the nail changes. J Dermatol Surg Oncol 8: 24–28

Mißbildungen des äußeren männlichen Genitales

A. Hofstetter

Zusammenfassung

Mißbildungen von Penis und Scrotum sind aufgrund der komplizierten Entwicklungsabläufe während der Embryonalzeit unter Beteiligung verschiedener Keimblätter relativ häufig. Neben Hypospadie, Epispadie und Phimose finden sich weitere Anomalien wie Mikropenis, Doppelpenis, Flügelfellpenis, Penisverkrümmungen, kongenitale Harnröhrenfisteln und -doppelungen sowie die peno-scrotale Transposition.

Diese Fehlbildungen können nicht nur zur Infertilität führen, sondern auch schwere psychische Störungen bewirken und sollten daher bereits im Vorschulalter korrigiert werden.

Abgesehen von den Nieren und Harnwegen gibt es keine Organsysteme des menschlichen Körpers, die soviele Fehlbildungen und Formvarianten aufweisen, wie die Genitalorgane. Dies hängt mit den komplizierten, hormonell und genetisch determinierten Entwicklungsabläufen unter Beteiligung verschiedener Keimblätter zusammen.

Das äußere männliche Genitale entwickelt sich zwischen der 6. und 8. Schwangerschaftswoche aus dem undifferenzierten Genitalhügel, der sich in das Glansgebiet, die Geschlechtsfalten und -wülste sowie den Analhöcker differenziert. Mit dem einsetzenden Längenwachstum des Phallus wachsen die Urethralwülste mit. Die Harnröhre bildet sich durch Verschluß der Urethralfalten, und zwar von proximal nach distal. Sie ist entodermaler Herkunft. Lediglich ein Epithelzapfen an der Spitze der Glans penis, aus dem sich der Meatus urethrae externus bildet, stammt vom Ektoderm. Die Vereinigungsstelle liegt im Bereich der Fossa navicularis.

Hypospadie

Unterbleibt die Differenzierung der entodermalen Urethraanteile bzw. der Verschluß der beiden Urethralfalten in der Mittellinie beim Längenwachstum, so entstehen die bekannten Formen der Hypospadie.

Das die Harnröhre umgebende Mesoderm differenziert sich bei Ausbildung einer hypospaden Harnröhre distal des Meatus ebenfalls nicht mehr. Das Corpus spongiosum, die Buck'sche Faszie und die Fascia penis superficialis bilden dann einen fibrösen Strang, die sogenannte Chorda.

Neben der Chorda bei Hypospadie kann man Chordagewebe auch häufig bei normaler Lage und Mündung der Urethra finden, wobei die bindegewebig bedingte ventrale Penisverkrümmung eine erhebliche funktionelle Beeinträchtigung darstellt.

Nach Devine kann man bei der Ausbildung einer Chorda ohne Vorliegen einer Hypospadie drei Typen unterscheiden:
1. eine vollständig ausgebildete Harnröhre bei fehlender Differenzierung des umgebenden mesenchymalen Gewebes; hierbei findet man eine papierdünne Urethra mit einem dorsalen fibrösen Strang.
2. ein normales Corpus spongiosum und eine normale Urethra bei unterbliebener Differenzierung der Buck'schen Faszie; hier entsteht die Chorda aus urethralen Anteilen der Buck'schen Faszie sowie der Fascia penis superficialis.
3. fehlende Differenzierung der Fascia penis superficialis bei ansonsten normaler Ausbildung von Harnröhre, Corpus spongiosum und Buck'scher Faszie; in diesen Fällen ist die Epidermis an der Urethra adhärent und nicht wie üblich gegen die Buck'sche Faszie verschieblich.

Die kausale Pathogenese der Chorda-Entwicklung mit und ohne Hypospadie ist bis heute nicht geklärt. Diskutiert werden hormonelle und genetisch determinierte Ursachen.

Epispadie

Während sich Hypospadien in der Zeit zwischen der 8. und 16. Schwangerschaftswoche entwickeln, bilden sich die Epispadien, die häufig auch mit einer Blasenextrophie verbunden sind, bereits im frühen embryonalen Stadium, und zwar in der

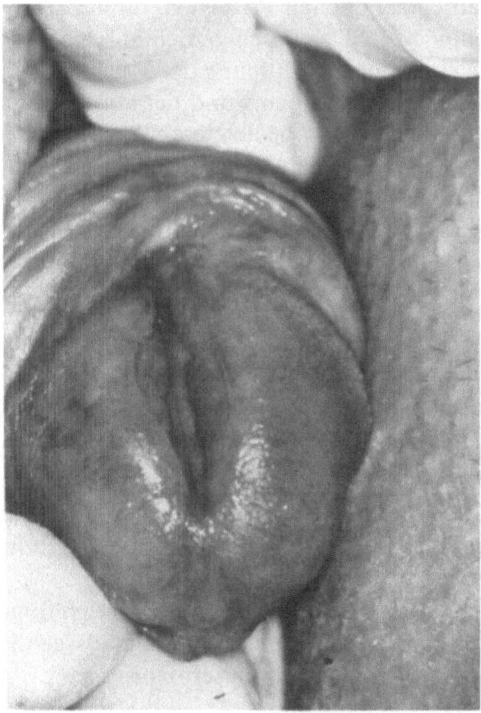

Abb. 1. Epispadie

3. Schwangerschaftswoche, aus. In diesem Embryonalstadium ist der Genitalhökker paarig als kraniale Begrenzung der Kloakenmembran angelegt. Bei Fehlanlage des paarigen Genitalhöckers kaudal der normalen Lage in Höhe des Septum urorektale oder bei übermäßiger Ausdehnung der Kloakenmembran fusioniert der Genitalhöcker im Bereich des Septum urorektale. Der kranial gelegene Teil der Kloakenmembran (membrana urogenitalis) ist entodermaler Herkunft und hat damit eine direkte Verbindung zu den Bauchwandanteilen ektodermaler Herkunft. Bei weiterem Wachstum kommt es durch Fehlen der mesodermalen Barriere des Genitalhöckers zum Einriß an dieser Nahtstelle und damit zur Ausbildung der Blasenextrophie.

Da bei dieser Fehlentwicklung der Genitalhöcker die kaudale Begrenzung des Sinus urogenitalis darstellt, entstehen auch die Urethralfalten auf der Dorsalseite des Genitalhügels, so daß es im Laufe der weiteren Differenzierung zur Epispadie kommt (Abb. 1).

Phimose

Neben den Hypo- und Epispadien ist eine der häufigsten Anomalien die Phimose, d.h. die zu enge Vorhaut (Abb. 2), die bis zum Ende des ersten Jahres jedoch noch als physiologisch betrachtet werden kann.

Nach Campell und Mitarbeiter (1971) kann die Vorhaut beim Einjährigen nur in ca. 50% und erst beim Dreijährigen bis zu 90% über die Eichel zurückgestreift werden. Die Phimose muß nicht angeboren sein, sondern sie kann sich auch aus lokalen entzündlichen Prozessen, tumorösen Veränderungen sowie nach Verletzungen entwickeln. Das Beschwerdebild hängt vom Grad der Ausbildung ab; es äußert sich in einer Beeinträchtigung der Miktion oder in entzündlichen Veränderungen im Bereich der Glans penis und der vorderen Urethra sowie in der Retention von Harn und Smegma, wobei letzterem karzinogene Eigenschaften nachgesagt werden.

Aus den subjektiven Beschwerden, den lokalen entzündlichen Veränderungen, der Gefahr der Paraphimose (Abb. 3) sowie der sekundären Veränderungen im Bereich der Harnwege ergeben sich die Indikationen zur Zircumzision. Auch die Karzinomprophylaxe stellt eine relative Indikation zur Operation dar.

Seltenere Mißbildungen bzw. Anomalien

Hier sind der *Mikropenis,* der *Doppelpenis* sowie das echte und scheinbare *Fehlen des Membrums* zu nennen. Wahrscheinlich häufiger als gewöhnlich in der Praxis beobachtet ist die von Nesbit erstmals beschriebene kongenitale *Penis-Deviation.* Auch die spärlichen Mitteilungen im Schrifttum von zur Zeit 25 Fällen dürfen nicht darüber hinwegtäuschen, daß die angeborene Penisdeviation häufiger ist als man vermuten könnte.

Als Ursache des *Mikropenis* werden folgende Faktoren diskutiert:
1. das Fehlen des im Hypothalamus gebildeten Releasing-Hormons (GNRH) für die beiden Hypophysen-Hormone LH und FSH (primärer hypogonadotroper Hypogonadismus);

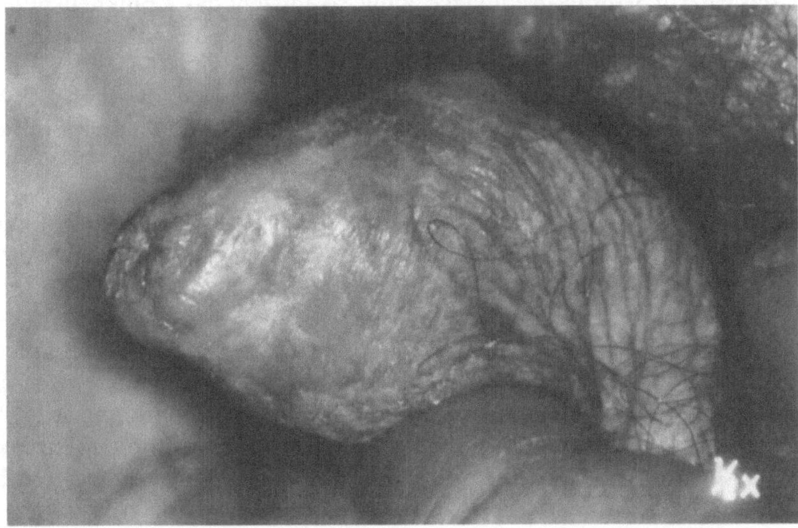

Abb. 2. Sekundäre Phimose

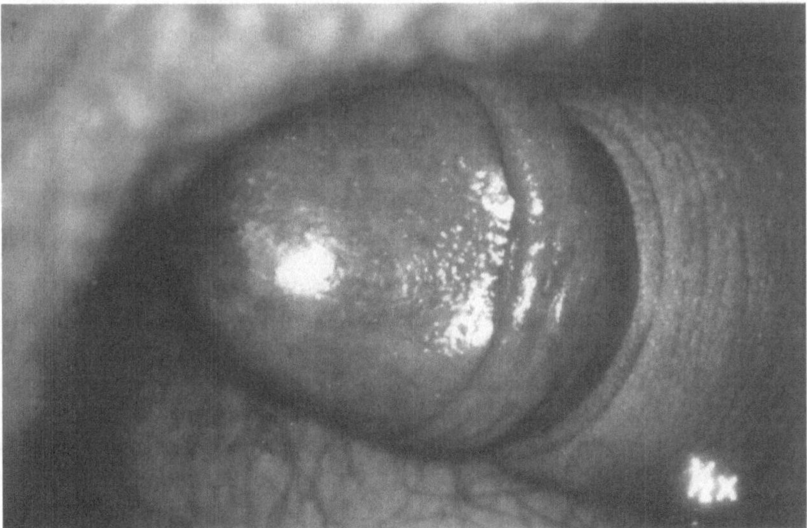

Abb. 3. Paraphimose und Balanitis

2. ein Wachstumshormonmangel;
3. Enzymdefekte, d. h. das Fehlen der 5-Alpha-Reduktase, die bekanntlich Testosteron zu 5-Alpha-Dihydrotestosteron, dem eigentlichen androgenen Wirkstoff, umwandelt. Je nach Grad des Enzymdefektes kommt es zu Virilisierungsstörungen, wobei die klinischen Bilder vom Mikropenis mit glandaler Hypospadie bis zum Mikrophallus mit Pseudohermaphroditismus masculinus variieren. Fehlt

das Enzym 5-Alpha-Reduktase völlig, so entsteht das Krankheitsbild der pseudovaginalen, perineoskrotalen Hypospadie (Typ II des inkompletten Pseudohermaphroditismus masculinus);
4. Fehlen von Androgenrezeptoren für die Bindung des 5-Alpha-Dihydrotestosterons. Daraus resultiert das Krankheitsbild des Pseudohermaphroditismus masculinus Typ I.

Durch Fusionsstörungen der beiden mesodermalen Ausstülpungen, die normalerweise die Kloakenmembran lateral umfassen und zum Genitalhöcker verschmelzen, kann es etwa einmal auf 5½ Millionen Geburten zur partiellen oder kompletten *Verdoppelung des Penis* kommen.

Dabei kann der Penisschaft in der Mittellinie gespalten sein und die hypospadische Harnröhre in der Tiefe des Spaltes münden, oder es findet sich eine doppelt ausgebildete Harnröhre. Bei diesen und ähnlichen Mißbildungen im Bereich des Penis und der Harnröhre liegt die Hauptgefahr in den pathologischen Veränderungen im Bereich der oberen Harnwege infolge der chronischen Obstruktion. Zusammen mit dieser Mißbildung finden sich auch noch Spaltbecken und Doppelungen des terminalen Ileums.

Bei der sogenannten *Kloakenextrophie* kann man einen gespaltenen Phallus vorfinden. In der Mehrzahl der Fälle fehlt jedoch der Penis vollständig. In sehr seltenen Fällen kann der Penis auch isoliert fehlen. Meistens fehlt der Penis jedoch nur scheinbar und liegt unter einer abnorm entwickelten Hautfalte vergraben. Bei diesem sogenannten *„vergrabenen Penis"* finden sich häufig auch noch zusätzliche Mißbildungen wie Epispadie oder Hypospadie. Abgesehen von einer Megalurethra, die man manchmal bei den sogenannten Prune-Belly-Kindern findet, ist eine abnorme Vergrößerung des Penis nur im Zusammenhang mit endokrinen Störungen im Sinne einer vorzeitigen Geschlechtsentwicklung zu beobachten, wie z. B. bei Leydig-Zell-Tumoren.

Häufiger kommen die Eltern wegen eines angeblich zu kleinen Penis in die Sprechstunde. Diese Kleinheit ist meistens nur vorgetäuscht, und es findet sich nach Retraktion von Haut und Fett im Genitalbereich ein normal großer Penis. Im Rahmen eines Hypogenitalismus, aber auch als isolierte Mißbildung, kann es zum Ausbleiben des Schwellkörperwachstums und somit zum echten Mikropenis kommen. Skrotalinhalt und Penisschafthaut sind in diesen Fällen normal ausgebildet. Diese Fehlbildung kann man bereits beim Säugling erkennen, da der normal entwickelte Säugling nach Feldmann eine Penislänge von über 1 cm haben muß.

Reicht die Skrotalhaut bis an die Unterseite des Penis, spricht man vom sogenannten *Flügelfell- oder Schwimmhautpenis*. Diese Anomalie muß nur dann korrigiert werden, wenn die Skrotalhaut bis zur Penisspitze reicht. In den Fällen, in denen es nur zu einer mangelhaften Ausbildung des Corpus spongiosum urethrae kommt, entsteht eine Volarverkrümmung des Penis durch eine Chorda ohne Hypospadie.

Hier mündet die Harnröhre normal an der Spitze der Glans penis; sie ist aber bindegewebig an die Haut fixiert und verkrümmt bogensaitenartig den Penis, da sie zu kurz ist.

Extrem selten sind *kongenitale Harnröhrenfisteln*. Im typischen Fall zeigt sich ein

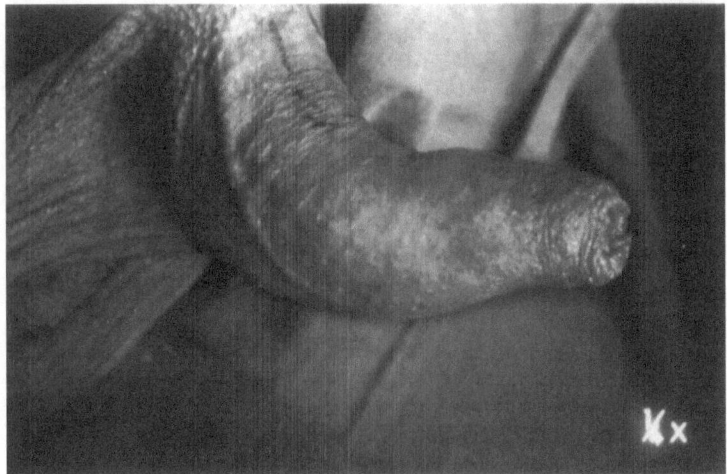

Abb. 4. Kongenitale Penisdeviation

ausgebildeter Defekt der penilen Harnröhre, charakteristisch etwas lateral der Mittellinie. Außerdem findet sich in diesem Bereich noch zusätzlich eine Chorda.

Die Ursachen der *kongenitalen Penisdeviation* sind nicht bekannt. Es soll sich hierbei um ein unterschiedliches Längenwachstum der Tunica albuginea handeln. Die Corpora cavernosa selbst sind davon nicht betroffen und normal ausgebildet. Bei den kongenitalen Penisdeviationen kommen Krümmungen nach allen Seiten vor. Am häufigsten scheint jedoch die seitliche Krümmung zu sein. Dorsale Penisabknickungen in diesem Zusammenhang sind selten. Eine operative Korrektur ist nur dann erforderlich, wenn der Winkel der Penisabkrümmung mehr als 45° beträgt (Abb. 4).

Therapie

Die Therapie all dieser Mißbildungen und Anomalien soll einerseits, wenn keine absolute Indikation durch sekundäre Harnstauungen im Bereich der oberen Harnwege gegeben ist, zu einem Zeitpunkt erfolgen, die dem Chirurgen optimale Operationsbedingungen bietet, und sie soll andererseits das betroffene Kind vor schweren psychischen Störungen bewahren. Normalerweise dürfte dies die Zeit zwischen dem 3. und 5. Lebensjahr sein. Aufgrund der vielschichtigen Problematik muß bei der Vorbereitung und Planung derartiger Operationen eine lückenlose Kooperation zwischen Hausarzt, Kinderarzt, Dermatologen sowie den Eltern angestrebt werden. Nur so ist es möglich, den Betroffenen vor schweren psychischen Störungen zu bewahren und ihm die Möglichkeit einer optimalen operativen und medikamentösen Therapie zu bieten.

Literatur

1. Bartsch G, Schweikert U, Glatzl J (1981) Mikropenis: Ursachen und mögliche endokrine Therapie. Verh Ber d Dtsch Ges f Urol, 32. Tagg 1980, 220–224 Springer, Berlin Heidelberg New York
2. Frohneberg DH, Thüroff JW (1981) Embryologie der Urogenitalorgane. Verh Ber d Dtsch Ges f Urol, 32. Tagg 1980, 217–219, Springer, Berlin Heidelberg New York
3. Marberger M (1981) Seltene Penisanomalien. Ursachen und mögliche endokrine Therapie. Verh Ber d Dtsch Ges f Urol, 32. Tagg 1980, 257–259, Springer, Berlin Heidelberg New York

Fehlbildungen im Analbereich

H. Ostertun

Zusammenfassung

Die Entstehung des Fistelleidens geht von den Krypten und den dort mündenden Proktodäaldrüsen aus. Die Ausbreitungsmöglichkeiten der Fisteln sind durch die Anatomie vorgegeben. Die häufigste Form (Typ I A) ist leicht zu diagnostizieren und kann ambulant operiert werden.

Die verschiedenen Möglichkeiten der gestörten Analfunktion durch innere und intermediäre Hämorrhoiden führen zu den unterschiedlichsten Formen eines Analprolapses. Die Festigkeit der Linea dentata zum Sphincter internus bestimmt, um welche Art Vorfall es sich handelt und welches Epithel den Vorfall bedeckt. Die operative Beseitigung der Vorfälle verlangt den gleichzeitigen Aufbau eines intakten Analkanals.

Die folgenden Krankheitsbilder begegnen dem Dermatologen häufig und lassen sich dermatochirurgisch sanieren: Fistelleiden und Analprolaps.

Fistelleiden

Für das Verständnis des Fistelleidens ist ein kurzer Blick in die Anatomie des Analbereiches erforderlich. Am Übergang der Mukosa zum Anoderm liegen die Papillen und Krypten; sie führten zu der Bezeichnung Linea dentata. Am Fußpunkt der Krypten münden die Proktodäaldrüsen. Diese Zone ist der Ausgangspunkt fast aller Analfisteln. Mit dem Eindringen von Erregern in diese Drüsen kann es zu Entzündungen kommen, die nun unterschiedliche Verläufe aufweisen können.

Wenn der Prozeß lokal begrenzt bleibt, handelt es sich um das Krankheitsbild der Kryptitis. Geht der Entzündungsprozeß weiter, so können sich die folgenden Wege ergeben: Subkutan nach kaudal, durch den Musculus sphincter internus in den intersphinkteren Spaltraum, durch den Musculus sphincter externus oder vom intersphinkteren Spaltraum aus nach kranial. Die Vielzahl der Verlaufsmöglichkeiten erschwert die Einordnung in ein verwertbares Schema, welches für das chirurgische Vorgehen von großer Bedeutung ist.

Roschke und Parks haben in mühevoller Arbeit die Verlaufsformen der Fisteln aufgelistet und eine Übersichtstafel angefertigt, die uns die vier Gruppen der Fistelformen verständlich macht [2].

Die Fistel I A dieses Schemas [2], die intersphinktäre Fistel mit einfachem Verlauf, ist die häufigste Form; sie läßt sich auch am leichtesten diagnostizieren und ambulant operieren. Mit einer Hakensonde sondiert man den Fistelgang, der zuvor bei der digitalen Untersuchung durch sein perifistuläres Infiltrat gut lokalisiert werden kann. Der Gang wird in Lokalanästhesie elektrokaustisch in voller Länge bis nach außen eröffnet, und die beiden „Grabenränder" werden flach abgetragen, um einen glatten Übergang vom Fistelgrund zum gesunden Bereich zu schaffen.

Die komplizierteren Fisteln der weiteren Gruppen verlangen große Erfahrungen in der Fistelchirurgie und sollten Experten überlassen bleiben.

Analprolaps

Dieses Krankheitsbild ist im weiteren Sinne eine „erworbene Fehlbildung". Nur steht hier nicht die Entzündung im Vordergrund; die Entstehung folgt vielmehr einem Nachlassen des Bindegewebes.

In der Pathogenese ist auch hier wieder die Linea dentata der entscheidende Punkt für die verschiedenen Ausbreitungsmöglichkeiten. Ihre bindegewebige Fixierung im Musculus sphincter internus bestimmt weitgehend die Art des Vorfalls. Proximal der Linea dentata überzieht die Mukosa große Gefäßkomplexe, die als innere Hämorrhoiden bezeichnet werden. Vergrößern sich diese und prolabieren, ohne daß die Linea dentata sich von der Basis löst, so handelt es sich um einen Hämorrhoidalprolaps (Abb. 1). Dieser ist von Mukosa bedeckt, reponibel und sklerotherapeutisch meist noch beherrschbar.

Distal der Linea dentata liegen intermediäre Hämorrhoiden, die von einem nicht verhornenden mehrschichtigen Plattenepithel, dem Anoderm, überzogen sind. Ihre isolierte Anschwellung ohne Beteiligung innerer Hämorrhoiden täuscht einen Vorfall vor. Dieser meist post defaecationem auftretende Zustand wird als Pseudoprolaps bezeichnet (Abb. 2). Die Knoten imponieren durch eine pralle, meist livid erscheinende Schwellung. Diese pseudotumorösen intermediären Hämorrhoidalknoten können exprimiert, nicht aber reponiert werden. Es handelt sich hierbei nicht um einen Prolaps, da der Analkanal noch voll intakt und nicht verschoben ist.

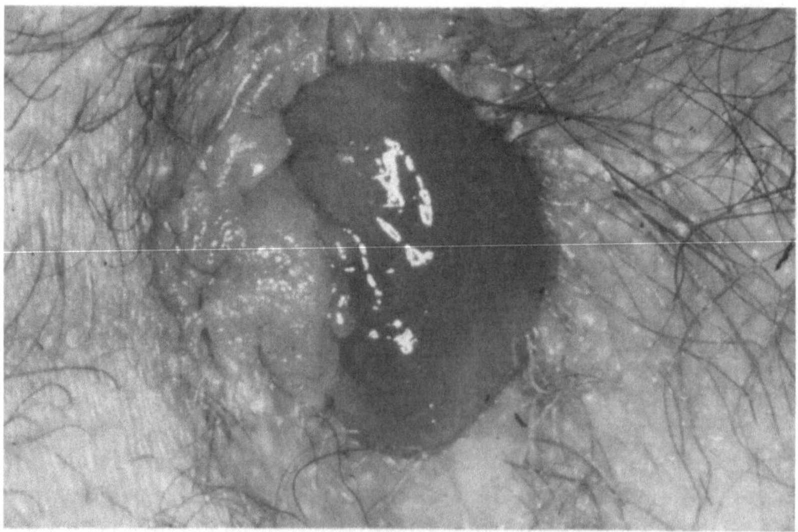

Abb. 1. Hämorrhoidalprolaps

Löst sich im Laufe der Zeit die Linea dentata durch Unterwandern von Gefäß-
konvoluten von ihrer Basis, so gibt es zwei Wege einer Dislokation.

Bei alleiniger Dislokation nach medial, also lumenwärts, tritt ein Zustand auf,
den man als Pseudoanalprolaps bezeichnet (Abb. 3). Meist erfolgt auch eine Dislokation nach kaudal, so daß der Analkanal tatsächlich nach außen prolabiert. Nun
erst handelt es sich um einen echten Analprolaps (Abb. 4, 5). Die Linea dentata ist
in diesem Zustand außen sichtbar; der Glanz der Prolapsoberfläche ist feucht, da
Mukosa prolabiert. Dieser Zustand führt nach häufigen Stauungen und Entzündungen zur Entwicklung bleibender Hautlappen, den sekundären Marisken.

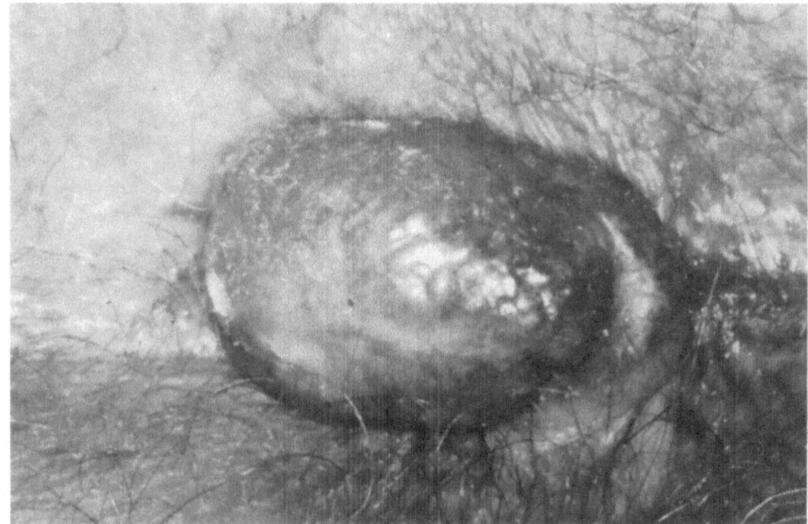

Abb. 2. Pseudotumoröser intermediärer Hämorrhoidalknoten

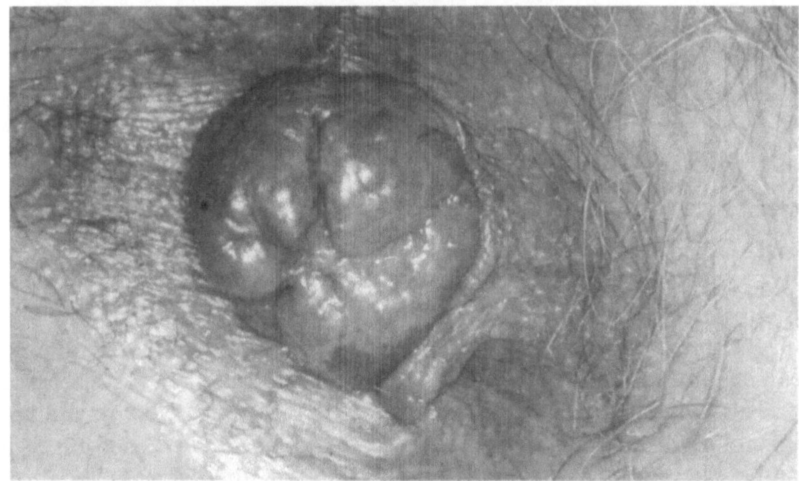

Abb. 3. Pseudoanalprolaps

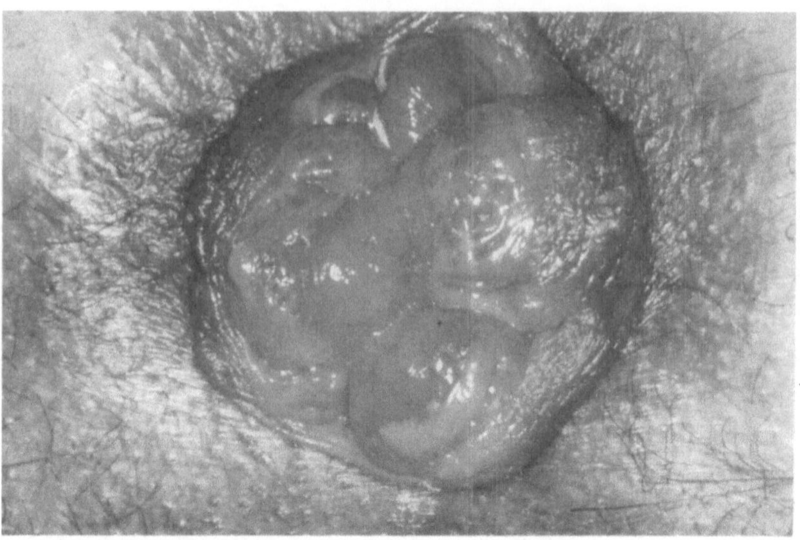

Abb. 4. Analprolaps

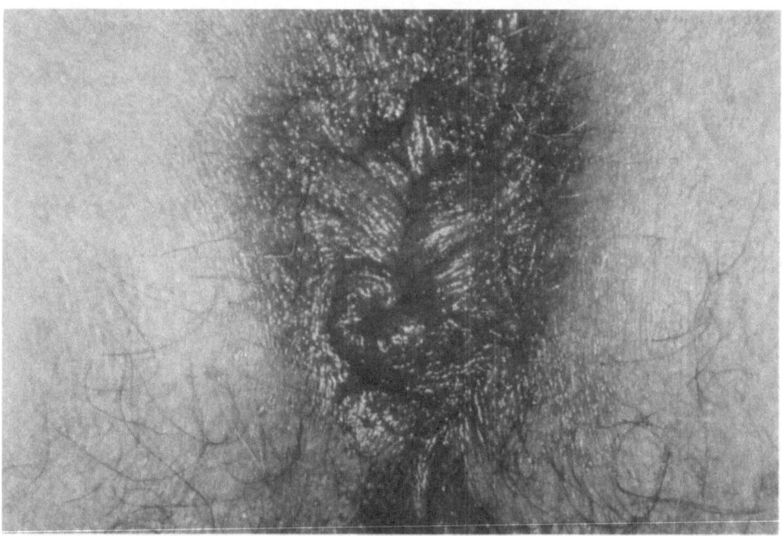

Abb. 5. Analprolaps nach Reposition

Die rein kaudale Dislokation der Linea dentata führt zum Vorfall unter dem Bild des Gleitanus. Dieser nicht allzu häufige Zustand ist meist klinisch völlig stumm. Bei der digitalen Untersuchung läßt sich der gesamte Analkanal mühelos mit dem Finger 5–6 cm hin- und herschieben. Der in die normale Position geschobene Zustand bleibt nur kurz, der Analkanal fällt spontan auch ohne Defäkationsdruck vor (Abb. 6). Die Symptomatik der verschiedenen Vorfallformen wird durch den Grad

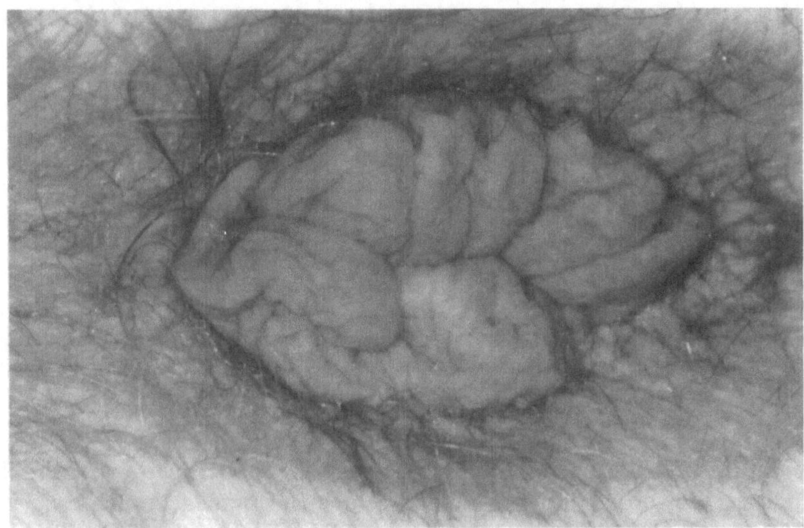

Abb. 6. Gleitanus

der Stauung und Entzündung bestimmt. In frühen Formen ist mit einer richtig durchgeführten Sklerotherapie oft eine Heilung möglich. Die Patienten gewöhnen sich aber durch das langsame Entstehen des Vorfalls an den jeweiligen Zustand, so daß sie oft erst zur Behandlung kommen, wenn zusätzliche Beschwerden wie Schmerzen und Blutung auftreten.

In diesen Fällen ist meist nur noch eine operative Sanierung möglich. Parks beschreibt seine vorzüglichen Operationsergebnisse als Folge einer Wiederherstellungs- und nicht einer Amputationschirurgie. Die beiden besten Methoden sind die Operation nach Milligan/Morgan („Drei-Zipfel-Methode") und die submuköse Hämorrhoidektomie nach Parks. Beide Methoden bieten ein hervorragendes funktionelles Endergebnis. Der Sphinkterapparat wird bei diesem Vorgehen nicht berührt; somit ist die Kontinenz nicht im geringsten beeinträchtigt.

Die besprochenen Erkrankungen, das Fistelleiden wie das Vorfalleiden, sind kausal nur durch operative Eingriffe zu beheben und gehören als erworbene und angeborene Fehlbildungen mit in den Bereich der operativen Dermatologie.

Literatur

1. Roschke W (1981) Die Entwicklungsmöglichkeiten der verschiedenen Hämorrhoidenformen, des Gleitanus und des Analprolapses. Coloproctology vol 3 Heft I
2. Roschke W, Krause H (1983) Die proktologische Sprechstunde. 5. Auflage, Urban & Schwarzenberg, München Wien Baltimore

Pigmentmäler in Geschichte, Literatur und Kunst

F. Leyh

Zusammenfassung

Der Dermatologe sieht in Malen definierte pathologische Gewebsveränderungen. In der Volkskunde und in der Dichtung wird Muttermalen jedoch meist eine besondere Deutung zugewiesen.

Mal und Makel, Merkmal und Zeichen werden an verschiedenen Beispielen in ihrer semantischen Bedeutung dargelegt.

In der medizinischen Terminologie ist Mal eine definierte, umschriebene pathologische Gewebsveränderung. Im allgemeinen Sprachgebrauch hingegen bedeutet Mal Merkmal, im weiteren Sinn Zeichen. Was sind Zeichen? Die Antwort auf diese Frage gibt die Semiotik, die Wissenschaft von der Bedeutung der Zeichen. Die Semiotik hat, wie Th. v. Uexküll unter Berufung auf Seboek betont, eine ihrer Wurzeln in der Medizin. Die Lehre von den Krankheitszeichen wurde bis zum 17. Jahrhundert medizinische Semiotik genannt. Sie erlebt jetzt unter dem neuen Vorzeichen der Informatik ihre Wiedereinführung [4, 9, 17, 18].

In unserem Kulturkreis begegnet uns das Urbild des Mals bei Kain.

> „Und der Herr machte ein Zeichen an Kain,
> daß ihn niemand erschlüge, der ihn fände."
> (1. Moses 4, 15)

Der Text fährt fort:

> „Kain ging aus dem Angesicht des Herrn und wohnte jenseits von Eden." [1]

Damit ist, in der lakonischen Sprache der Bibel, alles weitere ausgedrückt.

Das Kainszeichen ist ein Schutzzeichen; es bedeutet ‚Du sollst leben'; es ist nicht, wie in späterer, etymologischer Verzerrung ein Schandmal. Das erste Abbild eines Schutzzeichens wurde aus dem Phönizischen ins Hebräische übernommen (Abb. 1). Es symbolisiert den Menschen, der umschlossen und geschützt im Himmelsraum mit ausgebreiteten Armen steht, den oberen Pol, das Angesicht nach Osten, dem Sonnenaufgang zugewendet. Es wird auch als Urname, ADAM, gedeutet, dann entspricht A dem Osten, D dem Westen, A dem Norden und M dem Süden (Schipperges 1983). Dieses Zeichen ist in dem Text von Hesekiel gemeint:

> „Zeichnet mit einem Zeichen
> die Stirn der Frommen,
> die andern aber erschlaget,
> erwürget, Alte, Jünglinge,
> Jungfrauen, Kinder und Weiber."
> (Hesekiel 9, 4–6)

Die Lebenskraft des archaischen Bildes zeigt sich darin, daß es, geringfügig abgeändert, als Emblem der europäischen pädiatrisch-dermatologischen Society 1984 wieder erstanden ist.

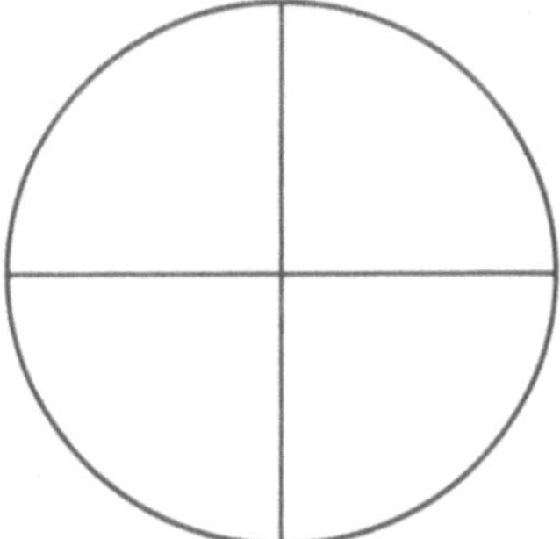

Abb. 1. Althebräisches Bildzeichen für AOT

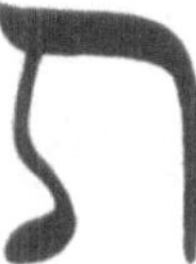

Abb. 2. Hebräisches Bildzeichen für AOT

Das spätere Schriftzeichen AOT wird über das Verbum „bezeichnen", in der griechischen Übersetzung semeion, zum Wurzelwort der Semiotik (Abb. 2).

Was für eine Funktion haben Zeichen? Ein Zeichen drückt eine Botschaft aus, es setzt Signale. Das Zeichen selbst ist wertfrei. Für sich allein kann es nicht stehen. Erst die Wechselwirkung zwischen dem Zeichen und seinem Interpreten macht den semantischen Gehalt aus. Die jeweiligen Interpretationsebenen sind verschieden, doch immer gleichrangig. Der Dermatologe sieht den Nävus Unna, die zupackende Volksphantasie in der gleichen Veränderung den „Storchenbiß". Das maligne Melanom ist in „Der schwarzen Spinne" Symbol des Bösen.

Man unterscheidet zwischen gesetzten Zeichen und vorgegebenen, in unserem Fall angeborenen Zeichen. Es gibt Symbolzeichen und Zeichen der Erwählung, Schutzzeichen und Erkennungszeichen [18]. Kastenzeichen und Tätowierungen sind Zugehörigkeitszeichen, sie haben soziale Funktion. Das Mal als Merkmal ist ein Zeichen der Ordnung und des Erkanntwerdens, des Unverwechselbaren oder – in der Revision – des Unkenntlichmachens. „Der Frosch mit der Maske" läßt seinen Leuten im Aufnahmeritual einen kleinen Frosch über das linke Handgelenk eintätowieren. Damit sind sie als Bandenmitglieder gleichzeitig gekennzeichnet, aber auch identifizierbar [19]. In den durchaus lesenswerten Afrika-Romanen des gleichen Autors, Edgar Wallace, finden wir ein Beispiel, wie Schutzzeichen, Zeichen von ursprünglich archaisch hoher Bedeutung, vergröbern. Der Bezirkshauptmann Sanders, der die Stämme am großen Strom verwaltet, kämpft gegen die Sitte der Eingeborenen, Kinder mit Mißbildungen gleich nach der Geburt zu töten. Er drückt den Säuglingen einen Gummistempel auf die Stirn: „Vorsicht, zerbrechlich, Eigentum der britischen Regierung." Dies Zeichen, obwohl es mit der Zeit verschwand, wurde von den Eingeborenen vollkommen respektiert [20].

Aus der Fülle der Symbolzeichen greife ich aus der Literatur zwei Beispiele heraus: Gilgamesch und Enkidu, das Freundespaar [13], und Jakob und Esau, die feindlichen Brüder. „Enkidu, der Mächtige, der Sproß der Stille und der Wälder, bedeckt mit Haar an seinem ganzen Leib" und Esau „rötlich am ganzen Körper, ganz rauh wie ein Fell." Wir können diese Beschreibung jeweils als Tiefellnävus deuten. In der Schicht des kollektiven Unbewußten aber symbolisiert das Haarkleid vielleicht ein Sicherinnern an die gemeinsame körperliche Herkunft aus dem Tierreich.

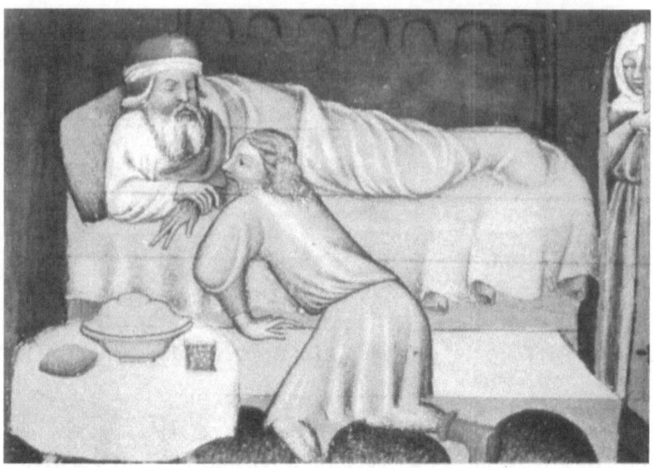

Abb. 3. Isaak segnet Jakob. Das Bild zeigt den imitierten Tierfellnävus

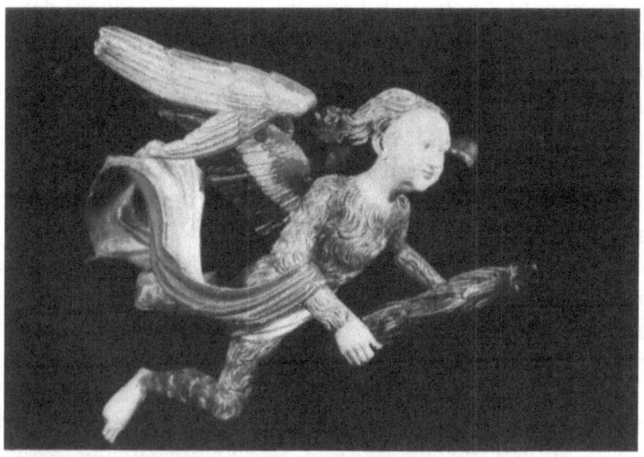

Abb. 4. Veit Stoß: Kranztragender Engel St. Lorenz, Nürnberg

Mit beiden Merkmalsträgern geht es nicht gut aus. Enkidu, der Gilgamesch in seinem Kampf um die Unsterblichkeit begleitet, stirbt; ergreifend ist die Totenklage Gilgameschs über den gefallenen Freund. Esau zieht, wie bekannt, in jeder Weise den kürzeren. Es siegt und überlebt der glatthäutige, stadtbewohnende Gilgamesch; es obsiegt der Zeltfromme, Schiere, über den Rauhen, Roten. Das Beispiel mittelalterlicher Buchmalerei aus der Prager Miniaturenschule ist der sogenannten „Wenzel's Bibel", entstanden um 1400, entnommen. Sie zeigt Jakob beim „frommen Segensbetrug", wie Thomas Mann ihn schildert; der rechte Unterarm ist fellumwickelt; der Künstler zeigt uns entgegen der Schrift den linken natürlichen Unterarm des „wahren Jakob", der Maler will uns hier den Betrug ganz deutlich machen (Abb. 3) [3]. Das Bild des kranztragenden Engels aus dem „Engelsgruß" von Veit

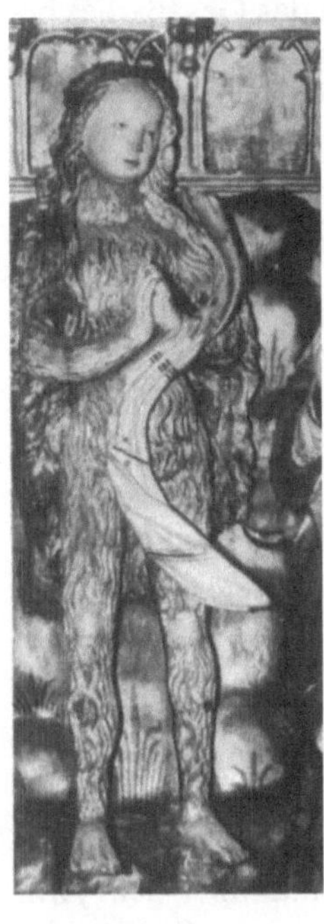

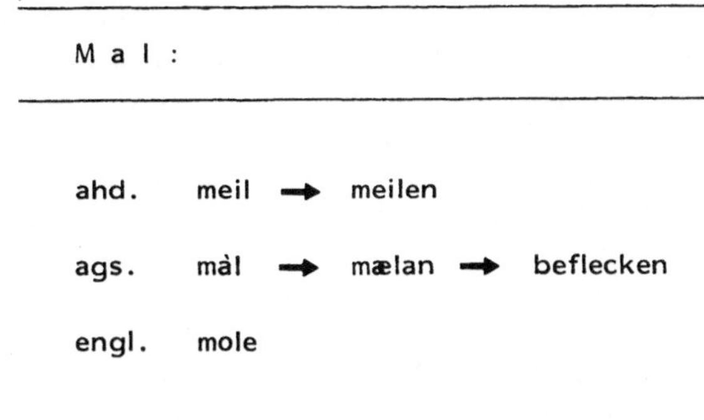

Abb. 6. Althochdeutsche angelsächsische und englische Ableitung des Wortes „mal"

Abb. 5. Heilige Maria Magdalena vom Maria-Magdalena-Altar, St. Annen-Museum, Lübeck

Stoß (1518) in der St. Lorenz Kirche in Nürnberg stellt, dermatologisch gesehen, eine Hypertrichosis congenita universalis dar (Abb. 4). In Lübeck im St. Annen Museum steht der Maria-Magdalena-Altar, auf dem die fromme Büßerin im Haarkleid dargestellt ist (Abb. 5). Die Legende berichtet, daß ihr diese Haare in der Wüsten-Bußzeit gewachsen sind. Dermatologisch von Interesse ist, daß die Kniescheiben sowie die Füße und Handinnenflächen haarlos sind. Die Legende berichtet, daß die Heilige Tag und Nacht auf den Knien vor Gott gelegen habe.

Der Deutung und Bedeutung von Zeichen und Fehlbildungen in Volkskunde und Volksmedizin soll der Segensspruch vorausgeschickt werden, den der Elfenkönig Oberon in Shakespeares „Sommernachtstraum" den beiden jungen, glücklichen Paaren zuruft:

„Jedes dieser Paare sei
ewiglich im Lieben treu;
ihr Geschlecht soll nimmer schänden,
die Natur mit Feindeshänden,
und mit Zeichen schlimmer Art,
Muttermal und Hasenschart,
werde, durch des Himmelszorn,
ihnen nie ein Kind geborn." [15]

Hier ist die Bedeutungseinschränkung des Wortes Mal hervorzuheben (Abb. 6).

Kann die Mutter während der Schwangerschaft ein Gelüst nicht befriedigen, versieht sie sich am Feuer oder erschrickt, so wird ein Kind mit einem Feuermal geboren. Erschreckt sie sich über eine Maus, entsteht ein „dunkles Muus". Bei dieser Deutung steht die Vokalverwandtschaft Pate. Versieht sich die Mutter an einem Hasen, entsteht, entsprechend der sympathetischen Ursache – Wirkungsverknüpfung, eine Hasenscharte. Als Abwehrzauber gilt der schnelle Griff an das Gesäß, dies bewirkt einmal eine Ableitung zur Erde hin, zum anderen stellt man sich vor, daß das Mal bei dem zu gebärenden Kind an diesem Körperteil nicht gleich zu sehen ist [2]. Als Zeichen dieser Art trägt auf der linken Gesäßbacke die jüngste Gespielin von James Bond „Oktopussy", ein kleines Muttermal in Form eines Oktopoden.

Der Vater dieses Geschöpfes war ein leidenschaftlicher Beobachter und Züchter dieser Spezies.

Die therapeutischen Vorschläge zur Behandlung von Pigment- und Muttermälern entsprechen der magischen Ebene der Heilkunst. Die Mutter darf das Mal nicht ansehen. Das Mal muß man mit der Nachgeburt bestreichen oder mit einer Totenhand berühren. Man bedecke das Mal mit einem Zettel, auf dem die drei Namen der Heiligen Männer im Feuerofen [!] geschrieben sind. In der Steiermark wird das Muttermal angebetet unter Dahersagen eines Segens, in dem der Heilige Augustinus und der Apostel Bartholomäus genannt werden; dabei wird das Muttermal angehaucht [14]. Meines Wissens nach ist das eines der wenigen Beispiele, in dem der Name des Heiligen Augustin, einer der großen vier lateinischen Kirchenväter, für einen Heilzauber gebraucht wird. Das Attribut des Heiligen Augustinus ist das flammende Herz. Auch hier steht die Flamme – Feuermal – als sympathetischer Therapiezauber.

Der Apostel Bartholomäus erlitt den Märtyrertod durch Schinden. Der Heilige trägt seine abgezogene Haut als sein Märtyrererkennungsmerkmal über dem Arm und hält eine Schriftrolle in der Hand. Auch hier ist die Beziehung zum Sympathiezauber deutlich.

Muttermale geben über Charakter und Schicksal der betreffenden Person Auskunft; Divinatio ex naevis corporis. So bedeutet ein Mal über der Augenbraue, daß der Betreffende am Galgen enden wird und ein Mal unter den Ohren, daß er absäuft [14].

Stigmata diabolicum nennt der Volksaberglaube schwarze, aber auch andersfarbige Male, die über der linken Augenbraue, unter den Ohren, in den Achselhöhlen, an Brust und Hüfte lokalisiert sind. Es handelt sich um bewegliche Zeichen, die bei jeweils verschiedenen Trägern das gleiche bedeuten. Das Mal als Stigma diabolicum ist Inhalt der Novelle „Die schwarze Spinne" von Jeremias Gotthelf. Der Schweizer Pfarrerssohn Gotthelf, 1797 geboren, wird in der Weltliteratur gleichrangig neben Gottfried Keller und Konrad Ferdinand Meyer angesehen [6].

Die Bauern im Schweizer Emmental werden durch Zwingherrn, in der Erzählung Versprengte des preußischen Ritterordens, bedrängt und bedroht. Es geht um ihre Existenz, als die Ritter sie zu schwerer Fronarbeit zwingen wollen. Christine, die junge Frau eines Bauern, läßt sich, um ihre Landsleute vor der Vernichtung zu retten, mit dem „Grünen" ein. Der Grüne in der Gestalt des grünen Jägers ist ein Archetypus des Bösen; man fürchtet sich, seinen Namen zu nennen. Er verlangt für seine Hilfe ein ungetauftes Kind. Christine verspricht ihm dies in der Meinung, daß sie mit dem Grünen schon fertig werde. Der Bund wird mit einem Kuß auf die linke Wange – immer ist es die linke Körperhälfte beim Stigma diabolicum – besiegelt (Abb. 7). Der Kußfleck, noch unsichtbar, fängt mit der Zeit an zu jucken und zu schmerzen. Ein kleiner Punkt, der größer und schwärzer wird, erscheint. Von dem schwarzen Mal laufen einzelne dunkle Streifen aus, und „nach dem Munde hin schien sich auf dem runden Fleck ein Höcker zu pflanzen". Christines Mann sprach ihr kaltblütig zu „das werde sich bessern, es sei ein Malzeichen, wie es gar viele Menschen hätten. Wenn es einmal ausgewachsen sei, höre der Schmerz auf und leicht sei es dann abzubinden." Christine kann ihr Versprechen nicht halten. Der Pfarrer ist bei jeder Geburt mit dem Heiligen Sakrament der Taufe zugegen. Das schwarze Mal wird größer und größer. Es schmerzt unerträglich, bis es schließlich

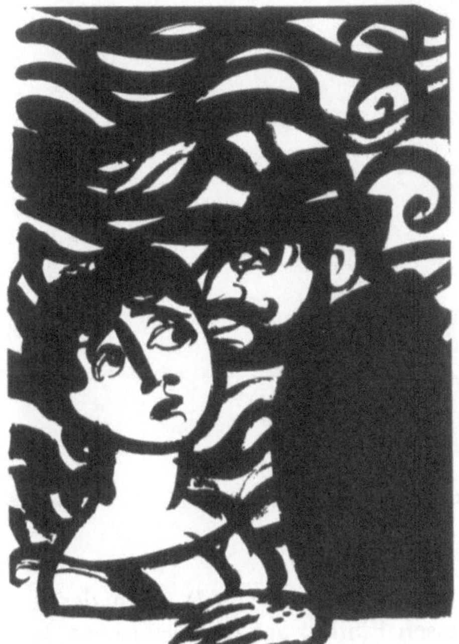

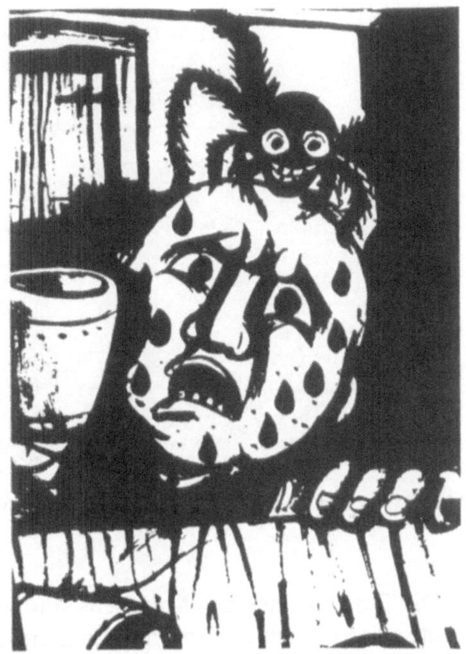

Abb. 7. Der Kuß des „Grünen"

Abb. 8. Ausbreitung des Bösen – Melanommetastasen?

aufspringt. Gotthelf schildert dies dramatisch als die Geburt kleiner schwarzer Kreuzspinnen, die sich im ganzen Emmental verbreiten und die Menschen in Furcht und Schrecken setzen.

Dermatologisch kann die so plastisch geschilderte Veränderung als „Schwarzer Krebs" gedeutet werden, bei der es zu einer Metastasierung und Aussaat multipler schwarzer Knötchen kommt (Abb. 8). Für Gotthelf ist hier Gut noch Gut und Böse eben nicht „das sogenannte Böse", sondern etwas, was von uns Besitz ergreift bis zur letzten Konsequenz, wenn wir uns mit ihm einlassen, auch dann, wenn die Motive, aus denen heraus dies geschieht, gut sind. Noch heiligt der Zweck nicht die Mittel. Dies ist ein ganz entscheidendes Diktum der Novelle.

Die Vorstellung von der Macht des Bösen lebt weiter. In Polanskis Filmwerk „Rosemaries Baby" sind Stigmata diabolica mit den Mitteln der Zeit realistisch und eindrucksvoll dargestellt.

In dem Märchen „Undine" des romantischen Schriftstellers de la Motte Fouqué ist das Muttermal Identifikationszeichen. Berthalda, die Ziehtochter des Herzogs, wird an einem Muttermal als Kind der armen Fischersleute, die Undines Pflegeeltern sind, erkannt: „Ich muß Euch sagen, wenn dieses böse Fräulein meine Tochter ist, dann trägt sie ein Mal gleich einem Veilchen zwischen beiden Schultern und ein gleiches auf dem Spann ihres linken Fußes" (Abb. 9) [10].

Erkannt und identifiziert verläßt Berthalda das geliehene Leben und tritt in ihr eigenes Schicksal ein. Das Unglück nimmt seinen Lauf: Der Ritter wird Undine verstoßen, um Berthalda zu heiraten, und alle drei gehen zugrunde. Das entzifferte Zeichen gleicht hier einem Schlüssel, der die Tür zur Handlung des Lebens öffnet.

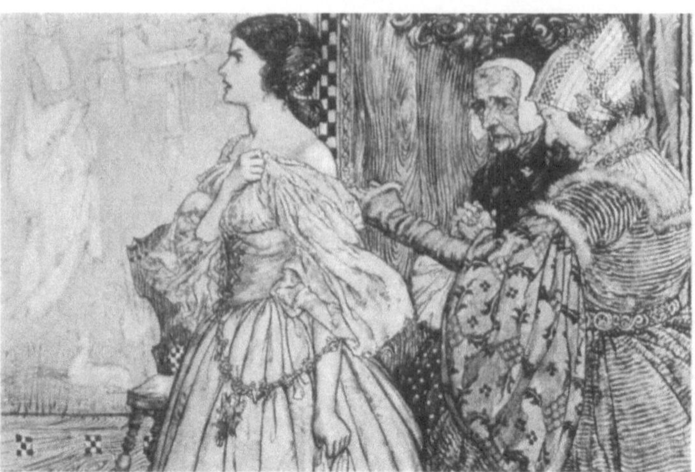

Abb. 9. ... trägt sie ein Muttermal gleich einem Veilchen über der linken Schulter

Die Illustrationen des Märchens sind von Arthur Rackham (1867), einem der bedeutendsten Buchillustratoren Englands, dessen Einfluß auf den Deutschen Jugendstil z. B. bei Heinrich Vogeler unverkennbar ist und der weiter bis zu Sulamith Wülfing reicht.

Die Geschichte eines Erkennungsmerkmals mit glücklichem Ausgang lesen wir in der Erzählung „Das Grab seiner Ahnen". Rudyard Kipling, der literarische Kronzeuge von Britisch-Indien, hat mit Liebe und tiefer Einsicht in die Welt des Ostens – man lese Zuckmayers Essay über Kipling nach – diese versunkene Welt englischer Kolonialoffiziere, Verwaltungsbeamte, Nabobs und Eingeborenen geschildert [21]. Kipling, ein Meister der kleinen Form, erzählt: Im zentralindischen Bergland lebt das wilde Volk der Bihl. Sie sind wohl Reste der Ureinwohner Indiens, der Daviden. In abergläubischer Verehrung hängen sie an Jan Chinn, einem englischen Beamten, der ihren Distrikt mit Strenge und Güte zivilisiert und verwaltet. Nach seinem Tod – er wird im Lande begraben – nimmt er unter ihnen den Rang eines Halbgottes ein. Sein Enkel, Jan Chinn der Jüngere, kommt als Leutnant zu dem Eingeborenenregiment und wird dort mit großen Erwartungen empfangen. Der Älteste des Stammes entdeckt dann das Zeichen:

> „Ein dunkles Muttermal auf seiner Schulter, das aussah wie ein großer Rotweinfleck. Es kam, so sagten sie daheim, immer in jeder zweiten Generation vor und erschien, seltsam genug, 8 oder 9 Jahre nach der Geburt." [8]

Dieses Mal hat nicht nur Erkennungscharakter, es steht im Symbolfeld der Hindureligion. Diese Geschichte bietet ein Beispiel für die unterschiedliche Interpretationsebene von Zeichen. In der Beziehung Zeichen – Zeichenträger und Zeichendeuter sieht der Dermatologe einen Nävus flammeus, wahrscheinlich autosomal dominant vererbt, der nicht therapiepflichtig ist. Für den Bihl ist das gleiche Mal untrügliches Zeichen der Re-inkarnation des Großen Jan Chinn in seinem Enkel. Und wiederum sind die Folgen der Entschlüsselung des Zeichens bemerkenswert. Dem Zeichenträger als dem wiedererstandenen Halbgott wird Ehrfurcht und abso-

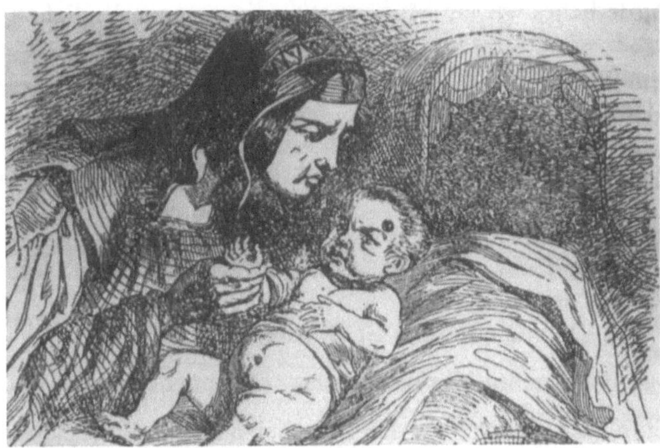

Abb. 10. Ein Struldbrugg ist geboren

luter Gehorsam entgegengebracht. Seine Kompanie schneidet am besten ab, und dem jungen Chinn, Kipling deutet dies an, ist eine hervorragende militärische Laufbahn beschieden. Dies wiederum wird die Eingeborenen in ihrem Glauben an die Wiedergeburt des früher schon so erfolgreichen Chinn bestätigen. Hier haben wir eine Wechselwirkung zwischen Zeichen und Zeichendeutung, die sich gegenseitig hinaufhebt.

Für die Deutung, die das Mal in der Romandichtung erfahren hat, ziehe ich als Beispiele heran: „Gullivers Reisen" von Swift, in der illustrierten Ausgabe von Grandville; Graham Greene „Der Honorarkonsul" und William Golding „Herr der Fliegen" [16, 7, 5]. Gulliver schildert seine Reiseerlebnisse bei den Luggenaggs. Dort wird gelegentlich ein Kind geboren, das über der linken Augenbraue – wieder die linke – einen runden roten Fleck von der Größe eines silbernen Dreipennystücks aufweist (Abb. 10). Dieser Fleck ist Merkmal der Unsterblichkeit! Die Merkmalsträger tragen den Namen Struldbruggs. Es gibt Struldbruggs beiderlei Geschlechts. Das Mal wächst und ändert seine Farbe vom 12. bis 45. Lebensjahr. Nach dem 45. Lebensjahr wird es schwarz und nimmt Schillinggröße an. Das Mal wird nicht vererbt. Es ist ein Divinationszeichen, es steht für Schicksal, hier für Unsterblichkeit.

Der unbewußte Witz des Dichters läßt den Fleck in der Kindheit rot, in der Jugend grün und im Alter schwarz erscheinen. Man geht nicht fehl in der Annahme, daß Swift diesen Fleck am Beispiel eines kleinen Hämangioms erfunden hat. Darauf deutet auch die Zeichnung Grandvilles hin.

Unsterblichkeit ist allerdings, wie Swift ausführt, „kein Ziel aufs Innigste zu wünschen". Die Gezeichneten fühlen sich zur Unsterblichkeit verdammt.

Greene beschreibt in seinem Roman „Der Honorarkonsul" das Schicksal eines vom korrekten Auslandengländer ganz abweichenden Typs, der, weil er einmal Verwandte der englischen Königsfamilie zu einem archäologischen Ausflug begleitet hatte, zum Honorarkonsul ernannt worden war. Im Etablissement der Señora Sanchez arbeitet das Mädchen Clara. Dr. Eduardo Plarr entdeckt ein kleines, graues Muttermal auf ihrer Stirn. „Wie leicht werden sexuelle Wünsche durch etwas so

Äußerliches wie ein Muttermal an einer ungewöhnlichen Stelle geweckt." Charles, der Honorarkonsul, verliebt sich in sie und macht sie zu seiner Frau, für die dortige englische Kolonie, die aus drei Personen besteht, eine herausfordernde Beleidigung.

Clara steht im gleichen Umfeld wie Ringelnatz's kleine Freundin „Das Mädchen mit dem Muttermal, drei Handbreit unterm Herzen", eine unter vielen Namenlosen, an die er sich erinnert, da sie sich durch eben dieses Mal - und weil sie „vieles Goldene stahl" - von den anderen Freundinnen unterschieden hat [11].

In dem Roman von W. Golding „Herr der Fliegen" steht ein Flugzeugabsturz am Anfang der Geschichte.

Der Titel des Romans ist Goethes „Faust" entnommen.

Faust nennt Mephistopheles „Fliegengott".

Eine Schar Jungen im Alter zwischen 6 und 14 Jahren überleben auf einer Koralleninsel. Die Insel ist ein Paradies: keine Erwachsenen, also keine göttliche Ordnungsmacht, Lagune und Sandstrand, Überfluß an Früchten und der blumenreiche Urwald läßt die Kinder ihr Unglück vergessen. Am ersten Abend sammeln sie sich, ein Muschelhorn dient als Symbol des sich bildenden Gemeinwesens. Wer die Muschel hat, darf sprechen. Ein Anführer, Ralph, wird gewählt, dann meldet sich ein Kind zu Wort. „Es war ein Knirps von etwa 6 Jahren. Seine eine Gesichtshälfte wurde durch ein maulbeerfarbenes Muttermal verunstaltet." Das Kind fragt: „Was wird, wenn nachts die Schlange kommt?" Dies Kind bringt in das Paradies der tropischen Insel und die Unschuld des ersten Tages Unbehagen, Angst und Furcht. Im weiteren Verlauf der Erzählung wird die Schlange zum Ungeheuer schlechthin; Panik kommt auf, die Katastrophe bricht herein. Der Junge hat keinen Eigennamen, er wird „der Junge mit dem Mal" genannt. Er verschwindet und wird nie wieder gesehen. Vielleicht ist er im ersten Feuer, das die Kinder leichtsinnig entzündet und dessen sie nicht Herr wurden, verbrannt. Immer wieder ist die Rede von ihm; Ralph hält nach ihm Umschau, „er mustert seine Jungens, ihre Gesichter waren sommersprossig und schmutzig, aber rein vom Makel". Das Feuermal, der Makel, auf dem Gesicht des Kindes hat hier eine soziale und eine individuelle Funktion. „Der Junge mit dem Mal" stürzt die Gemeinschaft in Schrecken und Angst; er selbst ist dadurch als Opferkind gezeichnet.

Mit einem Beispiel aus dem Alten Testament habe ich begonnen, mit einem Beispiel aus dem Neuen Testament will ich schließen.
Es heißt in der Offenbarung des Johannes, im 9. Kapitel, Vers 4:

> Und es ward ihnen gesagt,
> daß sie nicht beschädigen das Gras
> auf Erden, noch kein grünes,
> noch keinen Baum,
> sondern allein die Menschen,
> die nicht haben das
> Siegel Gottes an ihrer Stirn.

Es ist dies das Zeichen der Auserwählten, ein Signum von allerhöchstem Rang.

Literatur

1. Heilige Schrift, nach der deutschen Übersetzung D Martin Luthers. Preußische Haupt-Bibelgesellschaft Berlin 1912, 20. Auflage
2. Handwörterbuch des Deutschen Aberglaubens Band III u Bd VI, Hoffmann-Krager E, Bächthold-Stäubli H (Hrsg) de Gruyter, Berlin 1930/31.
3. Wenzel Bibel, Band 1, Genesis und Exodus, Faksimile-Ausgabe, Akademisches Druck- u Verlagshaus Graz, 1984
4. Baer E. Die Zeichenlehre von Thomas A Seboek in Krampen M, Oehler K, Pons R, Uexküll Th v (Hrsg) ‚Die Welt als Zeichen' 1981
5. Golding W. Herr der Fliegen. Fischer Taschenbuch (580). Fischer, Frankfurt/Main 1983
6. Gotthelf J. Die schwarze Spinne. Mit Holzschnitten von Ernst v Dombrowski, Gütersloh. Bertelsmann 1954
7. Greene G. Der Honorarkonsul. Paul Zsolnay, Wien Hamburg 1973
8. Kipling R. Das Grab seiner Ahnen in: Gesammelte Werke, ins Deutsche übertragen von Wilhelm Lehmann, Paul List, München 1965
9. Leyh F (1984) Die Bedeutung dermatologischer Zeichen. Z f Semiotik 6: 23–26
10. de la Motte Fouqué B. Undine, illustriert von Arthur Rackham, München. Georg Dietrich oJ
11. Ringelnatz J. ‚Das Mädchen mit dem Muttermal' in: War einmal ein Bumerang. Karl H Hensel, Berlin, oJ
12. Schipperges H. Theoretische Pathologie. Springer, Heidelberg 1983
13. Schmöckel H. Das Gilgamesch-Epos, rhythmisch übertragen, 5. Aufl. Kohlhammer, Stuttgart 1980
14. Seyfarth C. Aberglaube und Zauberei in der Volksmedizin Sachsens. Heims, Nachdruck der Ausgabe Leipzig 1913
15. Shakespeare W. Ein Sommernachtstraum, 5. Akt, 1. Szene. Dramatische Werke, übersetzt von August Wilhelm v Schlegel u Ludwig Tiek im Auftrag der Deutschen Shakespeare-Gesellschaft, hrg Oechelhäuser W. Deutsche Verlagsanstalt Stuttgart, Leipzig Berlin Wien 1891
16. Swift J. Gullivers Reisen, aus dem Englischen übertragen von Heinrich Hansen. Mit Illustrationen von Grandville, Winkler, München, 1974
17. Uexküll Th v (1984) Semiotik und Medizin. Z f Semiotik 6, 3–4
18. Ulmann St. Semantik, eine Einführung in die Bedeutungslehre. S Fischer, Frankfurt/Main, 1973
19. Wallace E. Der Frosch mit der Maske. Goldmann, München. Taschenkrimi 1, oJ
20. Wallace E. Am großen Strom. Goldmann, München, 1952
21. Zuckmayer C. ‚Großer Freund aller Welt' in: Kipling R. Gesammelte Werke, Bd I, Paul List, München, 1956.

Fehlbildungen und Nävi des behaarten Kopfes: Therapie

E. Landes

Zusammenfassung

Fehlbildungen und Nävi auf dem behaarten Kopf verlangen aufgrund der besonderen anatomischen Verhältnisse spezielle Operationstechniken.

Insbesondere wird durch die Spannungsverhältnisse der Galea eine größere Exzision ohne Galeotomie nicht durchführbar. Spezielle Naht- und Operationstechniken werden besprochen.

Die Alopecia-Reduktionsplastik und Haarersatzplastiken mit haartragenden Transplantaten sind zur Behandlung von traumatisch bedingten Narbenbildungen auf dem behaarten Kopf, aber auch bei anderen selteneren Fehlbildungen, wie Sklerodermia circumscripta, Aplasia cutis congenita, sowie narbigen Alopeziezuständen angezeigt.

Fehlbildungen und Nävi des behaarten Kopfes zeigen eine Vielzahl von Besonderheiten. Es kommen nahezu sämtliche Nävusformen, die auch am übrigen Integument auftreten, auf dem behaarten Kopf vor. Auch zahlreiche Fehlbildungen finden sich auf dem behaarten Kopf ebenso wie an der übrigen Haut. Es gibt allerdings eine Reihe von Neubildungen, die sich vorwiegend auf dem behaarten Kopf lokalisieren, weil sie von Bestandteilen des Haares ausgehen. Diese Neubildungen sind relativ selten (Tabelle 1).

Einige Beispiele: Die tricholemmalen Zysten gehen wahrscheinlich vom tricholemmalen Sack aus, der das telogene Haar umgibt; sie sind häufig verkalkt. Das follikuläre Porom, die sogenannte „inverted follicular keratosis", ist ein benignes interaepidermales Akanthom, welches möglicherweise dem Tricholemmom verwandt ist; klinisch ist es mit einer vulgären oder einer seborrhoischen Warze zu verwechseln. Das Trichofollikulom ist zwischen dem Trichoepitheliom und der sogenannten „dilated pore" einzugliedern. Es handelt sich um weiße bis hautfarbene Tumoren, die etwas eingezogen sind, und die als Charakteristikum weiße Haare im Zentrum haben.

Auch das sogenannte Adenoma seboparum, das Talgdrüsenadenom, ein hautfarbener gelblicher Tumor, der etwas verrukös sein kann und oft im Zusammenhang mit Neoplasien des Magen/Darmtraktes beobachtet wird, ist klinisch kaum zu dia-

Tabelle 2. Seltene Fehlbildungen und Nävi auf dem behaarten Kopf

Glomustumor
Komedonennävus
Necrobiosis lipoidica
Nävus lipomatodes superficialis
Blauer Nävus
Aggressive Fibromatose

gnostizieren. Es kann wie ein Basaliom aussehen oder auch wie eine Metastase eines Mammakarzinoms auf dem behaarten Kopf.

Das sogenannte Epithelioma calcificans oder Pilomatricom ist ein benignes Epitheliom, das sich in Richtung der Haarrinde differenziert. Man vermutet, daß der Tumor aus den Haarmatrixzellen hervorgeht. Der Ursprung aus einer epidermalen Zyste wird heute nicht mehr angenommen. Er befindet sich häufig auf dem behaarten Kopf, ist aber auch an anderen Körperstellen (Gesicht, Augenbrauen, Nacken) zu beobachten (Abb. 1 u. 2).

Tricholemmome, die sonst auch im Bereich der Nase, Oberlippe und Wange lokalisiert sind, können ebenfalls auf dem behaarten Kopf vorkommen. Sie sind glas-

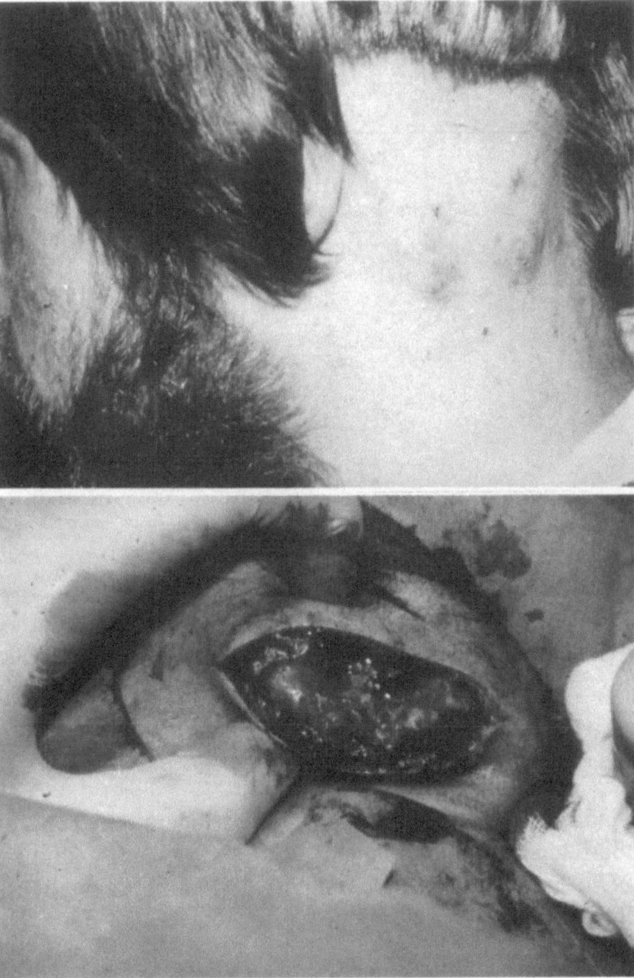

Abb. 1. (oben) Epithelioma calcificans Malherbe
Abb. 2. (unten) Operationssitus des gleichen Patienten mit Epithelioma calcificans Malherbe

Tabelle 2. Seltene Fehlbildungen und Nävi auf dem behaarten Kopf

Glomustumor
Komedonennävus
Necrobiosis lipoidica
Nävus lipomatodes superficialis
Blauer Nävus
Aggressive Fibromatose

Tabelle 3. Fehlbildungen und Nävi auf dem behaarten Kopf

Naevus pigmentosus
Naevus sebaceus
Dermatofibrom
Seborrhoische Warze
Hämangiom
Naevus Unna
Atherom
Lipom
Zylindrom

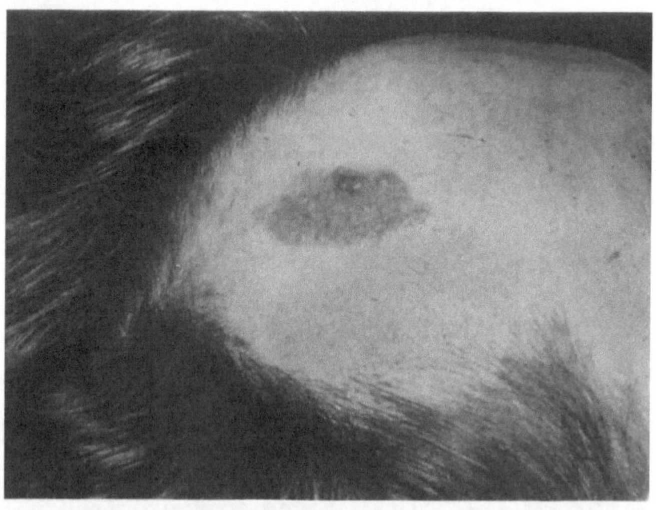

Abb. 3. Naevus sebaceus mit Basaliom

stecknadelkopf- bis erbsgroß mit gelegentlich papillomatöser oder verruköser Oberfläche. Auch hier ist eine klinische Diagnose kaum möglich.

Die Aufstellung ist sicher nicht vollkommen, zeigt aber die Schwierigkeit der Differentialdiagnose von seltenen, überwiegend auf dem behaarten Kopf vorkommenden Neubildungen.

Andererseits können wir Neubildungen, die am übrigen Integument nicht zu den Seltenheiten gehören, in ganz seltenen Fällen auf dem behaarten Kopf beobachten (Tabelle 2). So kann ein Glomustumor auf dem behaarten Kopf auftreten. Von Rupec wurde ein Komedonennävus auf dem behaarten Kopf beschrieben; Metz und Metz konnten eine extrakrurale Manifestation der Necrobiosis lipoidica mitteilen. Selten finden wir auch einen Naevus lipomatodes superficialis auf dem behaarten Kopf.

Blaue Nävi, die differentialdiagnostisch Schwierigkeiten in ihrer Abgrenzung vom malignen Melanom bereiten können, sind sowohl einzeln als auch multipel auf dem behaarten Kopf zu finden.

Wenden wir uns nun den Nävi und Neubildungen des behaarten Kopfes zu, die praxisrelevant sind (Tabelle 3). Vor allem sind es sowohl kongenitale als auch später auftretende Pigmentnävi, die den Patienten zum Arzt führen. Auch sogenannte „Giant naevi" finden wir; sie pflegen aber im allgemeinen den nicht behaarten Teil des Gesichtes mit einzubeziehen. Hier sind therapeutische Maßnahmen wegen der malignen Potenz (6%) frühzeitig durchzuführen.

Eine besondere Bedeutung kommt dem Naevus sebaceus zu, der schon bei Geburt vorhanden sein kann und unterschiedliche Größe aufweist; er kann auch multipel auftreten. Es kommt hier in der Adoleszenz und im Erwachsenenalter in etwa 10% der Fälle zur Bildung von Basaliomen und in etwa 20% zur Bildung eines Syringocystadenoma papilliferum. Daher ist auch hier eine frühzeitige Exzision anzuraten (Abb. 3).

Dermatofibrome sind häufig, wobei nach von Ingersleben bei jedem 50. Dermatofibrom pseudobasaliomatöse Epidermisveränderungen vorhanden sein können, die einem multizentrischen Basaliom ähneln; sie finden sich vorwiegend bei über 70-jährigen Patienten.

Die seborrhoische Warze, ein benigner epidermoider fibroepithelialer Tumor, bei dem die Zuordnung zu tardiven Nävi öfter ventiliert worden ist, ist besonders häufig.

Beim Kleinkind spielen die Hämangiome eine wesentliche Rolle. Etwa 20% finden sich nach Proppe auf dem behaarten Kopf. Die Therapie ist bekannt. Die Spontanheilung soll abgewartet werden. Es besteht allerdings die Gefahr, daß eine schlaffe Vorwölbung in Form einer alopezischen Stelle bleibt, die dann exzidiert werden kann. In seltenen Fällen kann bei schnellem Wachstum Ulzeration eintreten, die zwar die Spontanheilung beschleunigt, jedoch mit Narben abheilt. An Problemstellen wie Auge, Mund, Nase oder Ohr sollte bei raschem Wachstum eine systemische Steroidtherapie durchgeführt werden, wobei hohe Dosen hemmend und niedrige Dosen stimulierend wirken. Es wird angenommen, daß manche hormonsensitive Hämangiome Steroidhormonrezeptoren beinhalten, die eine hormonbedingte Wachstumstimulierung vermitteln.

Die von Schnyder beschriebenen Naevi teleangiectatici mediales symmetrici können neben dem Befall der Lider und des Körpers auch auf dem behaarten Kopf und am Nacken auftreten. Sie verschwinden häufig im Laufe des ersten Lebensjahres. Die Ausnahme ist der Naevus Unna. Es handelt sich dabei um einen Naevus teleangiectaticus des Nackens. Er bleibt nach Proppe nicht nur lebenslang bestehen, sondern nimmt vom 1.–6. Lebensjahrzehnt um das Dreifache zu.

Zylindrome, nävoide Basaliome vom Typ Spiegler oder Morrow-Brooke (auch Turbantumoren genannt) können mit Atheromen verwechselt werden. Sie entarten selten. Atherome sind eine sehr häufige Neubildung auf dem behaarten Kopf, die in unterschiedlicher Größe multipel vorhanden sein können. In seltenen Fällen

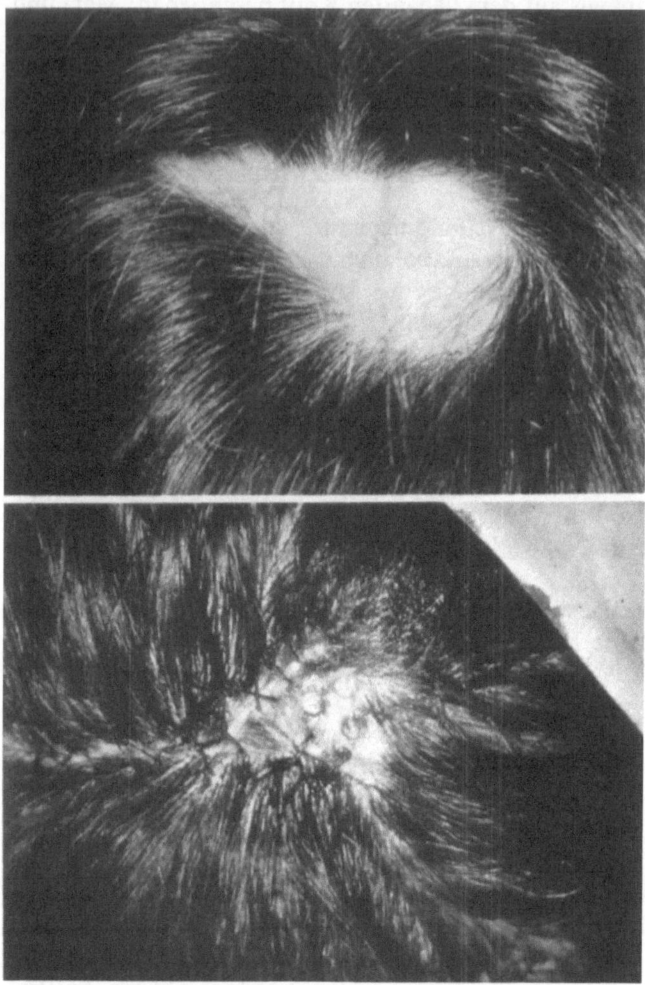

Abb. 4. (oben) Sclerodermia circumscripta auf dem behaarten Kopf

Abb. 5. (unten) Sclerodermia circumscripta – Zustand unmittelbar nach Reduktionsplastik und Haartransplantation

kann auch ein Lipom auf dem behaarten Kopf auftreten und klinisch ein Atherom vortäuschen; dies merkt man spätestens bei der Operation.

Eine therapeutisch schwer zu beeinflussende Fehlbildung ist die narbige Alopezie. Sie entsteht nach Traumen, Verbrennungen, Röntgenbestrahlungen, Verätzungen, Pilzerkrankungen und bestimmten Dermatosen.

Oft ergeben sich differentialdiagnostische Schwierigkeiten, wie zum Beispiel bei der Aplasia cutis congenita und der zirkumskripten Sklerodermie. Bei der ersteren handelt es sich um einen kongenitalen Defekt, welcher bei der Geburt ein Ulcus aufweist, das später narbig abheilt. Bei der zirkumskripten Sklerodermie kann auch die Stirn oder ein Gesichtsanteil mitbefallen sein (Sclerodermie en coup de sabre) (Abb. 4 u. 5).

Tabelle 4. Etat pseudopéladique, Krankheitsbezeichnung: Idiopathische Pseudopeladeform, Symptomatische Pseudopeladeform

Keratosis pilaris decalvans
Epidermolysis bullosa-Gruppe
Ichthyosis-Gruppe
Dyskeratosis follikularis (M. Darier)
Sarkoidose (M. Boeck)
Necrobiosis lipoidica
Lupus erythematodes
Progressive Sklerodermie
Lichen ruber follicularis

Modifiziert nach G. Goerz und R. Kind in C. E. Orfanos Haar und Haarkrankheiten, Gustav Fischer Verlag 1979

Tabelle 5. Therapiemöglichkeiten

ovaläre Exzisionen
trianguläre Exzisionen
Schwenk- und Verschiebelappenplastiken
Reduktionsplastiken
Atheromoperation nach Löwenthal/Friederich
Haartransplantation

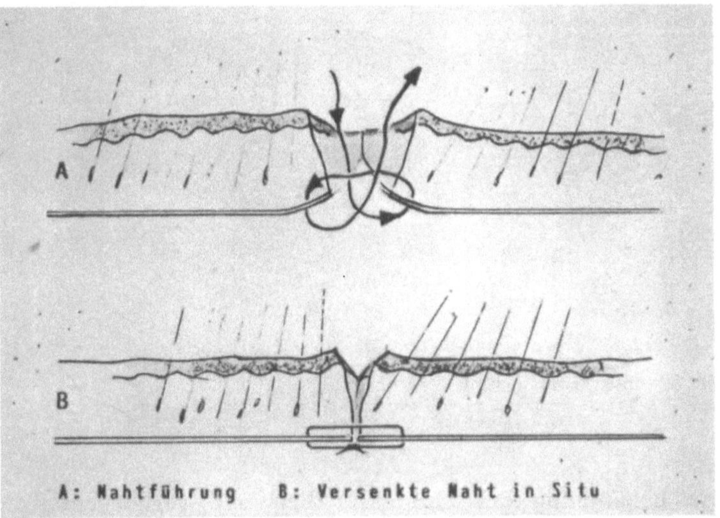

Abb. 6. Nahttechnik zur Durchführung der Galeanaht

Der sogenannte Etat pseudopéladique wird in 70% der Fälle durch Vorkrankheiten verursacht (Tabelle 4). In erster Linie sind es der Lupus erythematodes und der Lichen ruber follicularis, das sogenannte Graham Little-Syndrom, die differentialdiagnostische Schwierigkeiten bereiten können. Weitere Erkrankungen sind in der Tabelle zusammengefaßt. Die Therapie des Etat pseudopéladique ist schwierig, meist wegen der Progredienz der Grundkrankheit und der Multiplizität der Herde.

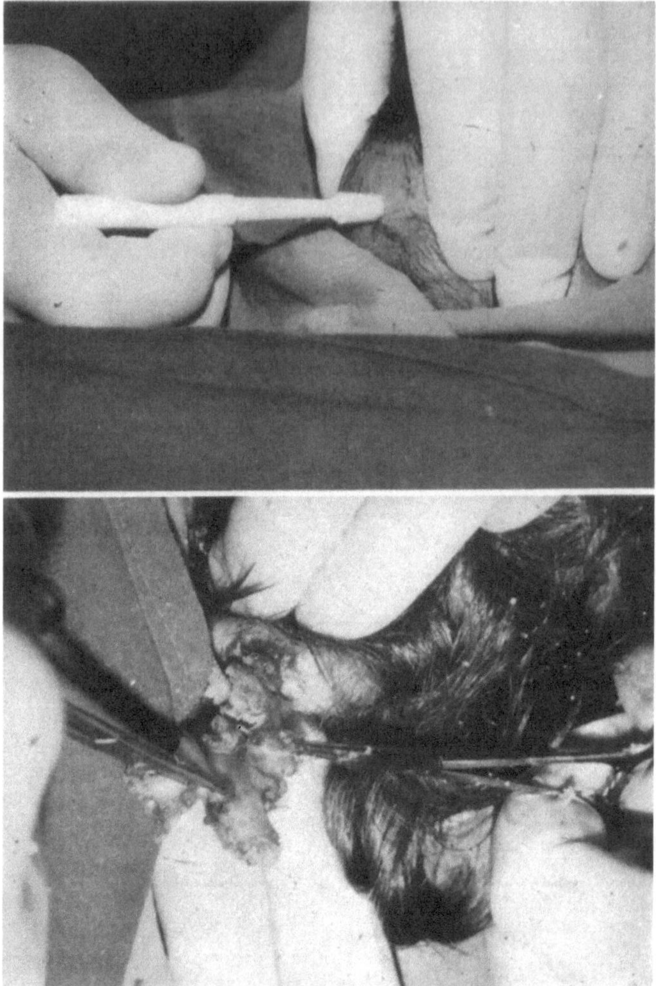

Abb. 7. (oben) Eröffnung des Atheroms mit 3 mm Stanze
Abb. 8. (unten) Entwicklung der Kapsel

Die Behandlung der Grundkrankheit und gegebenenfalls die Exzision mit Haarersatz kann zu Besserungen führen. Nur 30% der Pseudopelade sind idiopatisch.

Therapie

Die anatomischen Verhältnisse des behaarten Kopfes verlangen besondere Techniken (Tabelle 5). Grundvoraussetzung ist die Kenntnis der Anatomie.

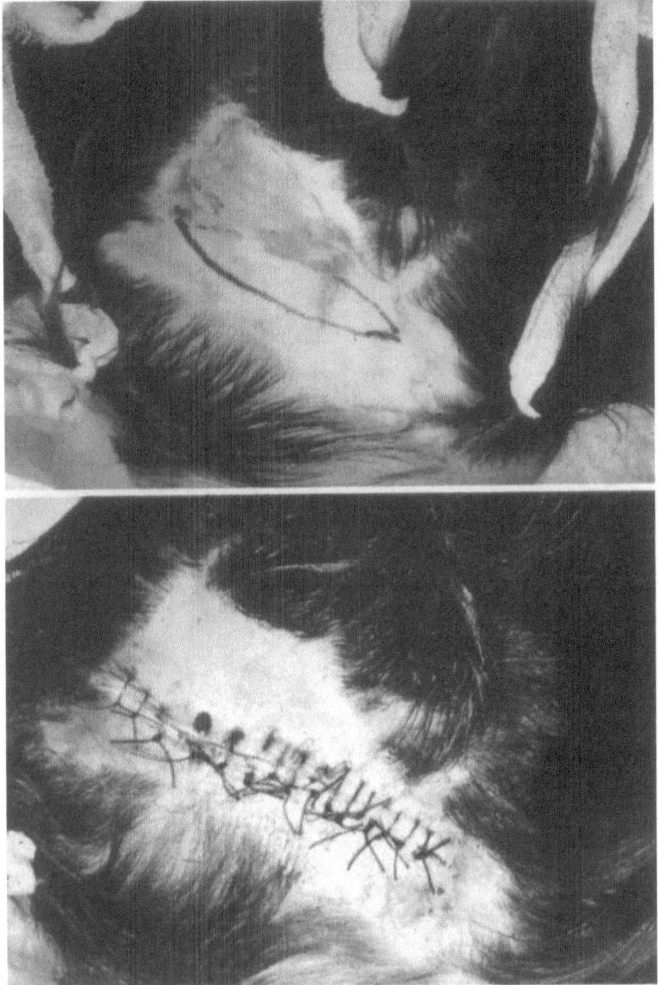

Abb. 9. (oben) Zustand nach Verbrennung auf dem behaarten Kopf und Spalthauttransplantation. Planung der Alopecia Reduktion

Abb. 10. (unten) Zustand nach Durchführung der Alopecia-Reduktion

Zunächst einige Hinweise: in der plastischen und kosmetischen Chirurgie werden die Haare nicht abrasiert; vielmehr wird durch Scheiteln nach Bestreichen mit einer abwaschbaren Creme das Operationsfeld demonstriert; lediglich im Bereich der zu operierenden Veränderung sollen die Haare abgeschnitten werden. Eine großflächige Rasur ist verpönt.

Aufgrund der Spannungsverhältnisse und der hohen Blutungsneigung der Galea capitis ist in jedem Fall – auch wenn in Narkose operiert wird – eine zusätzliche Lokalanästhesie mit einem vasokonstriktorischen Zusatz notwendig. Dies gilt besonders für die Fälle, bei denen eine Haarersatzplastik durchgeführt wird; hierdurch wird nämlich die Kopfhaut etwas angehoben, was bessere Voraussetzungen für die

                                                                          E. Landes

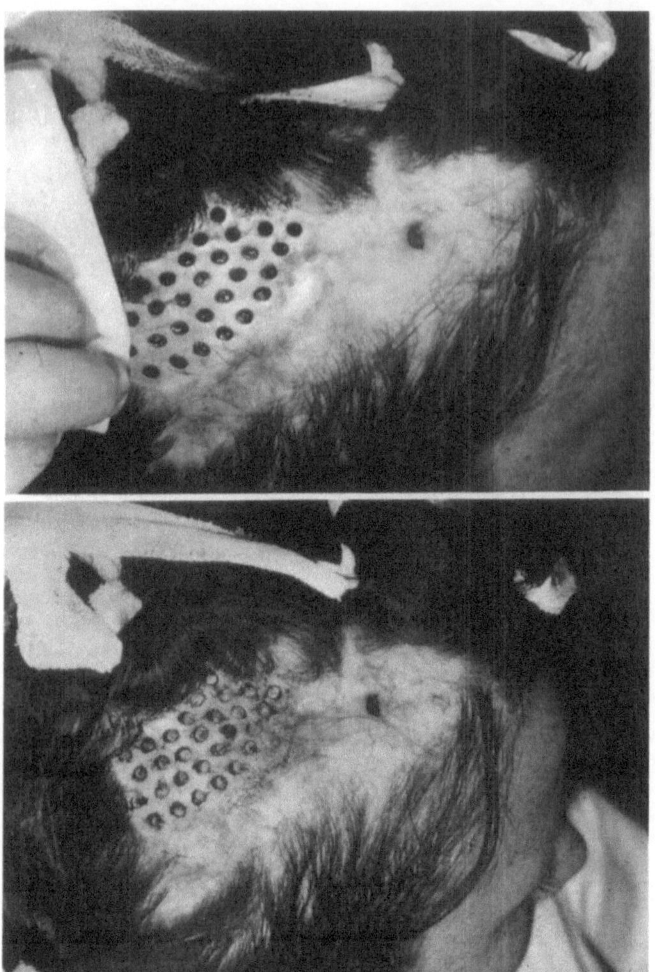

Abb. 11. (oben) Acht Wochen nach Alopecia-Reduktion. Entnahme der Stanzen zur Durchführung der Haartransplantation

Abb. 12. (unten) Zustand nach Einsetzen der haartragenden Implantate

Implantation schafft. Die gespannte Kopfhaut läßt eine großzügige Exzision ohne Mobilisation nicht zu. Um die Haarfollikel nicht zu zerstören, muß die Mobilisation unter der Galea erfolgen, so daß bei größeren Exzisionen immer eine Galeotomie durchgeführt wird. Dann läßt sich ohne Blutung und ohne Zerstörung der Haarfollikel die Kopfhaut bis zu den Ohren mobilisieren, wobei sich besonders der Ikonoklast bewährt hat. Man kann auch die Galea von unten durch kleine Inzisionen wie bei einem Mesh-Graft dehnbar machen („Filleting"). Die Inzision der Galea von der Unterseite her bewirkt im allgemeinen keine signifikante Blutung, wenn die Klinge durch die Galea nur in die untere Fettschicht kommt. Die häufigste Blutung auf dem Kopf kommt vom tiefen dermalen Plexus.

Der Verschluß der Galea erfolgt mit versenkten Nähten, die Kopfhaut kann durch Klammern oder Einzelknopfnähte verschlossen werden (Abb. 6). Durch ausgiebige Mobilisation lassen sich Areale bis zu 3 cm Breite exzidieren; bei älteren Menschen ist eine größere Mobilisation denkbar. Auf besonders gründliche Blutstillung ist zu achten, wobei Unterbindungen und Umstechungen der Vorzug zu geben ist. Hilfreich ist ein Druckverband, den wir nach einer Modifikation von Lebovits und Dzubow durchführen, und der eine gezielte Kompression besser ermöglicht als die klassische Mitra. Auch die Fixation durch ein sogenanntes Tape führt zu einer guten Kompression.

Besondere Erwähnung soll die operative Technik zur Entfernung von Atheromen nach der Methode von Friederich und Diehls erfahren. Diese Methode hat sich gut bewährt; sie ermöglicht, in kürzester Zeit mehrere Atherome auf dem behaarten Kopf zu entfernen. Nach Lokalanästhesie wird mit dem Elektrokauter oder mit der Stanze (Friederich) eine Öffnung in das Atherom gemacht. Der Inhalt der Zyste wird exprimiert und die Kapsel mit Klemmen herausgezogen. Dies wird dadurch unterstützt, daß der Assistent das Atherom von außen etwas „auswalkt". Während Friederich die Öffnung mit einer Naht verschließt, pflegen wir die Öffnung offen zu lassen und einige Leukasekegel einzulegen (Abb. 7 u. 8).

Größere haarlose Bezirke, gleich welcher Genese, können sowohl durch Alopeziereduktionsplastiken und Punchtransplantationen nach Okuda/Orentreich als auch durch haartragende Verschiebelappen gedeckt werden (Abb. 9–12).

Literatur

1. Friederich HC, Diehls J (1977) Über eine einfache Methode der dermato-chirurgischen Therapie von Follikelretentionszysten, Z Hautkr 52: 847–852
2. von Ingersleben M (1981) Gutartige Neubildungen des Bindegewebes. In: Korting GW (Hrsg) Dermatologie in Praxis und Klinik Band IV, Thieme, Stuttgart New York
3. Lebovic PE, Dzubow L (1980) Surgical Gems: A Pressure Dressing on the Scalp by Modified Russian Technique. J Derm Surg Onc 6/4: 259
4. Metz G, Metz J (1977) Extracurale Manifestation der Necrobiosis lipoidica. Isolierter Befall des Kopfes. Hautarzt 28: 359–363
5. Proppe A (1981) Hämangiome. In: Korting GW (Hrsg) Dermatologie in Praxis und Klinik Band IV. Thieme, Stuttgart New York
6. Rupec M (1963) Naevus follicularis keratosus (Naevus comedonicus mit Elastoma intrapapillare). Derm Wschr 147: 141–148
7. Schnyder UW (1954) Zur Klinik und Histologie der Angiome. 2. Mitteilung „Die Feuermäler" (Naevi teleangiectatici). Arch Derm Syph (Berlin) 198: 51–74

Angeborene Riesennävi: Prognose und Therapiemöglichkeit

J. Petres und R. P. A. Müller

Zusammenfassung

Bei kongenitalen Riesennävi handelt es sich um Extremvarianten der bei ca. 1% der Neugeborenen bereits vorhandenen Pigmentnävi. Aufgrund ihrer erhöhten Potenz zu maligner Entartung liegt bei den großen kongenitalen Nävi eine absolute Indikation zur operativen Entfernung vor. Darüber hinaus sollten auch solche angeborene Naevi pigmentosi chirurgisch entfernt werden, die aufgrund ihrer Lokalisation und Oberflächenstruktur kosmetisch störend wirken oder suspekt auf eine maligne Transformation sind.

Im frühen Kindesalter ist die hochtourige Dermabrasion großer kongenitaler Nävi bei kritischer Anwendung und subtiler Operationstechnik die Behandlungsmethode der Wahl. Sie erlaubt die vollständige Entfernung der Fehlbildung ohne wesentliche Narbenbildung. Im späteren Lebensalter, bei Rezidiven nach wiederholten erfolglosen Dermabrasionen und bei Melanophakomatosen muß der Nävus exzidiert und der Defekt plastisch-chirurgisch versorgt werden.

Einleitung

Die Diagnose kongenitaler Nävi, die bei ca. 1% der Neugeborenen beobachtet werden [1, 4, 37, 39, 47], ist durch ihr Vorhandensein bei der Geburt vorgegeben. Neben den häufiger auftretenden kleinen Nävi werden seltener auch großflächige Formen gefunden. Ab welcher Größe diese als sogenannte „Riesennävi" (Syn.: Naevus giganteus, giant naevus) bezeichnet werden, wird in der Literatur unterschiedlich diskutiert [3, 11, 16, 19, 21, 25]. Am plausibelsten erscheint die Einteilung von Kopf et al. [21], die als groß bzw. „giant" jene Nävi bezeichnen, deren größter Durchmesser mehr als 20 cm beträgt. Mittelgroße Nävi besitzen Durchmesser zwischen 1,5 und 19,5 cm, während kleine Nävi weniger als 1,5 cm im Durchmesser aufweisen (vgl. Abb. 1 a–d). Nach Greeley et al. [11] liegt auch dann ein Riesen-Nävus vor, wenn die Läsion mehr als 900 cm² groß ist. Kleinere Herde können zu dieser Gruppe gerechnet werden, wenn sie wesentliche Teile einer anatomischen Region mit einbeziehen, z. B. Teile des Gesichts oder einer Extremität [20].

Aus chirurgischer Sicht wird der Begriff „Riesen-Nävus" dann verwendet, wenn der Operationsdefekt nach Exzision der Läsion nicht in einer Sitzung durch eine primäre Wundnaht versorgt werden kann [16, 25].

In seltenen Fällen gehen kongenitale „giant naevi" vor allem bei Lokalisation in der Kopf- und Hals-Region mit einer Melanozytose der Meningen und einem Hydrozephalus einher. Dabei handelt es sich um die sogenannte neuro-kutane Melanoblastose [2, 9, 31, 44].

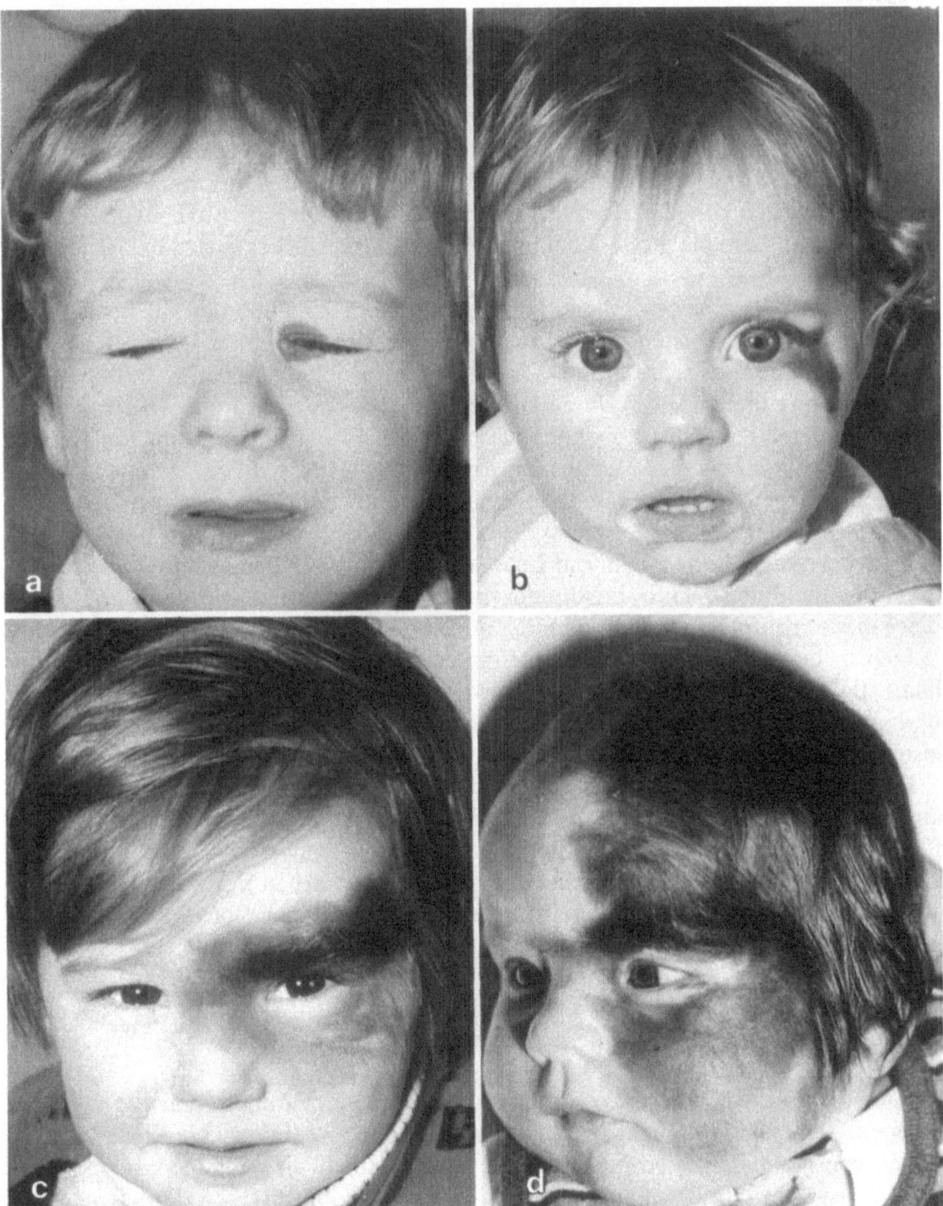

Abb. 1a–d. Kongenitale Nävi (KN). **a** Kleiner KN bei 2½-jährigem Knaben. **b** Mittlerer KN bei einjährigem Mädchen. **c** Mittlerer bis großer KN bei 1½-jährigem Knaben. **d** Großer KN bei 7 Monate altem Mädchen

Prognose

Das Entartungsrisiko kongenitaler Nävi wird in der Literatur unterschiedlich angegeben. Während die Entwicklung maligner Melanome bei kleinen kongenitalen Nävi bei ca. 1% liegen soll [21], werden maligne Melanome auf großen kongenitalen Nävi häufiger gesehen. Die Angaben in der Literatur schwanken dabei zwischen 30,9% und 1,2% (vgl. 11, 16, 25, 32, 33, 36, 38, 41, 42, 43). An unserem Krankengut von N = 93 wegen kongenitaler Nävi operativ behandelter Patienten – wobei es sich um $N_1 = 70$ mittlere bis große Nävi handelte – fanden wir in keinem Fall eine maligne Entartung.

Generell ist aber zu bemerken, daß die publizierten Zahlen der auf dem Boden kongenitaler Nävi entstandenen Melanome bei den einzelnen Untersuchern zu klein sind, um jeweils repräsentativ für die Gesamtproblematik der Melanomentstehung in kongenitalen Nävi sein zu können. Von besonderem Interesse ist aber die Studie von Reed et al. [38], die beobachteten, daß 60% der Melanome auf Riesen-Nävi während der ersten 10 Lebensjahre entstehen, weitere 10% im zweiten Dezennium, aber bei 30% der Patienten die Entartung nach dem 20. Lebensjahr auftrat [7, 16, 38].

Eine besonders hohe Melanom-Inzidenz zeigt sich bei den seltenen Sonderformen, die auch als Melanophakomatosen bezeichnet werden. Bei der Geburt sind diese meist großflächigen Pigmentmale noch hell- bis dunkelbraun tingiert, werden jedoch in den ersten Wochen und Monaten tiefschwarz und sind zumeist unbehaart. Besteht eine neuro-kutane Melanoblastose, sterben die Kinder an malignen Melanomen, die an Haut oder Hirnhaut lokalisiert sind, innerhalb des ersten – spätestens innerhalb des zweiten – Lebensjahrzehnts [2, 9, 17, 24, 43].

Eine gesicherte Erklärung für die Entstehung von Melanomen in großflächigen angeborenen Nävi liegt noch nicht vor. Nach Konz könnten hierfür zwei mögliche Faktoren verantwortlich sein. Zum einen bestehen in den sogenannten „giant naevi" eine erheblich größere Anzahl von Melanozyten als in normaler Haut. Zum anderen könnten die Nävuszellen in diesen Läsionen eine erhöhte Potenz zur malignen Transformation besitzen. Das maligne Melanom auf einem Riesennävus entstünde demnach aus junktional aktiven Nävuszellen unter dem Bild eines primär knotigen Melanoms [18, 20, 45]. Das erhöhte Malignitätsrisiko leitet sich wiederum bei Naevi gigantei von der größeren Anzahl von „Risikozellen" pro Flächeneinheit ab.

Interessant sind in diesem Zusammenhang unsere histologischen Befunde bei kongenitalen Nävi im Säuglingsalter, die zeigen, daß zwei unterschiedliche Populationen von Nävuszellen vorliegen, wobei die oberflächlich gelegenen, pigmentierten Nävuszellen durch eine nävuszellfreie Zone von den tieferen dermalen, nicht pigmentierten Nävuszellen getrennt sind. Die Anzahl der pigmentierten Zellen nimmt bei älteren Kindern zu, wobei die Zellen in Richtung der tieferen Zellen „wandern" [22, 23]. Ob diese Entwicklung auch bei den kleinen und mittelgroßen kongenitalen Nävi stattfindet, und ob diese Beobachtung Einfluß auf eine evtl. spätere maligne Entartung des Nävus besitzt, kann zum gegenwärtigen Zeitpunkt nicht schlüssig beantwortet werden.

In jedem Fall ist es nicht zuletzt aufgrund der genetischen Untersuchungen von Groh und Schnyder [12] sinnvoll, das bisher in der Literatur stets diskutierte unterschiedliche maligne Potiental kleiner, mittelgroßer u. Riesennävi neu zu überdenken, stellen sie doch – vor allem die großen und mittelgroßen kongenitalen Pigmentnävi – eine kausal-genetische Einheit dar. Demzufolge wären Riesennävi „Extremvarianten" ein und derselben Fehlbildung [10, 12]. Dafür spricht auch die Beobachtung, daß auch kleinere kongenitale Nävi – insbesondere, wenn sie multipel auftreten oder eine dunkle Tüpfelung aufweisen – eine erhöhte Melanominzidenz aufzuweisen scheinen [39, 40].

Therapie

Die Indikation zur operativen Therapie der kongenitalen Nävi leitet sich einmal aus der erhöhten Gefährdung für eine Melanomentstehung – vor allem bei großen Läsionen – ab; darüber hinaus müssen aber auch psychologische und ästhetische Fak-

Tabelle 1. Operationstechniken bei N = 93 in der Hautklinik der Städtischen Kliniken Kassel wegen kongenitaler Nävi operierten Patienten

Methode	♂	♀	Σ	%
Exzision	26 (5)	19 (4)	45	48,4
Dermabrasion	16 (9)	26 (8)	42	45,2
Kombination (Exz. + Dermab.)	3 (3)	3 (3)	6	6,5

( ) = davon mehrzeitige Operationen

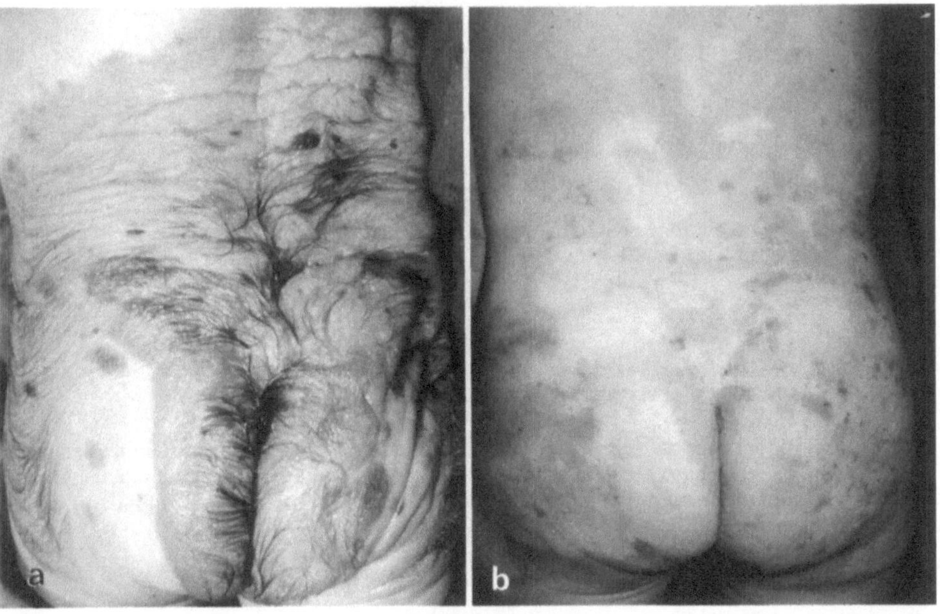

Abb. 2 a,b. Kongenitale Riesennävi bei einem Säugling. **a** praeoperativer Befund. **b** Zustand 17 Monate nach hochtouriger Dermabrasion

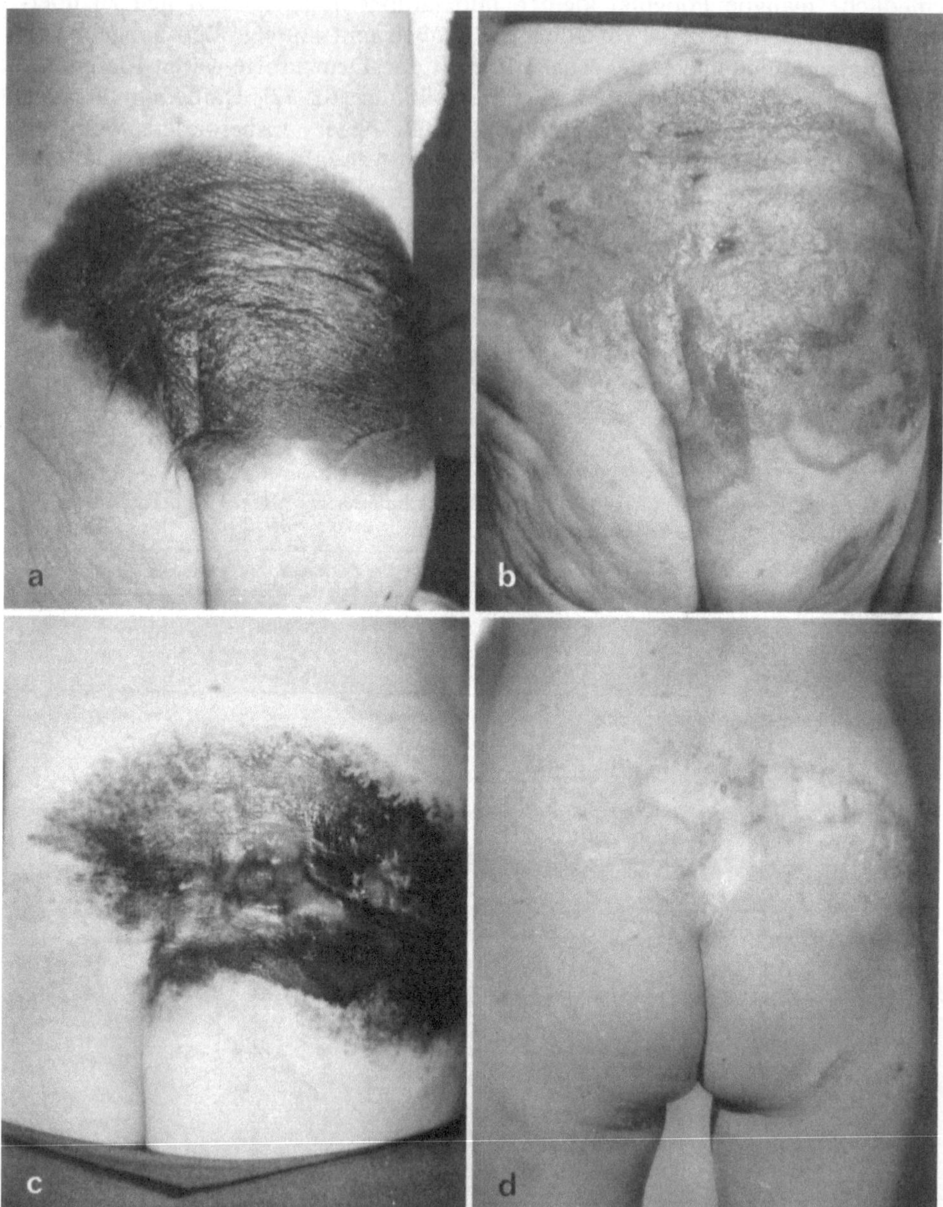

Abb. 3a–d. Nävophakomatose. **a** im Alter von 20 Tagen, vor Dermabrasion. **b** unmittelbar nach Dermabrasion. **c** Rezidiv nach Dermabrasion und Zustand nach I. Teilexzision mit partieller sekundärer Wundheilung. **d** Zustand 3 Monate nach vollständiger Entfernung der Fehlbildung durch mehrzeitige Serienexzision

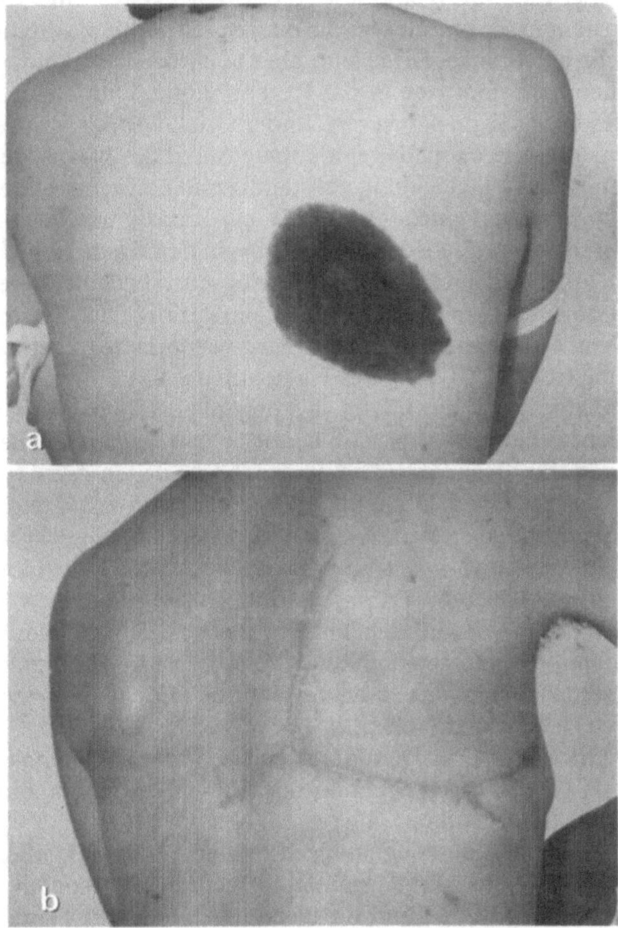

Abb. 4a, b. Großer kongenitaler Nävus im Erwachsenenalter. **a** praeoperativer Zustand. **b** Zustand 8 Monate nach vollständiger Entfernung und Defektdeckung mittels Rotationsplastik

toren bei der Entscheidung für ein aktives chirurgisches Vorgehen Berücksichtigung finden. Dies gilt auch für kleine und mittelgroße Prozesse, die an sichtbaren Körperstellen lokalisiert sind und so ein Stigma für den Träger darstellen können.

Aufgrund unserer Erfahrungen (siehe Tab. 1), die auch von anderen Arbeitsgruppen bestätigt werden [5, 6, 13, 19, 20, 32], ist bei großflächigen Nävi die absolute Indikation zur möglichst frühzeitigen chirurgischen Intervention gegeben, während bei kleineren Läsionen eine relative Indikation dazu besteht. Wir stimmen mit Konz überein, daß in den meisten dieser Fälle die in-toto-Exzision der Dermabrasion vorzuziehen ist. Die Defektdeckung erfolgt entweder durch eine primäre Wundnaht oder durch plastisch-chirurgische Maßnahmen, die exzellente Ergebnisse erbringen können. Darüber hinaus besteht die Möglichkeit der histologischen Untersuchung des gesamten Prozesses.

Bei Riesennävi sind aber die Möglichkeiten einer ästhetisch optimalen Rekonstruktion der exzidierten Strukturen mit Hilfe plastisch-chirurgischer Maßnahmen sehr beschränkt. Diese sind aber auch bei Kleinkindern in den ersten Lebenswochen bzw. -monaten in der Regel unnötig. Durch eine hochtourige Dermabrasion des Nävus kann bei diesen Kindern (siehe Abb. 2 a–b) bei entsprechend vorsichtiger Operationstechnik der epidermale Anteil des Nävus, der wiederum die pigmentierten Nävuszellen enthält, vollständig und narbenlos entfernt werden [8, 15, 27, 30, 34, 35]. Eine Repigmentierung bzw. ein Rezidiv tritt nur dann auf, wenn diese Zellen bereits in der Tiefe der Dermis bzw. in den Epithelschichten der Hautanhangsgebilde lokalisiert sind [14, 30, 34, 35, 46]. Auch bei einer tiefen Lokalisation der pigmentierten Nävuszellen bzw. bei einem Rezidiv nach Dermabrasion können weitere – wenn erforderlich auch mehrmalig wiederholte – Dermabrasionen zu einer Aufhellung bzw. Beseitigung des Pigmentmales führen.

Dabei wird die häufig in kongenitalen Nävi vorhandene pilöse Komponente nicht beeinflußt, d. h., daß selbst nach erfolgreicher Beseitigung des Pigmentmals ein starkes Haarwachstum in dem behandelten Areal fortbestehen kann [20].

Bei der histologischen Untersuchung von erfolgreich dermabradierten Hautbezirken finden sich in der Tiefe der Dermis lediglich noch unauffällige, nicht pigmentierte Nävuszellen [22]. Inwieweit durch die hochtourige Dermabrasion zusätzlich eine Melanom-Prophylaxe möglich ist, möchten wir zur Zeit noch dahingestellt sein lassen. Grundsätzlich sollte aber festgehalten werden, daß durch den Eingriff zumindest eine zahlenmäßige Verminderung der pigmentbildenden Zellen erfolgt und damit auch das Potential gefährdeter Zellen für eine spätere maligne Entartung sich zu verringern scheint.

Erfolglos ist die Dermabrasion bei Nävophakomatosen (siehe Abb. a–d), die aufgrund ihrer erhöhten Entartungstendenz exzidiert und plastisch-chirurgisch versorgt werden sollten [34].

Ist bei großen kongenitalen Nävi eine frühzeitige Behandlung – das heißt während der ersten Lebensmonate – nicht erfolgt, sollten diese Läsionen einer Exzisionstherapie zugeführt werden, da bei ihnen die Dermabrasionen in der Regel erfolglos bleiben. Je nach Lokalisation kommen dabei Serien-Exzisionen mit jeweils primärem Wundverschluß im Sinne von Dehnungsplastiken oder aber eine Defektdeckung mit Hilfe von Lappenplastiken und/oder freien Hauttransplantaten in Frage (siehe Abb. 4 a–b).

Damit gelingt es, auch in kritischen Lokalisationen (Gesicht, Extremitäten) funktionell und ästhetisch befriedigende Ergebnisse zu erzielen [19].

Literatur

1. Alper J, Holmes LB, Mihm MC (1979) Birthmarks with serious medical significance: Naevocellular naevi, sebaceous naevi and multiple café au lait spots. J Pediatr 95: 665–670
2. Braun-Falco O, Schoefinius HH (1973) Neurokutane Melanoblastose (Touraine) mit metastasiertem malignen Melanom. Hautarzt 24: 78–83
3. Brehm H, Wassilew S (1983) Riesenmelanom auf dem Boden eines kongenitalen Nävus. Akt Dermatol 9: 92–93
4. Castilla EE, Graca-Dutra MD, Orioli-Parreiras JM (1981) Epidemiology of congenital pigmented naevi. I. Incidence rates and relative frequencies. Br J Dermatol 104: 307–315

5. Dobson L (1955) Prepubertal malignant melanomas. Am J Surg 89: 1128–1135
6. Drepper H, Peters A, Biess B (1983) Malignes Melanom und Pigmentmäler im Kindesalter. In: Pape K, (Hrsg), ACMF Bd 8, JA Barth, Leipzig, S 145–151
7. Fish J, Smith EB, Canby JP (1966) Malignant melanoma in childhood. Surg 59: 309–315
8. Fleissner J, Kleine M et al (1982) Dermabrasion eines großflächigen kongenitalen Pigmentnävus in den ersten Lebenswochen. Pädiatr Praxis 26: 505–508
9. Fox H, Emery JL, Goodbody RA, Yates PO (1964) Neurocutaneous melanosis. Arch Dis Childh 39: 508–516
10. Goodman RM, Caren J, Ziprkowski M et al (1971) Genetic considerations of giant pigmented hairy naevus. Br J Dermatol 85: 150–157
11. Greeley PW, Middleton AG, Curtin JW (1965): Incidence of malignancy in giant pigmented naevi. Plast Reconstr Surg 36: 26–37
12. Groh V, Schnyder UW (1984) Zur Klinik und Genetik kongenitaler Pigmentnävi. Hautarzt 35: 240–248
13. Jahr O, Friederich HC (1982) Zur operativen Behandlung großflächiger Nävi. Hautarzt (Supp VI): 354
14. Johnson HA (1977) Permanent removal of pigmentation from giant hairy naevi by dermabrasion in early life. Br J Plast Surg 30: 321–323
15. Johnson HA (1981) A registry of results obtained by dermabrasion of giant pigmented naevi in early infancy. Plast Reconstr Surg 67: 258
16. Kaplan EN (1974) The risk of malignancy in large congenital naevi. Plast Reconstr Surg 53: 421–428
17. Kaplan HM, Habashi H, Hanelin LG, Lu AT (1975) Neurocutaneous melanosis with malignant leptomeningeal melanoma. Arch Neurol 32: 669–671
18. Konz B (1980) Melanom im Kindesalter. Dermatologica (Supp I) 161: 62–73
19. Konz B (1982) Angeborene Riesennävi „Giant Naevi". Fortschr Med 100: 671–675
20. Konz B (1983) Kongenitale Nävuszellnävi. In: Braun-Falco O, Burg G (Hrsg) Fortschritte der prakt Dermatologie und Venerologie 10, Springer, Berlin S 251–256
21. Kopf AW, Bart RS, Hennessy P (1979) Congenital naevocytic naevi and malignant melanomas. Am Acad Dermatol 1: 123–130
22. Kuehnl-Petzoldt C, Kunze J, Petres J, Volk B (1982) Histologische und ultrastrukturelle Befunde bei kongenitalen Nävi im Säuglingsalter. Hautarzt (Supp VI): 355
23. Kuehnl-Petzoldt C, Kunze J, Müller RPA, Petres J (1984) Morphology of congenital naevi during the first year of life. A light and electronemicroscopic study. Am J Dermatopath (Supp I) 6: 81–88
24. Kunze J (1983) Malignes Melanom - Klinik und prognostische Kriterien. In: Petres J, Kunze J, Müller RPA (Hrsg) Onkologie der Haut, Grosse, Berlin, S 106
25. Lanier VC, Pickrell KL, Georgiade NC (1976) Congenital giant naevi: Clinical and pathological considerations. Plast Reconstr Surg 58: 48–54
26. Lorentzen M, Pers M, Bretteville-Jensen G (1977) The incidence of malignant transformation in giant pigmented naevi. Scand J Plast Reconstr Surg II: 163–174
27. McMurthy MRK, Sommerlad BC (1981) Neonatal dermabrasion for pigmented naevi. Br J Dermatol (Supp I) 105: 64–65
28. McWorther HW, Woolner LB (1954) Pigmented naevi, juvenile melanomas and malignant melanomas in children. Cancer 7: 564–583
29. Müller E, Bäcker U, Röcke H (1973) Malignes Melanom im Kindesalter. Münch Med Wschr 115: 1125–1127
30. Müller RPA, Ippen H, Petres J (1981) Dermabrasion ausgedehnter Pigmentnävi bei Neugeborenen. Hautarzt (Supp V) 32: 469–471
31. Musger A (1963) Melano-Phakomatosen. 1. Melano-Phakomatose vom Typus der sogenannten Mélanoblastose neuro-cutanée Touraine. Hautarzt 14: 106–110
32. Pack GT, Davis J (1961) Naevus giganticus pigmentosus with malignant transformation. Surg 49: 347–354
33. Pers M (1963) Naevus pigmentosus giganticus. Indications for removal. Ugeskr Laeger 125: 613–619
34. Petres J, Müller RPA, Kunze J et al (1983) Zur Problematik der Dermabrasion ausgedehnter Pigmentnävi bei Neugeborenen. Hautarzt (Supp VI): 356–357

35. Petres J (1977) Dermabrasion. In: Konz B, Burg G (Hrsg) Dermatochirurgie in Klinik und Praxis, Springer, New York, S 211–213
36. Pilney FT, Broadbent TR, Woolf RM (1967) Giant pigmented naevus of the face. Plast Reconstr Surg 40: 469–476
37. Pratt AG (1953) Birthmarks in infants. Arch Dermatol 6: 302
38. Reed WB, Becker SW, Nickel WR (1965) Giant pigmented naevi, melanoma, and leptomeningeal melanocytosis. Arch Dermatol 91: 100–119
39. Rhodes AR, Melski JW (1982): Small congenital naevocellular naevi and the risk of cutaneous melanoma. J Pediatr 100: 219–224
40. Rhodes AR, Sober AJ, Day CL, Melski JW et al (1982) The malignant potential of small congenital naevocellular naevi. J Am Acad Dermatol 6: 230–241
41. Rhodes AR, Wood WC, Sober AJ, Mihm MC (1981) Nonepidermal origin of malignant melanoma associated with giant congenital naevocellular naevus. Plast Reconstr Surg 67: 782–790
42. Rose DF, Mathew MN, Ackerman AB (1983) Diagnosis and management of cutaneous malignant melanoma, WB Saunders Company, Philadelphia S 209–272
43. Russel JL, Reyes RG (1971) Giant pigmented naevi. JAMA: 2083–2086
44. Schreiber T, Stintz AR (1977): Zum Problem der neurokutanen Melanoblastose. Dermatol Monatsschr 163: 372–378
45. Tucker STB, Horstmann JP, Hertel B et al (1980): Activation of naevi in patients with malignant melanoma. Cancer 46: 822–827
46. Vezekényi K, Nagy E (1962) Über die nach Dermabrasion erfolgende Regeneration des Pigmentnävus. Hautarzt 13: 223–226
47. Walton RG, Jacobs AH, Cox AJ (1976) Pigmented lesions in newborn infants. Br J Dermatol 95: 389–396

Indikation zur chirurgischen Behandlung kongenitaler Riesenpigmentzellnävi im Kindesalter

W. Lüerßen, H. Tilkorn, H. Drepper und M. Hundeiker

Zusammenfassung

Kongenitale Riesenpigmentzellnävi bergen neben der Beeinträchtigung der psychosozialen Entwicklung ein hohes Risiko der malignen Entartung. Sie sollten deshalb früh und ausreichend durch Exzision des Nävus einschließlich des subkutanen Fettgewebes behandelt werden. Die Defektdeckung erfolgt durch eine Spalthaut-Plastik (mesh graft).

In der Fachklinik Hornheide sind von 1965 bis Ende 1984 etwa 100 Kinder mit kongenitalen Riesenpigmentzellnävi (einschließlich der Melanophakomatose Virchow-Rokitansky-Touraine) behandelt worden. In der gleichen Zeit wurden 5 maligne Melanome beobachtet, die sich innerhalb solcher Läsionen an Kopf, Nacken oder Rücken bei Kindern von 5 bis 11 Jahren entwickelt hatten. Dagegen kamen nur zwei Melanome dieses Typs im Erwachsenenalter zur Behandlung. Invasive maligne Melanome auf dem Boden „kleiner" kongenitaler Pigmentzellnävi wurden andererseits bei Kindern nicht beobachtet, sondern nur bei Erwachsenen. Hieraus ergibt sich speziell für die Riesenpigmentzellnävi neben der Gefahr einer durch die „unansehnlichen" Veränderungen beeinträchtigten psychosozialen Entwicklung (vgl. Drepper u. Ehring, 1975) eine wesentliche zweite Indikation zur möglichst frühen operativen Entfernung: das Melanom-Risiko.

Melanome auf kongenitalen Riesenpigmentzellnävi werden auf Grund der schwer zu beurteilenden Hautstruktur des Riesennävus und ihres – verglichen mit Melanomen auf „kleinen" kongenitalen Nävi – tieferen Ursprungs (Rhodes et al., 1981) erst spät erkannt. Bei allen 7 hier operierten Patienten lag bereits ein T 4-Stadium vor, bei den meisten auch schon ein N 1 bzw. N 4-Stadium. Die außerordentliche Malignität dieser Melanome auf Riesenpigmentzellnävi äußert sich in einer sehr kurzen Überlebenszeit. Meist liegt diese unter einem Jahr. Nur in einem einzigen Fall eines T 4, N 1-Melanoms der Kopfhaut eines 6-jährigen Mädchens sahen wir eine Überlebenszeit von 32 Monaten (vgl. auch Voss et al., 1981).

Das Risiko der Melanomentwicklung bei Patienten mit kongenitalen Riesenpigmentzellnävi wird in der Literatur zwischen 1,8% und 42% angegeben (Übersichten bei Greely et al., 1965; Reed et al., 1965; Voss et al., 1981; Drepper et al., 1983; Groh u. Schnyder, 1984.

Diese Diskrepanz liegt nicht allein am unterschiedlichen Krankengut der Autoren. Vielmehr ist der Begriff des Giant naevus nicht eindeutig definiert. Greely et al., (1965) begrenzt den Begriff einerseits auf Pigmentmäler mit mehr als 900 cm^2 Flächenausdehnung, wendet ihn aber auch bei kleineren Flächen an, wenn funktionell bedeutende anatomische Regionen ganz betroffen sind.

Andere Autoren nehmen die Grenze bei 20 cm größtem Durchmesser an (Mark et al., 1973); diese Einteilung liegt auch der „Naevus registry" von Kopf gegenwärtig zugrunde (vgl. Kopf et al., 1979).

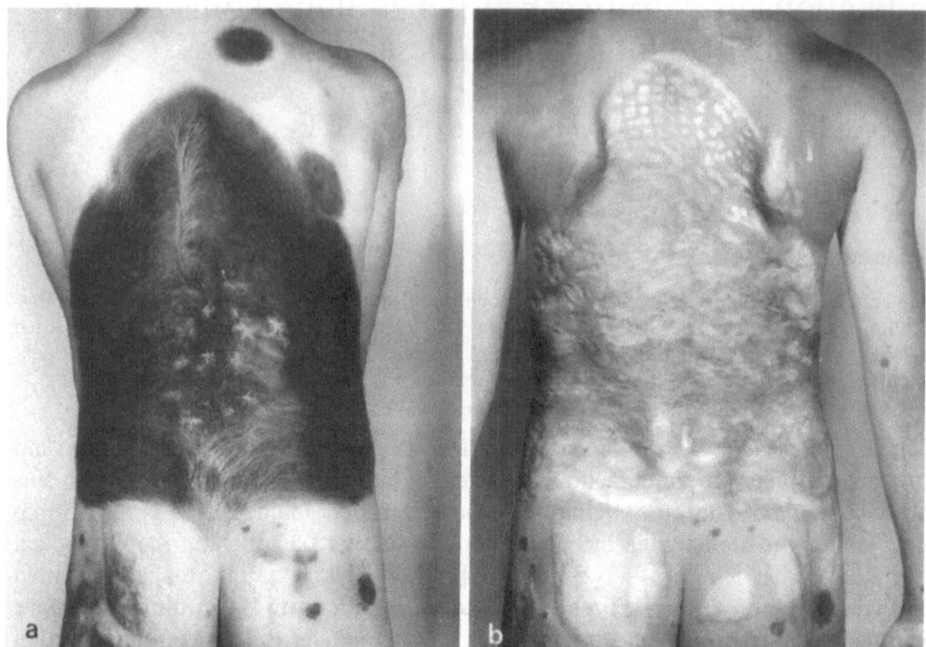

Abb. 1. a 7 Jahre altes Mädchen mit Riesenpigmentzellnävus vom tiefen Typ am Rücken. **b** Zustand 2 Jahre nach Exzision und Mesh graftdeckung

In letzter Zeit ergibt sich aber immer deutlicher, daß die willkürlich festgelegten Flächenmaße ergänzt werden müssen durch die bessere Kenntnis der histologisch verschiedenartig aufgebauten Typen von Pigmentmälern (vgl. z. B. Hundeiker, 1984).

Bei „kleinen" angeborenen Pigmentmälern ist meist der Schichtaufbau der Haut unverändert. Die Nävuszellen reichen bei diesem „superfiziellen" Typ nicht über das Korium hinaus. Solche Pigmentmäler bergen ein relativ geringes Melanomrisiko, und zwar im späteren Alter. Auch bei großen Pigmentmälern kommt dieser Typ gelegentlich vor. Der bei diesen sonst übliche, aber auch bei kleinen mögliche Typ zeigt jedoch deutliche Strukturveränderungen der Haut mit vielfach übereinanderliegenden, nicht selten sogar die Subkutis durchdringenden Bändern aus Nävuszellsträngen. Für diesen Typ ist das Melanomrisiko bedeutend höher anzusetzen. Er kann überdies Bestandteil einer Melanophakomatose Virchow-Rokitansky-Touraine sein. Solche Riesenpigmentnävi finden sich im Bereich der embryonalen Neuralleiste an Kopf, Nacken, Rücken oder Steiß. Nur in diesen Bereichen und in Nävi dieses Typs konnten Stenzinger et al. (1984) in unserer Klinik mit Hilfe der Flow-Zytophotometrie Aneuploidien als ein frühes Merkmal latenter Malignität nachweisen.

Das Melanomrisiko dieses Nävustyps ist für uns die wichtigste Indikation zur operativen Behandlung der kongenitalen Riesenpigmentzellnävi. Auf Grund der oben beschriebenen histologischen Merkmale bezüglich der Tiefenausdehnung der Nävuszellstränge ist für uns die Exzision des Pigmentmales einschließlich des Sub-

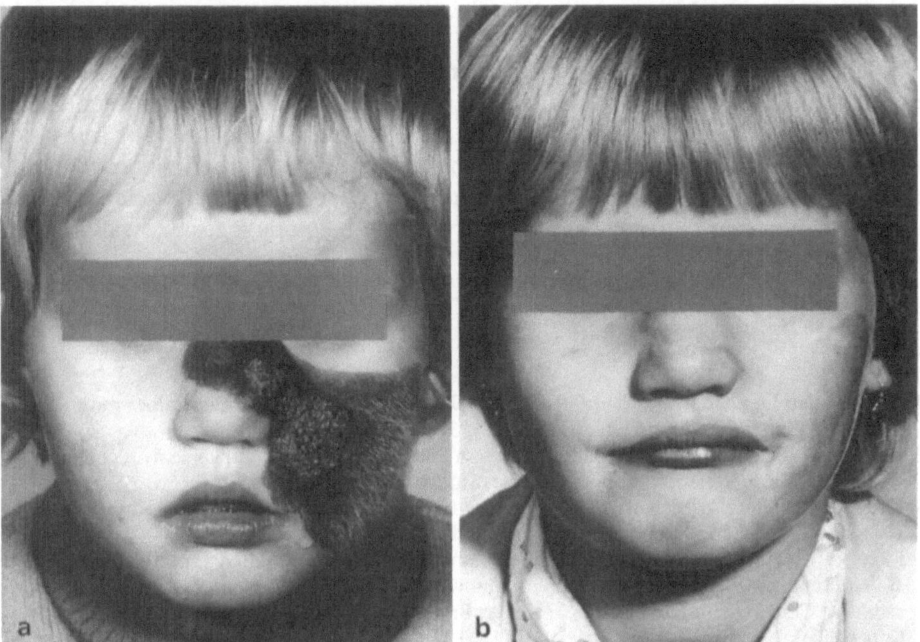

Abb. 2. a 3 Jahre altes Mädchen mit Riesenpigmentzellnävus vom tiefen Typ an der linken Wange.
b dasselbe Mädchen 6-jährig nach Exzision und Spalthauttransplantation

kutangewebes die Therapie der Wahl; so fanden z. B. Rhodes et al. (1982) selbst 13 Jahre nach Nävusexzision und Spalthautplastik ein malignes Melanom im Musculus pectoralis major. Deshalb müssen wir die Dermabrasion, wie sie zuerst von Schreus (1959) und später von Johnson (1979) empfohlen wurden, generell ablehnen. Das gilt auch für das frühe Säuglingsalter, da die schon bei der Geburt ausgedehnten tiefen Anteile dabei erhalten bleiben. Die Dermabrasion kann zwar die kosmetische Situation bessern (vgl. auch Petres et al., 1982; Tritsch, 1985), das Melanomrisiko aber nicht völlig beseitigen, da unter der oberflächlichen Narbe Nävusreste verbleiben.

Auch Rhodes (1983) fordert deshalb die Exzision bis auf die Muskelfaszie oder tiefer, wenn Nävusanteile erkennbar weiter in das darunterliegende Gewebe reichen. Zur Defektdeckung bevorzugen wir im Gesicht Vollhauttransplantate, am Stamm und den Extremitäten Spalthauttransplantate als Mesh-graft. Auf Grund der Ausdehnung der Riesennävi findet die Exzision häufig in mehreren Sitzungen statt. Jahr u. Friederich (1982) diskutieren als geeignete Alternative zur plastischen Deckung in entsprechenden Fällen die Serienexzision.

Strittig ist noch der Zeitpunkt der Operation: Rhodes (1983) fand in einer Literaturübersicht, daß Melanome auf Giant naevi in 10 von 20 Fällen vor dem 3. Lebensjahr diagnostiziert werden. Er fordert deshalb die frühestmögliche operative Behandlung.

Die von uns beobachteten 5 Fälle einer Melanomentwicklung im Kindesalter in Riesenpigmentzellnävi sind zwar etwas später manifest geworden (vom 5. bis

11. Lebensjahr). Ein Abwarten über das 3. Lebensjahr hinaus erscheint jedoch nicht zweckmäßig.

Im übrigen sollten auch schon wegen der damit verbundenen gravierenden sozialen Stigmatisierung diese Mäler möglichst bis zur Einschulung operiert sein. Dabei muß man sich darüber klar sein, daß auch diese langwierige Behandlung selbst tief in das Leben des Kindes eingreift und nicht nur physische Narben hinterläßt. Darum werden schon bei der Indikationsstellung die Risiken gegeneinander abgewogen und neben den chirurgischen auch frühzeitig heilpädagogische Maßnahmen eingeleitet.

Literatur

1. Braun-Falco O, Schoefinius HH (1973) Neurokutane Melanoblastose (Touraine) mit metastasiertem malignen Melanom. Hautarzt 24: 78–83
2. Drepper H, Ehring F (1975) Rehabilitation von Patienten mit Entstellungen. In: Jochheim KA, Scholz JF (Hrsg) Rehabilitation, G. Thieme, Stuttgart S 303–320.
3. Drepper H, Peters A, Bieß B (1979) Malignes Melanom und Pigmentnävi im Kindesalter. 4th Congress of the International Society for Maxillofacial Surgery, Prag
4. Drepper H, Tilkorn H, Voss W (1983) Der Giantnaevus im Kindesalter, Entartungsgefahr und Behandlungsmöglichkeit. In: Kley W, Naumann C (Hrsg): Regionale plastische und rekonstruktive Chirurgie im Kindesalter, Springer, Berlin Heidelberg New York, S 227–234
5. Greely PW, Middleton AG, Cartin JW (1965) Incidence of malignancy in giant pigmented naevi. Plast Reconstr Surg 36: 26–37
6. Groh V, Schnyder UW (1984) Zur Klinik und Genetik kongenitaler Pigmentnävi. Hautarzt 35: 240–248
7. Hundeiker M (1984) Nävi und Tumoren des Pigmentzellsystems. Intern Praxis 24: 297–307; 511–525
8. Jahr O, Friederich HC (1982) Zur operativen Behandlung großflächiger Nävi. Verh Dtsch Dermat Ges, 33. Tagung Wien 30. September bis 03. Oktober 1982. Hautarzt 34, Suppl 6: 354
9. Konz B (1982) Angeborene Riesennävi („giant naevi"). Klinik und Therapie. Fortschr Med 100: 669–716
10. Kopf AW, Bart RS, Hennessy P (1979) Congenital naevocytic naevi and malignant melanomas. J Amer Acad Dermatol 1: 123–130
11. Kuehnl-Petzoldt C, Kunze J, Petres J, Volk B (1982) Histologische und ultrastrukturelle Befunde bei kongenitalen Nävi im Säuglingsalter. Verh Dtsch Dermat Ges, 33. Tagung, Wien, 30. September–03. Oktober, 1982. Hautarzt 34, Suppl 6: 355
12. Mark GJ, Mihm MC, Liteplo MG, Reed RJ, Clark WH (1973) Congenital melanocytic naevi of the small and garment type. Clinical, histologic and ultrastructural studies. Hum Pathol 4: 395–418
13. Petres J, Müller RPA, Kunze J, Hundeiker M (1982) Zur Problematik der Dermabrasion ausgedehnter Pigmentnävi bei Neugeborenen. Verh Dtsch Dermat Ges, 33. Tagung, Wien, 30. September bis 03. Oktober. Hautarzt 34, Suppl 6: 365–366
14. Reed WB, Becker SW, Becker SW jr, Nickel WR (1965) Giant pigmented naevi, melanoma and leptomeningeal melanosis. Arch Dermatol (Chicago) 91: 100–119
15. Rhodes AR (1983) Pigmented birthmarks and precursor melanotic lesion of cutaneons melanoma identifiable in childhood. Pediatric Clinics of North America Vol 30, pp 435–463
16. Rhodes AR, Melski JW (1982) Small congenital naevocellular naevi and the risk of cutaneons melanoma. The Journal of Pediatrics 100: 219–224
17. Rhodes AR, Wood WC, Sober AJ, Mihm MC (1981) Nonepidermal origin of malignant melanoma associated with a giant congenital naevocellular naevus. Plast Reconstr Surg 67: 782–790
18. Schreus HTH (1959) Pigmentnävi und ihre Behandlung. Dtsch Med Wschr 85: 2217–2219
19. Tritsch H (1985) Histologie zur Dermabrasion des Riesen-Nävus. Z Hautkr 60: 47–54
20. Voss W, Biess B, Ehring F (1981) Malignes Melanom im Kindesalter. Verh Dtsch Dermat Ges, 32. Tagung, Westerland, 16.–20. September 1980. Hautarzt 32, Suppl 5: 48–50

Systematisierte Hautveränderungen vom Typ des ILVEN bei Mutter und Tochter

H. Hamm und R. Happle

Zusammenfassung

Es wird über systematisierte Hautveränderungen vom Typ des inflammatorischen linearen verrukösen epidermalen Nävus (ILVEN) bei Mutter und Tochter berichtet. Unter den bislang aus der Literatur bekannten ILVEN-Fällen gibt es erst einen Bericht über familiäres Auftreten bei einer 39jährigen Frau und ihrem 13jährigen Neffen. Wir haben einstweilen keine schlüssige genetische Erklärung für unsere Beobachtung.

Der inflammatorische lineare verruköse epidermale Nävus (ILVEN) ist erstmals im Jahre 1971 als Entität beschrieben worden [1, 2]. Zu seinen Charakteristika zählen:
- die Bevorzugung des weiblichen Geschlechts
- das Auftreten im Kindesalter mit langdauerndem, weitgehend unverändertem Fortbestehen
- konfluierende, hyperkeratotische Papeln und Plaques in zumeist einseitiger, linearer Anordnung
- die entzündliche Note der Hautveränderungen, die mit Juckreiz verbunden ist
- das fehlende Ansprechen auf konservative Behandlungsversuche.

Bislang ist nur eine familiäre Beobachtung dieser Nävusform bei einer 39jährigen Frau und ihrem 13jährigen Neffen mitgeteilt worden [3]. Wir sahen systematisierte Hautveränderungen vom Typ des ILVEN bei einer 47jährigen Mutter und ihrer 17jährigen Tochter.

Kasuistik

1. Patientin, 47 Jahre alt.
   Seit dem Kindesalter bestehen juckende, hyperkeratotische, graubraune Papeln und Plaques auf entzündlich gerötetem Grund in systematisierter, streifenförmiger Verteilung an folgenden, stets gleichbleibenden Lokalisationen: linkes Augenoberlid, linker Nasenflügel, rechte Kinnseite, linke Gesäßhälfte, linke Vulvaseite, Innenseite des rechten Oberschenkels, linke Kniekehle und linke Kleinzehe.
   Bei der histologischen Untersuchung einer Biopsie vom rechten Oberschenkel zeigten sich eine Akanthose mit stark verlängerten und verplumpten Reteleisten und eine Hyperkeratose, wobei es sich überwiegend um eine Parakeratose handelt und das Stratum granulosum fehlt. Unterhalb der parakeratotischen Areale besteht eine mehr oder weniger stark ausgeprägte Spongiose. Im oberen Korium sieht man perivaskulär angeordnete, schüttere lymphohistiozytäre Infiltrate.

2. Patientin, 17 Jahre alt, einzige Tochter der 1. Patientin.
   Im 2. bis 4. Lebensjahr sind juckende, streifenförmig angeordnete, hyperkeratotische, graubraune Papeln und Plaques auf entzündlich gerötetem Grund aufgetreten, die seitdem auf folgende Lokalisationen beschränkt sind: unterhalb des
   rechten Auges, rechte Gesäßhälfte, rechte Vulvaseite, Innenseite beider Oberschenkel, rechte Wade und Lateralseite der rechten Großzehe. Durch harnstoff-
   haltige Externa ließ sich keine Besserung der Hautveränderungen erzielen.
   Die histologische Untersuchung einer Biopsie vom linken Oberschenkel zeigte
   dieselben Befunde wie bei der Mutter, jedoch in etwas geringerer Ausprägung.

Einstweilen haben wir keine schlüssige genetische Erklärung für unsere Beobachtung. Außer einem zufälligen Zusammentreffen bei Mutter und Tochter wäre an
eine X-chromosomale oder autosomal dominante Vererbung zu denken.

Literatur

1. Altman J, Mehregan AH (1971) Inflammatory linear verrucose epidermal naevus. Arch Derm
   104: 385–289
2. Kaidbey KH, Kurban AK (1971) Dermatitic epidermal naevus. Arch Derm 104: 166–171
3. Moulin G, Biot A, Valignat P, Bouchet B, Meunier F (1975) Naevus épidermique verruqueux in-
   flammatoire familial. Bull Soc Fr Derm Syph 82: 130–131

Erfahrungen mit der Farbstofflasertherapie des Naevus flammeus

H. Strempel und G. Klein

Zusammenfassung

Der blitzlampengepumpte Farbstofflaser ist dadurch gekennzeichnet, daß er die freie Wahl der emittierten Wellenlänge mit einer gepulsten Arbeitsweise kombiniert. Beide Merkmale zusammen sind geeignet, die Spezifität der Laserwirkung zu erhöhen und gleichzeitig das Narbenrisiko nahezu auszuschalten. Es wird berichtet, daß innerhalb eines Jahres über 200 Naevus flammeus-Patienten mit dieser kaum schmerzhaften Therapiemethode behandelt wurden. Von den wieder einbestellten Patienten zeigten 96% gute Aufhellungseffekte.

Einleitung

Zur Behandlung des Naevus flammeus sind bisher sehr verschiedene Lasersysteme verwendet worden (Argon-, CO_2-, Rubin-, Neodym – YAG-Laser etc.) die sich in ihren technischen Merkmalen und ihrer biologischen Wirkungsweise z. T. erheblich unterscheiden (Tabelle 1). Ihnen allen ist gemeinsam, daß sie Licht einer Wellenlänge emittieren, die jeweils auf Dauer festgelegt ist. Dieser Strahl soll vom Hauptzielpigment des Naevus flammeus – dem Hämoglobin – im ektatisch erweiterten Gefäßplexus der Kutis möglichst intensiv, vom epidermalen Melanin möglichst wenig absorbiert werden. Diese Forderung wird von keinem der gebräuchlichen Laser auch nur annähernd erfüllt. Entweder liegt die abgestrahlte Wellenlänge weit außerhalb des Absorptionsspektrums des Hämoglobins (CO_2, Neodym – YAG, Rubin etc.), oder sie liegt im Bereich von Zwischenminima desselben. Das Emissionsspektrum des Argonlasers liegt zudem in einer Zone, in der auch das epidermale Melanin noch gut absorbiert. Beide Auswirkungen einer nicht optimalen Wellenlängenvorgabe – nämlich die Vernachlässigung der Absorptions-

Tabelle 1. In der Dermatologie verwendete Laser mit technischen Daten (8)

	Wellenl. (nm)	Betriebsart: kontinierl./ Pulse	Strahlendurch-messer (mm)	Pulslänge (s)	Pulsleistung (W)
HeNe	632,8	K	1–2	–	0,1
Arg.	488 u. 514,5	K	1–10	–	0,01– 50
CO_2	10600	K	<10	–	0,1 –150
Rubin	694,3	P	5–32	10^{-3}–10^{-8}	10^5 – 10^9
Nd. YAG	1060	K	6	–	30
gep. Farbst.	450–700	P	<5	10^{-6}	–10^5

maxima des Hämoglobin und die nennenswerte Absorption durch Melanin – mindern die Spezifität der Strahlenwirkung. Diese unspezifischen Wirkungen werden zusätzlich verstärkt, wenn die Energieaufnahme im Gewebe dazu führt, daß sich Wärme in die Umgebung ausbreitet und dort thermische Schäden verursacht. Das geschieht immer dann, wenn die Einwirkungszeit des Laserstrahls die Wärmeausbreitungskonstante des Gewebes von ca. 1 ms übersteigt [1]. Bei den meist im Dauerstrichbetrieb arbeitenden Argonlasern und CO_2-Lasern ist das der Fall. Die hierbei üblichen Pulsbreiten liegen um Zehnerpotenzen höher als die Wärmeausbreitungskonstante.

Es ergibt sich daraus wie von selbst die Forderung nach einem Laser, der ein Licht emittiert, dessen spektraler Schwerpunkt eines der drei Absorptionsmaxima des Hämoglobins berücksichtigt. Am günstigsten erscheint dasjenige bei 577 nm, das von allen drei Maxima am weitesten vom Melaninabsorptionsmaximum entfernt liegt und auch noch die größte Eindringtiefe ermöglicht. Die Pulsbreite muß kleiner als 1 ms sein. Der blitzlampengepumpte Farbstofflaser entspricht diesen Anforderungen.

Methodik, Verlauf und Ergebnisse

Das von uns verwendete Lasersystem ist mit einer Blitzlampe ausgerüstet, die eine Pulsbreite von 1,5 μs produziert. Als Farbstoff wählten wir das organische Rhodamin G 6, dessen spektrales Maximum bei entsprechender Konzentrationswahl und optimaler Abstimmung bei 580 nm lag. Die Pulsenergie betrug zwischen 200 und 500 mJ. Der Durchmesser des Behandlungsflecks variierte je nach Abstand bzw. je nach verwendetem optischen System zwischen 1,0 mm und 5,0 mm. Die jeweilige Energiedichte betrug entsprechend 2–3 J/cm². Die ursprünglich routinemäßige Verwendung von flexiblen Lichtleitern scheiterte zunächst an technischen Schwierigkeiten, die sich durch die hohe Pulsenergie beim Übergang des Laserstrahls auf die Faser ergaben. Aus diesem Grunde wurde nur in bestimmten Ausnahmefällen mit einer Glasfiber gearbeitet. Beim überwiegenden Teil der Behandlungen wurde der Laserstrahl über langbrennweitige Linsen (30–60 cm Brennweite) direkt auf die Haut geführt. Während nach einem einheitlichen Behandlungsplan verfahren wurde, konnten immer wieder die folgenden Verlaufsbeobachtungen registriert werden:

1. Einführungsgespräch, Festlegung der Diagnose, Diskussion der Risiken, Zurückstellen von Patienten mit von UV-Licht induzierter Bräunung, nach Entfettung seborrhoischer Areale Behandlung eines ca. fünfmarkstückgroßen Testareals (Abb. 1).
2. Wenige Sekunden nach Einwirkung des Laserstrahls bildet sich ein kleines kutanes Hämatom, das in seiner Flächenausdehnung dem Querschnitt des Laserstrahls entspricht. Minuten danach hebt sich das hämorrhagische Behandlungsareal inmitten einer juckenden Quaddel, deren Radius ca. 1 mm breiter ist als der des ursprünglichen Bestrahlungsflecks. Dieser Zustand hält ca. 2–3 Stunden an. Dann ist das Begleitödem weitgehend resorbiert. Da die Epidermis intakt bleibt, ist kein Wundverband nötig. Wir empfehlen allerdings, vorsichtshalber eine Woche lang kein Make up aufzutragen.

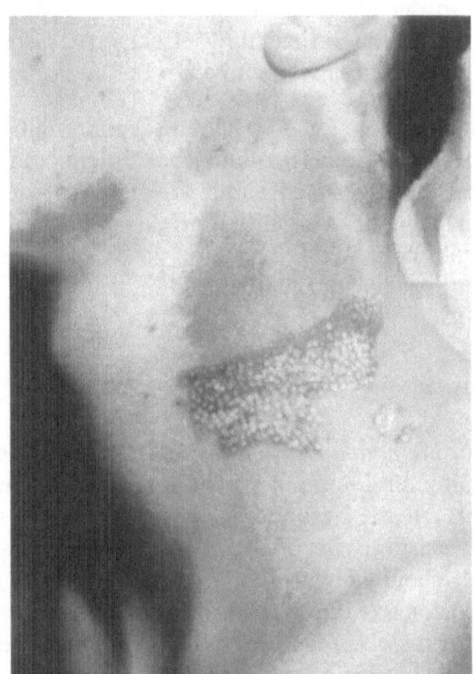

Abb. 1. Naevus flammeus; unmittelbar nach erster Teilbehandlung mit blitzlampengepumpten Farbstofflaser

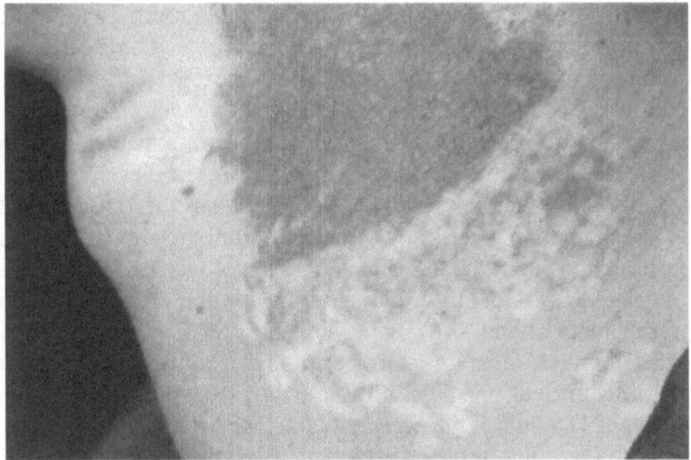

Abb. 2. Detailfoto desselben Patienten; 3 Monate nach Erstbehandlung

3. Wiedervorstellung in möglichst zweiwöchigem Rhythmus zur fotografischen und gegebenenfalls histologischen Dokumentation. Während dieser Zeit wird das Hämatom individuell unterschiedlich schnell (zwischen 4 und 14 Tagen) resorbiert.
4. Der nachfolgende Aufhellungsprozeß dauert individuell unterschiedlich zwischen 4 und 10 Wochen. Daraus ergibt sich ein minimales Behandlungsintervall

an der gleichen Stelle von ca. 2–3 Monaten (Abb. 2). Nach Ablauf dieser Zeit wird je nach Bleichungseffekt sukzessive die Behandlung der gesamten Veränderung oder eine nochmalige Behandlung des Testareals vorgenommen.

Nach diesem Schema haben wir innerhalb eines Jahres 219 Patienten mit Feuermalen in 680 Einzelsitzungen behandelt. Von den Patienten, die wir ein zweites Mal und mehr gesehen haben, zeigten 96% deutliche, die Patienten durchweg zufriedenstellende Aufhellungseffekte. Nur bei einem Patienten kam es offenbar nach unabsichtlicher Exkoriation zu einer bakteriellen Kontamination mit nachfolgender linsengroßer Narbenbildung.

Diskussion

Zur Methodik. Die bisher in der Therapie des Naevus flammeus verwendeten Laser emittieren Licht mit Wellenlängen zwischen 488–10600 nm. Obwohl keiner von ihnen auf die besonderen Absorptionseigenschaften des Hämoglobins abgestimmt ist, existiert eine Vielzahl von Berichten über z. T. beachtliche therapeutische Erfolge beim Naevus flammeus (2, 3, 4, 5, 6, 7 u. a.). Der weitaus größte Teil dieser Laser arbeitete darüber hinaus im Dauerstrichbetrieb. Die beschriebenen Bleichungsergebnisse können deshalb eigentlich nur als Wirkung unspezifischer thermischer Effekte aufgefaßt werden. Der Gedanke liegt nahe, daß die unspezifischen Effekte nicht nur unvermeidbar waren, sondern vielleicht sogar eine notwendige Voraussetzung für den therapeutischen Erfolg darstellen. Solange sich diese Annahme aber nicht hinreichend belegen läßt, bzw. solange es begründete Zweifel an dieser Annahme gibt, muß es das Ziel sein, zur Verbesserung des Nutzen-Schaden-Verhältnisses die Spezifität der Laserwirkung weiter zu optimieren. Wir haben nun die Spezifität der Laserwirkung durch die von uns gewählte Parameterkombination aus Wellenlänge und Pulsbreite erhöht und mit diesem Vorgehen gute Bleichungsergebnisse erzielt. Dies sind erste Hinweise darauf, daß tatsächlich die Entwicklung zu spezifischerer Wirkung auch therapeutisch weiterführt. Die theoretisch begründete Spezifität läßt sich auch histologisch dokumentieren. So werden die Epidermis und die Hautanhangsorgane weder akut noch während einer dreimonatigen Nachbeobachtungsphase alteriert. Es finden sich weder Massennekrosen noch eine nachfolgende Fibrosierung. Der akuten kutanen Gefäßzerreißung folgt nach 48 Stunden eine Vaskulitis mit vorwiegend neutrophilen Granulozyten und später ein Granulationsgewebe. Nach 2–3 Monaten sieht man kleine dickwandige kapilläre Gefäße ohne Erythrozyten. Was die Spezifität und die Praktikabilität der Methodik angeht, sind weitere Optimierungen denkbar.

Zu den Ergebnissen. Die von uns erzielten Aufhellungseffekte lassen sich mit den in der Literatur angegebenen Laserbehandlungsergebnissen nur sehr bedingt vergleichen, weil nur in den seltensten Fällen genaue Beurteilungskriterien mitgeteilt wurden und die meisten unserer Patienten noch nicht zu Ende behandelt sind. Es scheint sich jedoch abzuzeichnen, daß offenbar für vergleichbare Bleichungseffekte mit dem Farbstofflaser weniger Behandlungssitzungen erforderlich sind als mit den anderen bisher bekannten Lasersystemen. Bei den 4% unserer Patienten, bei denen es bisher zu keinerlei Aufhellungen gekommen ist, handelt es sich einerseits um Naevi flammei mit bedeutsamen kavernösen Anteilen bzw. solche, die mit Röntgenstrahlen vorbehandelt waren.

Da die Behandlung kaum Schmerzen bereitet, konnten wir auch bei Kindern meist auf Anästhetika verzichten. Nur bei 5 Patienten war eine Lokalanästhesie nötig. Die helleren, eher pink-farbenen Läsionen im Kindesalter stellen insbesondere für den Argonlaser ein erhebliches therapeutisches Problem dar. Die Prognose des Behandlungserfolges ist hiermit bei Patienten unter 18 Jahren deutlich schlechter als bei älteren Patienten. Einen solchen Unterschied haben wir bei uns nicht beobachten können. Es scheint im Gegenteil so zu sein, daß die helleren Feuermale der jüngeren Patienten besser auf die Farbstofflaserbehandlung ansprechen als die eher livid-farbenen der älteren Patienten. Wir haben allerdings auch eine Altersgrenze etabliert, die individuell unterschiedlich etwa zwischen dem 6. und 8. Lebensjahr liegt. Die Kinder, die im Alter darunter liegen, haben in der Regel noch keinen ausgeprägten Leidensdruck und zeigen deshalb wenig Kooperationsbereitschaft. In solchen Fällen würde sich eine Behandlung in Vollnarkose anbieten. Wir halten es jedoch nicht für vertretbar, ein therapeutisches Vorgehen zu wählen, bei dem das berechenbare Risiko der Narkose um Größenordnungen höher ist als das der eigentlichen Therapie. Aus diesem Grunde warten wir die Entwicklung einer freiwilligen Kooperationsbereitschaft der kleinen Patienten ab.

Mit dem blitzlampengepumpten Farbstofflaser wird eine Therapiemethode des Naevus flammeus aufgezeigt, die zwar noch einer weiteren Optimierung bedarf, aber doch in die Richtung weist, in die die Entwicklung gehen muß.

Literatur

1. Anderson RR, Parrish JA (1981) Microvasculature can be selectively damaged using dye lasers: A basic theory and experimental evidence in human skin. Lasers Surg Med 1: 263–276
2. Apfelberg DB, Maser MR, Lash H (1978) Treatment of naevi aranei by means of argon laser. J Derm Surg Oncol 4: 172–174
3. Goldman L, Richfield D (1964) The effect of repeated exposures to laser beams. Acta Derm Vener 44: 264–268
4. Goldman L, Dreffer R (1977) Laser treatment of extensive mixed cavernous and portwine stains. Arch Derm 113: 504–505
5. Haina D, Landthaler M, Waidelich W (1981) Physikalische und biologische Grundlagen der Laseranwendung in der Dermatologie. Hautarzt 32: 397–401
6. Seipp W, Haina D, Justen V, Weidelich W (1978) Laserstrahlen in der Dermatologie. Dtsch Dermatologe 26: 557–575
7. Solomon H, Goldman L, Henderson B, Richfield D, Franzen M (1968) Histopathology of the laser treatment of port-wine lesions. J Invest Derm 50: 141–146
8. Strempel H, Klein G (1983) Über einen neuen Ansatz in der Lasertherapie des Naevus flammeus. Z Hautkr 58 (13): 967–974

Klinische Erfahrungen mit der Infrarot-Kontakt-Koagulation bei der Behandlung des Naevus flammeus lateralis

K. W. Krumrey

Zusammenfassung.

15 Patienten mit z. T. ausgedehnten lateralen Feuermälern wurden mit dem Infrarot-Kontaktkoagulator therapiert. Gute kosmetische Endergebnisse konnten wir nach durchschnittlich acht Sitzungen erreichen. Wir erzielten eine deutliche oder fast vollständige Aufhellung der Naevi flammei ohne auffällige Narbenbildung.

Im Gesichtsbereich lokalisierte laterale Feuermäler können das Selbstwertgefühl der betroffenen Patienten empfindlich stören [15]. Ein aktives Vorgehen mit dem Ziel der Verbesserung des kosmetischen Aspektes erscheint somit indiziert. Die z. Zt. zur Verfügung stehenden Behandlungsmöglichkeiten für Naevi flammei [1–15] werden jedoch überwiegend als nicht zufriedenstellend beurteilt. Die Laser-Behandlung ist ein langwieriges, kompliziertes Verfahren, das ferner mit dem Risiko der hypertrophen Narbenbildung belastet ist [10]. Wir versuchten durch Thermokoagulation [5, 6, 8, 11] Naevi flammei therapeutisch zu beeinflussen.

Der Infrarot-Kontaktkoagulator der Fa. MBB-AT (Abb. 1), der seit vielen Jahren in der Hämorrhoidalbehandlung eingesetzt wird, bot sich dazu an [6, 11]. Das Gerät besteht aus einem Infrarot-Strahler, einem starren Quarzglas-Lichtleiter und einer Gewebeandruckfläche, die aus einem infrarotdurchlässigen, am Gewebe nicht haftenden Spezialpolymer hergestellt ist. Eine Wolfram-Halogenlampe mit 15 V Niederspannung erzeugt die Strahlung in einem goldversiegelten Reflektorgehäuse. Sie emittiert ein Breitbandinfrarotlicht mit einem Maximum bei 950 nm. Die Leistungsabgabe beträgt ca. 100 Watt. Wir therapierten acht männliche und sieben weibliche Patienten im Alter von 15 bis 44 Jahren (Durchschnitt 26 Jahre).

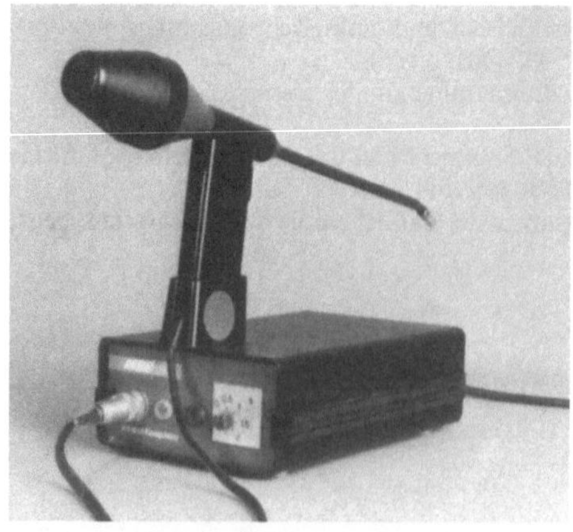

Abb. 1. Infrarot-Koagulator mit Handapplikator

Nach der Lokalanästhesie (1%ige Meaverin®-Lösung) wurde der betreffende Bezirk in kurzen Intervallen (ca. 1 sec) mit eng benachbarten Kontaktpunkten behandelt, wobei wir auf einen gleichmäßigen Anpreßdruck des stabförmigen Lichtleiters (Durchmesser 0,6 cm) achteten. Die Impulszeit der Strahlungsquelle und davon abhängig die Temperaturwirktiefe unter der Anpreßfläche läßt sich stufenlos von Null bis 2 sec regulieren. Wir wählten eine Impulsdauer von ca. 0,5 sec.

Die unbehandelte Fläche zwischen den Koagulationspunkten wurde in den nächsten Sitzungen angegangen, wobei gleiche Felder erst nach Ablauf von ca. 5 Wochen erneut therapiert werden sollten.

Bei zwei Patientinnen brachen wir die Behandlung wegen des geringen therapeutischen Effektes nach acht respektive vier Sitzungen ab. Die Naevi flammei waren an der linken Wade bzw. rechten Schulter lokalisiert. Vier Patienten stehen noch in unserer Weiterbehandlung. Mit guten und sehr guten kosmetischen Ergebnissen abgeschlossen haben wir neun Patienten nach durchschnittlich acht Sitzungen (Tabelle 1). Es kam ohne auffällige Narbenbildung zu einer deutlichen oder fast vollständigen Aufhellung der Gefäßmäler (Abb. 2 u. 3). Postinflammatorische Pigmentierungen traten vereinzelt während der Behandlung auf; sie bildeten sich jedoch nach Therapieabschluß innerhalb weniger Monate vollständig zurück.

Die besten kosmetischen Ergebnisse erzielten wir bei kleinen, im Gesicht lokalisierten Naevi flammei älterer Patienten (Abb. 4 u. 5). Mit dem hier vorgestellten Verfahren können bei dieser Patientengruppe ausgezeichnete kosmetische Ergebnisse erzielt werden [5, 9, 10].

Die Infrarotkontaktkoagulation werten wir als eine Bereicherung unserer Behandlungsmöglichkeiten. Sie ist in jeder dermatologischen Praxis durchführbar – im Gegensatz zu der nur wenigen Zentren zur Verfügung stehenden Laser-Therapie. Neben den niedrigen Kosten für Anschaffung und Betrieb des Gerätes sei nochmals auf die einfache Handhabung hingewiesen. Ferner ist der Infrarotkontaktkoagulator ein vielseitig einsetzbares Gerät [11].

Tabelle 1. Zusammenstellung der bislang behandelten Patienten

Pat., Alter, Geschlecht	Lokalisation des Naevus flammeus lateralis	Anzahl der Behandlungen	Kosmetisches Resultat
R. M., 15 J., m	rechte Gesichtspartie	8	gut
S. M., 18 J., m	linke Gesichtspartie	5	gut
B. C., 15 J., w	linke Gesichtspartie	8	gut
W. U., 15 J., w	linke Gesichtspartie	9	gut
S. H., 43 J., w	rechte innere Wangenpartie	6	sehr gut
Z. C., 22 J., w	rechte Wange	3	gut
L. K., 28 J., m	rechte Schläfe	4	gut
B. P., 43 J., m	linke Jugularregion	steht noch in Behandlung	–
G. G., 38 J., m	rechte Gesichtspartie	steht noch in Behandlung	–
M. B., 16 J., w	rechte Wangenpartie	steht noch in Behandlung	–
G. C., 17 J., w	rechte Schulterpartie	4	befriedigend
R. P., 17 J., w	linke Wade	8	nicht befriedigend
B. J., 24 J., m	linke Gesichts-Halspartie	steht noch in Behandlung	–
W. G., 44 J., m	Gesichts-Hals-Partie bds.	8	gut
M. E., 34 J., m	rechte Gesichts-Hals-Partie	15	gut

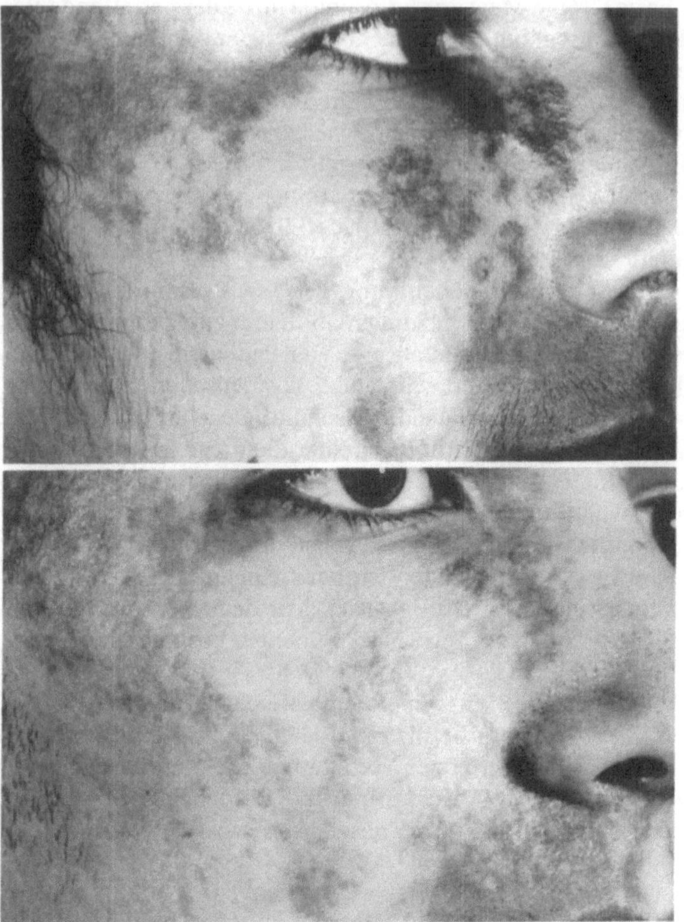

Abb. 2. (oben) Naevus flammeus lateralis der rechten Gesichtspartie eines 15jährigen männlichen Patienten. Ausgangsbefund

Abb. 3. (unten) Resultat nach acht Behandlungen

Die berechtigten Erwartungen vieler Patienten auf die vollständige Beseitigung des Males können jedoch mit der hier vorgestellten punktförmig arbeitenden Methode nicht erfüllt werden, wenngleich die von uns therapierten Patienten mit dem kosmetischen Ergebnis durchwegs zufrieden waren. In Zusammenarbeit mit der Industrie sollten flächig koagulierende Geräte entwickelt werden. Wir hoffen, daß weitere Fortschritte auf dem Gebiet der Laser-Technologie [1, 14] es ermöglichen, in kürzerer Zeit noch bessere kosmetische Resultate zu erzielen.

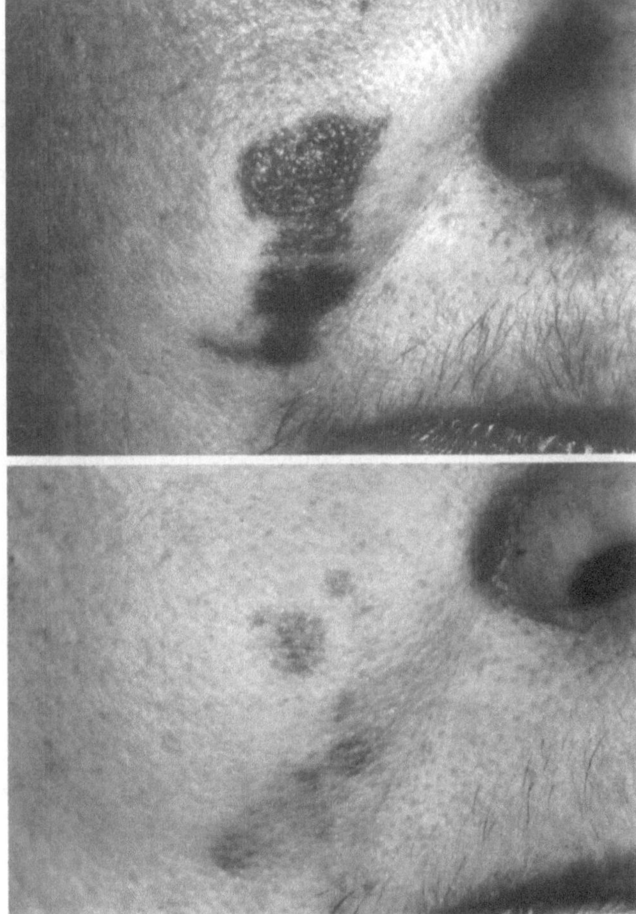

Abb. 4. (oben) Feuermal an der rechten medialen Wangenpartie einer 43jährigen Patientin. Ausgangsbefund

Abb. 5. (unten) Therapieresultat nach sechs Sitzungen

Literatur

1. Anderson RR, Parrish JA (1981) Microvasculature can be selectively damaged using dye lasers: A basic theory and experimental evidence in human skin. Lasers in Surgery and Medicine 1: 263–276
2. Clodius L (1983) Die plastisch-chirurgische Therapie des ausgedehnten Feuermals im Gesicht. Schweiz med Wschr 113: 274–280
3. Friedrich HC (1976) Zur Behandlung der Naevi flammei. Derm Mitt 24: 196–200
4. Kock BW, Marghescu S (1983) Erfahrungen mit dem CO_2 Laser in der Dermatologie. Fortschr Med 101: 1045–1046
5. Krumrey KW (1983) Die Therapie des Naevus flammeus lateralis durch Infrarotlichtkontaktcoagulation. Zentralbl Haut Geschlechtskrkh 149: 104
6. Krumrey KW (1984) Die Behandlung des Naevus flammeus lateralis durch Infrarotkontaktkoagulation. Z Hautkr 59. Im Druck

7. Landthaler M, Haina D, Waidelich W, Braun-Falco O (1981) Therapeutische Laseranwendungen in der Dermatologie. Hautarzt 32: 450–454
8. Mühlbauer W, Nath G, Kreitmair A (1976) Lichtbehandlung kapillärer Hämangiome und Naevi flammei. Chirurgisches Forum 76f exp und klin Forschung, Suppl
9. Noe JM, Barsky SH, Geer DE, Rosen S (1980) Portwine stains and the response to argon laser therapy: successful treatment and the predictive role of color, age, and biopsy. Plast reconstr Surg 65: 130–136
10. Ratz JL, Bailin PhL, Levine HL (1982) CO_2 Laser treatment of Port-Wine Stains: A Preliminary Report. J Dermatol Surg Oncol: 8 1039–1044
11. Schmoll M (1981) Die Behandlung kapillärer Hämangiome durch Infrarotkontaktkoagulation. Hautarzt 32: 588–591
12. Scholz A, Sebastian G, Baerthold W, Matthäus W, Pässler L (1980) Ergebnisse der Kryochirurgie bei der Behandlung benigner vaskulärer Fehl- und Neubildungen. Arch Geschwulstforsch 50: 785–793
13. Seipp W, Haina D, Justen V, Waidelich W (1981) Erfahrungen mit dem Argonlaser. Akt Dermatol 7: 106–114
14. Strempel H, Klein G (1983) Über einen neuen Ansatz in der Lasertherapie des Naevus flammeus. Z Hautkr 58: 967–974
15. Weng HP, Clodius L (1983) Psychosoziale Probleme und deren Bewältigung bei Patienten mit Feuermal im Gesicht. Schweiz med Wschr 113: 290–294

Naevus flammeus posttraumaticus

W. Schmeller

Zusammenfassung

Als Naevus flammeus posttraumaticus bezeichnet man erworbene Teleangiektasien, die in einem zeitlichen Zusammenhang mit einem äußeren Trauma stehen. Obwohl eine ätiopathogenetischer Zusammenhang bei den bisher beschriebenen wenigen Fällen nicht gesichert werden konnte, hat sich der Begriff in der dermatologischen Nomenklatur allgemein durchgesetzt. Eine Fallbeschreibung und eine Übersicht über die Literatur werden aufgeführt.

Als Naevus flammeus posttraumaticus (Naevus flammeus tardivus) bezeichnet man essentielle Teleangiektasien, die in einem zeitlichen Zusammenhang mit einer äußeren Verletzung stehen [9].

In der Fachliteratur sind bisher nur 10 Einzelbeobachtungen aufgeführt worden [1, 3, 4, 5, 6, 8, 9, 11]. Bei diesen wenigen kasuistischen Mitteilungen fanden sich folgende Auffälligkeiten: das relativ jugendliche Alter der Patienten, die häufige Lo-

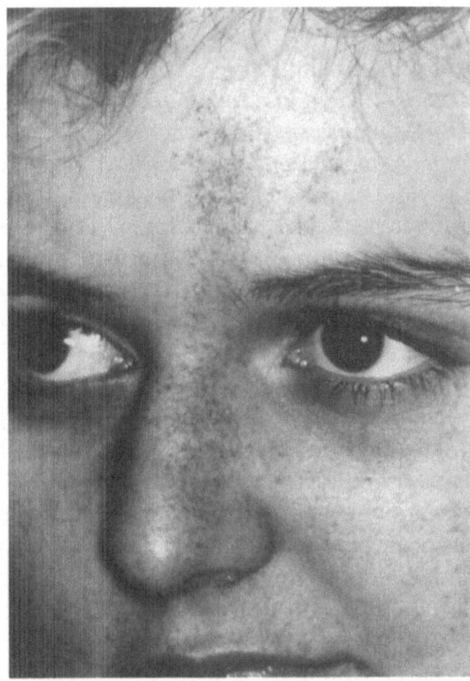

Abb. 1. Naevus flammeus posttraumaticus

kalisation der Hauterscheinungen im Trigeminusbereich und die vereinzelte Koinzidenz mit neurologischen Symptomen.

Diese „Symptomentrias" ließ sich auch bei unserer Patientin feststellen.

Kasuistik

Anamnese

1972 – im Alter von 8 Jahren – bei einem Autounfall schweres Schädel-Hirn-Trauma (Grad IV) mit Linkshirnschaden, Stammganglienbeteiligung rechts und Hirnstammschädigung. Seit 1980 psychomotorische Anfälle.

1981 – 9 Jahre nach dem Unfall – Auftreten eines roten Herdes an der linken Stirnhälfte, der sich im Laufe von Monaten auf die Nase, die linke Wange und die linke Halsseite ausbreitete. Den Hauterscheinungen ging ein grippaler Infekt voraus.

Befund

Relativ scharf begrenzte, bizarr konfigurierte Rötung aus multiplen Teleangiektasien im Ausbreitungsgebiet des ersten Trigeminusastes links (Abb. 1); zusätzlich einzelne teleangiektatische Herde präaurikulär auf der linken Halsseite.

Untersuchungsbefunde

Laborwerte: unauffällig.
   Augen-, Kiefer- und HNO-fachärztliche Untersuchung: unauffällig.
   Röntgenuntersuchung: Schädel und Thorax unauffällig.
Computertomogramm des Schädels[1]: postkontusionelle Zeichen in Form einer vorzugsweise kortikalen Hirnsubstanzminderung, einer leichten Weitstellung des rechten Seitenventrikels und – unter Berücksichtigung des Alters – einer ausgeprägten Furchenzeichnung des Kleinhirns. Keine intrakraniellen Raumforderungszeichen.
EEG[2]: EEG vom Alpha-Typ mit leichter diffuser Dysrhythmie als Ausdruck einer noch geringen Funktionsstörung, die möglicherweise Folge der durchgemachten Hirnkontusion ist. Kein Herdbefund, kein Anhalt für erhöhte zerebrale Anfallsbereitschaft.
   Schlafentzugs-EEG: EEG vom Alpha-Typ mit diffuser Dysrhythmie sowie Ermüdungs- und Einschlaferscheinungen. Kein Herdbefund, kein Nachweis krampfspezifischer Wellenformen.
   Neurologische Untersuchung: Pupillen rechts angedeutet größer als links; beidseits prompte Reaktion auf Licht und Konvergenz, kein pathologischer Nystagmus. Keine Stauungspapille, unauffälliges Gesichtsfeld. Links Facialis-Kontraktur; kei-

---

[1] Klinik für Radiologie, Med. Hochschule Lübeck (Direktor: Prof. Dr. H. D. Weiss)
[2] Klinik für Neurologie, Med. Hochschule Lübeck (kommissar. Direktor: Prof. Dr. D. Kömpf)

Tabelle 1. Naevus flammeus posttraumaticus – Literaturübersicht

Autor	Jahr	Alter des Auftretens (Jahre)	Geschlecht	Trauma	Zeitpunkt nach Trauma	Lokalisation	Neurolog. Befunde
Buschke	1924	~20	♂	Schußverletzung li Schädelseite li Oberarm	wenige Tage	li Gesäß li Oberarm	zerebrale Krampfanfälle
Gougerot	1929	18 45	♂ ♂	Tragen von Kohlensäcken	nach längerer Zeit	Schulter Schulter	– –
Downing u. Mallory	1930	35	♂	Granatexplosion	3 Monate	Trigeminus Hals, Schulter	–
Fegeler	1949	36	♂	Schädelprellung bei Kfz-Unfall	1 Tag	Trigeminus li	Schwäche u. Lahmheitsgefühl li, Hyperästhesie, Horner-Syndrom
Niemand-Andersen	1952	26	♂	Kälte, Schädelprellung bei Kfz-Unfall	unmittelbar 2 Monate	Trigeminus li	–
		4	♀	Kälte	unmittelbar	li Unterarm	–
Tupath-Barniske	1962	7	♀	Hundebiß, Commotio	wenige Tage	Trigeminus	–
Braun-Falco u. Marghescu	1967	8	♀	Strangulation d. Halses, Commotio, Verbrühung	6 Jahre	Trigeminus obere Extremitäten	li seitige zerebrale (hypoxämische) Schädigung, Rechtsbetonung der MER, EEG: Herdbefund li
Proppe	1981	~45	♀	Tibiafraktur u. Prellungen nach Kfz-Unfall	10 Jahre	Arme, untere Körperhälfte	–

ne motorischen Paresen. Muskeleigenreflexe rechts durchgehend gesteigert, Bauchhautreflexe rechts geringer ausgeprägt als links. Dissoziierte Empfindungsstörungen an Stamm und Extremitäten rechts. Keine Pyramidenbahnzeichen.

Neurologische Beurteilung: Zustand nach Contusio cerebri mit Zeichen einer Hirnstammläsion und Hemisphärenschädigung links. Verdacht auf psychomotorische Anfälle bei derzeitig unauffälligem EEG-Befund.

Tabelle 2. Hypothesen zur Pathogenese ess. Teleangiektasien (mit und ohne Trauma)

Autor	Jahr	Hypothese
Simon	1872	Intrauterine Mißbildung der Spinalganglien
Gastou	1891	Neurogene Lähmung der Gefäßzentren
Brocq	1912	Neuroparalyt. Krankheitsvorgänge; Stoffwechselalterationen
Buschke	1924	Kongenitale Aplasie oder Hypoplasie der Vasokonstriktoren
Fegeler	1949	Traumatische Schädigung des Hals-Brustmarks mit Ausschaltung oder Funktionsminderung des Sympathikus
Niemand-Andersen	1952	Keimplastische Präformierung und Auslösung durch Kälte
Herlitz	1953	Hirnschäden in suprasegmentalen Segmenten oder im Hypothalamus durch Geburtstrauma, Blutungen, Hypoxämie
Spier	1953/54	Traumata bei kardiovaskulärem Symptomenkomplex
Korting u. Ruther	1954	Geburtstrauma mit abnormem peripherem Funktionsablauf, evtl. bei familiärer Disposition
Blaich u. Engelhardt	1954	Vasodilatatorenreizung
Tupath-Barniske	1962	Schädigung vasomotorischer Zentren, evtl. bei Disposition
Braun-Falco u. Marghescu	1967	Mögliche neurogene Ursachen
Thomson u. Mackie	1973	Schilddrüsenerkrankungen
Wilkin	1977	Hormonelle Umstellungen mit erhöhten Östrogenspiegeln (Schwangerschaft, Pubertät)
Person, Ossi u. Mundra	1979	Östrogenstimulation bei normalen Hormonwerten
Jucas, Rietschel u. Lewis	1979	Epidermale angiogene Faktoren
Theriault, Cordier u. Harvey	1980	Aluminium
Brinkmann	1981	Hormonelle Umstellungen
Proppe	1981	Trauma, evtl. familiäre Bereitschaft
Hundeiker	1984	Weitstellung der Kapillaren durch Defekte der β-adrenergen Rezeptoren der Gefäßwand

Besprechung

In den letzten 20 Jahren sind mehr als 25 Fälle von erworbenen Teleangiektasien beschrieben worden, bei denen kein Zusammenhang mit einem Trauma bestand [2, 7, 12]. In demselben Zeitraum sind nur zwei Fallbeschreibungen von Naevi flammei poststraumatici erschienen [1, 9].

Tabelle 1 zeigt eine Übersicht sämtlicher bisher beschriebener Kasuistiken mit posttraumatischem Naevus flammeus.

Die Beschreibung von Fegeler 1949 [5] gab der Symptomenkonstellation eines Naevus flammeus im Trigeminusbereich in Kombination mit neurologischen Veränderungen nach vorhergehendem Trauma den Namen „Fegeler-Syndrom".

Das Durchschnittsalter der hier aufgeführten Patienten liegt bei etwa 25 Jahren; die Hautveränderungen traten in einem Zeitraum zwischen einigen Tagen bis zu 10 Jahren nach folgenden Traumata auf: Schußverletzung, Druck, Explosion, Prellung, Kälte, Hundebiß, Commotio, Strangulation und Verbrühung.

Von diesen 10 Patienten hatten 5 die Hautveränderung im Trigeminusbereich; bei 3 Patienten fanden sich neurologische Auffälligkeiten.

Die Ätiologie und Pathogenese erworbener Teleangiektasien ist sicher nicht einheitlich [8]. Tabelle 2 zeigt die Vielfalt der unterschiedlichen Theorien und Hypothesen zur Pathogenese essentieller Teleangiektasien mit und ohne Trauma in den letzten 100 Jahren.

Obwohl immer wieder auf das gleichzeitige Auftreten von Teleangiektasien und neurologischen Erkrankungen hingewiesen wurde, stellen die in der Literatur aufgeführten Hinweise lediglich Einzelfallbeobachtungen dar (siehe Tabelle 3).

Trotzdem ist die Bezeichnung Naevus flammeus posttraumaticus zu einem feststehenden Begriff in der dermatologischen Nomenklatur geworden. Nicht zuletzt aus Gründen der gutachterlichen Beurteilung von Unfallfolgen sollte er bekannt sein.

Ob zwischen Trauma und Nävus-Entstehung jedoch tatsächlich ein ätiopathogenetischer Zusammenhang besteht, muß nach wie vor mit einem Fragezeichen versehen werden.

Tabelle 3. Essentielle Teleangiektasien/erworbener Naevus flammeus und neurologische Erkrankungen

Autor	Jahr	Lokalisation	Neurologischer Befund
Miescher	1919	Hände u. Füße Füße	Sensibilitätsstörungen Tabes dorsalis
Senear u. Caro	1931	gesamter Körper	tuberöse Hirnsklerose
Korting u. Ruther	1953/54	gesamter Körper	Hemihypertrophie
Blaich u. Engelhardt	1954	Trigeminusbereich	Entmarkungsenzephalitis bzw. Polysklerose
Schiffer u. Weber	1960	Hände	Angioma racemosum einer Gehirnhälfte

Literatur

1. Braun-Falco O, Marghescu S (1967) Essentielle Teleangiektasien nach Verbrühung und Strangulation. Derm Wschr 77: 553–558
2. Brinkmann W (1981) Erworbene Feuermäler. Z Hautkr 56 (20): 1334–1340
3. Buschke A (1924) Essentielle Teleangiektasien. Krankendemonstration anläßlich der Berliner Dermatologischen Gesellschaft. Derm Z 40: 104
4. Downing JG, Mallory GK (1930) Cavernous hemangioma and trauma. Arch Derm Syph 22: 414–422
5. Fegeler F (1949) Naevus flammeus im Trigeminusgebiet nach Trauma im Rahmen eines posttraumatisch-vegetativen Syndroms. Arch Derm Syph 188: 416–422
6. Gougerot H, Arnaudet (1929) Naevus pigmentaire et pileux d'apparition tardive posttraumatique: traumas professionels du porteur sur l'épaule. Bull Soc franç Derm 36: 1211–1212
7. Jucas JJ, Rietschel RL, Lewis ChW (1979) Unilateral naevoid telangiectasia. Arch Dermatol 115: 359–360
8. Niemand-Anderssen I (1952) Naevus flammeus tardivus (nach Kälteeinwirkung?). Z Hautkr 12: 251–256
9. Proppe A (1981) Essentielle Teleangiektasien. In: Korting GW (Hrsg) Dermatologie in Praxis und Klinik. Thieme, Stuttgart New York, S 40.15
10. Spier (1953/54) Eruptive Naevus flammeus-ähnliche Dermatose mit kardio-vasalem Symptomenkomplex (Posttraumatisches Naevus flammeus-Syndrom Jordan-Fegeler). Bemerkung zur Krankenvorstellung bei der Versammlung Südwestdeutscher Dermatologen 1952 in Würzburg. Z Haut Geschl 86: 95
11. Tupath-Barniske R (1962) Zur Frage des posttraumatischen Naevus flammeus. Z Haut Geschl Kr 33: 379–384
12. Wilkin JK (1977) Unilateral naevoid telangiectasia. Three new cases and the role of estrogen. Arch Dermatol 113: 486–488

Schimmelpenning-Feuerstein-Mims-Syndrom mit kartilaginärem Choristom des Auges

E. C. Pittke

Zusammenfassung

Es wird über einen Fall von kartilaginärem Choristom des Auges mit ipsilateraler Hautveränderung berichtet. Die Histologie der Hautläsionen ergab einen Naevus sebaceus und einen Naevus verrucosus.

Der Begriff Schimmelpenning-Feuerstein-Mims-Syndrom bezieht sich in den überwiegenden Fällen auf eine Kombination von Naevus sebaceus, zerebralen Anfallsleiden mit geistiger Retardierung und okulären Veränderungen [1]. Letztere können auch isoliert auftreten, wenn der Nävus die Orbitaregion mit einbezieht [2]. Die Determinationsperiode dieser Mißbildungen wird sehr früh angesetzt, wobei die Defekte bei Schließung des Augenbechers das zeitliche Orientierungsraster vorgeben könnten. Die Variation der Mißbildungen der Augen reicht von Lidkolobomen über die vorderen Augenabschnitte bis zu Aderhautkolobomen [3].

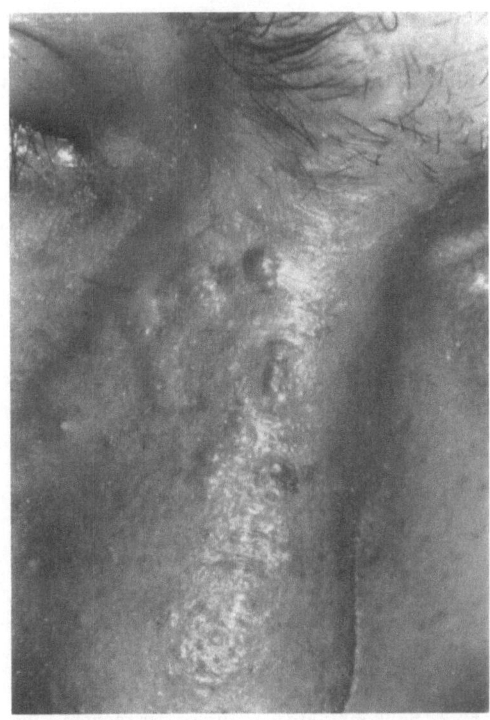

Abb. 1. Systematisierte Nävi im rechten Gesichtsbereich

Kasuistik

Im Alter von 5 Jahren wurde das Kind erstmals dermatologisch wegen einer ausgedehnten Hautveränderung im Gesichts- und Kopfbereich behandelt. Es wurden systematisierte Nävi am Hals, an der rechten Gesichts- und Kopfhälfte entfernt. Die dermatologische Diagnose lautete: „Systematisierter, gemischter, epidermaler Naevus verrucosus mit Naevus sebaceus". Gleichzeitig wurden ophthalmologisch folgende Veränderungen festgestellt: beidseits gut durchblutete Bindehautveränderungen, über die Korneae reichend, Fundusveränderungen am rechten Auge. Die ersten Exzisionen am Kopf wurden aus kosmetischen Gründen von einer Stuttgarter dermatologischen Klinik durchgeführt.

Im Alter von 10 Jahren wurden Nachexzisionen in der Abteilung für Chirurgie der Universität Ulm bei Veränderungen im Gesicht, am Nasenrücken, der rechten Nasolabialfalte sowie an der Kopfhaut durchgeführt. Die histologische Untersuchung des entnommenen Gewebes ergab folgende Befunde: papillomatöse Veränderungen der Epidermis und Talgdrüsenproliferationen wie bei einem Naevus sebaceus. Seitdem wurde das Krankheitsbild dem Schimmelpenning-Feuerstein-Mims-Syndrom zugeordnet. Dies wurde zuletzt auch aufgrund der bekannten okulären Veränderungen vorgenommen. Welcher Art diese Veränderungen nun letztlich waren, war zu diesem Zeitpunkt noch nicht bekannt.

In unserer Augenklinik wurde das Kind seit seinem 6. Lebensjahr in regelmäßigen Abständen untersucht. Es wurden vor allem Photodokumentationen der beiden subkonjunktival gelegenen Veränderungen durchgeführt, jedoch ergaben sich in einem Zeitraum von 7 Jahren keine makroskopisch erkennbaren Veränderungen. Rechts lag eine ausgeprägte Ptosis vor, die Sehschärfe war dadurch am rechten Auge auf 0,2 im Sinne einer Schwachsichtigkeit reduziert; links lag normale Sehschärfe vor. Spaltlampenmikroskopisch sah man am rechten Auge einen unter der

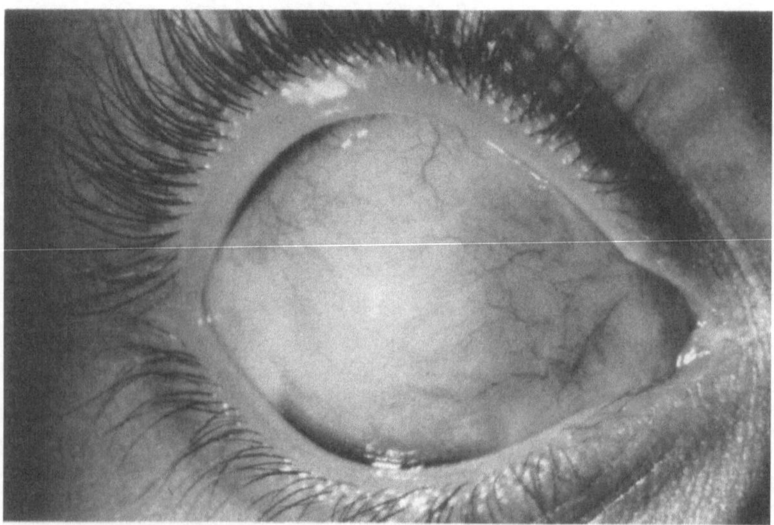

Abb. 2. Subkonjunktivaler Tumor des rechten Auges

Bindehaut lokalisierten, derben, nicht verschieblichen Tumor mit zusätzlicher Pannusbildung über den Limbusrand. Auch am linken Auge sah man eine subkonjunktivale Veränderung zwischen 10 bis 2 Uhr, die einem Pannus entsprechen konnte. Die vorderen Augenabschnitte waren sonst bds. reizfrei und zeigten keine weiteren Veränderungen. Bei der Fundusuntersuchung des rechten Auges sah man zwischen 11 Uhr bis 4 Uhr einen ausgedehnten, flachen Tumor zwischen Papille und Peripherie. Ferner waren ausgedehnte Neovaskularisationen mit Angiombildung und prominente, glattrandig begrenzte Uveaverdichtungen zu erkennen; ansonsten war die Netzhaut unauffällig. Die Netzhaut des linken Auges war völlig regelrecht.

Im Alter von 13 Jahren wurde auf Wunsch der Eltern ein Versuch unternommen, den unter der Bindehaut gelegenen Tumor zu entfernen. Nach Eröffnung der Bindehaut stellte sich ein derber, glasiger, läppchenartig geformter Tumor dar, der sich nur perilimbär von der Sklera trennen ließ. Etwa 12 mm hinter der Limbusgrenze bei 12 Uhr penetrierte dieser Tumor in die Sklera, was eine Totalexstirpation unmöglich machte. Das Tumorgewebe zeigte histologisch in der HE Färbung das Bild von Knorpelgewebe. Der weitere postoperative Heilverlauf war komplikationslos. Ein Wachstum des Tumors in den darauffolgenden Jahren zeigte sich nicht.

Kommentar

In der formalen Geschwulstgenese nach Schwalbe wird bei dysontogenetischen Tumoren zwischen Hamartie und Choristie unterschieden. Bei den Choristomen am Auge sind vor allem die episkleralen ossären Choristome, die epibulbären Osteome und die ossären Orbitachoristome bekannt. Beim vorliegenden Krankheitsbild handelt es sich um die seltene Form eines kartilaginären Choristoms mit Sklerapenetration und Aderhautveränderungen. Hier liegt also die seltene und bisher noch nicht beschriebene Form eines kartilaginären Choristoms als Teilsymptom einer Minorvariante des Schimmelpenning-Feuerstein-Mims-Syndroms vor.

Literatur

1. Meythaler H (1975) Augenbefunde beim Syndrom nach Schimmelpenning-Feuerstein und Mims. Klin Mbl Augenheilk 166: 245–246
2. Piper HF, Bastian GO (1983) Epidermales Nävus-Syndrom und frühkindliche Kataraktentstehung. Klin Mbl Augenheilk 182: 318–321
3. Denk R (1971) Schimmelpenning Syndrom. Med Welt 22 (16): 666–668

Neurofibromatose von Recklinghausen: Was ist dermatochirurgisch machbar?

B. Esser, R. P. A. Müller und J. Petres

Zusammenfassung

Bei der 1882 von v. Recklinghausen beschriebenen Neurofibromatose handelt es sich um ein autosomal dominant vererbliches Krankheitsbild, das bei 0,03–0,04% der Neugeborenen zu beobachten ist.
1. Pigmentanomalien und Tumoren der Haut,
2. Veränderungen am knöchernen System mit Wachstumsabnormitäten,
3. Tumoren an den peripheren Nerven und Hirnnerven,
4. Gefäßanomalien,
5. Veränderungen am endokrinen System,
6. gehäufte Tumor-Syntropien (Gastrointestinum, Urogenitaltrakt, Phäochromozytom, Mammakarzinom, Melanom).

Die Neurofibromatose ist bei 30–40 von 100000 Neugeborenen (0,03–0,04%) zu beobachten [8]. Sie ist autosomal dominant vererblich, 50% der Fälle treten sporadisch auf [1]. Bei der kutanen Manifestation bestehen in der Regel keine diagnostischen Schwierigkeiten, aber auch abortive Krankheitsfälle mit wenigen Pigmentflecken, den sogenannten Café-au-lait-Flecken, sind nicht selten [6]. Die Café-au-lait-Flecke erscheinen meist vor den charakteristischen Tumoren [3], oft schon in den ersten Lebenswochen. Es handelt sich hierbei um mesodermale Veränderungen.

Die oft generalisiert auftretenden weichen Fibrome, die klingelknopfartigen Tumoren oder die großflächigen wammenartigen oder rankenartig angeordneten Tumoren entwickeln sich aus der Schwann'schen Scheide; sie sind also neuroektodermaler Natur [7]. Große Tumoren findet man in den meisten Fällen schon im Kindesalter kombiniert mit anderen Veränderungen, bei einer hier vorgestellten Patientin z. B. mit Veränderungen am knöchernen System (Halswirbelsäule und Tibia).

Weiterhin wird über ein fünfjähriges Mädchen berichtet, bei dem eine Neurofibromatose mit einer Hypothyreose und einer Gaumenspalte kombiniert war. Die Café-au-lait-Flecken traten erstmals im zweiten Lebensjahr auf. Im dritten Lebensjahr wurde ein Infiltrat an der Brust diagnostiziert; hier waren derbe subkutane Tumoren tastbar, die exstirpiert wurden; histologisch zeigten sich Fettbindegewebspräparate mit neuralen Anteilen.

Eine kausale Therapie ist bis heute nicht möglich. Schmerzhafte oder kosmetisch stark störende Herde können dermatochirurgisch angegangen werden. Kleine Knoten werden durch einfache Exzision entfernt. Beim Auftreten multipler Knoten kann man einige sehr schnell entfernen, indem man eine Péan-Klemme ansetzt, den Herd mit dem Skalpell abtrennt und die Wunde vernäht. Bei großen schmerzhaften Wammen ist eine Reduktionsplastik erforderlich. Bei der operativen Entfernung kann es zu starken Blutungen kommen, so daß eine exakte Blutstillung erforderlich ist. Man sollte diese großen Tumoren daher immer unter klinischen Bedingungen entfernen.

Bei kosmetisch stark störenden großen Café-au-lait-Flecken am Hals kann man versuchen, die Herde durch eine wasserfeste Schminke wie z. B. Covermark® abzudecken.

Die früher durch die operative Therapie befürchtete maligne Transformation hat sich auf Grund neuerer Untersuchungen und eigener Beobachtungen nicht bestätigt [3]. Wir überblicken 15 Fälle, die von uns in den letzten 5 Jahren operativ angegangen wurden und bei denen bisher keine Malignität nachgewiesen werden konnte.

Anderseits wird über eine spontane sarkomatöse Degeneration in 5–25% der Fälle in der Literatur berichtet [3, 5, 7, 8, 9]. Die sarkomatöse Entartung tritt meist nicht in den kutanen Knoten auf, sondern im tiefen subfaszialen Gewebe [3]. Es handelt sich hierbei um maligne Schwannome neuroektodermaler Herkunft [11]. Daher ist eine ständige Überwachung erforderlich, zumal das Leiden progredient schubweise verlaufen kann, und die Dignität der Tumoren kontrolliert werden muß.

Literatur

1. Adkins JC, Ravitch MM (1977) The operative management of Recklinghausens's neurofibromatosis in children, with special reference to lesions of the head and neck. Surgery 82, 3: 342–348
2. Baehnisch G, Brückner L (1978) HWS – Destruktion bei Neurofibromatose (von Recklinghausen). Beitrag Orthop Traumatol 25 Heft 9
3. Barone DA (1979) Neurofibromatosis, a clinical overview. Postgraduate Medicine Vol 66 No 2
4. Besirsky HW (1970) Beitrag zum klinischen Bild der Neurofibromatose von Recklinghausen. Zeitschrift für Orthopädie und ihre Grenzgebiete 107
5. Bloem J, Johannes AM (1978) Neurofibromatosis in plastic surgery. Brit J Plast Surg 31: 50–53
6. Braun-Falco O, Plewig G, Wolff HH (1984) Dermatologie und Venerologie. Springer, Berlin Heidelberg Tokyo
7. Gumppenberg St v, Karpf PM, Proschka GW, Kramann B, Neher G (1978) Neurofibrom und Neurofibrosarkom bei der Neurofibromatose von Recklinghausen. Fortschr Med 96 Nr 31
8. Himstedt PD, Markewitz A, Müller H (1982) Sarkomatöse Entartung bei Neurofibromatose von Recklinghausen. Hautarzt 33: 529–532
9. Hirsch G, Rey G (1978) Zur Frage der malignen Entartung bei der Neurofibromatose von Recklinghausen. Strahlentherapie 154, 7: 495–498
10. Sack GH (1983) Malignant complication of neurofibromatosis. Clinical Oncology 9: 17–23

Basalzellnävussyndrom

W. Hinterleitner

Zusammenfassung

Bei einem 46-jährigen Mann war es seit vier Jahren zum eruptiven Auftreten multipler Basaliome im Gesicht und am Stamm gekommen; in der Kindheit wurde eine Oberlippen-Oberkiefer-Gaumenspalte operativ korrigiert. Röntgenologisch zeigten sich zahlreiche Knochenveränderungen. Die Therapie erfolgte mit Exzisionen und Fulgurationen. Nach Gabe von 50 mg Etretinat täglich traten keine neuen Basaliome mehr auf; die noch vorhandenen Basaliome zeigten eine Verkleinerungstendenz.

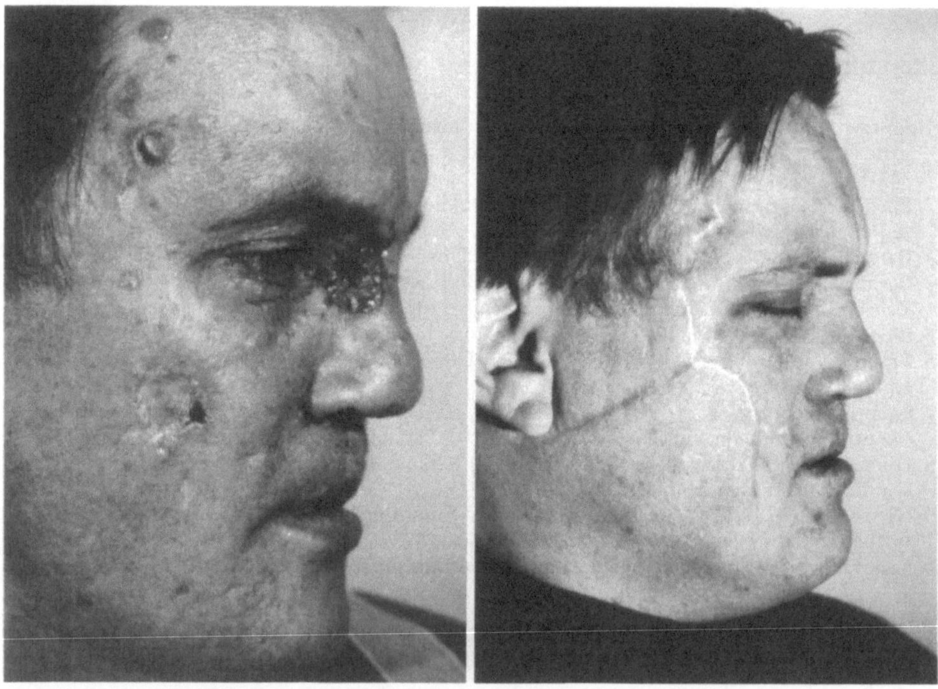

Abb. 1. (links) Basalzellnävussyndrom vor Therapie
Abb. 2. (rechts) Befund nach multiplen Exzisionen und plastischer Deckung

Kasuistik

Familienanamnese: Unauffällig.

Eigenanamnese: Bei dem 46-jährigen durchschnittlich intelligenten Mann waren bereits in der frühen Kindheit zahlreiche operative Eingriffe wegen einer Oberlippen-Oberkiefer-Gaumenspalte durchgeführt worden. Außerdem war der Patient schon vor Jahren wegen Unterkieferzysten behandelt worden. Seit etwa 10 Jahren fielen ihm punktförmige Grübchen an den Handflächen und Fußsohlen auf. Seit 4 Jahren bemerkte er im Gesicht, später auch am Stamm das Auftreten von stecknadelkopfgroßen Knötchen, die teilweise ein Wachstum bis zu Münzgröße aufwiesen.

Hautbefund: An den Oberlidern, an den Unterlidern, der Stirn und den Wangen finden sich zahllose kleinste hautfarbene Knötchen. Am Capillitium, der Stirn, den Wangen und im Bereich des Augen-Nasen-Winkels rechts bestehen mehr als münzgroße, ulzerierte Knoten. Am Rumpf einige kleine Knötchen und einzelne münzgroße ebenfalls ulzerierte Tumoren. An den Handflächen und Fußsohlen zahlreiche punktförmige Grübchen.

Röntgenologische Befunde: Verknöcherung der Falx cerebri, mehrere Zysten im Unterkiefer, Verkürzung des Os metacarpale IV. Unauffälliger Thoraxbefund.

Ophthalmologischer Befund: Hypertelorismus, Strabismus divergens alternans.

Laborwerte: Unauffällig.

Neurologischer Befund (einschließlich EEG): Unauffällig.

Histologischer Befund: Typische Basaliome.

Therapie und Verlauf: Fulguration und Kürettage der kleinen Basaliome. Exzision der großen ulzerierten Basaliome, wobei im Augen-Nasen-Winkelbereich rechts ein Schwenklappen von der Stirn und an der Wange und Schläfe rechts ein Verschiebe- bzw. Rotationslappen angewandt wurden.

Beginn einer Behandlung mit Etretinat mit 50 mg täglich seit Oktober 1983. Unter dieser Behandlung wurden die großen Basaliome etwas kleiner und besser abgrenzbar. Klinisch erkennbare neue Basaliome sind seither nicht aufgetreten.

Literatur

1. Camisa C (1981) The naevoid basal-cell carcinoma syndrome. J Dermatol Surg Oncol 7: 11, 893–896
2. Gorlin RJ, Goltz RW (1960) Multiple naevoid basal-cell epithelioma, jaw cysts and bifid rib. A syndrome. N Engl J Med 262: 908–912
3. Sanderson KV, Mackie R (1979) Naevoid basal-cell carcinoma syndrome. In Rook A, Wilkinson DS, Ebling FJG (eds) Textbook of Dermatology Vol 2, 2169–2170
4. Wirth H, Tilgen W (1983) Linearer unilateraler Basalzellnävus. Hautarzt 34: 620–624
5. Zaun H (1981) Basalzellnävussyndrom mit ungewöhnlicher Begleitsymptomatik. Hautarzt 32: 455–458

Das pigmentierte Basaliom als Differentialdiagnose zum Melanom

L. Weinrauch und K. Holubar

Zusammenfassung

Das pigmentierte Basaliom ist bei blauäugigen und jungen Personen selten. Die Unterscheidung von einem malignen Melanom kann klinisch schwierig sein. Einige Beispiele belegen, daß im Gegensatz zu Literaturangaben die Augenfarbe kein verläßlicher Indikator in der Differentialdiagnostik der pigmentierten Läsionen ist.

Das Basaliom ist der häufigste Hauttumor des Menschen. In Deutschland leiden etwa 20 von 100000 Einwohnern an Basaliomen; in Israel beträgt die Zahl 120 pro 100000 Einwohnern. Dieser Tumor betrifft meistens Menschen zwischen dem 60. und 80. Lebensjahr. Bei Erwachsenen unter 40 Jahren sind Basaliome selten; falls sie auftreten, finden sie sich meist im Bereich der Embryonalspalten des Gesichtes.

Pigmentierte Basaliome erscheinen öfter bei Leuten mit dunklem Hauttyp, jedoch nicht bei Negern; die Unterscheidung zwischen einem pigmentierten Basaliom und einem malignen Melanom ist klinisch oft schwierig. 1973 stellten Bart und Schnall die These auf, daß eine solide maligne Läsion – schwarz oder dunkelbraun

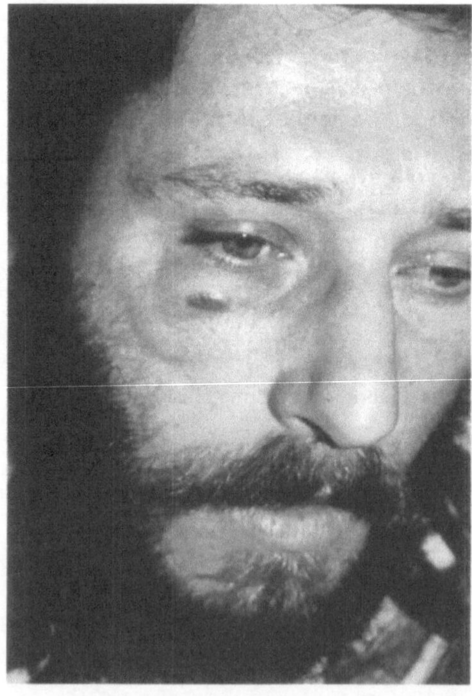

Abb. 1. Pigmentiertes Basaliom bei einem 22-jährigen Patienten

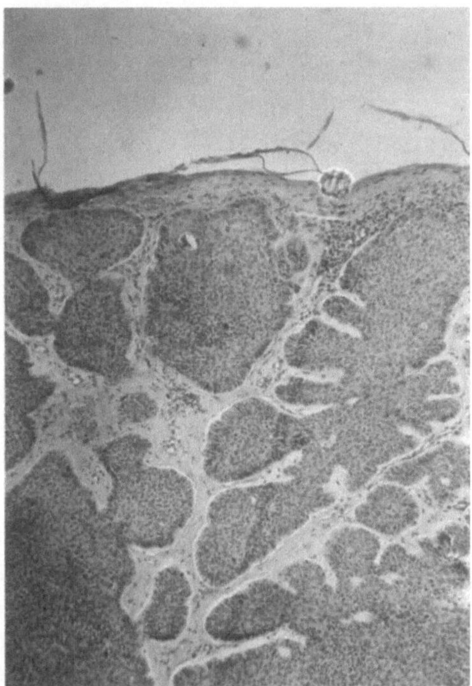

Abb. 2. Histologischer Befund

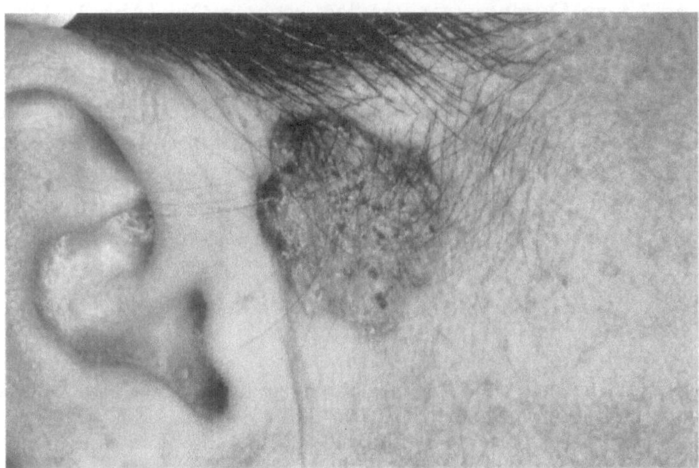

Abb. 3. Basaliom bei einer 28-jährigen Patientin

pigmentiert – bei einem Patienten mit blauen, grauen oder grünen Augen eher ein malignes Melanom als ein Basaliom ist. Diese These scheint im klinischen Alltag jedoch nur geringe Sicherheit zu geben.

Fall Nr. 1: 22-jähriger Patient mit einer pigmentierten knotigen Läsion von 1 cm Durchmesser am rechten Unterlid. Nach Patientenaussage wuchs der Knoten langsam in den letzten drei Jahren; er war weder schmerzhaft noch von Juckreiz oder

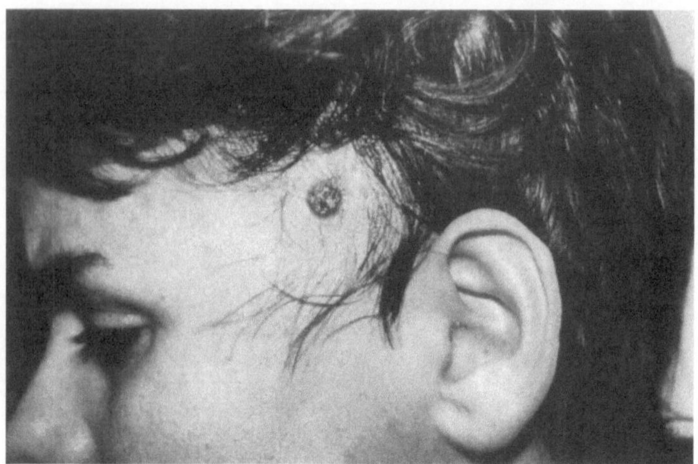

Abb. 4. Basaliom bei einer 21-jährigen Patientin

Blutung begleitet. Der Patient hatte blaue Augen und einen hellen Hauttyp (Abb. 1). Die klinische Inspektion zeigte eine braun-rötliche Läsion mit perlartigem Randsaum und feinen Teleangiektasien ohne Erosion oder Ulzeration. Die histologische Untersuchung ergab ein pigmentiertes Basaliom (Abb. 2).

Fall Nr. 2: 28-jährige Patientin mit einer pigmentierten, leicht erhöhten Läsion von 3,5 cm Durchmesser vor dem rechten Ohr (Abb. 3). Die klinische Inspektion zeigte eine unregelmäßige braun-graue Läsion mit geringer Erosion und Behaarung. Die histologische Untersuchung ergab ein solides Basaliom.

Fall Nr. 3: 21-jährige Patientin mit einer 1,5 cm großen, knotigen, dunkelbraunschwarzen Läsion an der linken Schläfe (Abb. 4). Die Läsion wuchs langsam in den letzten Monaten, war schmerzhaft und blutete öfter. Sie zeigte einen perlartigen Randsaum mit Teleangiektasien und zentraler Ulzerationsneigung. Die histologische Untersuchung ergab ebenfalls ein pigmentiertes Basaliom.

Literatur

1. Bart RS, Schnall S (1973) Eye colour in darkly pigmented basal-cell carcinomas and malignant melanomas. Arch Dermatol 107: 206–207
2. Domonkos AN, Arnold HL, Odom RB (1982) Andrew's diseases of the skin. Saunders, Philadelphia London Toronto, Seventh Edition, pp 810–815
3. Fox BJ, Lapins NA (1982) Darkly pigmented basal cell carcinoma in a blue-eyed patient. Cutis 30: 489–492

Basaliomentfernung im Gesichtsbereich mit Deckung durch subkutan gestielte Hautfettlappen

H. Lenz

Zusammenfassung

Bei 18 Patienten wurden Basaliome im Gesicht entfernt und die entstandenen Gewebsdefekte mittels eines „zentral" subkutan gestielten dreieckförmigen Hautlappens gedeckt. Gegenüber den bisher bekannten subkutan gestielten Lappen (sliding flaps) und den Insellappen erweist sich das hier vorgestellte Verfahren als vorteilhaft, da die etagenförmige Vaskularisation der Lappenumgebung weniger geschädigt wird.

Einleitung

Bei sehr kleinen Basaliomen im Gesicht kann durch eine ovaläre Exzision mit anschließender Unterminierung der Wundränder ein primärer Wundverschluß erzielt werden. Bei größeren Basaliomen erfolgt die Defektdeckung durch freie Transplantate in Form von Vollhaut von retroaurikulär zur Deckung einschichtiger oder durch composite grafts aus der Ohrmuschel zur Deckung zweischichtiger Defekte; ebenso können Hautlappenplastiken in Form von Rotations-, Verschiebe- und Insellappen angewandt werden.

Ziel dieser Arbeit ist es, über die Defektdeckung durch Basaliomentfernung im Gesicht zu berichten, wobei dreieckförmige, allseits umschnittene, unmittelbar an den Tumordefekt angrenzende Hautlappen verwendet werden; diese besitzen – ähnlich wie Insellappen – einen subkutanen Stiel, über welchen die Ernährung des Lappens erfolgt.

Material und Methoden

18 Patienten im Alter von 39 bis 79 Jahren (6 Frauen und 12 Männer) mit histologisch gesichertem Basaliom im Gesicht wurden in Lokalanästhesie operiert und 0,5 bis zu 4 Jahre nach dem Eingriff nachuntersucht. Die Basaliome wurden exzidiert und der Gewebedefekt durch 1 oder 2 angrenzende, dreieckförmige, allseits umschnittene, subkutan gestielte Hautlappen gedeckt (Abb. 1). Der Lappen besitzt die Form eines fast gleichschenkligen Dreiecks, wobei die Schenkel leicht konvex nach außen verlaufen und stets in die relaxed skin tension lines gelegt werden. Die Basis des gleichschenkligen Lappendreiecks ist die kürzeste, stets an den Gewebedefekt angrenzende Seite. Der subkutane Fettbindegewebsstiel und die Basis dieses Stiels liegen unter dem Zentrum des Hautlappens, was ihn von den bisherigen Sliding flaps [1, 7, 10] und den Insellappen [2, 3, 4–6, 8, 9] unterscheidet, bei denen die Basis des Stiels und ein Teil desselbigen stets seitlich unter der angrenzenden Haut liegen (Abb. 1). Der Lappenstiel wird so weit ausgedünnt bzw. aufgefächert, bis der Lap-

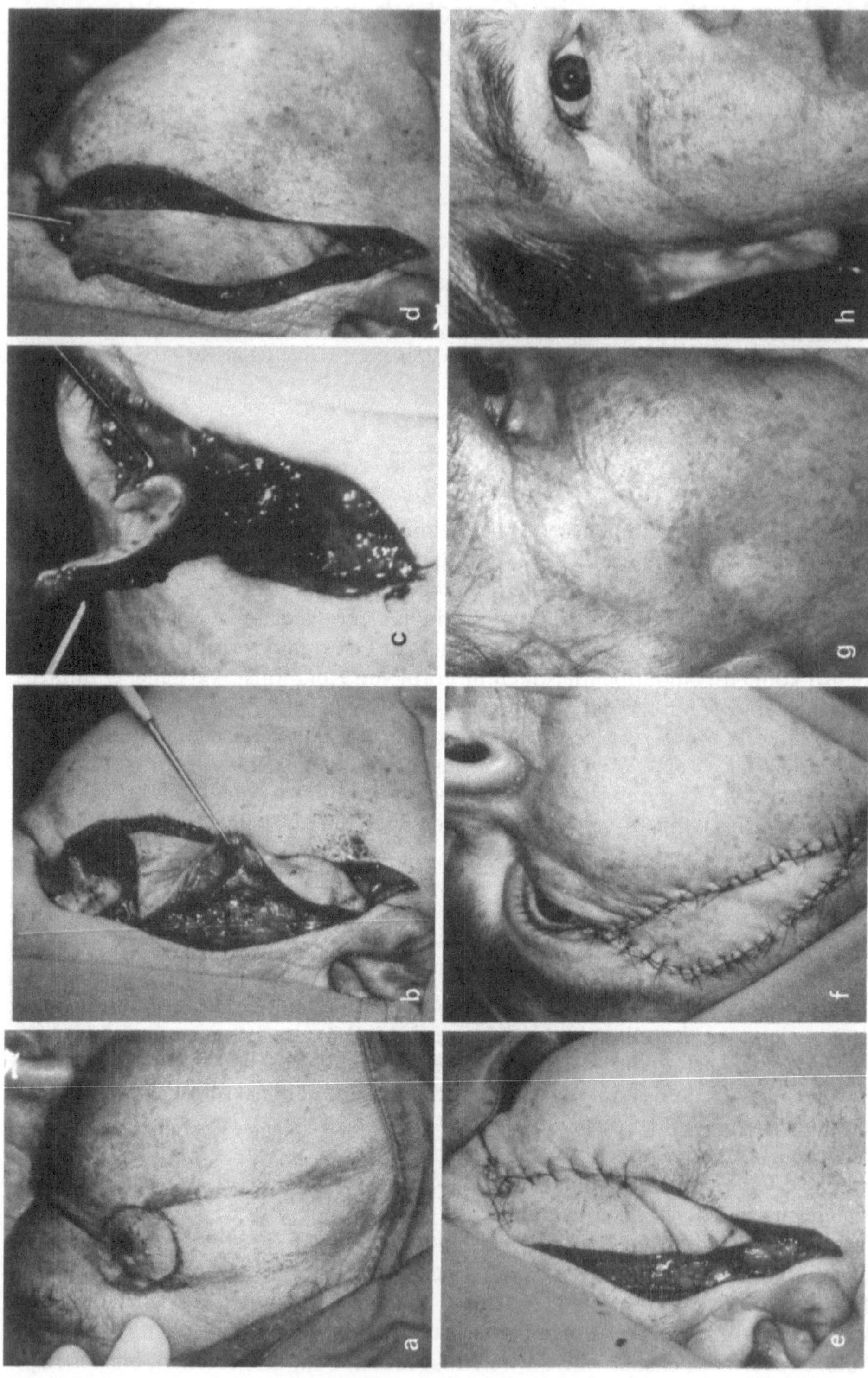
d
h
c
g
b
f
a
e

pen sich gerade eben spannungsfrei in den Defekt bzw. in die Hälfte des Tumordefektes bei Verwendung zweier Lappen verschieben läßt. Der Lappen wird in seiner Längsachse in den Tumordefekt hineingeleitet und die noch offene Stelle im Entnahmebett durch eine V-Y-Plastik verschlossen.

Ergebnisse

Alle Lappen heilten einwandfrei ein bis auf einen, der eine partielle oberflächliche Lappennekrose an umschriebener Stelle mit später weißlicher, atropher Narbenbildung zeigte. Eine Infektion des Lappens postoperativ trat bei einem Patienten mit sehr fetthaltiger Haut an umschriebener Stelle auf. Die anfänglich rötlichen Narben blassen nach einem halben Jahr ab und sind später kaum sichtbar, wenn sie in die relaxed skin tension lines gelegt sind.

Bei 4 Patienten traten umschriebene hypertrophe Narbenbildungen auf, jedoch keine Keloide.

Hautkoloritunterschiede zwischen eingeheiltem Lappen und umgebender Haut waren nicht zu beobachten.

Bei 4 Patienten entstanden kleine Teleangiektasien im Lappenbereich.

Umschriebene Niveauunterschiede vom Lappen zur umgebenden Haut traten bei 3 Patienten auf.

Eine volle Sensibilität der Lappen stellte sich bis zu einem halben Jahr nach dem operativen Eingriff wieder ein. 4 Patienten gaben jedoch eine Minderung der Berührungsempfindlichkeit im Lappengebiet an, 3 Patienten zusätzlich ein leichtes Fremdkörpergefühl.

4 Patienten verspürten bei Wetterumschwung ein leichtes Druckgefühl im ehemaligen Basaliombereich.

Basaliomrezidive wurden bei einem Beobachtungszeitraum von 0,5 bis 4 Jahren bisher nicht beobachtet.

Diskussion

Bei der Präparation und Stielung der Lappen ist der etagenförmige Aufbau der Gefäßversorgung der Haut [2] zu berücksichtigen:
1. die tief gelegenen **longitudinal** sich orientierenden Arterien, die im Gesicht zum überwiegenden Anteil **über** der Muskulatur und nur teilweise unter dieser verlaufen und einen mehr parallelen Verlauf zur Hautoberfläche aufweisen;

◁ **Abb. 1 a–h.** Defektdeckung nach Basaliomentfernung im Gesicht durch dreieckförmige subkutan „zentral" gestielte Lappen. **a** Markierung der Schnittführung mit Sicherheitsabstand am Tumorrand bei Lage der Schnittführung in den relaxed skin tension lines (RSTL). **b** Mobilisierung des Lappens nach seiner Umschneidung. **c** Vollständig mobilisierter Lappen mit unter dem „Zentrum" des Lappens gelegener Basis des subkutanen Fettbindegewebsstiels. **d** Lappen in seiner Längsachse in den Gewebedefekt hinein verschoben. **e, f** Spannungsfreies Einnähen des Lappens mit V-Y-Plastik. **g, h** Kaum sichtbare Narbenbildung bei Lage der Schnittführung in den RSTL 7 Monate nach Operation

2. die davon mehr in senkrechter Richtung und senkrecht zur Hautoberfläche abgehenden **perforierenden** Arterien mit Verlauf durch das gesamte subkutane Fettgewebe und
3. der sehr oberflächlich in der Haut gelegene **dermale/subdermale Plexus** mit mehr parallelem Verlauf zur Hautoberfläche, in den die perforierenden Arterien einmünden.

Aufgrund dieses Gefäßverlaufes sollte bei der Bildung des Lappenstiels nicht bis auf die Muskulatur oder Faszie präpariert werden, um die longitudinal sich orientierenden Arterien nicht zu verletzen.

Bei den bisher bekannten subkutan zentral gestielten Lappen (sliding flaps) anderer Autoren [1, 7, 10] ist eine seitliche Unterminierung der angrenzenden Haut in zwei Ebenen notwendig; sowohl oberflächlich als auch tiefer unter der Haut erfolgt dabei eine Durchtrennung perforierender Arterien. Bei Lage des subkutanen Lappenstiels direkt unter das Zentrum des zu bildenden Lappens (Abb. 1b, 1c) wird dies vermieden.

Die Frage der Zuordnung der dreieckförmigen subkutan gestielten Lappen [1, 7, 10] zu den Insellappen ist unbeantwortet. Die Bezeichnung Insellappen geht auf Esser (1917) zurück. Neuere Definitionen des Insellappens [2, 3, 4–6, 8, 9] legen insbesondere Wert auf die verbleibende Hautbrücke zwischen Gewebedefekt und Lappen und lassen die Frage offen, ob der subkutane Bindegewebsstiel eine fest definierte Arterie oder aber auch undefinierte Gefäße enthalten kann. Unter der Berücksichtigung der Definition des Insellappens von Esser [5] mit der Möglichkeit auch der unmittelbaren Angrenzung der Insellappen an den Gewebedefekt und unter der Berücksichtigung der neueren Definition des Insellappens mit der Möglichkeit auch undefinierter Gefäßführung [3, 6] könnten die subkutan gestielten dreieckförmigen Hautlappen ebenfalls den Insellappen zugeordnet werden.

Die bei 4 Patienten auftretenden Teleangiektasien im Lappenbereich könnten möglicherweise auch durch eine zu gute arterielle Vaskularisation bei mangelhaftem venösem Abfluß erklärt werden, so daß es in dem oberflächlich gelegenen dermalen subdermalen Plexus zur Erweiterung einzelner Gefäße kommt.

Die umschriebenen Stufen im Narbenbereich bei 3 Patienten resultierten aufgrund der unterschiedlichen Dicke des verschobenen Lappens zum angrenzenden Wundbereich, weswegen eine entsprechende Ausdünnung des Lappens oder aber des angrenzenden Wundrandes erfolgen sollte.

Die bei 4 Patienten auftretende umschriebene hypertrophe Narbenbildung führen wir auf umschriebene Spannungen im Lappenbereich unmittelbar nach der Einnähung zurück.

Literatur

1. Barron JN, Emmett AJJ (1965) Subcutaneous pedicle flaps. Brit J Plast Surg 18: 51–78
2. Daniel RK, Williams HB (1973) The Free Transfer Of Skin Flaps By Microvaskular Anastomoses. Part I: The Vascular Supply Of The Skin. Part II: Experimental Cutaneous, Arterial, And Island Flaps. Part III: Experimental Island Flap Transfer By Microvascular Anastomoses. Plast Reconstr Surg Vol 52, No 1, 16–31
3. Denecke HJ, Ey W (1984) Die Operationen an der Nase und im Nasopharynx. Springer, Berlin Heidelberg New York Tokyo

4. Esser JFS (1918) Gesichtsplastiken mit sehr schmal gestieltem „Arterien-Hautlappen". Berliner Klinische Wochenzeitschrift, 1247
5. Esser JFS (1917) Island flaps. New York Med J 106: 264–265
6. Grabb WC, Smith JW (1973) Plastic Surgery. Little Brown and Company, Boston
7. Gersuny R (1887) Plastischer Ersatz der Wangenschleimhaut. Centralbl Chir 38: 706–708
8. Littler JW, MD Neurovascular Skin Island Transfer Reconstructive Hand Surgery. International Society Of Plastic Surgeons
9. Milton SH (1971) Experimental studies of island flaps. The surviving length. Plast Reconstr Surg 48: 574–578
10. Trevaskis AE, Rempel J, Okunski W, Rea M (1970) Sliding subcutaneous-pedicle flaps to close a circular defekt. Plast Reconstr Surg 46: 155

Eine zeitsparende operative Technik zur plastischen Deckung großflächiger Defekte

D. Neukam

Zusammenfassung

Zur plastischen Deckung von Defekten nach vorausgegangener großflächiger Tumorexzision sowie zur Deckung des Ulcus cruris varicosum wird ein neueres Verfahren vorgestellt. Dieses führt durch Kombination zweier gesonderter Techniken – Anwendung von Metallklammern und Human-Fibrinkleber – zu einer deutlichen Verkürzung des operativen Eingriffes und somit auch der Narkosebelastung. Das postoperative kosmetisch-ästhetische Ergebnis entspricht dabei zumindest dem herkömmlicher Methoden bzw. scheint in besonderen Fällen überlegen zu sein.

Nach Radikalexzisionen von Neoplasmen, insbesondere beim malignen Melanom, oder bei Vorliegen großflächiger Hautdefekte, wie sie beim Ulcus cruris varicosum gegeben sein können, stellt sich stets die Frage, welches operative Verfahren zur plastischen Deckung des Defektes geeignet ist.

Grundsätzlich stehen drei Möglichkeiten der Defektdeckung zur Verfügung:

1. Nahlappenplastik,
2. Fernlappenplastik,
3. Freies Hauttransplantat.

Lappenplastiken zur Defektdeckung nach Radikaloperation eines malignen Melanoms sind weniger geeignet, da die postoperative Kontrolle des Operationsgebietes im Rahmen der Tumornachsorge erschwert sein kann. Auch bei der chirurgischen Behandlung des Ulcus cruris varicosum sind Lappenplastiken aufgrund der lokalen Gegebenheiten sowie der nicht unproblematischen Keimbesiedelung in ihrer Anwendung eingeschränkt, so daß wir bei beiden Indikationen freie Hauttransplantate bevorzugen.

Bis vor kurzem war es erforderlich, freie Hauttransplantate mit Einzelknopfnähten zu fixieren und mit den langbelassenen Fadenenden einen Überknüpfdruckverband anzulegen. Diese Technik erfordert eine nicht unerhebliche Verlängerung der Operationszeit und damit auch der Narkosedauer.

Neuerdings fixieren wir im Bereich der Extremitäten die freien Transplantate mit Metallklammern in Kombination mit dem Verfahren der Fibrinklebung (Abb. 1 a–c).

Großflächige Defekte, wie sie z. B. nach Radikalexzision des malignen Melanoms gegeben sind, und Unterschenkel-Manschetten-Ulzerationen versorgen wir in der Regel mit Meshgraft-Transplantaten von 0,4–0,6 mm Dicke. Der Vorteil der Meshgraft-Plastik liegt einerseits in einem weniger großen Defekt am Ort der Transplatatentnahme und andererseits in einem unkomplizierteren Wundheilungsverlauf. Letzteres ist besonders in der plastischen Deckung von Unterschenkelulzerationen aufgrund ihrer problematischen Keimbesiedelung zu berücksichtigen.

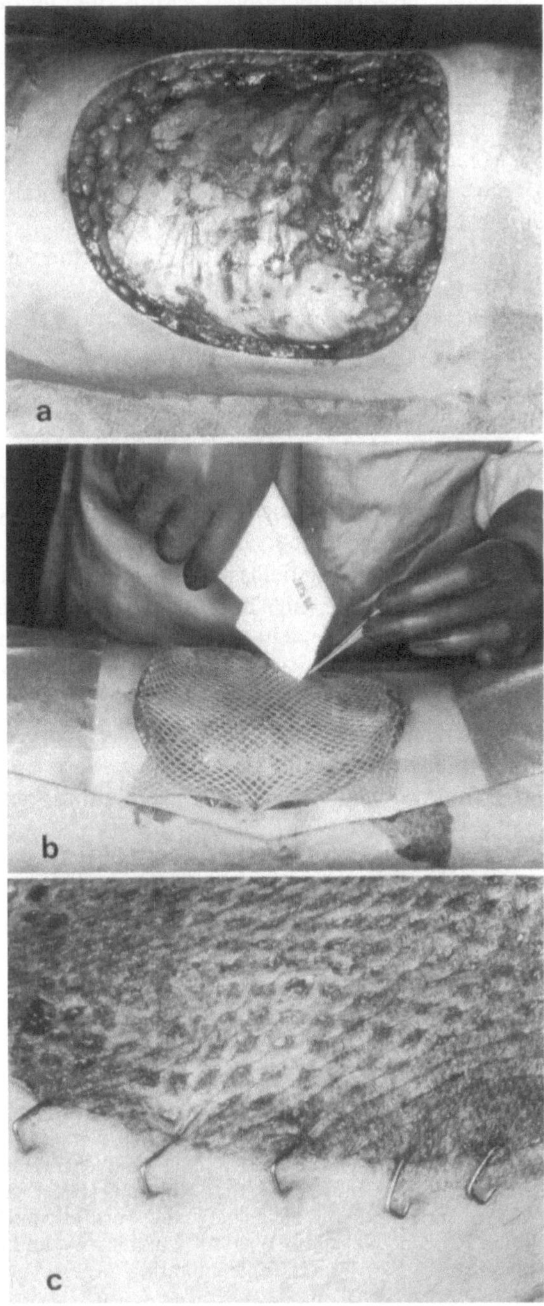

Abb. 1. a Zustand nach Radikalexzision eines malignen Melanoms im Kniekehlenbereich. **b** Mesh-graft-Fixation mit Metallklammern. **c** Mesh-graft-Fixation mit Metallklammern. Ausschnitt

Die zeitsparende operative Technik, die hier demonstriert werden soll, besteht in dem kombinierten Vorgehen: „Einsetzen von Metallklammern mit anschließender kombinierter Fixation des freien Hauttransplantates durch Human-Fibrinkleber".

Anstelle der sonst üblichen aufwendigen Fixation des Transplantates durch Einzelknüpfnähte und notwendigem Überknüpfdruckverband wird das Transplantat mit Metallklammern fixiert, die mit Hilfe eines Applikators exakt gesetzt werden können. Die Zeit zur Fixation des Transplantates bei Deckung eines radikal exzidierten Melanoms wird so auf einige Minuten verkürzt. Die Applikatoren, meist Einmalartikel, werden von mehreren Firmen angeboten und unterscheiden sich kaum voneinander.

Bei starker mechanischer Beanspruchung, z. B. in der Kniekehle, kann das Hauttransplantat neben der Klammerung zusätzlich durch das Verfahren der Fibrinklebung am Wundbett fixiert werden.

Nach Malignomoperationen wird für mindestens fünf Tage postoperativ ein gleichmäßiger zirkulärer Druckverband angelegt und die Extremität auf einer Gips- oder Baycastschiene zur Sicherung des Operationsergebnisses ruhiggestellt.

Anders wird bei plastischen Deckungen des Ulcus cruris varicosum vorgegangen. Aufgrund der erheblichen und problematischen Keimbesiedlung wird der Druckverband nur einen Tag belassen. Die lokale Behandlung erfolgt ab dem ersten postoperativen Tag offen mit Farbstoffen. Eine systemische antibiotische Therapie war in den von uns bisher behandelten Fällen nicht erforderlich.

Zusammenfassend konnten wir feststellen, daß das hier vorgestellte Verfahren eine erhebliche Zeitverkürzung der Operation und damit der Narkosebelastung bewirkt. Als einzig nachteilig stellt sich die begrenzte Anwendung dar. Ein erfolgreiches Vorgehen nach oben dargestelltem Verfahren dürfte aufgrund unserer bisherigen Erfahrung weitgehend auf Transplantationen im Bereich der Extremitäten beschränkt bleiben.

Literatur

1. Campbell JP, Swanson NA (1982) The use of staples in Dermatologic surgery. J Dermatol Surg oncol 8: 680–690
2. Lange I, Friedrich B, Heiss I, Maurer PC (1979) Erfahrungen mit einem Hautklammergerät zum Wundverschluß in der Gefäßchirurgie. Kongreßbericht: 20. Tagung der österreichischen Gesellschaft für Chirurgie, Innsbruck, 14.–16.6. 1979
3. Kerman BL, Arnold D (1983) Skin staple usage in Podiatric Surgery. J of the American Podiatry Association, Volume 73, Number 212–213
4. Neukam D (1984) Fehler und Komplikationen bei freien Hauttransplantaten unter Anwendung von Fibrinkleber. In: Konz B, Braun-Falco O (Hrsg) Komplikationen in der operativen Dermatologie. Springer, Berlin Heidelberg New York Tokyo S 87
5. Traub AC, Quadtlebaum FW (1981) Cutanous Wound Closure: Early Staple Removal and Replacement by Skin Tapes. Contemporaring surgery. Vol 18

Injizierbares Kollagen: Indikationen und Kontraindikationen

B. Konz

Zusammenfassung

Injizierbares Kollagen ist ein hochgereinigtes, dermales Rinderkollagen vorwiegend vom Typ I. Es ist geeignet, dermale Defekte auszugleichen, wobei hauptsächlich die Gesichtsregion zur Behandlung in Frage kommt. Für eine erfolgreiche Anwendung sind zunächst die Kontraindikationen zu beachten; Voraussetzung ist ferner eine negative Substrat-Test-Reaktion beim Patienten. Zur Therapie eignen sich Akne- und Varizellennarben, Narben nach Traumen, Hautdefekte nach Operationen sowie altersbedingte Falten. Die genaue Kenntnis dieser einzelnen Punkte und die Berücksichtigung der bisherigen Erfahrungen mit diesem neuen Implantationsmaterial kann in einem hohen Prozentsatz Nebenwirkungen vermeiden.

Kollagen ist ein extrazelluläres Strukturprotein und stellt den Hauptbaustein des Bindegewebes dar. Es besteht aus drei Polypeptiden, die aus jeweils 1000 Aminosäuren aufgebaut sind. Diese Aminosäureketten bilden eine Tripel-Helix und verfügen an den N- bzw. C-terminalen Enden über kürzere, nicht helikale Aminosäuresequenzen. Je nach ihrer funktionellen Bedeutung haben die Kollagenmoleküle eine differente molekulare Zusammensetzung. So werden heute bis zu acht unterschiedliche Kollagene diskutiert. In der menschlichen Haut findet sich vornehmlich Kollagen vom Typ I mit geringem Anteil von Typ-III-Kollagen.

Obwohl seit vielen Jahren xenogene Kollagene in der Medizin verwendet wurden [6, 17, 21], z. B. als Kornea-Ersatz, Gefäßprothesen, Herzklappen und so weiter, stand ein flüssiges, injizierbares Kollagenpräparat zur Korrektur kosmetisch-ästhetisch störender Hautdefekte nicht zur Verfügung. Dies gelang 1975 der Collagen-Corporation an der Stanford-Universität, Kalifornien, USA. Bei der Entwicklung der löslichen Kollagenpräparation war von entscheidender Bedeutung, daß durch die enzymatische Abspaltung der N- bzw. C-terminalen Telopeptiketten des Kollagenmoleküls die Antigenität des tierischen Kollagens entscheidend herabgesetzt werden konnte. In Tierversuchen konnte gezeigt werden, daß die xenogenen Kollagenimplantate ohne wesentliche Abstoßungsreaktion toleriert wurden. Die Untersucher fanden weiterhin, daß die Kollagenimplantate bei 37° Celsius und physiologischer Ionenkonzentrationen polymerisieren und es zur Ausbildung von Fibrillen kommt. Außerdem wurden die Implantate von Fibroblasten des Wirtsorganismus durchwachsen und vaskularisiert, so daß ein stabiles Bindegewebe entstehen konnte [4, 11, 12, 13].

Dieses lösliche, injizierbare Kollagenimplantat wurde über 6 Jahre in den USA klinisch geprüft und 1981 als einziges Biomaterial zum Gewebeersatz bei Hautdefekten von der Food- and Drug-Administration (FDA) zugelassen. 1983 erfolgte die Zulassung in der Bundesrepublik Deutschland, 1984 wurde das Präparat der Rezeptpflicht unterstellt.

Die klinische Erprobung hatte ergeben, daß dieses injizierbare Kollagen sich sowohl für die Korrektur altersbedingter Störungen der Haut, als auch bei krankheitsbedingten bzw. traumatischen Hautdefekten eignet [14].

Es ist anzunehmen, daß in den USA bisher über 150000 Patienten mit diesem Präparat behandelt wurden. Dabei hat sich das injizierbare Kollagen als ein sehr brauchbares Behandlungsverfahren erwiesen, welches bei Beachtung von Indikation und Kontraindikation mit nur wenigen Nebenwirkungen belastet ist.

Das heute käuflich erhältliche injizierbare Kollagen (Zyderm) ist ein hochgereinigtes, dermales Rinderkollagen vorwiegend vom Typ I mit geringen Anteilen von Typ-III-Kollagen. Es wird in einer sterilen Fertigspritze von 1 ml Inhalt geliefert, wobei 35 mg Kollagen in Phosphat-gepufferter physiologischer Kochsalzlösung suspendiert sind, die weiterhin 0,3% Lidocain enthält. Diese Fertigspritzen werden in der Bundesrepublik Deutschland als 3-er Set, d. h. 3 × 1 ml für die Korrekturbehandlung abgegeben. Für die Präparattestung ist eine Fertigspritze mit 0,1 ml Inhalt erhältlich. Um die Polymerisierung des Präparates in der Wärme zu verhindern, muß das Material zwischen +4° bis +8° Celsius in Form einer Kühlkette bis zum Injektionszeitpunkt aufbewahrt werden. Weiterhin ist darauf zu achten, daß das auf der Packung angegebene Verfallsdatum nicht überschritten wird.

In den letzten 3 Jahren wurde von der Kollagenkorporation ein höher konzentriertes Präparat hergestellt, welches 65 mg/ml Kollagen enthält. Diese Zubereitung ist als Zyderm II bereits im Handel.

Um gute Resultate bei der Behandlung mit injizierbarem Kollagen zu erhalten, müssen mehrere Voraussetzungen beachtet bzw. erfüllt sein:

1. Sorgfältige Patientenauswahl und Aufklärung
2. Beachtung der Kontraindikationen
3. Genaue Indikationsstellung
4. Negative Substrat-Test-Reaktion
5. Korrekte Injektionstechnik.

Bei Nichtbeachtung dieser Punkte ist mit unerwünschten Nebenwirkungen oder unzureichenden Therapieergebnissen zu rechnen.

Patientenauswahl und Aufklärung

Die eigenen Erfahrungen haben gezeigt, daß eine Reihe von Patienten mit sehr unrealistischen Vorstellungen über die Erfolge der Kollagenbehandlung in die Sprechstunde kommen. Die übersteigerten Hoffnungen kommen meist durch mangelhafte Kenntnis bzw. fehlerhafte und unzureichende Information durch einschlägige Medien zustande. Daher ist es die erste Aufgabe des behandelnden Arztes, allen Patienten die Möglichkeiten einer Kollagenbehandlung zu schildern und auch darzulegen, was injizierbares Kollagen **nicht** zu leisten vermag. So wird es zum Beispiel nicht möglich sein, multiple Faltenbildungen im Gesichtsbereich, hervorgerufen durch eine senile Elastose, erfolgversprechend mit injizierbarem Kollagen zu behandeln. Andererseits muß festgestellt werden, ob nicht durch chirurgische Maßnahmen (z. B. Facelifting, Dermabrasion, Exzisionen usw.) bessere Ergebnisse erzielt werden können als durch die Kollageninjektion. Bei kritischer Prüfung kommen lediglich die Hälfte der Patienten, die den Wunsch zu einer Kollagenbehandlung haben, für eine solche in Frage.

Diese Patientengruppe muß über den Behandlungsablauf genauestens aufgeklärt werden [15]. Hierbei ist der Patientenanamnese genügend Zeit einzuräumen. Weiterhin sollte man darauf hinweisen, daß eine Behandlung nur dann möglich ist, wenn eine negative Substrat-Test-Reaktion vorliegt. Die seltene Möglichkeit einer Unverträglichkeitsreaktion trotz negativen Tests ist zu erörtern. Eine direkte Sonnenexposition nach der Korrekturbehandlung ist für einige Zeit zu vermeiden. Um eine erfolgreiche Korrekturbehandlung zu erzielen, sind in der Regel mehrmalige Kollageninjektionen notwendig. Der Patient sollte darauf hingewiesen werden, daß das erreichte Resultat nicht von unbegrenzter Dauer ist und deshalb Erhaltungsinjektionen nach einer gewissen Zeit notwendig sind. Kollagenimplantationen können auf geschädigte oder gealterte Haut einen regenerativen Effekt haben, sind jedoch keine „Verjüngungsmittel" und können den physiologischen Alterungsprozeß nicht aufhalten. Je nach Sachlage sollte mit dem Patienten auch die Möglichkeit einer Kombination von chirurgischen Maßnahmen und Kollagenimplantation diskutiert werden. Außerdem sind die Kosten der Behandlung zu erörtern, die in der Regel vom Patienten selbst zu tragen sind.

Kontraindikationen

Kontraindikationen für eine Behandlung mit injizierbarem Kollagen können bereits durch die genaue Erfassung der Anamnese erfaßt werden. Ziel ist die Feststellung von Autoimmunerkrankungen beim Patienten selbst oder innerhalb der Familie. Aufgrund der bisherigen Erfahrungen ist die Antigenität des injizierten Kollagenimplantates relativ gering, doch sind antigene Beimischungen nicht ausschließbar [7, 8, 26]. Autoimmunreaktionen gegenüber Kollagen können, sowohl tierexperimentell als auch beim Menschen, für die Entstehung einer rheumatoiden Arthritis eine Rolle spielen [1, 9, 18]. Deshalb sollten Patienten mit entsprechender Anamnese sowohl von der Testung als auch von der Behandlung mit injizierbarem Kollagen ausgeschlossen werden. Dies betrifft folgende Erkrankungen:
- Erkrankungen des rheumatischen Formenkreises,
- Lupus erythematodes,
- Dermatomyositis,
- Sklerodermie,
- Hashimoto-Thyreoiditis,
- Periarteriitis nodosa,
- Morbus Crohn,
- Sjögren-Syndrom und
- Reiter-Syndrom.

Patienten mit atopischer Diathese können bei negativer Substrat-Test-Reaktion unter Vorbehalt in die Behandlung aufgenommen werden. Insgesamt kann gesagt werden, daß bisher in der Literatur kein einziger Fall bekannt ist, in dem die Behandlung mit injizierbarem Kollagen zur Auslösung einer Autoimmunkrankheit geführt hat [5, 23]. Kontraindiziert ist die Behandlung mit injizierbarem Kollagen selbstverständlich bei Patienten mit Lidocain-Allergie oder einer anaphylaktoiden Reaktion gegen ähnliche Lokalanästhetika. Aufgrund mangelnder Erfahrungen bei Schwangeren und Kindern sollte auch hier auf die Behandlung mit injizierbarem Kollagen verzichtet werden. Weiterhin ist die Implantation von xenogenem Kollagen in Sehnen, Bänder, Muskeln sowie in entzündliche Gebiete zu vermeiden. Es versteht sich von selbst, daß Kollagenimplantationen zur Brustvergrößerung nicht in Frage kommen.

Indikationsspektrum

Bereits vor der klinischen Erprobung von injizierbarem Kollagen war das Indikationsspektrum klar umrissen. Dieses hat sich bis heute nicht wesentlich geändert, hinzu gekommen sind graduelle Modifikationen [2, 12, 19, 27, 28]. Indiziert ist injizierbares Kollagen hauptsächlich in den Gesichtsregionen. Hier immer dann, wenn es altersbedingt zu umschriebenen Veränderungen im Hautrelief gekommen ist, oder wenn krankheitsbedingte bzw. traumatische Substanzverluste in der Oberflächenstruktur aufgetreten sind [16].

Falten: Aufgrund der eigenen Erfahrungen sind altersbedingte Falten im Glabellabereich, der Nasolabialregion und vertikale Falten an Unter- und Oberlippe für die Behandlung mit injizierbarem Kollagen gut geeignet. Es ist darauf hinzuweisen, daß die Kollagenimplantation jedoch nicht in jedem Fall plastisch-chirurgische Maßnahmen ersetzen kann. Die richtige Auswahl der behandelbaren Falten ist meist entscheidend für den therapeutischen Erfolg. Tiefe Furchen, die meist durch eine starke Aktivität der mimischen Muskulatur hervorgerufen sind, lassen sich durch Kollageninjektionen in der Regel nur vorübergehend korrigieren. In solchen Fällen ist die Kombination chirurgischer Maßnahmen mit der Kollagenbehandlung ins Auge zu fassen. Da pro Injektionssitzung nur eine geringe Menge Kollagen intrakorial eingebracht werden kann, sind Wiederholungsinjektionen notwendig. Bei Verwendung von Zyderm I werden pro Korrekturspritze 30 mg xenogenes Kollagen implantiert, wohingegen bei Zyderm II 65 mg injiziert werden. Es zeigt sich daher bereits heute, daß gerade in der Faltentherapie in Zukunft hauptsächlich Zyderm II eingesetzt werden wird. Die Implantation von Zyderm II wird aber vorsichtiger zu erfolgen haben, und starke Überkorrekturen wie bei Zyderm I sind zu vermeiden. Es genügt in der Regel, die Falte knapp über das umgebende Hautniveau anzuheben.

Zur Korrektur von Falten in der Periorbitalregion („Krähenfüße") sollte auch in Zukunft nur Zyderm I verwendet werden. Da die Haut hier sehr dünn ist, machen sich größere Implantatmengen als ästhetisch störende Hügelbildungen bemerkbar.

Falten in der mittleren und seitlichen Wangenregion, die meist den „relaxed skin tension lines" folgen, stellen eine relative Indikation für injizierbares Kollagen dar, da sie in der Regel durch die mimische Muskulatur bedingt sind. Daher haben Korrekturinjektionen nur vorübergehenden Effekt. Hier sollte die Möglichkeit eines Face-Lifting diskutiert werden.

Aknenarben: Nicht alle Narbenzustände bei einer „ausgebrannten Akne" eignen sich für die Kollagenbehandlung. Tiefe und schroffe Narben, sog. ice-pick-scars, sind nicht behandelbar, da der Narbengrund meist fest im subkutanen Gewebe verhaftet ist. Gut geeignet sind hingegen weiche, schüsselförmige Narben, die randständig einen sanften Übergang zur umliegenden Haut haben. Besonders wenn sehr zahlreiche Narben vorhanden sind, sollte auch geprüft werden, ob zunächst nicht durch eine Dermabrasion der Zustand gebessert werden kann. Zur postoperativen Feinkorrektur können dann Kollagenimplantate dienen. Auch die Kombination mit Exzisionsverfahren, Punchbiopsien und Punch-Elevation kann zu überraschenden kosmetischen Ergebnissen führen. Über die Anwendung des Chemicalpeeling in Kombination mit Kollagenimplantationen bestehen keine eigenen Erfahrungen. Für die Verwendung von Zyderm II in der Aknetherapie gilt ähnliches wie für die Faltenbehandlung. Ein Vorteil von Zyderm II sollte jedoch hervorgehoben werden. Da Aknepatienten meist eine seborrhoische, grobporige Haut haben, kommt es leicht zum Materialaustritt aus den Follikelausführungsgängen. Durch die Implantation von Zyderm II gelingt es, bis zum Eintritt dieses Ereignisses eine größere Kollagenmenge intradermal zu injizieren. Hierdurch ist der therapeutische Effekt pro Sitzung größer, und Wiederholungsinjektionen können verringert werden.

Varizellennarben: Diese kommen in der Regel nur in geringer Zahl vor, sind meist schüsselförmig und weich und eignen sich daher besonders gut für die Kollageninjektionstherapie. Je nach Ausmaß ist zu entscheiden, ob Zyderm I oder Zyderm II verwendet wird. Wie bei der Implantation von Kollagen ist auf die strenge intradermale bzw. intrafokale Injektion zu achten, da andernfalls (subkutane Applikation) keine Verbesserung erzielt wird.

Traumatische Narben: Narben nach Unfällen und Operationen, speziell im Gesichtsbereich, können bei guter Indikationsstellung mit Kollagenimplantaten verbessert werden. Gerade hier liegt der Schlüssel zum Erfolg in der richtigen Abwägung unterschiedlicher Therapieverfahren: Konservative externe Narbenbehandlung, operative Maßnahmen und Kollageninjektion. Um die richtige Entscheidung zu treffen, sollte der behandelnde Arzt mit allen Therapieformen vertraut sein. Der oberste Grundsatz in der Narbenbehandlung ist Geduld und gute Führung des Patienten. Aktive Maßnahmen sind bei frischen Narben zu unterlassen. Der früheste Zeitpunkt für operative Korrekturen und/oder Kollagenimplantationen ist ein Jahr nach dem Trauma. Bis dahin stellt die externe Salben- bzw. Creme-Behandlung das Mittel der Wahl dar. Außerdem zeigen hypertrophische Narben ein hohes Maß an Spontanrückbildung. Bei Keloiden besitzt injizierbares Kollagen nur geringen therapeutischen Effekt. Die Indikation bei narbigen Hautveränderungen sollte daher aufgrund ihrer Größe, ihres Verhärtungsgrades sowie ihrer Tiefe gestellt werden.

Ein spezieller Effekt des injizierbaren Kollagens läßt sich bei traumatischen Narben beobachten. Durch die intrafokale Implantation tritt oft eine Erweichung des Narbengewebes ein. Dies kann darauf zurückgeführt werden, daß das xenogene Kollagen einen stimulierenden Reiz auf die ortständigen Fibroblasten ausübt und diese zur Kollagenneosynthese anregt. Da traumatische Narben meist größere Ausdehnung als Akne- bzw. Varizellennarben haben, ist bei der Injektion mit xenogenem Kollagen besonders vorsichtig zu verfahren. Da hier das Narbengewebe meist straffer ist, läßt sich pro Injektion weniger Material intrafokal einbringen. Wird das

Kollagen über den sog. „Blanch-Effekt" weiter, unter erhöhtem Druck, in die Narbe gepreßt, kommt es zu intraläsionalen Zerreißungen, die letztlich keine günstige Wirkung haben und mit unschönen Hämatomen einhergehen. Daher ist für die Narbenkorrektur zunächst die Verwendung von Zyderm I zu empfehlen und eine stärkere Überkorrektur zu vermeiden. Oft müssen drei bis vier Korrekturinjektionen vorgenommen werden, um das erreichbare Resultat zu erzielen.

Sonstige Injektionen: Die Unterfütterung von freien Hauttransplantaten bzw. von Vollhauttransplantaten im Gesicht kann als Erweiterung des bisherigen Indikationsspektrums gelten. Gute Ergebnisse lassen sich bei flach eingesunkenen kleineren Transplantaten im Nasenbereich erzielen. Auch der randständige Ausgleich am Übergang von Transplantat zu umgebender normaler Haut, besonders im Stirnbereich, ist bei Einsatz größerer Kollagenmengen (Zyderm II) möglich.

Ob die Korrektur einer „ausgebrannten" zirkumskripten Sklerodermie, z. B. einer Sklerodermie en coup de sabre, in die Indikationsskala aufgenommen werden soll, muß fraglich bleiben [24]. Ebenso kritisch sind Angaben zur Behandlung der Hemiatrophia faciei zu beurteilen.

Substrat-Testung

Ausgang jeder Behandlung mit injizierbarem Kollagen ist eine exakt durchgeführte Substrat-Testung. Hierzu stehen Testspritzen mit 0,1 ml Kollagensuspension zur Verfügung. Diese Menge wird streng intradermal an der Ober- bzw. Unterarminnenseite appliziert. Alle Autoren sind sich darüber einig, daß diese Testung unverzichtbar ist. Der Verlauf bzw. das Ergebnis der Testung muß über 4 Wochen beobachtet werden [20]. Zur eigenen Protokollierung wird dem Patienten eine bereits mitgelieferte Testkarte ausgehändigt. Alle örtlichen und allgemeinen Reaktionen müssen dort mit genauer Datierung eingetragen werden. Bei ungewöhnlichen Reaktionen ist die Vorstellung beim behandelnden Arzt notwendig. Außerdem ist zu empfehlen, das Testareal nach 72 Stunden zu kontrollieren, da 70% aller Testreaktionen in diesem Zeitraum auftreten. Die Erfahrungen in den USA haben gezeigt, daß 90% der Patienten mit Reaktionen im Testareal eine positive substratspezifische Reaktion aufweisen [5]. Als positiv wird eine Reaktion gewertet, wenn Erythem, Induration, Schwellung und Juckreiz länger als 6–12 Stunden nach dem Test anhalten oder später als 24 Stunden bzw. nach Tagen auftreten. Neben lokalen Erscheinungen können in solchen Fällen auch Allgemeinsymptome, wie Gelenk- und Muskelschmerzen sowie Erytheme auftreten. Kaplan und Mitarbeiter [10] interpretieren die Testreaktionen etwas großzügiger und halten Rötung und Schwellung innerhalb von 24–72 Stunden für normal. Eine eindeutig positive Reaktion liegt immer dann vor, wenn neben Rötung, Schwellung und Juckreiz eine derbe Induration im Testareal über Tage bzw. Wochen bestehen bleibt oder sich im vierwöchigen Zeitraum entwickelt. Positive Testreaktionen sind bei ca. 3% der Patienten feststellbar. Diese Patienten sind von jeglicher Behandlung mit injizierbarem Kollagen auszuschließen. Bei fraglich positiven Tests ist eine Wiederholungstestung im Bereich des kontralateralen Armes unbedingt erforderlich [3]. Eine negative Testreaktion schließt Reaktionen im Korrekturareal nicht aus. Diese beruhen auf einer Spätsensibilisierung des Patienten gegenüber dem xenogenen Kollagen und sind glücklicherweise selten [22, 25]. In Hinblick auf den Verlauf der Testreaktion ist es unwesentlich, ob anschließend eine Behandlung mit Zyderm I oder Zyderm II vorgesehen ist.

Injektionstechnik

Die Bedeutung und Durchführung einer exakten Implantationstechnik wird im folgenden Beitrag von W. L. Mang dargestellt.

Abschließend ist nochmals darauf hinzuweisen, daß für eine erfolgreiche Therapie mit injizierbarem Kollagen die dargestellten Voraussetzungen streng zu beachten sind. Bis heute sind keine bleibenden Nebenwirkungen im Korrekturareal oder schwerwiegende Allgemeinerscheinungen beschrieben worden, was sicher auf die Befolgung der Richtlinien der Collagen Corporation zurückzuführen ist.

Vereinzelte Reaktionen zeigen jedoch, daß hier ein zwar hochgereinigtes xenogenes Kollagen injiziert wird, doch Antigen-Antikörperreaktionen auf zellulärer und humoraler Ebene möglich sind. Kollageninjektionen sollten daher nur von einem hierin ausgebildeten und erfahrenen Arzt vorgenommen werden, wobei gute Kenntnisse über Physiologie und Pathologie der Haut vorausgesetzt werden dürfen.

Literatur

1. Andriopoulos NA, Mestecky J, Miller EJ et al (1976) Antibodies to native and denatured collagens in sera of patients with rheumatoid arthritis. Arthritis Rheum 19: 613–617
2. Blank AA, Eichmann F (1983) Xenogenes Kollagen zur Implantation bei der Behandlung eingesunkener Narben und kutaner Atrophien. Akt Dermatol 9: 165–171
3. Brooks N (1981) A foreign body granuloma produced by an injectable collagen implant at a test site. J Dermatol Surg Oncol 8: 500–502
4. Burke EK, Manghton G, Waldo E (1983) Bovine collagen implant: Histologic chronology in pigdermis. J Dermatol Surg Ducol 9: 889–895
5. Castrow FF, Krull EA (1983) Injectable collagen implant - up date. J Am Acad Dermatol 9: 889–893
6. Chvapil M (1980) Reconstituted Collagen. In: Biology of Collagen. Ed Viidik A and Vuust J, Academic Press, London New York Toronto Sydney San Francisco: 313–324
7. Cooperman L, Michaeli D (1984) The immunogenicity of injectable collagen. I. 1-year prospective study. J Am Acad Dermatol 10: 638–646
8. Cooperman L, Michaeli D (1984) The immunogenicity of injectable collagen. II. A retrospective review of seventytwo tested and treated patients. J Am Acad Dermatol 10: 647–651
9. Jarett MP, Roguska-Kyts J (1982) Collagen - induced arthritis in a human. Arthritis Rheum 25: 1024–1025
10. Kaplan EM, Falces E (1983) Clinical utilitation of injectable collagen. Ann Plast Surg 10: 437–451
11. Knapp TR, Kaplan EH, Daniels JR (1977) Injectable collagen for soft tissue augmentation. Plast Reconstr Surg 60: 398–405
12. Knapp TR, Luck E, Daniels JR (1977) Behaviour of solubilized collagen as a bioimplant. J Surg Res 23: 96–105
13. Knapp TR (1983) Development of an injectable collagen for soft-tissue restoration. In: Rubin LR (ed) Biomaterials in Reconstructive Surgery. CV Mosby: 882–910

14. Konz B (1983) Injizierbares Kollagen. In: Fortschritte der praktischen Dermatologie und Venerologie, Hrsg Braun-Falco O und Burg G. Springer, Berlin Heidelberg New York Tokyo, Vol 10:
193–198
15. Landes E, Mühlbauer W, Schwenzer N et al (1984) Narben- und Faltenkorrektur mit injizierbarem Kollagen. Perimed, Erlangen
16. Mang WL, Konz B (1985) Injizierbares Kollagen. Eine neue Behandlungsmethode zur Korrektur ästhetisch störender Hautveränderungen. Verlag R S Schulz, Percha
17. Oliver RG (1977) Reconstruction of fullthickness loss skin wounds using skin collagen allo-
grafts. Brit J Plast Surg 27: 87–90
18. Phariss BB, Cooperman LS (1983) Role of collagen in polyarthritis questioned. Arthritis Rheum
26: 694–695
19. Vogt-Dembowski E (1984) Korrektive Kollagenimplantationen bei ausgebrannter Akne. Akt
Dermatol 10: 145–152
20. Vogt-Dembowski E (1983) Testimplantationen. Z Allg Med 59: 1641–1645
21. Rubin LR (1983) Biomaterials in Reconstructive Surgery. CV Mosby, St Louis
22. Schurig V, Konz B, Ring J, Dorn M (im Druck) Granulombildung an Test- und Behandlungs-
stellen durch intrakutan verabreichtes, injizierbares Kollagen. Hautarzt 36
23. Siegle RJ, Mc Coy JP, Schade W et al (1984) Intradermal Implantation of Bovine Collagen.
Arch Dermatol 120: 183–187
24. Stoner JG, Swanson NA, Siegle RJ (1984) Treatment of Localised Morphea with Zyderm Collagen Implant. J Dermatol Surg Oncol 10: 626–627
25. Swanson NA, Stoner JG, Siegle JR (1983) Treatment site reaction to Zyderm collagen implantation. J Dermatol Surg Oncol 9: 377–380
26. Timpl R, Wick G, Gay S (1977) Antibodies to distinct types of collagen and procollagen and
their application in immunohistology. J Immunol Methods 18: 165–182
27. Tromovitch ThA, Stegman SJ, Glogau RG (1984) Zyderm Collagen: Implantation techniques. J
Am Acad Dermatol 10: 273–278
28. Watson W, Kaye RL, Klein A (1983) Injectable collagen: a chinical overview. Cutis 31: 543–546

Technik und Ergebnisse der Behandlung mit injizierbarem Kollagen

W. L. Mang

Zusammenfassung

Injizierbares Kollagen (Zyderm) ist ein neues Biomaterial zur Korrektur von ästhetisch störenden Hautveränderungen im Gesicht. Wichtig ist neben der exakten Indikationsstellung die Patientenselektion und die korrekte Injektionstechnik. Die besten Ergebnisse werden dabei mit der intradermalen Serienpunktionstechnik erzielt, da mit dieser Methode das Material am besten in die richtige Schicht, das heißt in das obere Korium, plaziert werden kann. Zwei Effekte sind dabei wichtig: der Blanch-Effekt und die Überkorrektur. Je stärker die Läsion überkorrigiert wird, um so größer ist auch der bleibende Korrekturerfolg.

An dem Krankengut der Univ.-HNO-Klinik München rechts der Isar waren 82% der 80 mit injizierbarem Kollagen behandelten und nach einem Jahr kontrollierten Patienten mit dem Ergebnis zufrieden. Somit bietet sich Zyderm als wertvolles Adjuvans für Feinkorrekturen in der wiederherstellenden Kopf-Hals-Chirurgie an. Trotz der anfänglich guten Erfolge bedarf dieses Implantat einer jahrelangen weiteren kritischen Beobachtung.

Die erfolgreiche Anwendung von xenogenem Kollagen bei verschiedenen medizinischen Indikationen ist inzwischen durch jahrelange klinische Erfahrung bestätigt worden [2, 3]. Bisher kamen für die Behandlung kosmetisch störender Narben und Falten im Gesichtsbereich neben chirurgischen Verfahren wie Transplantation, Exzision, Straffung und Hautabschleifung noch die Implantation von alloplastischen Materialien in Frage. Diese Implantate wie Gummi, Elfenbein, Silber, Gold, Plastik und Silikon haben jedoch oft nicht zu guten Ergebnissen geführt und waren von unerwünschten Nebenwirkungen begleitet [1].

Auf der Suche nach einem geeigneten injizierbarem Implantationsmaterial haben die Forschungsarbeiten zur Entwicklung von „Zyderm-Collagen-Implant"[1] geführt [6, 7].

Technik

Im Prinzip sind zur Erreichung einer maximalen Korrektur mit injizierbarem Kollagen drei Faktoren ausschlaggebend:
1. die richtige Auswahl der Gewebedeformität: geschmeidige, dehnbare Läsionen mit einer weichen Kontur und relativ glatten Rändern;
2. die Injektion in die richtige Hautschicht: oberflächliche intradermale Plazierung des Materials gibt gute ästhetische Korrekturergebnisse;
3. Überkorrektur: Die wirksamste Technik ist, das Material mit kräftigem Druck zu injizieren, bis die Vertiefung sichtbar überkorrigiert ist (Abb. 1b). Diese Korrektur kompensiert den Verlust von 70% des injizierten Volumens in der ersten

---

[1] Firma Essex Pharma, GmbH, München

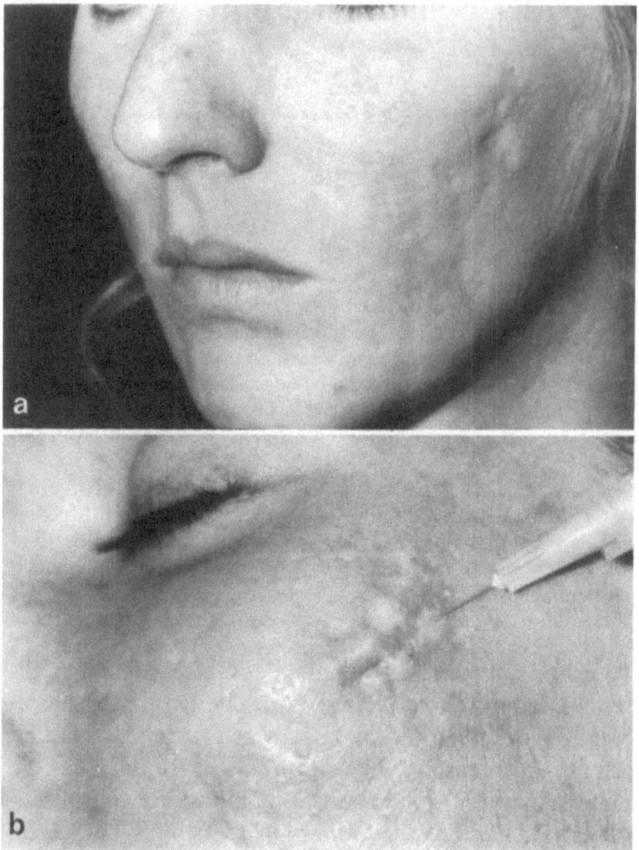

Abb. 1 a, b. Ausgleich einer schüsselförmigen Aknenarbe durch intradermale Punktionstechnik mit maximaler Überkorrektur (1,5-fach). Dabei ist ein starker Stempeldruck auf die Injektionsampulle notwendig

Woche nach der Implantation. In Abständen von zwei oder mehr Wochen können weitere Injektionen verabreicht werden, bis ein zufriedenstellendes Ergebnis erzielt wird [5].

Die richtige und korrekte intradermale Plazierung ist dann erreicht, wenn bei der Injektion der Hautbezirk weiß („Blanch-Effekt") und erhaben ist (maximal 200% Überkorrektur). Um diese beiden Effekte erzielen zu können, sind prinzipiell zwei Techniken möglich: Die Serienpunktionstechnik und die lineare Implantationstechnik [4].

Aufgrund unserer Erfahrung ist bei der Kollagenimplantation die Serienpunktionstechnik der linearen Technik überlegen, da mit der Punktionstechnik das Material besser in die obere Koriumschicht plaziert werden kann und ein „Abrutschen" in die Subkutis weniger möglich ist. Auch bei geradlinigen Falten und Narben verwenden wir keine längeren Kanülen, um die Zahl der eigentlichen Einstiche begrenzen zu können. In einzelnen Fällen können bei größeren Defekten gefächer-

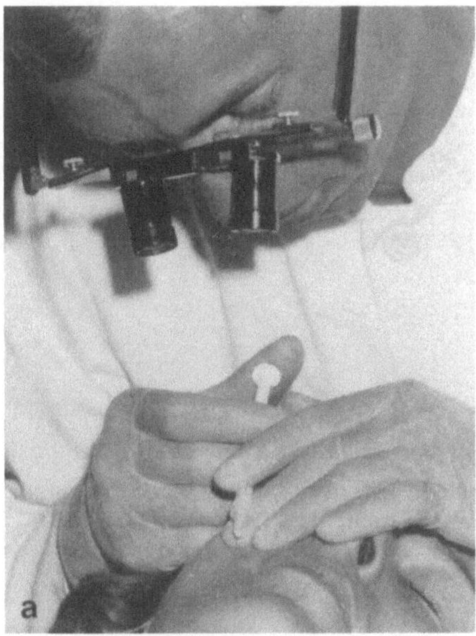

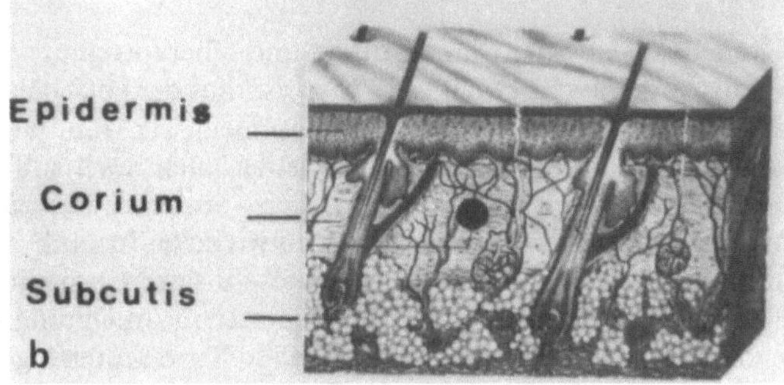

Abb. 2a, b. Die Injektion erfolgt unter sterilen Verhältnissen in die obere Koriumschicht (**b**). In entsprechenden Fällen empfiehlt sich die Implantation mit der Lupenbrille (**a**)

te Injektionen durchgeführt werden (z. B. bei der Unterfütterung von freien Hauttransplantaten im Gesicht).

Wir bevorzugen in der Regel eine liegende Position des Patienten, wobei vorher genau das Ausmaß der Korrektur besprochen und falls nötig angezeichnet wird. Anästhesie ist im Normalfall nicht notwendig. Lediglich die Oberlippenbehandlung ist schmerzhaft. Hier verwenden wir bei der Therapie von Narben und Hasenscharten entweder einen Infraorbitalisblock mit Scandicain 1% oder eine Vereisung mit flüssigem Stickstoff. Optimale Sichtverhältnisse werden erreicht durch Verwendung einer Lupenbrille und einer Operationslampe. Die Injektion erfolgt unter sterilen Verhältnissen in das obere Korium (Abb. 2a und b).

Unter einem Winkel von etwa 30° wird mit der 5/8-Nadel punktuell injiziert, das heißt, es wird jedesmal neu eingestochen ohne die Nadel weiterzuschieben, um nicht in tiefere Hautschichten abzugleiten. Der Anfänger hat zunächst Schwierig-

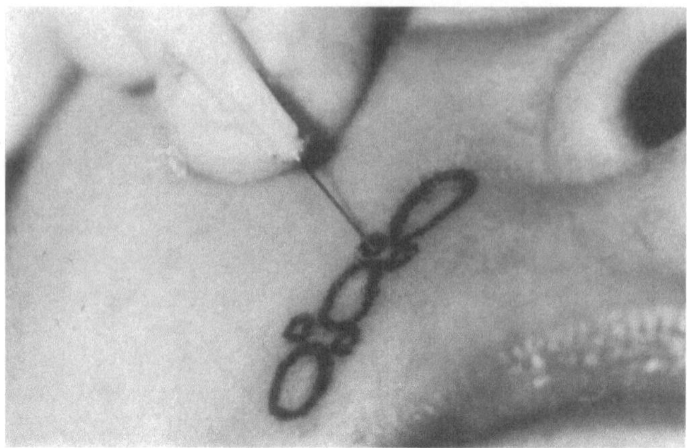

Abb. 3. Technik nach W.-L. Mang zum Ausgleich einer Altersfalte in der Mundregion. (Nasolabial-Falte). Dadurch besteht die Möglichkeit der Überkorrektur ohne „Knötchen- bzw. Perlenbildung". (O = Hauptdepots; o = Nebendepots). Dabei ist es entscheidend wichtig, daß die Falte homogen unterpolstert wird

keiten, beide Effekte (Blanch-Effekt und Überkorrektur) zu erzielen. Wenn das unterspritzte Areal punktuell weiß wird, ist dies der entscheidende Anhaltspunkt, daß man zunächst in der oberen Koriumschicht ist. Man hat jedoch dann manchmal Schwierigkeiten, mit demselben Einstich auch noch suffizient überzukorrigieren. Deshalb sollte man in speziellen Fällen – insbesondere zum Ausgleich von Falten im Gesichtsbereich – die von uns entwickelte Technik benutzen, seitlich zu den Hauptdepots kleinere Kollagen-Depots zu setzen, um eine Überkorrektur auf 1,5- bis 2-fach zu erreichen (Abb. 3). Wir können in Anlehnung an amerikanische Untersuchungen bestätigen, daß der bleibende Korrekturerfolg um so größer ist, je stärker die Läsion überkorrigiert wurde [4, 5].

Resultate

Bei entsprechender Indikationsstellung [8] und korrekter Injektionstechnik waren an unserem Krankengut 82% der 80 mit injizierbarem Kollagen behandelten und nach einem Jahr kontrollierten Patienten mit dem Ergebnis zufrieden (Abb. 4). Somit bietet sich Zyderm Collagen Implantat als wertvolles Adjuvans für Feinkorrekturen in der plastischen Kopf-Halschirurgie an. Meist wird es in der Kombination mit oder nach chirurgischen Eingriffen verwandt. In der Regel sind für eine Korrektur mehrere Implantationen notwendig, um eine gute Korrektur auf zwei bis vier Jahre zu erzielen. Bei Aknenarben sind vier Sitzungen notwendig, bei der Korrektur von Unfallnarben und chirurgischen Indikationen drei Behandlungen, wobei teilweise größere Mengen in einer Sitzung implantiert werden. Durchschnittliche Gesamtimplantationsmengen sind:
- oberflächliche Aknenarben 3 bis 5 ml
- tiefe Aknenarben 7 bis 10 ml
- Operationsnarben 2 bis 5 ml

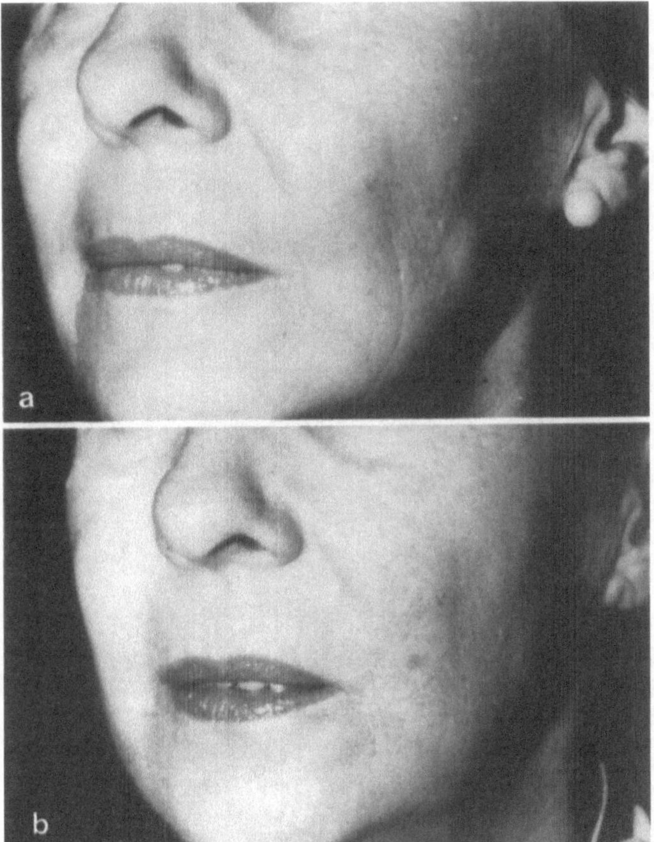

Abb. 4. a Monotherapie: Zwei Behandlungen je 1,0 ml Zyderm. Ausgleich von Nasolabial-Falte und Wangenfalte. **b** = Ergebnis nach 12 Monaten

- Windpockennarben 1 bis 3 ml
- traumatische Narben 1 bis 6 ml
- Altersfalten 2 bis 5 ml

Bei der Therapie von Altersfalten haben sich ebenfalls drei Behandlungen in etwa vierwöchigen Abständen bewährt, um eine gute Korrektur auf längere Sicht zu erzielen. Der Patient muß bereits vor der Behandlung darauf hingewiesen werden, daß nach etwa zwei Jahren eine Auffrischungsinjektion wieder durchgeführt werden kann. Der Langzeiteffekt unterliegt physiologischen Einflüssen (verstärkter Narbenzug, fibrotisches Gewebe, Hautalterung sowie Muskelspiel). Eine Maximaldosis von über 30 ml Kollagen-Implantat pro Jahr sollte nicht überschritten werden. Anhand von Beispielen sollen im folgenden die Anwendungsmöglichkeiten von injizierbarem Kollagen demonstriert werden:

Monotherapie von diskreten Falten im Nasolabial- und Wangenbereich (Abb. 4); Oberlippenaugmentation von Lippen-Kiefer-Gaumenspalten-Patient (Abb. 5); Kombinationstherapie: Dermabrasion und injizierbares Kollagen (Abb. 6).

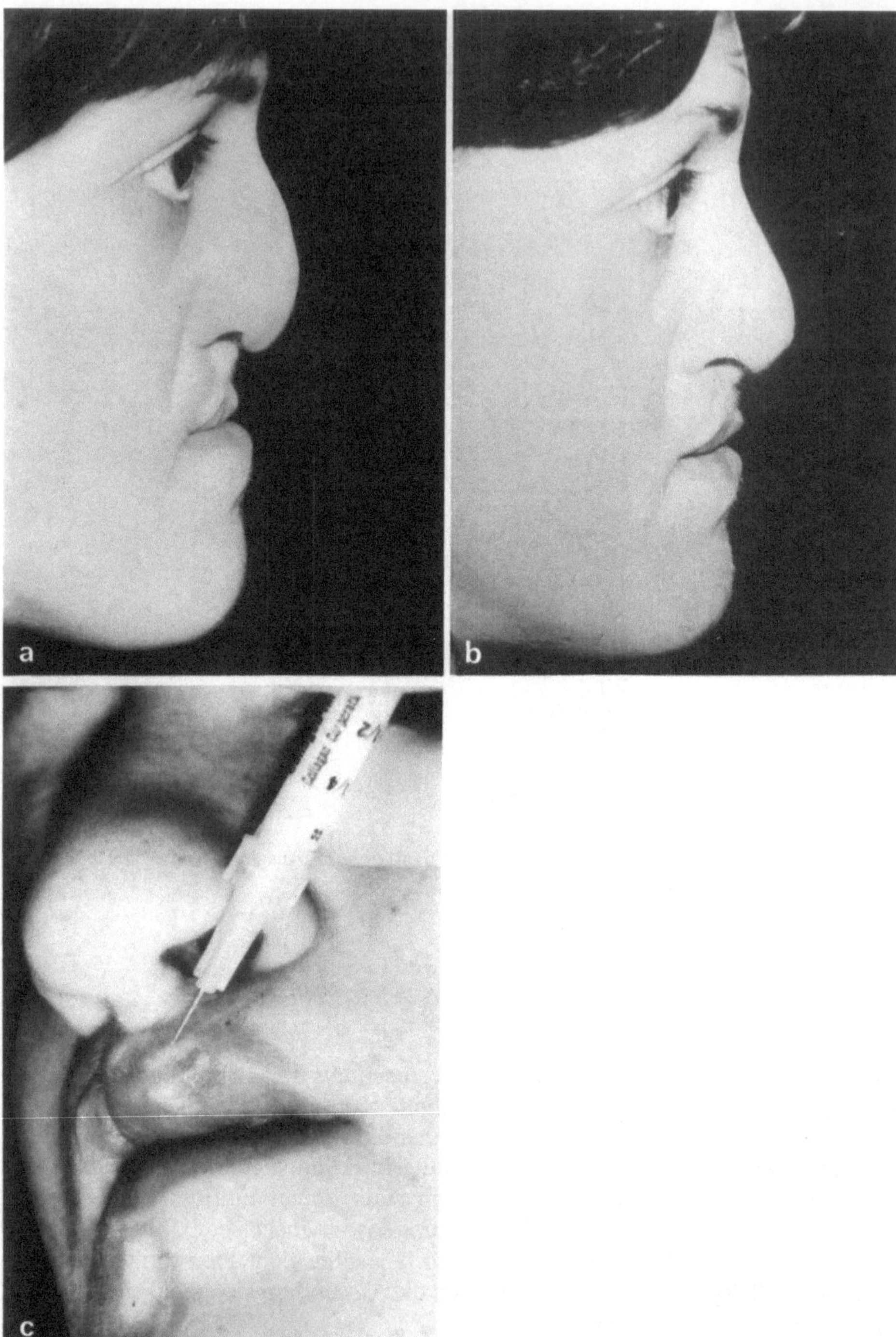

Abb. 5a–c. Aufbau der Nase mit autologem Rippenspan in Form einer funktionell-ästhetischen Rhinoplastik. Nach durchgeführter Abbe-Estlander-Plastik (Rotations-Haut-Schleimhautlappen

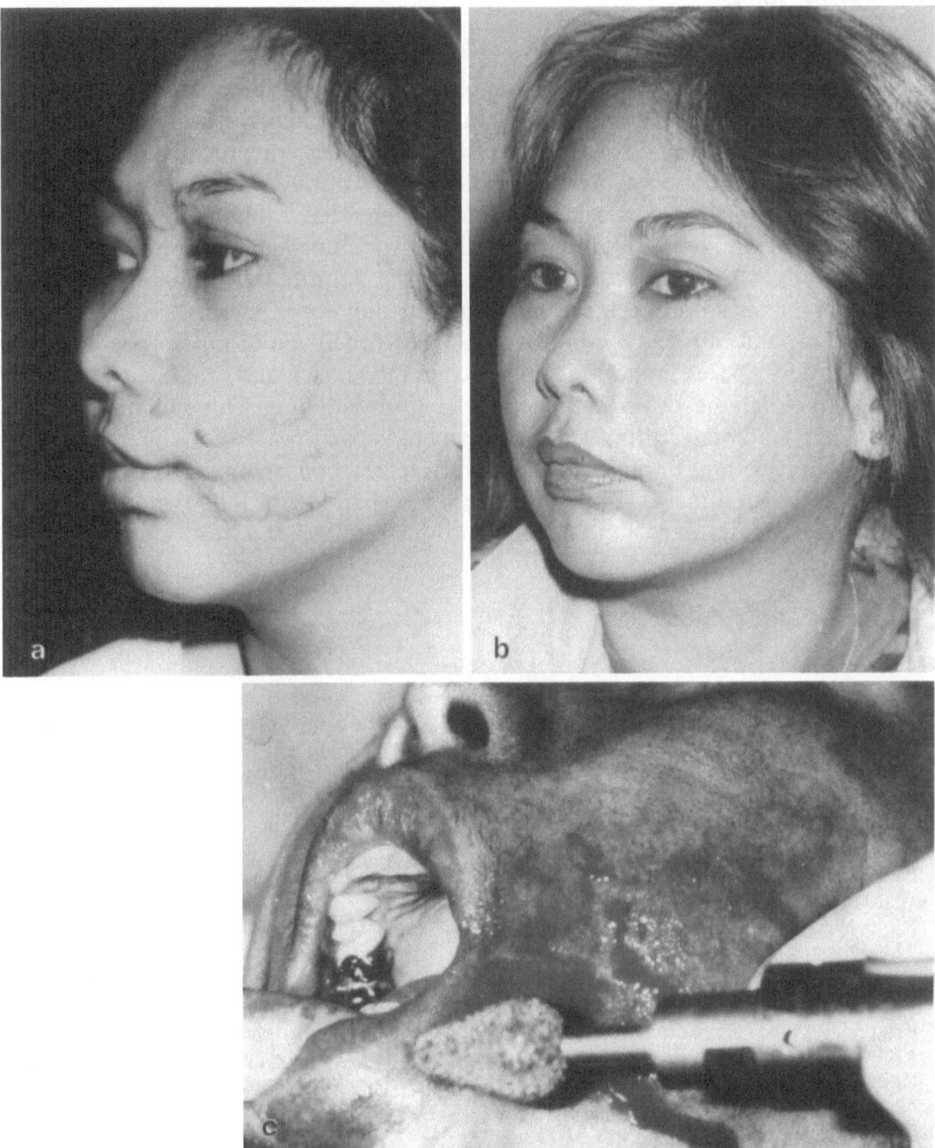

Abb. 6a–c. 26-jährige Patientin mit Windschutzscheibenverletzung. Nach Primärversorgung und Narbenkorrektur durch Z-Plastik und Dermabrasion (c) abschließend noch drei Sitzungen mit injizierbarem Kollagen, je 1,5 ml. Dadurch wurde der Narbenbezirk insgesamt weicher und paßte sich dem natürlichen Hautkolorit besser an (b)

◁ von der Unterlippe in die Oberlippenregion) zusätzlich noch Augmentation der Oberlippe mit Zyderm (c). Dadurch ließ sich in zwei Sitzungen (je 2 ml Zyderm) eine deutliche Volumenzunahme und damit ein ansprechendes kosmetisches Ergebnis der Oberlippenregion erreichen (b)

Schlußbetrachtung

Trotz der anfänglich guten Erfolge [1, 5, 8, 9, 10] bedarf dieses neue Implantat einer weiteren jahrelangen kritischen Beobachtung. Wenn man Zyderm nicht überbewertet und es als adjuvante Therapie für Feinkorrekturen nach chirurgischen Eingriffen betrachtet, kann es einen festen Platz in der Hand des entsprechend ausgebildeten Facharztes bekommen. Abzuwarten bleibt das Auftreten von Antigen-Antikörperreaktionen bzw. eine Spätsensibilisierung nach wiederholten Injektionen [11]. Dieses Problem könnte in Zukunft durch die Entwicklung eines optimal gereinigten Kollagens möglicherweise beseitigt werden. Erste Schritte der Weiterentwicklung dieses Implantates sind durch die klinische Prüfung von Zyderm-II (injizierbares Kollagen-Präparat mit einem erhöhten Kollagen-Anteil von 65 mg/ml) bereits eingeleitet worden. Dieses Präparat ist inzwischen in Deutschland erhältlich.

Wenn es gelingt, dieses verträgliche Implantat immunologisch völlig inaktiv und von größerer Stabilität im Implantatlager zu entwickeln, wäre dies ein erheblicher Fortschritt in Richtung Implantat der Zukunft. Jetzt schon ist injizierbares Kollagen alleine oder in Kombination mit chirurgischen Verfahren eine interessante Erweiterung der therapeutischen Möglichkeiten in der plastischen Chirurgie des Kopf-Hals-Bereiches.

Literatur

1. Blank AA, Eichmann F (1983) Xenogenes Kollagen zur Implantation bei der Behandlung eingesunkener Narben und kutaner Atrophien. Akt Dermatol 9: 165–171
2. Chvapil M, Kronenthal RL, Van Winkle WJ (1973) Medical and surgical applications of collagen. Int Rev Conn Tiss Res 6: 1–61
3. Feriz H (1940) Experiments with tampons and membranes made of collagen. Surgery 8: 654–661
4. Kamer FM, Churukian MM (to be published) The clinical use of injectable collagen: A three-year retrospective study. Otolaryngol Head Neck Surg
5. Klein WA (1983) Implantation technics for injectable collagen. J Am Acad Dermatol 9: 224–228
6. Knapp TR, Luck E, Daniels JR (1977) Behavior of solubilized collagen as a bioimplantat. J Surg Res 23: 96–105
7. Knapp TR (1983) Development of an injectable collagen for soft-tissue restoration. In: Rubin LR (ed) Biomaterials in Reconstructive Surgery. St Louis, CT Mosby, pp 882–910
8. Konz B (1982) Injizierbares Kollagen: Indikation und Technik. Hautarzt 33: 618–619
9. Nicolle FV (1982) Use of Zyderm in the aging face. Aesthetic Plast Surg 6: 193–195
10. Pitanguy I, Caldeira ML, Ferreira AA, Ceravole MP (1983) Collagen implant for correction of cutaneous deformities. Revista Brasileira de Cirurgia 73: 134
11. Timpl R, Wick G, Gay S (1977) Antibodies to distinct types of collagens and procollagens and their application in immunohistology. J Immunol Methods 18: 165–182

Melanome

Von der Tarnfarbe zum Lichtschutz: Phylogenetischer Funktionswandel des melanozytischen Systems

H. Kutzner und H. H. Wolff

Zusammenfassung

Im gesamten Tierreich dient die Pigmentierung des Integumentes der Tarnung und der Signalwirkung. Hierbei unterliegen Pigmentbildung und -verteilung sowohl nervalen als auch hormonalen Einflüssen. Dagegen nimmt das Pigmentsystem des Menschen eine Sonderstellung ein: Die wichtigste Aufgabe der Hautfarbe ist der Lichtschutz. Die Steuerung der Pigmentbildung erfolgt im symbiotischen Zellverband der epidermalen Melanineinheit direkt durch das Licht.

Das Integument ist bunt. Was unser Auge als ästhetischen Reiz empfindet, ist für das Fortbestehen der Arten von zentraler Bedeutung [2]. Pigmentfarben, durchscheinende Blutgefäße, Beugungs- und Interferenzerscheinungen an besonderen Oberflächenstrukturen und sogar aufgetragene Haftfarben dienen im Tierreich einer vielgestaltigen Farbigkeit. Hierbei übernehmen Pigmente und Farbmuster sowohl kryptische, d. h. verbergende, als auch semantische, der Signalwirkung dienende, Aufgaben. Die fotoprotektive Wirkung der Hautfarbe offenbart sich dagegen erst sehr spät in der Phylogenese [7].

Ein drastisches Beispiel für den Selektionsvorteil eines hochdifferenzierten Pigmentsystems findet sich vor mehr als 150 Millionen Jahren an der Wende von der Kreidezeit zum Tertiär. Damals wurden Cephalopoden mit Außenskelett sehr rasch von solchen mit Innenskelett verdrängt. Welchen Selektionsvorteil kann es gegeben haben, den Weichteilmantel über das Skelett zu stülpen? Ein plausibler Erklärungsversuch: Der übergestülpte Mantel erlaubte wechselnde Farbgebung und somit bessere Tarnungs- und Ausdrucksmöglichkeiten. Tatsächlich haben die rezenten Arten dieser Gattung, die Tintenfische, das Pigmentsystem zu einem äußerst reaktionsschnellen Organ vervollkommnet [6].

Durch direkte Innervation radiär ansetzender Fibrillen können Chromatophoren in weniger als 0,6 Sekunden vollständig entfaltet werden. Dabei ermöglicht das Nebeneinander von Chromatophoren mit verschiedenfarbigen Pigmenten zahllose Farbmuster und Farbintensitäten (Abb. 1).

Amphibien und Reptilien hingegen zeigen einen physiologischen Farbwechsel, der ausschließlich auf intrazellulärer Strömung der Pigmentkörnchen beruht; die Melanophoren selbst sind unbeweglich. Am Beispiel der Grünfärbung vieler Frösche sei das Prinzip kurz erklärt (Abb. 2): Unter einer Schicht gelber Xanthophoren und Iridophoren liegen große Melanophoren, deren zytoplasmatische Fortsätze die Xanthoiridosomen durchziehen, umfassen und überlagern. Bei Pigmentaggregation kombiniert sich das Strukturblau der Melanophoren mit dem Gelb der überlagernden Xanthophoren zu grün; bei Pigmentdispersion verdunkelt sich das Grün und geht schließlich in einen grauen Farbton über. Ziehen sich die Melaningranula aus den Fortsätzen vollständig in den perinukleären Bezirk zurück, so hellt sich die

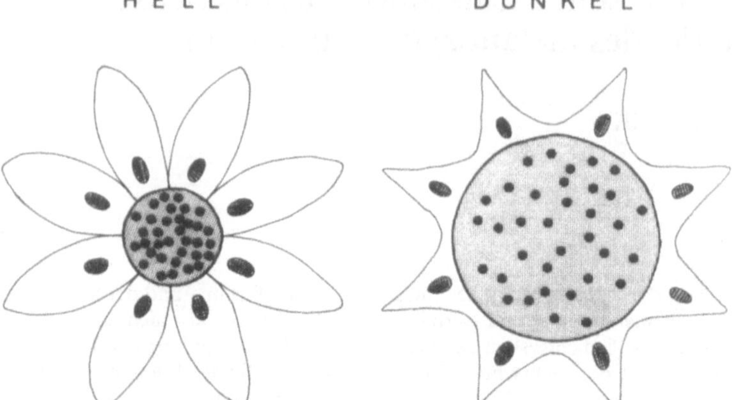

Abb. 1. Chromatophoren des Tintenfisches mit radiär ansetzenden Fibrillen. Rechts Fibrillen im kontrahierten Zustand (nach 6)

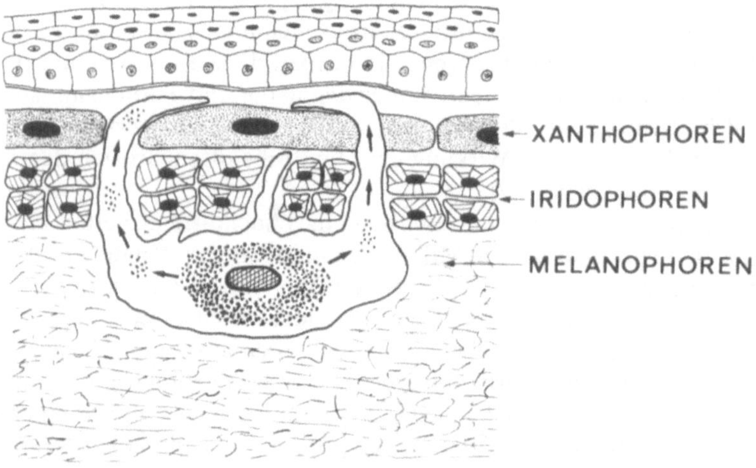

Abb. 2. Pigmentzellen der Froschhaut (Rana) (nach 7)

Färbung auf und geht in Gelb über [7]. Der Farbwechsel kann schnell erfolgen. Er wird ausschließlich hormonell gesteuert.

Die Fähigkeit zur raschen, hormoninduzierten, intrazellulären Pigmentdispersion und -aggregation geht bald verloren. Unter evolutionstheoretischen Gesichtspunkten mag dieser Schritt für die Entwicklung der Vögel und Säuger entscheidend gewesen sein: Die Ausbildung eines gemusterten Federkleides oder Fells erfordert stets eine gleichbleibende Melanozytenaktivität; eine nerval oder hormonal beeinflußbare Melanosomenbewegung aber unterliegt kurzfristigen Schwankungen, was zu Störungen der Pigmentweitergabe und somit zu Fehlern im Pigmentmuster führen würde [5].

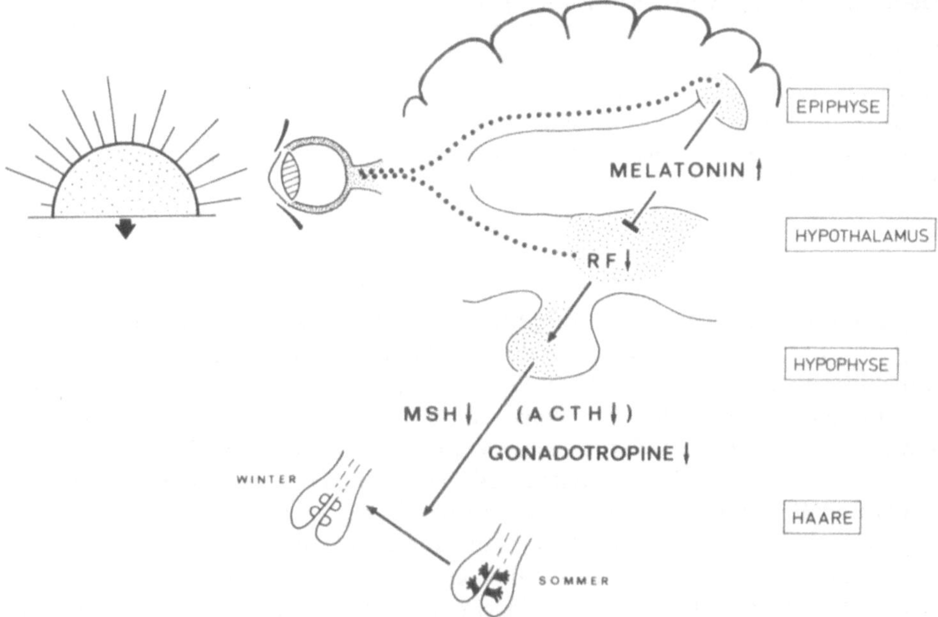

Abb. 3. Hormonelle Steuerung der Fellfarbe beim Wiesel (nach 5)

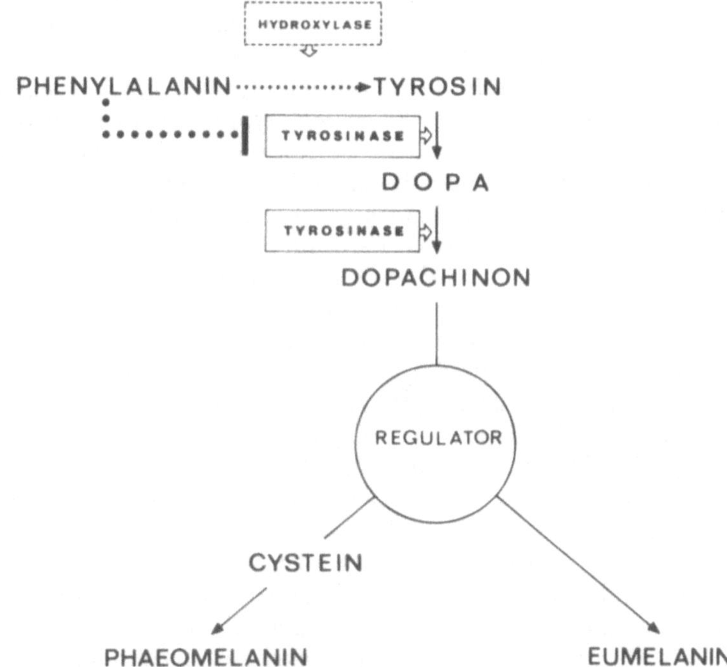

Abb. 4. Melaninbiosynthese. Steuerung der Synthese zu Eumelanin bzw. Phaeomelanin durch einen hypothetischen Regulator (nach 4)

Tabelle 1. Selektionsvorteile durch Pigmentierung

Tarnung
Förderung der Sehschärfe
Modulation der Vitamin-D-Synthese
Fotoprotektion labiler Stoffe und Strukturen (Folsäure)
Schutz des Immunsystems (Langerhanszellen, Lymphozyten)
Schutz vor Sonnenbrand
Schutz vor Hautkrebs

Die hormonale Steuerung des Farbwechsels ist nur noch bei wenigen Säugern ausgebildet (Abb. 3). Beim Wiesel z. B. führt die reduzierte Gesamttageslichtmenge schließlich nicht nur zum Abfall der Gonadotropine, sondern auch zum Abfall des melanozytenstimulierenden Hormons: der Winterpelz wird weiß. Nur das stets schwarze Schwänzchen widersetzt sich dem Diktat der Hormone [5].

Der Mensch muß auf die Vorteile eines dichten Haarkleides verzichten. Aus diesem Grund übernimmt die Epidermis die Aufgabe des Lichtschutzes. Die Entwicklung stark pigmentierter Rassen in den sonnenreichen Teilen der Erde kann als Folge eines Selektionsvorteils durch Pigmentierung interpretiert werden, der zweifelsohne multifaktoriell ist [4]. In diesem Zusammenhang wird dem Schutz vor Sonnenbrand und Neoplasien der Haut besondere Bedeutung beigemessen. Aber auch zahlreiche andere Funktionen des Organismus profitieren von der Lichtschutzwirkung der Epidermis (Tabelle 1).

Die Lichtschutzwirkung der Haut beruht auf den Eigenschaften des Pigmentes Melanin, welches in zwei Formen als rot-gelbes Phaeomelanin und als schwarzbraunes Eumelanin vorliegt (Abb. 4). Ausgangspunkt für die Biosynthese ist die aromatische Aminosäure Tyrosin, die über Dihydroxyphenylalanin (DOPA) zu Dopachinon oxidiert wird. Das Schlüsselenzym beider Reaktionsschritte ist die kupferhaltige Tyrosinase (Phenoloxidase), die durch Phenylalanin kompetitiv gehemmt werden kann. Diese kompetitive Hemmung ist im Fall der Phenylketonurie verantwortlich für den geringen Pigmentgehalt von Haut, Haar und Auge [4]. Melanin ist ein außergewöhnlich stabiler Farbstoff, der sich unverändert in Tintenbeuteln 180 Millionen Jahre alter Tintenfische nachweisen läßt und auch durch hohe Temperaturen von bis zu 600 °C nicht zerstört werden kann [1]. Melanin beugt und absorbiert elektromagnetische Strahlung des sichtbaren und des UV-Spektrums; die absorbierte Strahlung wird in Wärme umgewandelt. Fernerhin wirkt Melanin als sogenannter „Radikalenfänger", d. h. durch die Redoxpufferkapazität des Melanins wird eine chemische Entschärfung freier Radikale erzielt.

Die Melaninsynthese ist das Kernstück einer funktionellen Einheit aus einem Melanozyten und bis zu 35 assoziierten Keratinozyten (Abb. 5). Der Melanozyt fungiert in diesem Fall als unizelluläre exokrine („zytokrine") Drüse, die ihre symbiotischen Partner je nach Bedarf mit Pigment versorgt [1, 3]. Die Pigmentbildung wird direkt und ausschließlich durch Licht gesteuert, wobei wahrscheinlich lichtgeschädigte Keratinozyten die Melanosomenbildung initiieren können. Möglicherweise nur als phylogenetisches Relikt läßt sich eine Beeinflussung der Melanogenese durch Hormone beobachten [1]. Während der rasch einsetzenden aber kurzlebigen Sofortbräunung (nach UVA-Exposition) werden die Photooxidation vorhandenen

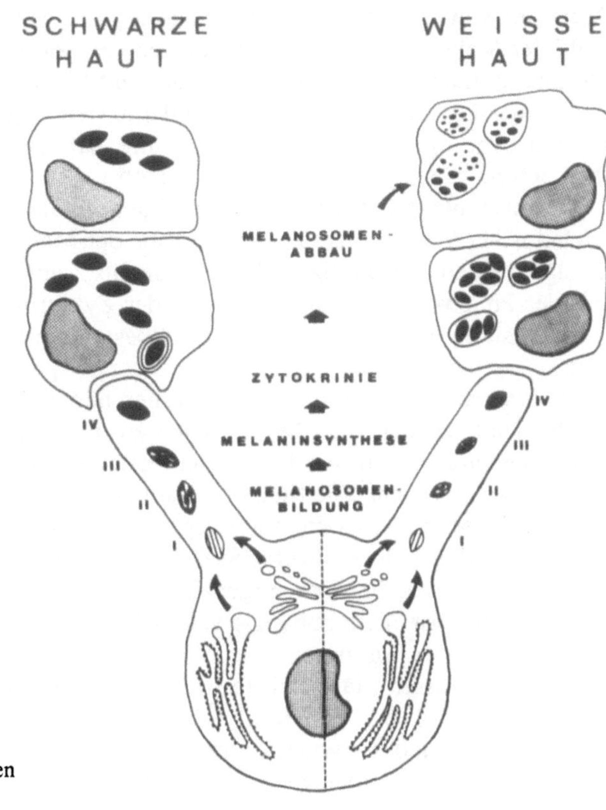

Abb. 5. Epidermale Melanineinheit:
Melanozyt mit assoziierten Keratinozyten
(nach 5)

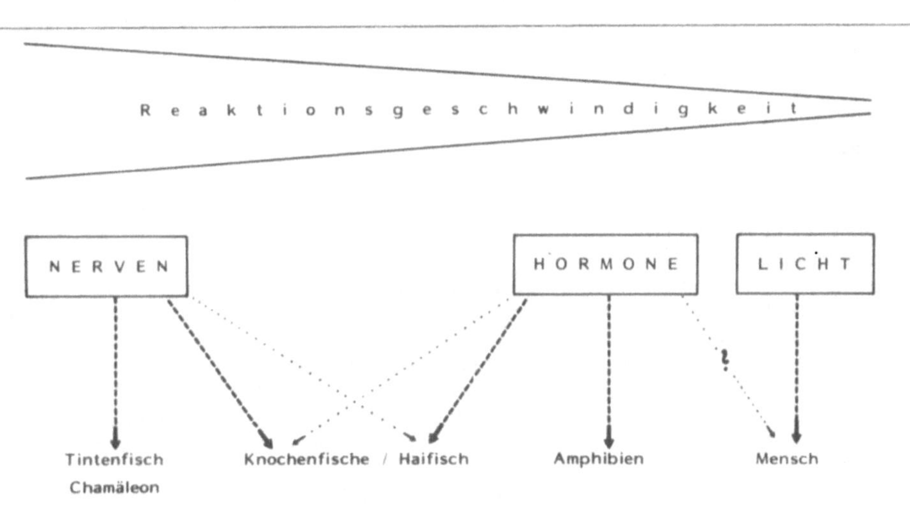

Abb. 6. Evolution der Steuerungsmechanismen der Pigmentbildung

Melanins sowie unterschiedliche melanozytäre Aktivitätszeichen beobachtet. Die Zahl der Melanosomen und Melanozyten verändert sich aber nicht. Die verzögerte Bräunung (nach wiederholter Belichtung mit UVA, UVB und auch UVC) setzt erst nach einer Latenzperiode ein. Die Melanozyten zeigen Zeichen einer gesteigerten Melaninsynthese und -ausschleusung; ihre Zahl ist durch Proliferation und/oder Aktivierung ruhender Melanozyten vermehrt.

Wegen zytotoxischer Zwischenprodukte muß die Melaninsynthese innerhalb der Melanosomen stattfinden. Die Weitergabe der Melanosomen an die Keratinozyten erfolgt in einem einzigartigen Vorgang, der als Zytokrinie bezeichnet wird und nicht mit der Phagozytose identisch ist: Bei der Zytokrinie nämlich werden Teile einer funktionsfähig bleibenden Zelle als Zellbestandteile in eine andere Zelle einbezogen.

Das weitere Schicksal der Melanosomen hängt ab von deren Größe (Abb. 5): In weißer Haut werden die Melanosomen zu membrangebundenen Komplexen zusammengefaßt, wo nur die Proteinmatrix schließlich abgebaut wird; Melaninasen aber gibt es hier nicht. Die Melanosomen der Negerhaut dagegen sind weitaus größer, sie werden nicht zu membranbegrenzten Komplexen gebündelt – und entziehen sich folglich einer frühzeitigen Zerstörung [5]. Schwarze und weiße Haut unterscheiden sich zwar im Pigmentgehalt, nicht aber in der Anzahl der Melanozyten. Die Hautfarbe ist allein abhängig von Größe, Typ, Anzahl und Verteilung der Melanosomen in den Keratinozyten.

Zusammenfassend läßt sich feststellen: Das Pigmentsystem des Menschen hat seine Funktion als emotionales Ausdrucksorgan und als Tarnmantel verloren. Statt dessen paßte sich das Pigmentsystem morphologisch und funktionell an die Besonderheiten einer permanenten Gefahr für die Haut an: an das Licht.

Der Regelkreis der Pigmentbildung wurde folglich enger gezogen und ist nun auf die Ebene der epidermalen Melanineinheit begrenzt.

Diese hochgradige Spezialisierung von Funktion und Regulation geht einher unter Verlust nervaler und hormonaler Steuerungsmöglichkeiten, was eine deutliche Verminderung der Reaktionsgeschwindigkeit bedeutet (Abb. 6).

Literatur

1. Fitzpatrick TB, Szabó G, Wick MM (1983) Biochemistry and physiology of melanin pigmentation. In: Goldsmith LA (Hrsg) Biochemistry and physiology of the skin. Bd 2. Oxford University Press, New York Oxford S 687–712
2. Fox HM, Vevers G (1960) The nature of animal colours. Macmillan, London
3. Hu F (1981) Melanocyte cytology in normal skin, melanocytic nevi, and malignant melanomas. In: Ackerman AB (Hrsg) Pathology of malignant melanoma. Masson, New York Paris, S 1–21
4. Nordlund JJ (1981) Genetic basis of pigmentation and the disorders of pigmentation. In: Ackerman AB (Hrsg) Pathology of malignant melanoma. Masson, New York Paris, S 23–45
5. Quevedo WC, Fitzpatrick TB, Pathak MA, Jimbow K (1974) Light and skin color. In: Fitzpatrick TB, Pathak MA, Harber LC, Seiji M, Kukita A (Hrsg) Sunlight and man. University of Tokyo Press, Tokyo, S 165–194
6. Riley PA (1974) Melanin and melanocytes. In: Jarrett A (Hrsg) The physiology and pathophysiology of the skin. Bd 3. Academic Press, London New York, S 1101–1130
7. Starck D (1982) Vergleichende Anatomie der Wirbeltiere. Bd 3. Springer, Berlin Heidelberg New York

Einführung: Kontroversen zum Thema Melanom

H. H. Wolff

Die „malignen Melanome" beanspruchen im Programm der 7. Jahrestagung der Vereinigung für Operative Dermatologie über Fehlbildungen, Nävi und Melanome die Hälfte der zur Verfügung stehenden Kongreßzeit. Schon dies spiegelt das große Interesse an diesem Thema wider, mit dem man sich weltweit seit Jahren wie mit kaum einer anderen Erkrankung unseres Fachgebietes beschäftigt hat. Wir beobachten die ständige Zunahme der Inzidenz maligner Melanome, und uns bewegt der häufig schicksalhafte Verlauf der Erkrankung nicht selten gerade bei Menschen jüngeren und mittleren Lebensalters, manchmal nach einer vieljährigen Latenz.

Manche überlieferten Vorstellungen über das Melanom sind inzwischen Geschichte geworden. Ich fand beispielsweise in der „Pathologie und Therapie der Hautkrankheiten" von Moriz Kaposi, 5. Auflage von 1899, ein „melanotisches Sarkom" neben einem „Carcinoma melanodes s. pigmentodes", beide übrigens im Kapitel „Bösartige Neubildungen" neben (!) Lepra, Syphilis und Mycosis fungoides (Framboesia) und dem Morbus Kaposi, hier nicht ohne Selbstbewußtsein beschrieben als „Sarkoma idiopathicum haemorrhagicum mihi". Zwei Auflagen früher (1887) hatte Kaposi letzteres übrigens noch als das „idiopathische multiple *Pigment*sarkom bezeichnet. Gegen das „Noli me tangere" kämpft man dagegen gelegentlich heute noch, auch wenn beispielsweise schon Edmund Lesser 1885 in seinem „Lehrbuch der Haut- und Geschlechtskrankheiten" schreibt, daß es „unter allen Umständen geboten sei, derartige Bildungen (gemeint sind Nävi), die ein auffallendes Wachstum zeigen, sofort und durch ergiebige Exzision zu entfernen …".

Zweifellos wurden in den letzten Jahren auch für die Praxis wichtige Erkenntnisse gewonnen; ich weise nur stichwortartig hin auf die Epidemiologie, ätiologische (Co-)Faktoren wie Licht und Vererbung, Histologie und Histogenese, Ultrastruktur, tierexperimentelle und in-vitro-Modelle, Immunologie, prognostische Beurteilung, operative, radiologische, zytostatische Therapie – kurativ, palliativ, adjuvant –, Nachsorge und psychische Führung der Patienten.

Ein ganz wichtiger Fortschritt besteht schon darin, daß dank ständiger Fortbildungsbemühungen der Ärzte und hartnäckiger Aufklärung der Laien zunehmend Vorstufen und Frühformen von malignen Melanomen mit besserer Prognose zur Behandlung kommen.

Bei der Jahrestagung der Vereinigung für Operative Dermatologie 1984 werden Fragen diskutiert, die wir uns in der praktischen Arbeit ständig stellen, und die nach wie vor von Experten kontrovers beantwortet werden. Ich möchte einige nennen: Gibt es klinisch, histologisch, prognostisch unterschiedliche Melanomtypen, oder handelt es sich um ein kontinuierliches Spektrum? Läßt sich das Metastasierungsrisiko eines Melanoms präoperativ abschätzen? Ist die Lokalanästhesie bei der Melanomoperation vertretbar? Wie groß sollte der „Sicherheitsabstand" bei der Melanomexzision sein? Wird das Melanomwachstum hormonell beeinflußt? Ist die

Kryotherapie eine für Melanome geeignete Methode? Welchen arztrechtlichen Problemen stehen wir bei Aufklärung und Behandlung von Melanompatienten gegenüber? Wie verhält man sich bei inadäquat „anbehandelten" Melanomen? Wohin neigt sich das Pendel beim Pro und Kontra der prophylaktischen Lymphknotenexzision? Ist die adjuvante (Immuno-)Chemotherapie erfolgreich? Welche Probleme ergeben sich bei der Nachsorge und psychischen Führung des Melanomoperierten?

Es ist zu hoffen, daß wir auf einige Fragen durch neue Forschungsergebnisse und harte Zahlen klare Antworten erhalten, daß wir zu anderen Fragen Sachargumente hören, die uns persönliche Entscheidungen erleichtern helfen; zumindest aber, daß wir Denkanstöße erhalten für unsere weitere Arbeit.

Welche Nävuszellnävi sind Melanomvorläufer?

H. Kerl

Zusammenfassung

In der vorliegenden Arbeit werden moderne Konzepte zur Diagnose und Therapie von Melanom-vorläufern dargestellt. Maligne Melanome entstehen entweder ‚de novo' auf klinisch normaler Haut oder im Bereich präexistenter Nävuszellnävi. Das Interesse konzentriert sich vor allem auf die kongenitalen und dysplastischen Nävuszellnävi. Viele Fragen sind noch ungelöst. Für den Derma-tologen repräsentieren die Vorläufer des Melanoms ein wichtiges Gebiet, auf dem entsprechende Maßnahmen zur Melanomprophylaxe durchzuführen sind.

Die moderne Melanomforschung hat neue Erkenntnisse hinsichtlich der Patho-genese, Frühdiagnose und Prophylaxe des Melanoms der Haut erbracht und damit zu einer wesentlich geänderten Einstellung gegenüber verschiedenen prognosti-schen und therapeutischen Problemen geführt. Dies ist vor allem deshalb von Be-deutung, weil aufgrund zahlreicher Statistiken ersichtlich ist, daß das Melanom kei-nesfalls als seltener Tumor zu betrachten ist. Die Häufigkeitszunahme in den letzten Jahrzehnten beträgt über 500%.

Die entscheidende Tatsache ist, daß das Melanom in den frühen Phasen seiner Entwicklung diagnostiziert werden kann, und daß diese Frühläsionen durch die chirurgische Exzision heilbar sind. Das Interesse konzentriert sich daher auf die *Vorläufer* (Nävuszellnävi) und *Frühformen* (Melanoma ‚in situ') des Melanoms [5, 7].

In der vorliegenden Arbeit werden pathogenetische, diagnostische und therapeu-tische Aspekte verschiedener *Nävuszellnävi (NZN)*, die (wahrscheinlich) durch ein erhöhtes Melanomrisiko belastet sind, dargestellt. Leider gibt es zu diesem Thema noch viele ungeklärte Fragen und Probleme.

Kongenitale Nävuszellnävi

Dies sind NZN, die bei der Geburt oder in der ersten Lebenswoche vorhanden sind (Häufigkeit ca. 1%). Die Frage, ob NZN, die in der frühen Kindheit (bis zum 2. Le-bensjahr) auftreten, auch als kongenital zu bezeichnen sind, ist nicht geklärt. Man kann nämlich nicht ausschließen, daß präexistente Nävuszellen bereits bei der Ge-burt vorhanden waren.

Kongenitale NZN können entsprechend ihrer Größe in kleine (< 1,5 cm im Durchmesser), mittelgroße (1,5–20 cm Durchmesser) und große (> 20 cm Durch-messer) Nävi unterteilt werden [6]. Obwohl bei der Geburt vorhanden, kann die Ge-samtausdehnung eines kongenitalen NZN oft erst später evident werden. Klinisch findet man vielfältige Formen kongenitaler NZN. Kleinere kongenitale NZN sind meist relativ scharf begrenzte runde oder ovale, makulöse bzw. papulöse Pigmentlä-

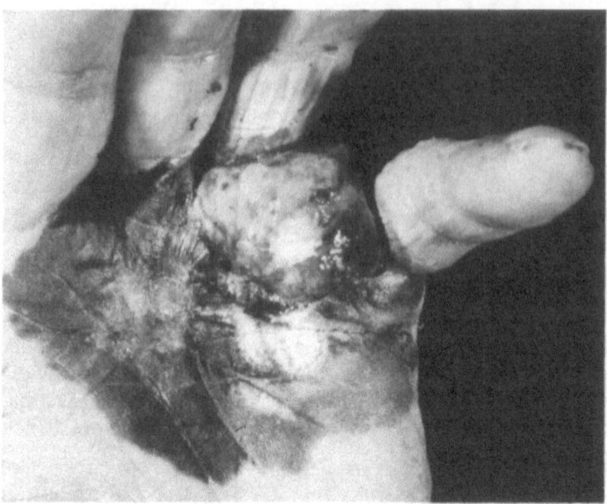

Abb. 1. Malignes Melanom im Bereich eines kongenitalen Nävuszellnävus

sionen mit uniformer Pigmentierung und glatter Oberfläche. Große und mittelgroße kongenitale NZN variieren beträchtlich in der Ausdehnung (Riesennävi) und zeigen meist eine grobe unregelmäßige Oberfläche, Hypertrichose und eine verstärkte Pigmentierung mit verschiedenen Braunschattierungen und Schwarztönen.

Das histologische Bild der kongenitalen NZN ist typisch. Wichtige Kriterien sind: Meist relativ breite Läsionen, bandartige Anordnung der Nävuszellen im Stratum papillare mit Beteiligung der tieferen Dermis und Subkutis, Nävuszellen einzeln und in Strängen zwischen den Kollagenfasern, neuroides Bild der Nävuszellen in der Tiefe und häufige Assoziation der Zellen mit Anhangsgebilden, Gefäßen und Nerven. Kongenitale NZN, die kurz nach der Geburt exzidiert werden, zeigen nicht selten eine junktional-epidermale Beteiligung mit Proliferation atypischer Melanozyten und können ein malignes Melanom imitieren [10].

Es ist bekannt, daß Melanome im Bereich kongenitaler NZN entstehen können (Abb. 1), insbesondere wenn diese einen Durchmesser über 20 cm aufweisen. Das Lebenszeitrisiko zur Entwicklung eines Melanoms bei Patienten mit großen kongenitalen Nävuszellnävi wurde mit 5–20% (6,3%) geschätzt. Von Rhodes u. Mitarb. wurde auch über die gehäufte Assoziation von kleineren kongenitalen Nävi mit Melanomen aufgrund anamnestischer Studien (in 15%) und histologischen Untersuchungen (in 8%) berichtet [9]. Weitere Untersuchungen müssen klären, ob kleinere kongenitale NZN tatsächlich ein Risiko für die Entwicklung von Melanomen darstellen.

Die Behandlung kongenitaler NZN ist individuell zu gestalten. Große kongenitale NZN sollten – falls möglich – im Gesunden exzidiert werden. (Nach Literaturberichten entsteht das Melanom auch in der Dermis oder Subkutis.) Bei Patienten mit großen kongenitalen NZN, die nicht entfernt werden können, sind fotografische Dokumentation und regelmäßige Kontrollen angezeigt. Kleinere kongenitale NZN können exzidiert werden oder wegen des noch nicht geklärten Melanomrisikos in bestimmten Abständen kontrolliert werden. Die Hypothese, daß NZN an speziellen Lokalisationen wie z. B. an Handflächen und Fußsohlen oder an Stellen mit verstärkter Irritation (z. B. Gürtellinie) eher zur malignen Entartung neigen, ist nicht bewiesen.

Erworbene Nävuszellnävi

Die Beziehungen zwischen ‚gewöhnlichen' erworbenen Nävuszellnävi und malignen Melanomen sind heute noch unklar (Abb. 2). Es ist keinesfalls auszuschließen, daß die Häufigkeitsangaben zur Melanomentwicklung in kongenitalen NZN zu hoch liegen und die Bedeutung erworbener NZN in diesem Zusammenhang unterschätzt wird. Bekanntlich findet man bei der histologischen Untersuchung maligner Melanome (insbesondere bei Lokalisation am Stamm und an den Extremitäten) relativ häufig Nävuszellnester in Assoziation mit den malignen Tumorzellen. In Gesichtsmelanomen und akral-lentiginösen Melanomen sind dagegen nur selten Nävuszellen nachweisbar.

Das klinische Bild der ‚gewöhnlichen' erworbenen NZN ist variabel und vom Evolutionsstadium abhängig. Es kann manchmal schwierig sein, erworbene NZN makroskopisch von kleinen kongenitalen NZN zu unterscheiden, wenn diese nicht bei der Geburt diagnostiziert werden.

Ein wichtiger Beitrag zum Problem der Melanom-Präkursoren wurde von der Clark'schen Gruppe mit dem Konzept der *dysplastischen Nävi* geleistet [2]. Es handelt sich hierbei um erworbene Pigmentläsionen, welche wahrscheinlich Melanomvorläufer mit entsprechender praktischer Bedeutung repräsentieren. Man unterscheidet heute 2 Gruppen: Das ‚dysplastische Nävussyndrom' (familial atypical multiple mole melanoma syndrome), charakterisiert durch das Vorliegen multipler dysplastischer Nävi bei zwei oder mehreren Familienmitgliedern und ‚sporadische dysplastische Nävi' bei Individuen, deren Verwandte keine dysplastischen Nävi aufweisen.

Versucht man die Hypothese Clark's über die melanozytäre Dysplasie zu interpretieren, so handelt es sich um eine Differenzierungsstörung (Differenzierungsblock) in einem normalen melanozytären Nävus, charakterisiert durch eine persistierende melanozytäre Hyperplasie in Kombination mit melanozytärer Atypie (= melanozytäre Dysplasie). Dysplasie wird von Clark als Abweichung des epidermalen Gewebsaufbaues von der Normalstruktur und zelluläre Atypie definiert.

Klinisch (Abb. 3) findet man einzelne oder über 100 Läsionen. Sie sind meist größer (6–12 mm im Durchmesser) als gewöhnliche erworbene NZN und entwickeln sich besonders in der Pubertät, nicht selten aber auch später. Bevorzugte Lokalisationen betreffen die obere Rückenregion, Arme, Gesäß, Brust und Kopfhaut. Man sieht eine unregelmäßig konfigurierte, unscharf begrenzte makulöse Komponente, die nicht selten eine Papel aufweist. Die Farbe variiert zwischen rötlich hellbraun oder dunkelbraun bis zu schwarz. Die sporadische Variante der dysplastischen Nävi ist im Vergleich zum hereditären Typ durch kleinere, meist makulöse (junktionaler dysplastischer Nävus) Läsionen in geringerer Anzahl gekennzeichnet [3].

Das klinische Bild der dysplastischen Nävi entspricht den makroskopischen Veränderungen des Melanoma ‚in situ', und eine Unterscheidung ist nur histologisch möglich. Differentialdiagnostisch sind z. B. noch folgende Pigmentläsionen in Betracht zu ziehen: Lentiginöser melanozytärer Nävus (= nävoide Lentigo), Pseudo-

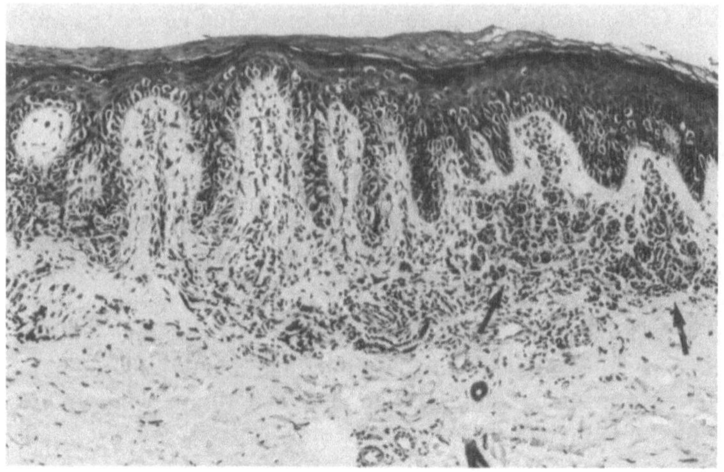

Abb. 2. Melanoma ‚in situ' in Assoziation mit einem dermalen Nävuszellnävus (Pfeile)

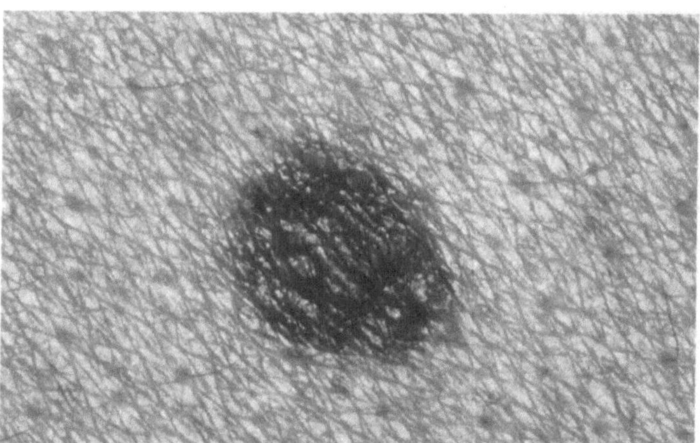

Abb. 3. Dysplastischer Nävus, sporadischer Typ

Melanom (= Rezidiv-Nävus nach ‚shaving'-Biopsie), bestimmte Spitz-Nävi vom junktionalen Typ, erworbene NZN am Rücken bei Patienten, die über 30 Jahre alt sind und palmar-plantare NZN.

Das histologische Bild [2, 4] des dysplastischen Nävus zeigt einen Junktions- (Abb. 4a u. 4b) oder Compound-Nävus, dessen Randzonen durch eine Verlängerung der Reteleisten mit melanozytärer Hyperplasie und atypischer melanozytärer Hyperplasie gekennzeichnet sind. Diese zytologische Atypie ist jedoch nicht essentiell für die Diagnose. Die Melanozyten findet man einzeln oder in kleinen länglichen bzw. ellipsoiden Nestern, die zur Fusion bzw. Brückenbildung in horizontaler Ausbreitung entlang der Junktionszone neigen. Zytologisch sieht man Melanozyten mit größeren hyperchromatischen Kernen und epitheloide Zellen mit breitem blassem Zytoplasma, welches eine staubige Pigmentierung aufweist. Weitere Kennzei-

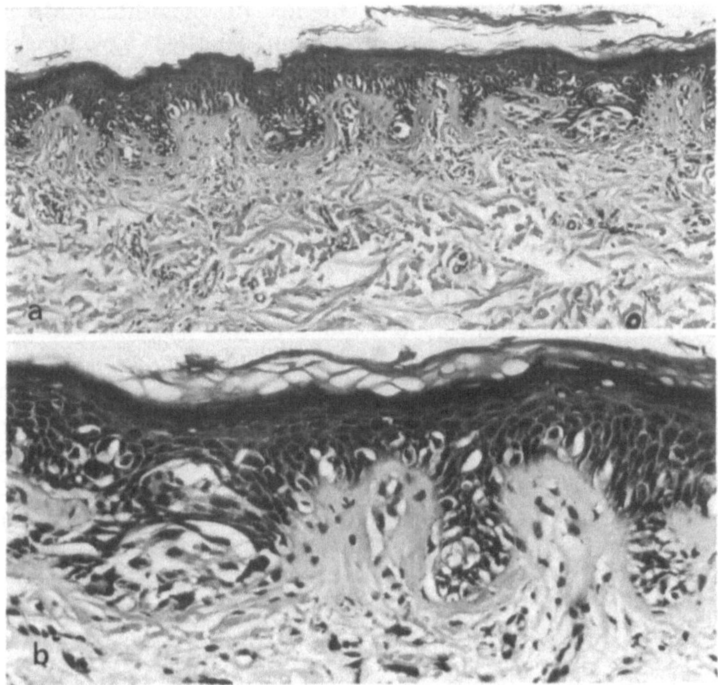

Abb. 4a, b. Dysplastischer Nävus, histologische Charakteristika

chen des dysplastischen Nävus sind eine fleckförmige lymphoidzellige Reaktion kombiniert mit lamellärer und konzentrischer eosinophiler Fibroplasie in der Dermis. Bei Anwendung präziser morphologischer Kriterien können dysplastische Nävi von frühen Melanomen (melanoma ‚in situ') im allgemeinen differenziert werden. Es sollte unbedingt vermieden werden, daß der Begriff dysplastischer Nävus als Schlagwort für verschiedene atypische Nävi gebraucht wird.

Neuere immunhistologische bzw. zytophotometrische Untersuchungen an dysplastischen Nävi ergaben den positiven Nachweis von HLA-ABC und Beta-2-Mikroglobulin in Abhängigkeit vom Atypiegrad sowie abnorme DNA-Muster [1].

Das Häufigkeitsvorkommen dysplastischer Nävi wird mit 2–8% angegeben. Das Lebenszeit-Risiko zur Melanomentwicklung für Patienten mit dysplastischen Nävi wird mit 10% geschätzt. Dieses Risiko kann bis zu 100% für Patienten mit dysplastischen Nävi betragen, wenn mehr als zwei Verwandte ersten Grades in der Familie ein Melanom aufweisen.

Für die Annahme, daß dysplastische Nävi ein erhöhtes Risiko für die Entstehung maligner Melanome darstellen, können folgende Aspekte angeführt werden: bei 90% von Patienten mit familiärem Melanom und bei 40% der Verwandten von Patienten mit familiärem Melanom sowie bei 30% von Patienten mit nichtfamiliärem Melanom beobachtet man dysplastische Nävi. Der Übergang eines dysplastischen Nävus in ein malignes Melanom konnte auch durch sequentielle Fotografien dargestellt werden. Die Assoziation Melanom – dysplastischer Nävus [8] wurde außerdem histologisch durch den Nachweis dysplastischer Nävi in den Randzonen maligner Melanome dokumentiert. (Bei fast 70% hereditärer Melanome fand sich ein dysplastischer Nävus am Tumorrand und bei 21,8% bzw. 30% bei nicht selektierten Melanomen.) Ackerman (persönliche Mitteilung) stellt dieses Konzept in Frage und vertritt die Meinung, daß der Großteil der Melanome nicht im Bereich dysplastischer Nävi entstehe und daß die Veränderungen in den Randzonen eher als melanoma ‚in situ' zu interpretieren seien.

Es bestehen offensichtlich kaum Zweifel, daß dysplastische Nävi beim familiären dysplastischen Nävussyndrom Melanom-Vorläufer darstellen. Ein diesbezüglich gesicherter Zusammenhang zwischen sporadischen dysplastischen Nävi und malignem Melanom ist noch nicht eindeutig bewiesen.

Folgende Maßnahmen sind beim Vorliegen dysplastischer Nävi angezeigt:

Fotografische Dokumentation (Kontrollaufnahmen).

Exzision (Resektionsrand 0,5–1 cm): Klinisch repräsentative, besonders verdächtige Läsionen (z. B. dysplastische Nävi mit schwarzen Punkten). Dysplastische Nävi, deren klinisches Erscheinungsbild sich verändert. Dysplastische Nävi an Körperstellen, die schwierig inspiziert und kontrolliert werden können (z. B. Kopfhaut) sollten routinemäßig entfernt werden. Neu aufgetretene Pigmentläsionen bei Patienten mit hohem Melanomrisiko.

Kontrolluntersuchungen des gesamten Integuments: Melanompatienten mit dysplastischen Nävi alle 3–4 Monate, Familienmitglieder von Melanompatienten mit dysplastischen Nävi alle 6 Monate, alle übrigen dysplastischen Nävi (z. B. sporadischer Typ) alle 6 Monate. Es ist noch nicht sicher geklärt, ob beim dysplastischen Nävussyndrom Beziehungen zwischen den Pigmentläsionen der Haut und z. B. okulären Melanomen (Kontrollen beim Augenarzt?) bestehen. Psychologische Unterstützung der Patienten. Beratung des Patienten zur Selbstuntersuchung. Screening der Familienmitglieder (Eltern, Geschwister, Kinder, Großeltern?).

Vermeidung extremer UV-Bestrahlung (Anwendung von Sonnenschutzcremes mit hohem Lichtschutzfaktor).

Literatur

1. Bergmann W, Ruiter DJ, Scheffer E, Van Vloten WA (1984) Histopathological, immunohistochemical and cytophotometrical characterisation of dysplastic naevi. J investig Derm 82: 542–543
2. Elder DE, Greene MH, Bondi EE, Clark WH (1983) Acquired melanocytic naevi and melanoma. In: Ackerman AB (ed.) Pathology of malignant melanoma. Masson Monographs in Dermatopathology, Vol 1. Masson Publishing USA, S 185–215
3. Friedman RJ (1983) The dysplastic naevus syndrome: Clinicopathologic difference in the ‚sporadic' and familial forms. J Derm Surg Oncol 9: 659–660
4. Gartmann H (1984) Was sind dysplastische Nävi? Hautarzt 35: 3–6
5. Kerl H, Hödl St, Kresbach H, Stettner H (1982) Diagnosis and prognosis of the early stages of cutaneous malignant melanoma. In: Burghardt E, Holzer E (eds.) Clinics in oncology. WB Saunders, London Philadelphia Toronto, S 433–453
6. Kopf AW, Bart RS, Hennessey P (1979) Congenital naevocytic naevi and malignant melanomas. J Am Acad Dermatol 1: 123–130
7. Paul E (1984) Malignant melanoma and naevocellular naevi. In: Doerr W, Leonhardt H (eds) Normale und Pathologische Anatomie, Bd 43. Thieme, Stuttgart New York
8. Rhodes AR, Harrist TJ, Day CL, Mihm MC Jr, Fitzpatrick ThB, Sober AJ (1983) Dysplastic melanocytic naevi in histologic association with 234 primary cutaneous melanomas. J Am Acad Dermatol 9: 563–574

9. Rhodes AR, Melski JW (1982) Small congenital naevocellular naevi and the risk of cutaneous melanoma. J Pediat 100: 219–224
10. Silvers DN, Helwig EB (1981) Melanocytic naevi in neonates. J Am Acad Dermatol 4: 166–175

Nachtrag zur Literatur
siehe auch: ‚Precursors to malignant melanoma' (1984) J Am med Ass 251: 1864–1866
und Groh V, Schnyder UW (1984) Zur Klinik und Genetik kongenitaler Pigmentnävi. Hautarzt 35: 240–248

Melanoma in situ im Bereich eines kongenitalen Nävuszellnävus

H. Kneifel, J. Smolle und H. Kerl

Zusammenfassung

Große kongenitale Nävuszellnävi werden heute als Melanomvorläufer angesehen (Risiko 5–20%). Es wird über eine 56-jährige Patientin mit einem etwa handflächengroßen kongenitalen Nävuszellnävus am linken Unterschenkel berichtet. Im Laufe der letzten Jahre entwickelte sich im Areal des Nävus ein ‚Melanoma in situ'. Nach Totalexzision der Läsion erfolgte die Defektdeckung mit einer Insellappenplastik.

Große kongenitale Nävuszellnävi können Vorläufer maligner Melanome sein [1]. In der Literatur wird das Risiko der Melanomentstehung zwischen 5 und 20% angegeben. Große kongenitale Nävuszellnävi sollten daher regelmäßig kontrolliert werden. Wir berichten über einen kongenitalen Nävuszellnävus mit Entwicklung eines ‚Melanoma in situ'.

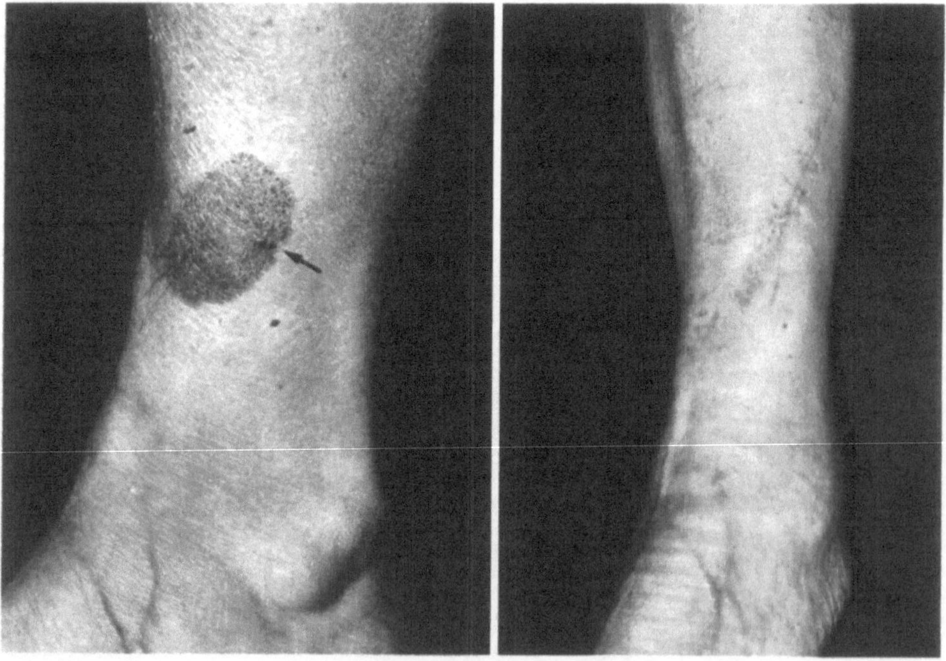

Abb. 1. (links) ‚Melanoma in situ' im Bereich eines kongenitalen Nävuszellnävus. Schwarzer unregelmäßig begrenzter Fleck (Pfeil) am lateralen Rand des Nävus

Abb. 2. (rechts) Zustand nach Totalexzision und Insellappenplastik (4 Monate postoperativ)

Kasuistik

56-jährige Patientin. Seit Geburt besteht ein Nävuszellnävus am linken Unterschenkel. Im Laufe der letzten Jahre kam es zu einer Vergrößerung des Krankheitsherdes. Außerdem bemerkte die Patientin seit etwa 1 Jahr an umschriebener Stelle des Nävus eine Veränderung.

Lokalbefund. An der Außenseite des linken Unterschenkels distal findet sich ein ovaler, etwa 6 × 3 cm messender brauner, zum Teil behaarter kongenitaler Nävuszellnävus. In der lateralen Randzone dieser Läsion liegt ein etwa 0,5 cm großer schwarzer Fleck (Abb. 1).

Histologie. Es handelt sich um einen typischen kongenitalen Nävuszellnävus mit Beteiligung der gesamten Dermis. An einer Stelle sieht man eine lentiginöse melanozytäre Hyperplasie mit Vermehrung atypischer Melanozyten, die überwiegend einzeln (z. T. auch in kleinen Nestern) an der Junktionszone angeordnet sind. Atypische Melanozyten sind auch in den höheren Epidermislagen (einschließlich der Hornschicht) nachweisbar.

Therapie und Verlauf. Totalexzision der gesamten Läsion in Lokalanästhesie. Die Defektdeckung erfolgte mittels einer Insellappenplastik. Der postoperative Verlauf war komplikationslos (Abb. 2).

Unsere Beobachtung zeigt, daß ein malignes Melanom innerhalb eines kongenitalen Nävuszellnävus bereits im Frühstadium diagnostiziert und behandelt werden kann.

Literatur

1. Kerl H, Hödl St (1983) Frühformen maligner Melanome. In: Braun-Falco O, Burg G (Hrsg) Fortschritte der praktischen Dermatologie und Venerologie. Springer, Berlin Heidelberg New York Tokyo, Bd 10, S 257–263

Gibt es unterschiedliche Melanomtypen?*

H. H. Wolff

Die im Titel gestellte Frage „Gibt es unterschiedliche Melanomtypen?" ist vielleicht überraschend; gilt es doch heute als selbstverständliche Lehrmeinung, daß verschiedene Melanomtypen klinisch und histologisch unterscheidbar sind. Diese Lehrmeinung findet sich in allen unseren neueren Dermatologiebüchern und ist sogar als amtlich festgelegtes, bei jedem Medizinstudenten abprüfbares Wissen im Gegenstandskatalog für das ärztliche Staatsexamen verankert. Und doch gehört diese Frage zu den „Kontroversen zum Thema Melanom" und soll daher am Anfang der Melanomdiskussion erörtert werden.

Ein Blick zurück zeigt uns, daß das, was den meisten von uns heute so selbstverständlich erscheint, die Einteilung der Melanomtypen nach Clark, noch relativ neu ist. Clark entwickelte seine Klassifikation Ende der 60-er Jahre [8], und erst vor 10 Jahren, im November 1973, wurde sie von Kalkoff und Kühnl-Petzoldt durch eine Publikation im „Hautarzt" den deutschen Dermatologen weithin bekannt gemacht [10]. Auf Unterschiede im Proliferationsverhalten maligner Melanome und die günstigere Prognose sich oberflächlich ausbreitender Melanome hatten aber bereits Lane, Lattes und Malm 1958 hingewiesen [13], und Steigleder hatte in seinem „Münchener Gastvortrag" 1962 hierauf aufmerksam gemacht [19].

Das große Verdienst des originellen amerikanischen Pathologen Wallace H. Clark liegt darin, daß er zusammen mit seinen Mitarbeitern systematisch maligne Melanome der Haut parallel in ihrer klinisch-makroskopischen Erscheinung, ihrer Histogenese und dem resultierenden histologischen Bild sowie zusätzlich in ihrem klinischen Verlauf bzw. biologischen Verhalten konsequent studiert hat [5–8]. Zu den 1969 beschriebenen Typen [8] Lentigo-maligna-Melanom (LMM), superfiziell-spreitendes Melanom (SSM) und noduläres Melanom (NM) kam 1975 noch das akrolentiginöse Melanom (ALM) hinzu [4, 11]. Daneben akzeptiert Clark durchaus das Vorkommen von schwer oder nicht klassifizierbaren Melanomen neben Schleimhautmelanomen, Augenmelanomen und anderen Sonderformen. Wichtig für die Praxis ist dabei, daß Clark bei seinen histologischen Untersuchungen Hinweise dafür fand, daß während der Tumorprogression eine prognostisch noch günstige radiale (= horizontale, intraepitheliale) und eine prognostisch zunehmend ungünstige vertikale Wachstumsphase unterscheidbar sind. Auf die sich aus der Eindringtiefe (Clark) bzw. Tumordicke (Breslow) und dem mitotischen bzw. prognostischen Index (Schmoeckel und Braun-Falco) ergebenden Möglichkeiten zur Prognoseeinschätzung [3, 8, 17, 18] soll an dieser Stelle nicht eingegangen werden; sie sind aber ebenso wie die Klassifikation eine Frucht der klinischen und histopathologischen Untersuchungen von Clark.

---

* Herrn Professor Dr. med. G. K. Steigleder zum 60. Geburtstag gewidmet

Die Einteilung der Melanome nach Clark wird nicht nur bei uns, sondern weltweit verwendet, ist aber in letzter Zeit kontrovers diskutiert [9, 14] und besonders von Ackerman und Mitarbeitern stark kritisiert worden [2]. Aus welchen Gründen? Ackerman hält alle Melanome für Varianten eines Spektrums, in dem eine scharfe Trennung der Clark'schen Typen nicht gerechtfertigt sei [1]. Wesentliche Punkte der Kontroverse sind [2]:

1. Ackerman hält die Kriterien für die Abgrenzung zwischen den Melanomtypen nicht für zuverlässig;
2. er hält die Unterschiede zwischen Melanomen eher für lokalisationsbedingt als in der Natur des jeweiligen Tumors liegend;
3. er sieht die radiale und die vertikale Wachstumsphase als ineinandergreifend und nicht als ein Entweder-Oder;
4. schließlich hält er eine Nomenklatur für konfus, in der ganz unterschiedliche Merkmale für die Benennung verwendet werden: Die Lokalisation (ALM), die makroskopische Form (NM), das Wachstumsverhalten (SSM) und die Dignität (LMM).

Nach Ackerman beginnen fast alle Melanome in der Epidermis, indem Melanozyten in der Basalschicht proliferieren, Atypien zeigen und sich zunächst intraepidermal und in den Adnexepithelien ausbreiten, später größere Nester bilden und immer tiefer in die Dermis eindringen. Die Diskussion über den Wert der Clark'schen Klassifikation ist vor allem im American Journal of Dermatopathology recht vehement geführt worden (Vol. 4, number 5, 1982; Vol. 6, Suppl, 1984).

Die Frage, die wir uns gestellt haben, wird also von zwei hochangesehenen Melanomexperten entgegengesetzt beantwortet: Clark steht zu seiner Klassifikation und benutzt sie auch in der praktischen Diagnostik, Ackerman hält diese nicht für sinnvoll oder hilfreich.

Eine kritische Wertung der Argumente beider Seiten ergibt, daß beide Anschauungen ihre Berechtigung haben. Ackerman urteilt vom Standpunkt des Dermatohistologen und mit analytischer Schärfe. Er sieht „das Melanom an sich", einen malignen Tumor, der sich von den Melanozyten der epidermalen Basalzellschicht ableitet und sich je nach Lokalisation und Wachstumsgeschwindigkeit in einem breiten klinischen und histologischen Spektrum manifestiert. Auch ist festzuhalten, daß für die prognostische Bewertung die Bestimmung des Melanomtyps - soweit überhaupt akzeptiert - keine statistisch gesicherte Grundlage ergeben hat.

Clark vertritt dagegen einen pragmatischen Standpunkt, der an der Zusammenarbeit zwischen Klinik und Dermatopathologie orientiert ist.

Fragen wir uns, ob sich die Clark'sche Klassifikation in den mehr als 10 Jahren ihrer Anwendung in der praktisch klinischen Arbeit bewährt hat, so kann das sicher für viele von uns nachdrücklich bejaht werden; auch die für eine neue medizinische Nomenklatur ungewöhnlich rasche weltweite Akzeptanz spricht für sich. Der größte Wert der Clark'schen Einteilung liegt m. E. darin, daß wir durch sie „sehend" geworden sind, daß wir gelernt haben, jeden melanomverdächtigen Herd klinisch und auch histologisch viel genauer nach einer Art Checkliste zu analysieren als dieses früher üblich war. Die - wenn auch aus einem Spektrum herausragenden - Prototypen sind durchaus aufgrund definierter Kriterien identifizierbar; daß wir die Anamnese und Lokalisation bewußt oder unbewußt in unsere Diagnose einfließen lassen, ist gute Tradition des Klinikers und auch bei vielen anderen Krankheiten unabdingbar zu fordern. Ein makulöser Herd von scheckiger oder netziger, zwischen hellbraun, dunkelbraun und schwarz wechselnder Farbe, in lichtexponierter Haut, mit unscharfer Begrenzung zur Umgebung, auch bogigen Rundungen, wird von jedem von uns als Lentigo maligna diagnostiziert; mit dem Auftreten von Infiltrationen oder Knötchen und/oder Ulzeration wird die Läsion als LMM identifiziert. Das charakteristische SSM ist hiervon klar abzugrenzen und für uns alle unverkennbar. Kalkoff und Kühnl-Petzoldt [10] bildeten in ihrer Arbeit 1973 ein für uns heute zweifelsfreies, klassisches SSM am Rumpf eines Mannes – eines Dermatologen! – ab, das bis damals unter der Benennung „Melanosis circumscripta praecancerosa" geführt und über Jahre beobachtet wurde; inadäquat behandelt führte es nach 20-jährigem Verlauf zu einer qualvoll endenden Metastasierung.

Clark hat uns gerade durch die Herausstellung der Melanomtypen die gesamte Breite des klinischen und histologischen Spektrum der Melanome gelehrt; dies hat uns in der Folgezeit ein großes Stück weitergebracht auch in der Sicherheit unserer klinisch-differentialdiagnostischen Abgrenzung der Melanome von anderen Hauttumoren. Ein Einebnen der Nomenklatur wäre für die praktische Arbeit ebenso ein Verlust wie die uferlose Ausweitung, an deren Ende – wie Clark selbst sagt – die absurde Idee stünde, jedes Melanom sei schließlich individuell zu sehen, und damit gäbe es dann ebensoviele Melanomtypen wie Patienten.

Über die Benennung der verschiedenen Melanomtypen kann man sicherlich diskutieren. Ich empfinde es nicht als Mangel, daß herausragende Merkmale der jeweiligen Melanomtypen herangezogen werden, auch wenn sie unterschiedlichen Kategorien entstammen. Das stört uns auch bei vielen anderen Krankheiten nicht, beispielsweise bei den verschiedenen Warzentypen, die nach der Häufigkeit ihres Vorkommens als Verrucae vulgares, nach der Lokalisation als Verrucae plantares, nach der makroskopischen Form als spitze Kondylome oder nach klinischem Bild sowie Lebensalter der Patienten als Verrucae planae juveniles bezeichnet werden. Und natürlich gibt es auch beim Melanom schwer klassifizierbare Zwischenformen so wie zwischen disseminierter zirkumskripter und systemischer Sklerodermie, wie zwischen integumentalen und viszeralen Formen des Lupus erythematodes. Bei eigenen Untersuchungen finden wir rein histologisch, ohne Zuhilfenahme klinischer Daten, daß 75% unserer Melanome auf Anhieb einem der Clark'schen Typen zuzuordnen sind; die restlichen 25% lassen sich verringern, wenn man klinische Angaben zu Hilfe nimmt.

Zusammenfassend möchte ich mein Referat als ein Plädoyer für die Beibehaltung der Clark'schen Klassifikation der malignen Melanome zumindest für unsere klinische Arbeit verstanden wissen. Dies schließt natürlich niemals aus, daß für andere Zwecke oder von anderen Standpunkten aus auch andere Denkmöglichkeiten sinnvoll sein können. Und sollten es neue wissenschaftliche Erkenntnisse erfordern, müssen einmal auch uns vertraute und bis dahin bewährte Begriffe weichen.

Literatur

1. Ackerman AB (1980) Malignant melanoma: a unifying concept. Hum Pathol 11: 591–595; Am J Dermatopathol 2: 309–313
2. Ackerman AB (1982) Disagreements about classification of malignant melanomas. Am J Dermatopathol 4: 447–452
3. Breslow A (1970) Thickness, cross-sectional areas and depth of invasion in the prognosis of cutaneous melanoma. Ann Surg 172: 902–908
4. Clark WH, Ainsworth AM, Bernardino EA, Yang C-H, Mihm MC, Reed RJ (1975) The developmental biology of primary human malignant melanomas. Semin Oncol II: 83–103
5. Clark WH, Ainsworth AM, Mihm MC (1979) The clinical manifestations of primary cutaneous malignant melanomas. In: Clark WH, Goldman LJ, Mastrangelo MJ (eds) Human Malignant Melanoma, Grune & Stratton, New York San Francisco London, S 33–53
6. Clark WH, Bernardino EA, Reed RJ, Kopf AW (1979) Acral lentiginous melanomas. In: Clark WH, Goldman LJ, Mastrangelo MJ (eds) Human Malignant Melanoma. Grune & Stratton, New York San Francisco London, S 109–124
7. Clark WH, Folberg R, Ainsworth AM (1979) Tumor progression in primary human cutaneous malignant melanomas. In: Clark WH, Goldman LJ, Mastrangelo MJ (eds) Human Malignant Melanoma. Grune & Stratton, New York San Francisco London, S 15–31
8. Clark WH, From L, Bernardino EA, Mihm MC (1969) The histogenesis and biologic behavior of primary human malignant melanomas of the skin. Cancer Res 29: 705–726
9. Elder DE, Jucovy PM, Clark WH (1982) Melanoma classification. A testable hypothesis. Am J Dermatopath 4: 443–445
10. Kalkoff KW, Kühnl-Petzold C (1973) Zur Abgrenzung der Melanosis circumscripta praeblastomatosa Dubreuilh vom superficial spreading melanoma und zur Klassifizierung der Melanome. Hautarzt 24: 463–469
11. Kerl H, Hödl S, Stettner H (1981) Acral lentiginous melanoma. In: Ackerman AB (ed) Pathology of Malignant Melanoma. Masson, New York, S 217–242
12. Kühnl-Petzoldt C, Wiebelt H, Berger H (1983) Prognostic groups of patients with stage I melanoma. Arch Dermatol 119: 816–819
13. Lane N, Lattes R, Malm J (1958) Clinicopathological correlations in a series of 117 malignant melanomas of the skin of adults. Cancer 11: 1025–1043
14. Lieblich LM (1982) Classification of malignant melanomas. A view of the current controversy. Am J Dermatopath 4: 435–441
15. Rogers G, Kopf AW, Rigel DS, Friedman RJ, Levine JL, Lebenstein M, Bart RS, Mintzis MM (1983) Effect of anatomical location on prognosis in patients with clinical stage I melanoma. Arch Dermatol 119: 644–649
16. Schmoeckel C, Bockelbrink A, Bockelbrink H, Kontsis J, Braun-Falco O (1983) Low- and high-risk malignant melanoma - I. Evaluation of clinical and histological prognosticators in 585 cases. Eur J Cancer Clin Oncol 19: 227–235
17. Schmoeckel C, Braun-Falco O (1978) Prognostic index in malignant melanoma. Arch Dermatol 114: 871–873
18. Schmoeckel C, Kaviani Nejad K, Braun-Falco O (1980) Der prognostische Index beim malignen Melanom. Pathologe 1: 71–78
19. Steigleder GK (1963) Die Präcancerosen in moderner Sicht. Hautarzt 14: 87–94

Präoperative Diagnostik und Abschätzung des Metastasierungsrisikos bei malignen Melanomen

Ch. Schmoeckel

Zusammenfassung

Initiale maligne Melanome können klinisch durch Kombination dreier Kriterien relativ sicher erkannt werden: Horizontaler Durchmesser > 5 mm *und* ungleichmäßige Pigmentierung *und* unregelmäßige Begrenzung. Klinisch kann aber nicht zwischen in-situ-Melanomen und solchen mit initialem invasivem Wachstum unterschieden werden.

Möglich ist jedoch die Abschätzung des Metastasierungsrisikos: Hierbei ist die Erhabenheit des Tumors oberhalb des Hautniveaus das Hauptkriterium. Durch Kombination mit drei Nebenkriterien (Oberflächendefekte, Lokalisation, Durchmesser) wird die prognostische Aussagekraft verbessert, die der histologisch gemessenen Tumordicke entspricht.

Bereits präoperativ sind mit einer gewissen Sicherheit Diagnostik und Abschätzung des Metastasierungsrisikos möglich. Für die klinische Diagnostik von initialen malignen Melanomen erwiesen sich drei Kriterien als aussagekräftig (Schmoeckel et al., in Vorbereitung): Bei einem *horizontalen Durchmesser* < 5 mm ist offenbar kaum mit malignen Melanomen zu rechnen. Möglicherweise zeigen sehr initiale maligne Melanome noch nicht ihr histologisch eindeutiges Bild, oder sie entstehen auf präexistenten Nävuszellnävi. Zusätzlich bedeutsam sind *ungleichmäßige Pigmentierung* und *unregelmäßige Begrenzung*. Von praktischer Bedeutung sind Kombinationen der drei klinischen Kriterien. Die Kombination „ungleichmäßige Pigmentierung *oder* unregelmäßige Begrenzung bei horizontalem Durchmesser > 5 mm" erlaubt nur den klinischen Verdacht auf ein initiales malignes Melanom oder auf einen dysplastischen Nävus; mit ca. 40% benignen Pigmenttumoren muß jedoch gerechnet werden. Wirklich aussagekräftig dagegen erwies sich die Kombination aller drei Kriterien „ungleichmäßige Pigmentierung *und* unregelmäßige Begrenzung bei horizontalem Durchmesser ≥ 5 mm". Innerhalb der so definierten Gruppe erwiesen sich 75% der Pigmenttumoren als maligne Melanome, wobei 80% der Melanome – offenbar Melanome mit horizontaler Wachstumsrichtung – erfaßt wurden. Die Sicherheit dieser klinischen Diagnostik entspricht damit der von weiterentwickelten Melanomen, die von Weidner et al., 1983, ebenfalls mit 75% angegeben wurde.

Klinisch kann bei flachen, melanomverdächtigen Pigmenttumoren nicht zwischen in-situ-Melanomen und solchen mit initialem invasiven Wachstum unterschieden werden. Möglich ist aber die Abschätzung des Metastasierungsrisikos: Verschiedene Autoren haben auf die Bedeutung der klinisch gemessenen *Erhabenheit* des Tumors oberhalb des Hautniveaus hingewiesen (Drepper et al., 1980; Heite, 1981). Dies wurde durch eigene Untersuchungen bestätigt (Funk et al., 1984). Die prognostische Aussagekraft kann jedoch durch Kombination des Hauptkriteriums „Erhabenheit" mit den drei Nebenkriterien „Oberflächendefekte", „Lokalisation" und „Durchmesser" weiter verbessert werden. Erst dann ist es möglich, mit einer Sicherheit, die der histologisch gemessenen Tumordicke entspricht, Melanome mit

Tabelle 1. Klinische Prognostik bei malignen Melanomen (Funk et al.)

Niedriges Metastasierungsrisiko:
maximale Erhabenheit < 1 mm
  außer Fälle mit beiden Risikofaktoren
  – ungünstige Lokalisation   (Kopf/Hals/Stamm/plantar)
  – Durchmesser ≥ 1,5 cm

Tabelle 2. Klinische Prognostik bei malignen Melanomen (Funk et al.)

Hohes Metastasierungsrisiko:
1. Erhabenheit > 4 mm und 1 Risikofaktor
  – Lokalisation: Stamm, plantar
  – Erosion/Ulzeration/Blutung
2. Erhabenheit 2–4 mm und 2 Risikofaktoren
  – Lokalisation: Stamm, plantar
  – Erosion/Ulzeration/Blutung
  – Knötchendurchmesser ≥ 15 mm

niedrigem (Tabelle 1) und hohem Metastasierungsrisiko (Tabelle 2) zu bestimmen. Auf diese Weise ist es möglich, bei melanomverdächtigen Pigmenttumoren das Metastasierungsrisiko präoperativ abzuschätzen und entsprechend therapeutisch erforderliche Maßnahmen zu planen.

Literatur

1. Drepper H, Lindemann M, Obst D (1980) A new classification of malignant melanoma proposed according to the TNM-system. Journal of Cancer Research and Clinical Oncology 96: 223–230
2. Funk W, Schmoeckel C, Hölzel D, Braun-Falco O (1984) Prognostic classification of malignant melanoma by clinical criteria. Brit J Dermatol, 111: 129–138
3. Heite HJ (1981) Epidemiologie und Prognose. In: Weidner F, Tonak J (Hrsg) Das maligne Melanom der Haut. Perimed Fachbuch-Verlagsgesellschaft, Erlangen, S 11–26
4. Schmoeckel C, Wagner-Größer G, Braun-Falco O (1985) Klinische Diagnostik initialer maligner Melanome. Hautarzt, im Druck.
5. Weidner F, Hornstein OP, Bischof GM (1983) Zur Treffsicherheit der klinischen Diagnose bei malignen Melanomen. Dermat Mschr 169: 706–710

Der Einfluß der Exzisionsweite (≤ 2 cm vs > 3 cm) auf die Überlebenswahrscheinlichkeit von Melanompatienten

C. Kühnl-Petzoldt, C. Schurhammer und E. Schöpf

Zusammenfassung

Es wird geprüft, inwieweit der unterschiedliche Exzisionsabstand bei primären malignen Melanomen der Haut gravierenden Einfluß auf die Überlebenswahrscheinlichkeit der Patienten ausübt. 44 Melanome an Extremitäten und Rumpf, die in den Jahren 1973 bis 1978 weit exzidiert worden waren (kleinster Abstand vom Tumorrand bis zur Exzisionsstelle 3 cm und mehr), wurden ausgewertet. Die Überlebenskurven dieser Patienten wurden verglichen mit denen von 44 Symptomzwillingen gleichen Geschlechts, die ein Melanom gleicher Dicke, gleicher Ulzeration und gleicher Lokalisation hatten. Diese Patienten stammen aus der Arbeitsgemeinschaft „Malignes Melanom"[1]. Die Tumoren waren mit einem Exzisionsabstand bis maximal 2,0 cm operiert worden. Es zeigt sich, daß bei dünnen Melanomen ($\leq 1,5$ mm) die Prognose der Patienten durch die weite Exzision nicht verbessert wird (6 Jahres-Überlebensrate jeweils ca. 85%). Bei Tumoren größerer Dicke ($> 1,5$ mm) jedoch überleben signifikant mehr Patienten (p$=$0,0004) mit einer weiten Exzision als solche mit knappem Exzisionsabstand.

Einleitung

In den letzten Jahren wird immer wieder der Nutzen der Exzision „weit im Gesunden" beim prognostisch günstigen, dünnen malignen Melanom der Haut in Frage gestellt [1, 2, 3, 4]. Für diese weite Exzision wird ein Sicherheitsabstand von 5 cm nach allen Seiten, also auch in die Tiefe, gefordert. In manchen Körperarealen wie z. B. im Gesicht oder an den distalen Extremitäten ist dieser Sicherheitsabstand auch mit verstümmelnden Operationen nicht einzuhalten. An den proximalen Extremitäten und am Rumpf dagegen kann durch freie Transplantate oder großzügige Verschiebeplastiken die weite Exzision durchgeführt werden. Sie bleibt dennoch ein verstümmelnder Eingriff, der nicht ohne zwingenden Grund durchgeführt werden sollte. Es wäre deshalb wichtig zu wissen, ob bei manchen Melanomen – und gegebenenfalls bei welchen – eine knappere Exzision zu vertreten ist. Diese Frage kann nur durch eine gezielte prospektive Studie verbindlich beantwortet werden. Ob eine solche Studie zu verantworten ist, in der Melanome bei einem Teil der Patienten mit einem geringeren Sicherheitsabstand exzidiert werden, muß durch retrospektive Untersuchungen vorher ausgelotet werden. Die Ergebnisse einer solchen Auswertung werden im folgenden vorgestellt.

---

[1] Mit Unterstützung der Deutschen Forschungsgemeinschaft

Material und Methoden

44 primäre maligne Melanome der Haut im klinischen Stadium I, die in den Jahren 1973 bis 1978 behandelt worden waren, bilden die Grundlage dieser Auswertung.

35 Patienten stammten aus der Universitätshautklinik Freiburg, 9 Patienten aus der Universitätshautklinik Heidelberg[1]. 24 Patienten waren Frauen, 20 Patienten waren Männer. Die Tumoren waren nur am Rumpf (n = 19) und an den Extremitäten (außer palmo-plantar) (n = 25) lokalisiert und mit einem Sicherheitsabstand von 3 cm und mehr primär operiert worden. Die Exzisionswunden wurden entweder durch freie Transplantate (vorwiegend an den Extremitäten) oder durch große Verschiebeplastiken (vorwiegend am Rumpf) geschlossen. 18 Melanome waren dünner als 1,5 mm, 26 Melanome waren dicker als 1,5 mm in ihren vertikalen Tumordurchmessern (Tabelle 1). Bei 27 Melanompatienten wurde eine adjuvante Therapie durchgeführt, und zwar bei 16 die BCG-Impfung, bei 11 Patienten eine BCG-DTIC-Therapie. Bei 20 Patienten wurde eine prophylaktische Lymphknotenausräumung durchgeführt (Tabelle 2). Die adjuvanten Maßnahmen verteilten sich gleichmäßig auf die Patientengruppen mit dicken und dünnen Melanomen.

Alle Patienten wurden mindestens 6 Jahre nachbeobachtet.

Diese Patienten wurden verglichen mit Symptomzwillingen aus der Arbeitsgemeinschaft „Malignes Melanom", welche in den Jahren 1962 bis 1972 erfaßt worden waren. In dieser Zeit wurden maligne Melanome deutlich knapper exzidiert. Der mittlere Exzisionsabstand aller Melanome aus der Arbeitsgemeinschaft beträgt 2,0 cm. Adjuvante Therapie wurde in dieser Periode nicht durchgeführt. Nur wenige Patienten erhielten eine prophylaktische Lymphknotenexzision, die aber in die-

Tabelle 1. Aufteilung beider Patientenkollektive (weite und knappe Exzision) nach Geschlecht sowie Dicke und Lokalisation des Melanoms

| | Tumordicke | | | |
| | $\leq$ 1,5 mm | | > 1,5 mm | |
	Frauen	Männer	Frauen	Männer
Rumpf	3	4	1	11
Extremitäten	10	1	10	4

Tabelle 2. Spezifizierung der durchgeführten „modernen" Therapie bei 44 Melanompatienten

Art der Therapie	Ø LK-Therapie	LK-Therapie
Exzision > 3,0 cm im Gesunden	11	6
Exzision + BCG-Impfung	10	6
Exzision + BCG + DTIC-Chemotherapie	3	8

---

[1] Wir danken Herrn Prof. Petzoldt für die freundliche Erlaubnis, Patienten seiner Klinik in die Auswertung einzubeziehen

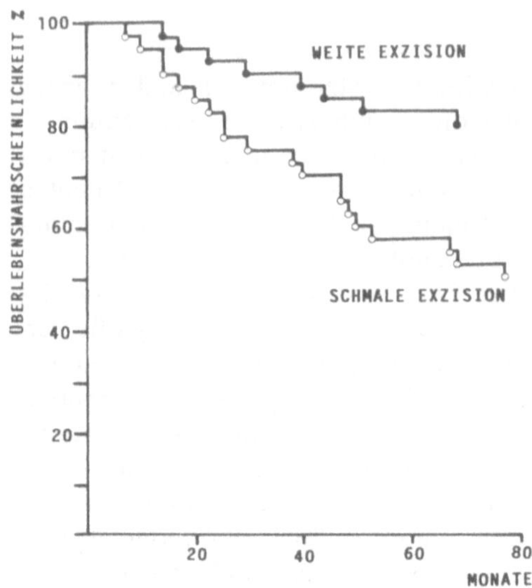

Abb. 1. Überlebenskurven aller Patienten der Auswertung, nicht getrennt nach der Dicke des Melanoms. Die Kranken, die mit einer weiten Exzision (> 3,0 cm) behandelt wurden, haben eine signifikant höhere Überlebenswahrscheinlichkeit (p = 0,006) als die mit einem knappen Sicherheitsabstand (≤ 2,0 cm) operierten (n = 88)

sem Kollektiv keinen Einfluß auf die Überlebenswahrscheinlichkeit der Patienten hatte [5].

Die Symptomzwillinge zu den Patienten mit weiter Exzision hatten sowohl das gleiche Geschlecht, als auch ein Melanom vergleichbarer Dicke mit derselben Lokalisation und demselben Ulzerationszustand.

Diese Tumoren mußten mit einem Sicherheitsabstand ≤ 2 cm exzidiert worden sein, wobei der mittlere Exzisionsabstand der ausgewerteten Patienten 1,3 cm betrug.

Statistische Methoden

Die beiden Patientenkollektive wurden in solche mit einem Tumor unter 1,5 mm Tumordicke und über 1,5 mm unterteilt. Eine Gegenüberstellung von Männern und Frauen innerhalb des Kollektivs ist nicht nötig, da es sich durch die Auswahl von Symptomzwillingen um die gleiche Relation von Frauen zu Männern in beiden Kollektiven handelt.

Die Überlebenswahrscheinlichkeit für die Patienten wurde anhand von Überlebenskurven geprüft, welche nach der Methode von Edler et al. [6] auf der Basis der Kaplan und Meier Berechnungen [7] durchgeführt wurden. Diese Methode prüft Unterschiede in dem Verlauf der Überlebenskurve auf signifikante Unterschiede hin. Sie ermöglicht damit exaktere Aussagen als der Vergleich von Überlebensquoten.

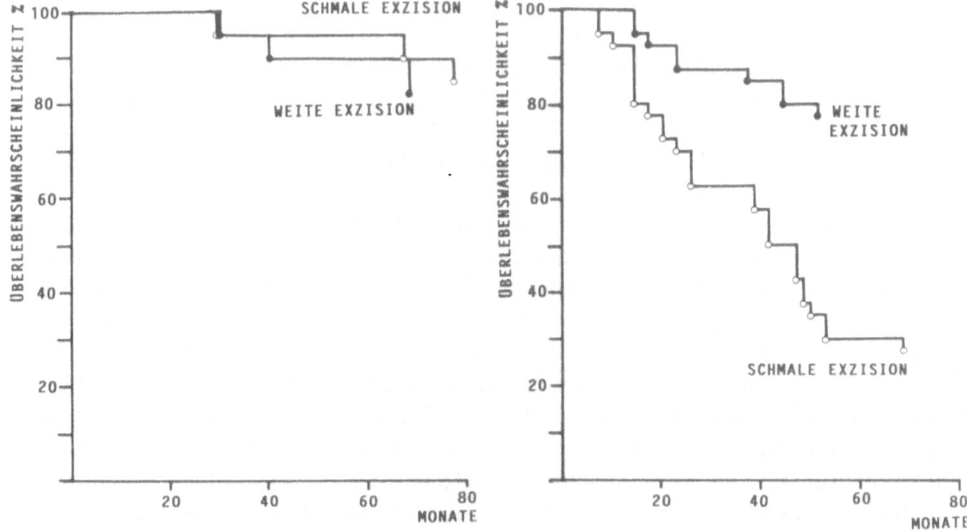

Abb. 2. (links) Überlebenskurven von Melanompatienten mit einem dünnen ($\leq$1,5 mm) Tumor. Kein Unterschied für die Kollektive mit weitem ($>$3,0 cm) und knappem ($\leq$2,0 cm) Sicherheitsabstand (n = 36)

Abb. 3. (rechts) Überlebenskurven von Melanompatienten mit einem dicken ($>$1,5 mm) Melanom. Die Kranken, die mit einer weiten Exzision ($>$3,0 cm) behandelt wurden, haben eine signifikant höhere Überlebenswahrscheinlichkeit (p = 0,0004) als die mit einem knappen Sicherheitsabstand ($\leq$2,0 cm) operierten (n = 52)

Ergebnisse

Schon der globale Vergleich der beiden Kollektive (44 Melanompatienten mit einem Sicherheitsabstand $\leq$2 cm exzidiert vs. 44 Melanompatienten mit einem Sicherheitsabstand größer als 3 cm) zeigt die signifikant bessere Prognose der Patienten mit weitem Exzisionsabstand (Abb. 1). Teilt man die Patienten nach solchen mit dünnen Melanomen ($\leq$1,5 mm Tumordicke) und dicken Melanomen ($>$1,5 mm Tumordicke) bekommt man für dünne bzw. dicke Melanome unterschiedliche Ergebnisse: bei Patienten mit dünnem Melanom kann die gute Überlebenswahrscheinlichkeit durch den weiten Exzisionsabstand nicht verbessert werden. Die Überlebenskurven verlaufen nahezu identisch (Abb. 2).

Bei Patienten mit einem dicken Melanom dagegen wird der Unterschied zwischen den beiden Gruppen noch deutlicher: Patienten, deren Tumor knapp exzidiert wurde, verstarben zu einem signifikant höheren Prozentsatz als solche, die einer modernen Therapie mit weiter Exzision unterzogen wurden (Abb. 3).

Alle Auswertungen wurden auch für beide Geschlechter getrennt durchgeführt. Sie erbrachten keine unterschiedlichen Ergebnisse für Männer und Frauen.

Diskussion

Die vorliegende Auswertung kommt zu ähnlichen Ergebnissen, wie es andere Studien [3, 4, 8] postulieren. Die hier gefällte Aussage ist genau, obwohl sie auf einer kleinen Zahl von Patienten basiert. Die Patientenkollektive sind aber so gut vergleichbar strukturiert, daß der Einfluß anderer Faktoren vernachlässigt werden kann.

In die Gruppe „weite Exzision" wurden nur die Patienten aufgenommen, bei denen ein Sicherheitsabstand von mindestens 3 cm bei der Exzision eingehalten werden konnte. Aus diesem Grund entfielen alle Melanome im Kopf-Hals-Bereich und palmo-plantar. Diesen Patienten wurden solche mit einem mittleren Exzisionsabstand von 1,3 cm gegenübergestellt, die ein in den heute als prognostisch relevant erkannten Parametern vergleichbares Melanom hatten. Sie hatten das gleiche Geschlecht [9], die Tumoren waren gleich dick, ähnlich lokalisiert [10] und im gleichen Ulzerationszustand [9]. Diese Patienten waren nur ein Jahrzehnt früher, mit einem deutlich knapperen Sicherheitsabstand operiert worden. Bei so homogenen Kollektiven, die sich hauptsächlich im Sicherheitsabstand bei der Exzision unterscheiden, ist zu erwarten, daß sich auch mit kleinen Fallzahlen Ergebnisse herausarbeiten lassen. Die Tatsache, daß das eine Kollektiv ca. 10 Jahre später behandelt worden ist als das andere, ist zu vernachlässigen. Aus einer früheren Auswertung ist uns bekannt, daß vergleichbare Melanome innerhalb einer Dekade ihre Prognose nicht änderten [11]. Die sich erhöhenden Überlebensraten der Patienten mit malignem Melanom beruhen offensichtlich auf der früheren Diagnose des Tumors, zum anderen – wie in der vorliegenden Auswertung gezeigt wird – auf der effektiveren Therapie der letzten Jahre.

Für Melanome, die dünner als 1,5 mm sind, kann die gute Prognose (ca. 85% Überlebenswahrscheinlichkeit nach 6 Jahren) durch die radikale moderne Therapie nicht gebessert werden.

Dieser geringe Effekt der eingeschlagenen Behandlung bei dünnen Melanomen scheint unabhängig vom Geschlecht des Patienten zu sein. Welche Patienten nun zu den 15% gehören, die trotz eines dünnen Melanoms nicht geheilt werden können, ist schwierig zu beurteilen und schon in verschiedenen Studien untersucht worden [9, 12].

Der nahezu identische Verlauf der Kurven für Patienten mit dünnem Melanom akzentuiert die Ergebnisse bei Patienten mit einem Melanom dicker als 1,5 mm. Hier zeigt sich, daß in dem Kollektiv mit der modernen Therapie die Patienten eine deutlich gebesserte Prognose gegenüber denen haben, bei denen das Melanom knapp exzidiert worden war. Auch diese Ergebnisse scheinen unabhängig vom Geschlecht des Patienten zu sein.

Bei der Diskussion der vorliegenden Resultate muß der Einfluß der adjuvanten therapeutischen Maßnahmen kritisch erwogen werden. Bei den vorliegenden 44 Patienten wurde bei 27 Patienten die BCG-Impfung durchgeführt, bei 11 Patienten außerdem eine DTIC-Chemotherapie. Unabhängig davon wurden bei 20 Patienten die regionären Lymphknoten ausgeräumt. Die adjuvanten therapeutischen Maßnahmen verteilen sich gleichmäßig auf die Patientengruppen mit dünnen und dicken Melanomen.

Die Effektivität der BCG-Impfung ist in mehreren Studien widerlegt worden [13].

Die Erfolge der DTIC-Behandlung werden in der Literatur bisher nicht sehr ermutigend beurteilt [13, 14]. Auch bei der prophylaktischen Lymphknotenexstirpation sind die Meinungen widersprüchlich [14, 15]. Man kann also davon ausgehen, daß in der vorliegenden Auswertung ein positiver Effekt durch adjuvante Maßnahmen im Rahmen einer „modernen Therapie" wenig wahrscheinlich ist. Wenn überhaupt, dürfte er sich allenfalls als Akzentuierung der Ergebnisse niederschlagen:

Adjuvante Maßnahmen können nicht allein die hochsignifikant bessere Prognose der Patienten mit dickem Melanom unter „moderner Therapie" bewirken. Unsere Ergebnisse sprechen für einen Einfluß der Exzisionsweite bei dicken Melanomen. Die wird besonders durch den fehlenden Effekt bei den dünnen Melanomen unterstrichen.

Schlußfolgerungen

Aufgrund der vorliegenden Ergebnisse scheint es uns verantwortbar zu sein, bei Patienten mit einem dünnen Melanom eine prospektive und randominisierte Studie durchzuführen, die prüft, ob sich durch eine knappe Exzision dünner Melanome die Prognose für den Patienten verschlechtert. Eine solche Studie bei Patienten mit einem dicken Melanom dagegen birgt das Risiko, daß ein Patientenkollektiv nicht adäquat behandelt wird.

Literatur

1. Ackerman AB, Scheiner AM (1980) How wide and deep is wide and deep enough? Human Path 14: 743
2. Schmoeckel C, Bockelbrink A, Bockelbrink H, Kistler H, Braun-Falco O (1983) Low- and high-risk malignant melanoma – III. Prognostic significance of the resection margin. Europ J Cancer Clin Oncol 19: 227
3. Day CL, Mihm MC, Sober AJ, Fitzpatrick TB, Malt RA (1982) Narrower margins for clinical stage I malignant melanoma. N Engl J Med 306: 479
4. Breslow A, Macht SD (1977) Optimal size of resection margin for thin cutaneous melanoma. Surg Gyn & Obstet 145: 691
5. Tilgen W, Wiebelt H, Kuehnl-Petzoldt C (1982) Einfluss der Lymphknotentherapie auf die Prognose des malignen Melanoms. Z Hautkr 57: 498
6. Edler L, Wahrendorf J, Berger J (1980) Survival: A program package for the statistical analysis of censored survival times, Stat Newsletter 6: 44
7. Kaplan EL, Meier P (1958) Nonparametric estimation from incomplete observation. J Am Stat Assoc 53: 457
8. Mc Bride CM, Smith L, Brown BW (1981) Primary malignant melanoma of the limbs: A re-evaluation using microstage techniques. Cancer 48: 1463
9. Kuehnl-Petzoldt C, Wiebelt H, Berger H (1983) Prognostic groups of patients with stage I-melanoma. Arch Dermatol 119: 816
10. Day CL, Mihm MC, Sober AJ, Harris MN, Kopf AM, Fitzpatrick TB, Lew RA, Harrist TH, Golomb FM, Postel A, Hennessey P, Gumport SL, Raker JW, Malt RA, Cosimi AB, Wood WC, Roses DF, Gorstein F, Rigel D, Friedman RJ, Mintzis MM (1982) Prognostic factors for melanoma patients with lesions 0.76–1.69 mm in thickness. Ann Surg 195: 30
11. Kuehnl-Petzoldt C, Wiebelt H, Heite H-J (1981) Deziennale Änderungen in Erscheinungsbild und Prognose des malignen Melanoms. Zbl Haut Geschl Krkh 145: 426

12. Kuehnl-Petzoldt C, Keil H, Schoepf E (1984) Prognostic significance of the patients sex, tumour site, and mitotic rate in thin (≤ 1.5 mm) melanoma. Arch Dermatol Res 276: 151
13. Veronesi U, Adamus J, Aubert C, Bajetta E, Beretta E, Bonadonna G, Bufalino R, Cascinelli N, Cocconi G, Durand J, de Masillac J, Ikonopisov RL, Kiss B, Lejeune F, Mac Kie R, Madej G, Mulder H, Mechl Z, Milton GW, Morabito A, Peter H, Priario J, Paul E, Rumke P, Sertoli R, Tomin R (1982) A randomized trial of adjuvant chemotherapy and immunotherapy in cutaneous melanoma. N Engl J Med 307: 913
14. Konz B (1979) Melanomtherapie: Zwischenbilanz 1979. In: Braun-Falco O, Wolff HH (Hrsg) Fortschritte der prakt. Dermatologie und Venerologie, Bd 9. Springer
15. Veronesi U, Adamus J, Bandiera DC, Brennhovd IO, Carceres E, Cascinelli N, Claudio F, Ikonopisov RL, Javorski VV, Kirov S, Kolakowski A, Lacour I, Lejeune F, Mechl Z, Morabito A, Rodé I, Sergeev S, van Sloten E, Szczygiel U, Trapeznikov NN, Wagner RI (1982) Delayed regional lymph node dissection in stage I melanoma of the skin of the lower extremities. Cancer 49, 2420

Der Sicherheitsabstand bei der Melanomexzision

Ch. Schmoeckel

Zusammenfassung

Eine Übersicht über bisherige Publikationen zur Frage des erforderlichen Sicherheitsabstandes bei der Melanomexzision zeigt, daß bisher keine zweifelsfreie Verbesserung der Prognose durch großzügige Resektionsabstände nachgewiesen werden konnte. Lediglich Lokalrezidive scheinen bei knapper Exzision häufiger zu sein; diese Feststellung ergibt sich jedoch erst bei Studien mit großen Fallzahlen.

Theoretisch kann nicht ausgeschlossen werden, daß bei einigen wenigen Patienten zum Operationszeitpunkt ausschließlich peritumoral Mikrometastasen vorliegen, die bei großzügiger Resektion in hiermit kurativer Weise erfaßt werden. Dies dürfte aber erst bei Analyse sehr großer Fallzahlen in statistisch signifikanter Weise nachzuweisen sein. Diese Überlegungen gelten auch für Melanome mit niedrigem Metastasierungsrisiko, obwohl hier der statistische Nachweis des therapeutischen Nutzens noch schwieriger ist.

Eine Übersicht (Tabelle 1) über bisher publizierte Studien zur Frage des erforderlichen Sicherheitsabstandes bei der Melanomexzision zeigt, daß bisher keine zweifelsfreie Verbesserung der Prognose bei großzügigen Resektionsabständen nachgewiesen werden konnte. Lediglich Aitken et al., 1984, fanden offenbar eine erhöhte Überlebensrate bei einem Sicherheitsabstand > 2 cm.

Allerdings überzeugen manche dieser Studien, vor allem die zuletzt genannte, nicht in gleicher Weise. Zum Teil werden nur ungenaue und für den Leser nicht nachvollziehbare Angaben über das untersuchte Datenmaterial gemacht, so daß nicht ersichtlich wird, wieviel Patienten mit welcher Tumordicke und welchem Resektionsabstand behandelt wurde; z. T. wurden die Patienten nur drei statt fünf Jahre nachbeobachtet. Der kritischste Faktor ist jedoch die begrenzte Fallzahl bei manchen Studien mit nur ca. 100 Fällen und vor allem nur ca. 25 Fällen mit späterer Metastasierung. Da die Patienten nach Tumordicke und Resektionsabständen stratifiziert werden müssen, reduziert sich dementsprechend die Fallzahl in den Untergruppen, und dies begrenzt die Möglichkeit statistisch signifikanter Ergebnisse.

Tabelle 1. Maligne Melanome und Resektionsabstand: Literaturübersicht

Autoren	Jahr	Beobachtung	Fallzahl	Sicherheitsabstand		Metastasen/ Exitus	Lokalrezidive
				≤ 2 cm	> 3 cm		
Cascinelli et al.	1980	3 Jahre	593	96	247	ca. 190	4,2%
Bagley et al.	1981	5 Jahre	103	49 (?)	54 (?)	27	2,5%
Schmoeckel et al.	1983	5 Jahre	577	375	149	285	8,3%
Elder et al.	1983	3 Jahre	105	?	?	23	0%
Aitken et al.	1983	5 Jahre	118	26	27	26	3,4%

Tabelle 2. Dünne maligne Melanome und Resektionsabstand

Autoren	Jahr	Beobachtung	Fallzahl	Sicherheitsabstand		Fälle mit Metastasen
				≤ 2 cm	> 3 cm	
Breslow et al.	1977	5 Jahre	62	35	12	0
Balch et al.	1979	3 Jahre	36	8	25	0
Cascinelli et al.	1980	3 Jahre	87	18	38	8 (?)
Bagley et al.	1981	5 Jahre	33	19 (?)	14 (?)	1
Schmoeckel et al.	1983	5 Jahre	68	41	10	6
Elder et al.	1983	3 Jahre	43	19	?	0
Cosimi et al.	1984	2,5–7 J.	49	?	?	2

Auch zwei Studien mit großer Fallzahl (Cascinelli et al., 1980 sowie Schmoeckel et al., 1983) konnten keine signifikante Veränderung der Metastasierungsquoten bei knappem oder weitem Sicherheitsabstand nachweisen, auch nicht bei Patienten mit hohem Metastasierungsrisiko. Weitere statistische Untersuchungen mit Hilfe von Diskriminanzanalysen und Korrelationskoeffizienten verliefen bezüglich des Resektionsabstandes ebenfalls negativ (Schmoeckel et al., 1983). Lediglich Lokalrezidive wurden bei einem Resektionsabstand < 3 cm häufiger beobachtet (Bagley et al., 1981, sowie Schmoeckel et al., 1983). Dies beobachtete auch Rampen (1982), der die Ergebnisse von Cascinelli et al. genauer analysierte. Allerdings hatten 80% der Patienten mit Lokalrezidiven ein hohes Metastasierungsrisiko aufgrund von histologischen Parametern des Primärtumors, und 10% wiesen ein mittleres Metastasierungsrisiko auf (Schmoeckel et al., 1983). Hieraus kann vermutet werden, daß Patienten mit Lokalrezidiven ohnehin eine schlechte Prognose haben.

Theoretisch muß aufgrund der Beobachtungen über Lokalrezidive bei malignen Melanomen vermutet werden, daß zum Operationszeitpunkt nicht nur disseminiert, sondern auch im peritumoralen Bindegewebe Tumorzellen und Mikrometastasen vorliegen könnten. Hier ist nicht auszuschließen, daß in einigen Fällen diese Mikrometastasen ausschließlich peritumoral – und noch nicht auf Lymphknoten und andere Organe disseminiert – existieren, die bei großzügiger Resektion entfernt werden. Falls es derartige Konstellationen gibt, dann sind auf diese Weise kurativ behandelte Fälle sicher selten. Der Vorteil eines großzügigen Sicherheitsabstandes wäre dann erst mit sehr großen Fallzahlen in statistisch signifikanter Weise nachzuweisen.

Diese theoretischen Überlegungen gelten natürlich auch für maligne Melanome mit niedrigem Metastasierungsrisiko. Hier ist der statistisch signifikante Nachweis einer großzügigen Resektion aufgrund der geringen Fallzahl an metastatischen Fällen noch schwieriger zu erbringen. Daß auch dünne maligne Melanome (Tumordicke < 0,76 mm) in einzelnen Fällen metastasieren können, steht außer Zweifel (Tabelle 2). Aufgrund dieser Überlegungen scheint die Empfehlung von Cosimi et al., 1984, Melanome mit einer Tumordicke < 1,2 mm nicht großzügig zu operieren, nur statistisch-empirisch, nicht aber theoretisch fundiert zu sein. Es sollte nicht vergessen werden, daß gegen Melanomoperationen mit größerem Sicherheitsabstand nur kosmetische Aspekte sprechen.

Literatur

1. Aitken DR, Clausen K, Klein J, James AG (1984) The extent of primary melanoma excision. A re-evaluation – how wide is wide? Ann Surg 198: 634–641
2. Bagley FH, Cady B, Lee A, Legg MA (1981) Changes in clinical presentation and management of malignant melanoma. Cancer 47: 2126–2134
3. Balch CM, Murad TM, Soong S-J, Ingalls AL, Richards PC, Maddox WA (1979) Tumor thickness as a guide to surgical management of clinical stage I melanoma patients. Cancer 43: 883–888
4. Breslow A, Macht SD (1977) Optimal size of resection margin for thin cutaneous melanoma. Surg Gynecol Obstet 145: 691–692
5. Cascinelli N, Van der Esch P, Breslow A, Morabito A, Bufalino R (1980) Stage I melanoma of the skin: the problem of resection margins. Eur J Cancer 16: 1079–1085
6. Cosimi AB, Sober AJ, Mihm MC, Fitzpatrick TB (1984) Conservative surgical management of superficially invasive cutaneous melanoma. Cancer 53: 1256–1259
7. Elder DE, DuPont Guerry CB, Heiberger RM, LaRossa D, Goldman LI, Clark Jr. WH, Thompson CJ, Matozzo I, Van Horn M (1983) Optimal resection margin for cutaneous malignant melanoma. Plast Reconstr Surg 71: 66–78
8. Rampen F (1981) Melanoma of the skin: the problem of resection margin (letter to the editor). Eur J Cancer 17: 589–590
9. Schmoeckel C, Bockelbrink A, Bockelbrink H, Kistler H, Braun-Falco O (1983) Low- and high-risk malignant melanoma – III. Prognostic significance of the resection margin. Eur J Cancer 19: 245–249

Gibt es eine hormonelle Beeinflussung des Melanomwachstums?

Ch. Luderschmidt und W. Eiermann

Zusammenfassung

Für das Wachstumsverhalten des malignen Melanoms wird eine hormonelle Beeinflussung diskutiert. Voraussetzung für eine hormonelle Wirkung auf Melanozyten ist der Nachweis von spezifischen Hormonrezeptoren in Melanomgewebe.

Mit dem DCC-Assay und nachgeschalteter Sättigungsanalyse wurden 50 Tumorproben von 46 Patienten untersucht. Es ließen sich in 20 von 50 Untersuchungsanalysen Östrogen- oder Progesteronrezeptoren nachweisen. Die Bestimmung von Glukokortikoidrezeptoren gelang in 10 Fällen. Zu einem falsch positiven Nachweis von Östrogenrezeptoren kam es bei Verwendung von 4-fach mit Tritium markiertem Östradiol; wurde zweifach markiertes Östradiol eingesetzt, ging die Östrogenrezeptornachweisrate um 57% zurück. Verantwortlich für diesen falsch positiven Östrogenrezeptornachweis ist Tyrosinase, die an C2-Position ein Tritiumatom abspaltet, das sich zu radioaktiv markiertem Wasser formiert und durch Aktivkohle nicht mehr ausgeschüttelt werden kann. Es ergab sich kein signifikanter Unterschied im Rezeptorstatus zwischen beiden Geschlechtern. Auch die verschiedenen Melanomtypen, die Eindringtiefe und der prognostische Index ließen keine Korrelation zum Nachweis der verschiedenen Steroidrezeptoren erkennen.

In Metastasen wurden Hormonrezeptoren seltener nachgewiesen als im Primärtumor. Nach unseren Untersuchungen ist zumindest ein direkter Östrogeneinfluß auf das Wachstum des malignen Melanomes unwahrscheinlich.

Einleitung

Es gibt zahlreiche Indizien für ein hormonal beeinflußtes Wachstumsverhalten des malignen Melanoms (MM). Darauf deuten ein extrem seltenes Auftreten vor der Pubertät, das Überwiegen von weiblichen Patienten, die Neigung zur Metastasierung während der Gravidität, spontane Regression nach der Entbindung sowie Progredienz eines MM unter Östrogentherapie hin [5, 6, 8–11]. Diesen meist klinischen Beobachtungen lassen sich allerdings auch gegenteilige Erfahrungen entgegenhalten, wonach das Wachstum eines MM durch Sexualhormone nicht oder sogar negativ beeinflußt wurde (Übersicht bei 4).

Zur Klärung des Einflusses von Steroidhormonen auf das Wachstumsverhalten kann der Nachweis von Steroid-Hormonrezeptoren im Zytoplasma maligner Melanome weiteren Aufschluß geben. Die Anwesenheit solcher spezifischer Rezeptoren, die das entsprechende Hormon mit hoher Spezifität binden, ist eine Voraussetzung für die Hormonwirkung. Es handelt sich um hochaffine Bindungsstellen, die im Zytoplasma in geringer Kapazität vorhanden sind.

Patienten und Methodik

50 Tumorproben von 46 Patienten wurden untersucht (20 Frauen, 26 Männer). Das Durchschnittsalter der weiblichen Patienten betrug 58 ± 12 Jahre, das durchschnittliche Alter der männlichen Patienten lag bei 57,6 ± 14 Jahre. Kein Patient war hormonell vorbehandelt.

Die Klassifikation und Diagnose erfolgte nach klinischen und histologischen Kriterien (Tabelle 1). Darüberhinaus wurde die Melaninpigmentierung in sämtlichen histologischen Schnittpräparaten besonders berücksichtigt. Der Grad der Pigmentierung wurde von + bis + + + + geschätzt.

Steroidrezeptoranalyse (DCC-Assay). Die Steroidhormonanalyse wurde im Zytosol durchgeführt. Die Inkubation mit radioaktiv markierten Steroidhormonen erfolgte in mindestens fünf Konzentrationsschritten (0,5–9 nM). Das Prinzip der DCC-Analyse beruht auf einem Nachweis sämtlicher Bindungsstellen sowie einem Nachweis nicht spezifischer Bindungsliganden. Nach Subtraktion der unspezifischen von der Gesamtbindung ergeben sich die spezifischen freien Bindungsstellen.

Zur Bestimmung der Östrogenrezeptoren wurde im ersten Ansatz 2, 4, 6, 7, – [3 H] -17-Beta-Östradiol (spez.Akt. 115 Ci/mmol), oder 6, 7, – [3 H] -17-Beta-Östradiol (spez.Akt. 53 Ci/mmol), für die Bestimmung der Gestagenrezeptorliganden [3 H] – R 5020 sowie zur Determinierung der Glukokortikosteroidrezeptoren [3 H] – Dexa-

Tabelle 1. Steroidhormonrezeptoren beim malignen Melanom. Einteilung des Primärtumors nach klinischen und histologischen Kriterien. NMM: noduläres malignes Melanom, SSM: superfiziell spreitendes malignes Melanom, LMM: Lentigo-maligna-Melanom

Geschlechtsverteilung	Melanomtypen			Metastasen
	NMM	SSM	LMM	
Männer n = 26	9	11	–	8
Frauen n = 20	10	3	1	8

Tabelle 2. Steroidhormonrezeptoren beim Melanom [4]

	3H-mark. Hormon	Rezeptorpos.	fmol/mg Prot.
ER (n = 49)	2,4,6,7-[3H] E2	7/24	13-115 $K_D = 1\text{-}6 \times 10^{-9}$ M
	6,7-[3H] E2 + L-Dopa	3/25	37-42 $K_D = 1\text{-}2 \times 10^{-9}$ M
PR (n = 38)	[3H] - R 5020	14/38	13-120 $K_D = 3\text{-}8 \times 10^{-9}$ M
GLuR (n = 43)	[3H] - Dexameth.	10/43	12-83 $K_D = 2\text{-}8 \times 10^{-9}$ M

ER, PR, GLuR = Östrogen,- Gestagen-, Glukokortikoidrezeptor
rezeptorpositiv: ≥ 10 fmol/mg Prot.

methason (spez.Akt. 50 Ci/mmol) verwendet. In Parallelansätzen wurde zusätzlich zum radioaktiv markierten Steroid ein zweihundertfacher Überschuß von Diäthylstilböstrol zur Östrogenrezeptor-, von R 5020 zur Progesteronrezeptor- sowie von Triamcinolon zur Glukokortikosteroidrezeptorbestimmung zugesetzt. In dieser zweiten Untersuchung wurde die unspezifische Bindung ermittelt. Nicht proteingebundenes, freies Steroid wurde nach Adsorption an Dextran-beschichtete Aktivkohle abgetrennt.

Gereinigte Tyrosinase wurde in Puffer gelöst und verdünnt. In mehreren Schritten erfolgte die Inkubation mit Tritium – markiertem Östradiol wie für den Rezeptor-Assay oben angeführt. In Parallelinkubationen wurde L-Beta-3,4-Dihydroxy-Phenylalanin in einer Konzentration von 0,1 mg/ml zugesetzt [4].

Ergebnisse

Die Ergebnisse sind in Tabelle 2 zusammengefaßt. Mit vierfach-markiertem Östradiol ergab sich ein vorgetäuschter erhöhter Östrogenrezeptornachweis. Mit zweifach-markiertem Östradiol ging der Östrogenrezeptornachweis in Melanomcytosolen um 57% zurück.

In 14 von 38 Fällen fanden sich freie Progesteronrezeptoren. Der Nachweis von Glukokortikosteroidrezeptoren gelang in 10 von 43 Untersuchungsanalysen.

Es ergab sich kein signifikanter Unterschied im Rezeptorstatus zwischen beiden Geschlechtern. Auch die verschiedenen Melanomtypen, die Eindringtiefe und der prognostische Index ließen keine Korrelation zum Nachweis der verschiedenen Hormonrezeptoren erkennen. In Metastasen wurden Rezeptoren seltener nachgewiesen als im Primärtumor.

Diskussion

In menschlichem Melanomgewebe und in experimentell an Tieren erzeugten Melanomen konnten von mehreren Untersuchungsgruppen Steroidrezeptoren für Östrogene, Gestagene, Androgene und Glukokortikosteroide nachgewiesen werden (Übersicht bei 4). Die Analyse der Steroidrezeptoren wurde von allen Untersuchern mit der Dextran-Kohle-Adsorptionstechnik und einer Scatchard-Analyse der Bindungsdaten durchgeführt. Trotz des Nachweises von spezifischen Hormonrezeptoren haben im allgemeinen antihormonelle Therapiemaßnahmen mit Tamoxifen, Medroxyprogesteronacetat und Diäthylstilbölstrol bisher weder überzeugende therapeutische Erfolge vorweisen können, noch war es möglich, einen eindeutigen Zusammenhang zwischen dem Ansprechen hormoneller Therapiemaßnahmen und dem Nachweis hochaffiner zytoplasmatischer Bindungsstellen aufzuzeigen [3]. Diese Diskrepanz von klinischem Verlauf und therapeutischem Ansprechen wird durch den nahezu in gleichem Prozentsatz geführten Nachweis von spezifischen Östrogenrezeptoren bei malignen Melanomen und benignen Nävuszell-Nävi weiter betont [2]. Eine Erklärung dafür könnte der zum Nachweis von Steroidrezeptoren verwendete DCC-Assay sein. Bei dieser Untersuchungstechnik kann es zu falsch positivem Nachweis von Östrogenrezeptoren kommen; der durch Tyrosinase hervorgerufen wird. Durch Tyrosinase wird an C_2-Position des Steroidgerüstes ein tritiiertes H-Atom abgespalten, das sich im Zytosol zu radioaktiv-markiertem Wasser formiert. Im DCC-Assay wird aber nur freies, nicht proteingebundenes Steroid durch Adsorption an Aktivkohle entfernt; das radioaktiv-markierte Wasser bleibt im Zytosol zurück. Dadurch werden freie Östrogenbindungsstellen vorgetäuscht. Durch Verwendung von zweifach-markiertem Östradiol oder durch Zugabe von L-Dopa zu vierfach-markiertem Östradiol wird der Nachweis von freien Östrogenbindungsstellen erheblich reduziert [4, 7, 12].

Diesen experimentellen Befunden könnten klinische Beobachtungen entsprechen, wonach ein hoher Östrogenrezeptorennachweis im Melanomgewebe in aller Regel mit einer starken Pigmentierung einherging [4].

Unter diesem Gesichtspunkt sollten die bisher mitgeteilten Hormonbindungsdaten beim MM überprüft werden. Nach unseren Untersuchungen können nach korrekten experimentellen Bedingungen nur in 11% der untersuchten Patienten freie Östrogenrezeptoren im Gewebe von malignen Melanomen nachgewiesen werden. In Übereinstimmung mit zahlreichen klinischen Beobachtungen spricht auch dieser Befund eher dafür, daß eine direkte Wirkung von Östrogen auf das Melanomwachstum von untergeordneter Bedeutung sein dürfte.

Literatur

1. Bork K, Bräuninger W (1981) Endokrine Beeinflussung des malignen Melanoms. Deutsche Med Wschr 106: 1329–1333
2. Chaudhuri PK, Walker MJ, Das Gupta TK, Beattie CW (1980) Incidence of estrogen receptor in benign naevi and human malignant melanoma. JAMA 244: 791–793
3. Creagan ET, Jugle JN, Woods JE, Pritchard DJ, Naisiang J (1980) Estrogen receptor in patients with malignant melanoma. Cancer 46: 1785–1786
4. Eiermann W, Luderschmidt Chr, Burkart A, Balda B-R (1985) Steroidrezeptoren bei malignen Melanomen. Hautarzt 36: 393–397
5. George DA, Fortner JG, Pack GT (1960) Melanoma with pregnancy. A report of 115 cases. Cancer 13: 854–859
6. Korting GW (1971) Dermatologische Aspekte zur Schwangerschaftsunterbrechung. Med Welt 22: 1685–1693
7. Luderschmidt Chr, Jawny J, Eiermann W (1984) False-positive determination of free estrogen binding sites by tyrosinase. Arch Dermatol Res 276: 270–271
8. Shaw HM, Milton GW, Farago J, Mc Carthy WH (1978) Endocrine influences on survival from malignant melanoma. Cancer 42: 668–673
9. Smith RS, Randall P (1969) Melanoma during pregnancy. Surg Gynec Obstet 34: 825–829
10. Summer WC (1953) Spontaneous regression of melanoma. Case report. Cancer 6: 1040–1042
11. White LP, Linden G, Breslow L, Harzfeld L (1961) Studies on melanoma. The effect of pregnancy on survival in human melanoma. J Am Med Ass 117: 235
12. Zava DT, Goldhirsch A (1983) Estrogen receptor in malignant melanoma: fact or artefact? Europ J Cancer Clin Oncol 19: 1151–1159

Malignes Melanom als Mehrfachtumor

M. Hagedorn, G. Gross und W. Strasser*

Zusammenfassung

Das simultane und sukzedane Auftreten von anderen malignen Tumoren bei 21 Melanompatienten wird demonstriert und diskutiert.

Einleitung

Der Begriff „multiple maligne Tumoren" wurde von Billroth (1889) Ende des letzten Jahrhunderts eingeführt und definiert; wichtigstes Kriterium hierbei ist, daß jeder Tumor sein eigenes histologisches Bild haben muß. Multiple maligne Tumoren können entweder gleichzeitig oder hintereinander entstehen. Dabei versteht man unter dem simultanen oder synchronen Auftreten, daß die unterschiedlichen Geschwülste innerhalb von 6 Monaten bis zu 2 Jahren diagnostiziert werden, während beim metachronen oder sukzedanen Auftreten Intervalle von mehr als 2 Jahren bestehen (Hagedorn et al., 1978). Die allgemeine Häufigkeit multipler maligner Neoplasien schwankt nach Roll und Mitarb. (1966) in den Statistiken zwischen 0,4% und 5,6%. Ohne Zweifel besteht eine Abhängigkeit vom Alter des Patienten und von der Beobachtungsdauer; so haben Berndt und Roth (1968) zeigen können, daß bei über 60jährigen und bei einer Beobachtungsdauer von über 3 Jahren die Häufigkeit eines Zweitkrebses auf bis auf 18% ansteigen kann.

Es ist sinnvoll, unter den malignen Mehrfachtumoren zu unterscheiden, ob die Geschwülste in gleichen Organen (etwa 40%), in paarigen Organen (z.B. Nieren oder Mammae) (ca. 15%), im selben Organsystem (z.B. Respirationstrakt – Kehlkopf- und Bronchuskarzinom) (ca. 10%), oder aber in unabhängigen Organen (ca. 35%) entstehen (Tabelle 1).

Das maligne Melanom als Mehrfachtumor kommt sowohl in der Gruppe I, nämlich in Assoziation mit anderen kutan liegenden Neoplasien als auch in Gruppe IV

Tabelle 1. Lokalisation multipler primärer Malignome modifiziert nach Moertel (1966)

I	im gleichen Organ	ca. 40%
II	in paarigen Organen	ca. 15%
III	im selben Organsystem	ca. 10%
IV	in unabhängigen Organen	ca. 35%

* Wir danken Frau M. Rhenisch für die ausgezeichnete Dokumentation

in der Assoziation mit extrakutan lokalisierten Malignomen vor. Ein erhöhtes Risiko für diese letzteren, extrakutan gelegenen Zweitneoplasien bei Patienten mit Melanomen wurde von verschiedenen Autoren beschrieben.

Krankengut und Ergebnisse

Bei 21 Patienten mit Melanomen als Mehrfachtumor sollen die Tumorkombinationen dargestellt werden, wobei wir aus der Gruppe I nur einen repräsentativen Fall erwähnen wollen. Dabei handelt es sich um einen Mann, bei dem im Alter von 70 und 82 Jahren jeweils Stachelzellkarzinome in lichtexponierten Arealen exzidiert worden waren, und bei dem im Alter von 84 Jahren ein amelanotisches Melanom an der rechten Schulter entstanden ist. Diese Tumorkombinationen sind häufiger zu beobachten und müssen sicherlich auf die langjährige UV-Licht-Exposition zurückgeführt werden.

Extrakutan gelegene Neoplasien bei Melanompatienten konnten wir von 1974–1984 bei 20 Patienten beobachten. Dabei handelt es sich 11mal um ein synchrones Auftreten und 10mal um ein metachrones Auftreten; ein Patient hatte sowohl synchron als auch metachron auftretende Tumoren. Bei den 11 Patienten mit synchronem Auftreten von Melanomen und extrakutanen Tumoren handelt es sich um 4 Männer und 7 Frauen bei einem Durchschnittsalter von 57,3 Jahren zum Zeitpunkt des Ersttumors. Davon waren 7 Melanome und jeweils 2 Lymphome und Karzinome. Nach durchschnittlich 1 Jahr und 1 Monat wurde dann der zweite Tumor diagnostiziert (Tabelle 2).

Bei 10 Patienten mit metachroner Tumorentstehung waren es 8 Frauen und 2 Männer. Das durchschnittliche Alter bei der ersten Neoplasie war 54,4 Jahre. Dabei fanden sich 3 Melanome, 5 Karzinome und 2 Lymphome. Nach durchschnittlich 5,4 Jahren (3–9 Jahre) erfolgte die Diagnose des 2. Tumors (Tabelle 3). Vergleicht man die synchron entstandenen Tumoren mit den metachron entstandenen, dann ergibt sich eine ähnliche Verteilung von Organtumoren und Lymphomen; allerdings sind in der metachronen Gruppe Mammakarzinome häufiger. Auch der Altersdurchschnitt der hier gezeigten Gruppen entspricht etwa den Altersangaben bei unausgewählten Tumorkollektiven.

Diskussion

Wenn man die Literatur betrachtet, dann existieren für die Inzidenz von extrakutan gelegenen Malignomen bei Patienten mit malignen Melanomen ganz unterschiedliche Angaben, die von 1,5% bis 14,5% reichen (Tabelle 4). Dabei wurde jedoch nicht unterschieden zwischen synchronem oder metachronem Auftreten. Von besonderem Interesse ist aber die Frage nach der Assoziation von malignen Melanomen mit einzelnen Organtumoren, Sarkomen oder Lymphomen. Verschiedene Autoren haben darauf hingewiesen, daß Melanome zum einen mit Mammakarzinomen, zum anderen mit chronisch lymphatischen Leukämien gehäuft kombiniert sind (Greene et al., 1978; Schoenberg et al., 1980). Bei einer Auflistung von 96 Fällen, einschließlich der eigenen Fälle, ergibt sich in der Tat am häufigsten die Kombination Mam-

Tabelle 2. Synchrones Auftreten multipler primärer Malignome

Initialen Geschlecht	1. Tumor Alter bei Auftreten	Therapie	2. Tumor Alter bei Auftreten	Therapie	Verlauf bis April 1984 (in Jahren)
Sch. F. m.	Lymphoplasmozytoides Lymphom (IV B) 54 J.	LK-Extirpation Splenektomie Chemotherapie	SSM, Level III, 5 mm Nacken 56 J.	Excision BCG Chemotherapie	5 J. nach Zweittu. rezidivfrei
P.A. m.	SSM, Level II, 0,6 mm re Ellenbogen 31 J.	Exzision BCG	Seminom re Hoden 33 J.	Hemikastration	3 J. nach Zweittu. rezidivfrei
L.W. m.	SSM, Rücken 65 J.	Exzision BCG	chron. lymph. Leukämie 65 J.	keine Therapie	rezidivfrei
M.A. w.	SSM, Level IV, 1,2 mm li Knie innen 64 J.	Exzision BCG	Tuben-Ca 66 J.	WertheimMeigs	2 J. nach Zweittu. rezidivfrei
Sch. F. w.	Blasen-Ca. 68 J.	Exzision Chemotherapie	LMM, Level II, 0,25 mm li Wange 68 J.	Exzision	1 J. nach Zweittu. rezidivfrei
T.K. w.	NM li Außenknöchel 40 J.	Exzision heiße Lymphographie	Bronchial-Ca. re 42 J.	UnterlappenResektion	2 J. nach Ersttu. lokales Rez. 9 J. rezidiv- u. metastasenfrei
W.S. m.	Hypernephr. Nieren-Ca., re 56 J.	Nephrektomie Radiatio	SSM, Level IV, 1,6 mm li Schulter 56 J.	Exzision	3 J. nach Ersttu. Met.d.Nieren-Ca. re Leiste
B.C. w.	LMM re Wange 63 J.	Exzision BCG	Korpus-Ca. 64 J.	Hysterektomie Radiatio	4 J. nach Zweittu. Tod durch Lungenmet.
P.J. w.	Met. ALM li Ferse 57 J.	Exzision mit LK Radiatio	Adeno.Ca. Mamma re 57 J.	Ablatio u. LK-Extirpation	1 J. nach Ersttu. diff. Met. u. Tod
F.M. w.	met. subunguales M. Daumen li 65 J.	Daumenamputation LK-Extirpation u. Radiatio	ma.seröses Ovarial-Cystom li 67 J.	Exzision Chemotherapie	1 J. nach Zweittu. Tod durch diff. Met.
N.U. w.	Non-Hodgkin Lymphom 68 J.	Chemotherapie	SSM, Level II, 0,3 mm Rücken 69 J.	Exzision	1,5 J. nach Zweittu. rezidivfrei

makarzinom und malignes Melanom, am zweithäufigsten die Kombination chronisch lymphatische Leukämie und Melanom (Tabelle 5). Greene et al. (1978) führen die erhöhte Inzidenzrate von Melanomen bei CLL-Patienten auf die Defekte in der zellulären und humoralen Immunität zurück. Während diese Autoren darauf hinweisen, daß umgekehrt bei Melanompatienten nicht in erhöhtem Maße Leukämien beobachtet werden, haben Schoenberg et al. (1980) bei einem großen Untersuchungsmaterial zeigen können, daß Frauen mit Mammakarzinomen vermehrt Me-

Tabelle 3. Metachrones Auftreten multipler primärer Malignome

Initialen Geschlecht	1. Tumor Alter bei Auftreten	Therapie	2. Tumor Alter bei Auftreten	Therapie	Verlauf bis April 1984 (in Jahren)
M.H. m.	Chron. Lymph. Leukämie 51 J.	Chemothera- pie	SSM, Level IV, 2 mm re Schläfe 55 J.	Exzision	1 J. nach Zweittu. Tod durch Tumor- kachexie
B.W. m.	Lymphosarkom (IV) 53 J.	LK-Extirpa- tion Splenektomie total-nodale Radiatio	SSM, Level IV, 2,2 mm re Brust 62 J.	Exzision	2 J. nach Zweittu. rezidivfrei
Sch. A. w.	NM, Level IV, 1,8 mm li Unterschenkel 53 J.	Exzision BCG Chemothera- pie	Endometrium- Ca. 58 J.	Exzision Radiatio	
Sch. F. w.	Mamma-ca. re 64 J.	Ablatio	LMM, Level II, 0,25 mm li Wange 68 J.	Exzision	1 J. nach Zweittu. rezidivfrei
S.E. w.	Ovarial.Ca. 56 J.	Wertheim. Meigs	SSM, Level III, 1 mm re Unterschenkel 62 J.	Exzision	1 J. nach Zweittu. rezidivfrei
S.M. w.	ALM re Ferse 55 J.	Exzision heiße Lymphogra- phie	Mamma-Ca. li 64 J.	Ablatio Radiatio	1 J. nach Zweittu. rezidivfrei
R.E. w.	SSM li Ohrmuschel 64 J.	Exzision	Mamma-Ca. li 67 J.	Ablatio Radiatio	4 J. nach Zweittu. Rezid. d. Zweittu. Chemotherapie
V.E. w.	Mamm-Ca. re 43 J.	Ablatio	ALM, Level II, 0,8 mm 46 J.	Exzision BCG Chemothera- pie	4 J. nach Zweittu. rezidivfrei
T.A. w.	Cervix-Ca. 46 J.	Wertheim- Meigs	SSM, Level III, 1,4 mm re Wade 50 J.	Exzision BCG	3 J. nach Zweittu. rezidivfrei
K.B. w.	Cervix-Ca. 59 J.	komb. Strahlenthe- rapie	NM, Level IV, 4 mm Labia maiora li 66 J.	Exzision m. LK-Extirpati- on Radiatio	2 J. nach Zweittu. Tod durch Herzinfarkt

Tabelle 4. Inzidenz von extrakutan gelegenen Malignomen bei Patienten mit malignem Melanom

Fraser et al. (1971)	17/ 154	11,0%
Fletcher (1973)	17/ 209	8,1%
Boland et al. (1976)	21/1405	1,5%
Rippey and Rippey (1977)	19/ 130	14,5%
Vaisman et al. (1979)	23/ 289	8,0%

Tabelle 5. Extrakutan lokalisierte Malignome beim malignen Melanom

n = 96

Organtumoren						Lymphome		Sarkome	
Mamma	42	Colon	4	Magen	2	chron. lymph. Leukämie	13	Fibrosarkome	3
Lunge	3	Parotis	1	Schilddrüse	2	Lymphosarkom	1	„Vagina"-sarkom	1
Leber	1	Gallenblase	1	Larynx	1	Non-Hodgkin Lymphom	1		
Prostata	1	Harnblase	2	Pankreas	1	Lymphoplasmozytoides			
Hoden	2	Uterus	3	Nieren	2	Lymphom	1		
Tube	1	Ovar	2	Cervix	3				

lanome entwickeln und umgekehrt auch Melanompatientinnen mehr Mammatumoren bekommen. Als Ursache werden hormonelle Faktoren diskutiert, da bei beiden Tumoren zu einem gewissen Prozentsatz Östrogenrezeptoren nachgewiesen werden konnten.

Literatur

1. Berndt H, Roth J (1968) Multiple primäre Krebse. Arch Geschwulstforsch 31: 362–375
2. Billroth Th (1889) Die allgemeine chirurgische Pathologie und Therapie 14. Aufl G Reimer Berlin
3. Boland SL, Shaw HM, Milton GW (1976) Multiple primary cancers in patients with malignant melanoma. Med J Aust 1: 517–519
4. Fletcher WS (1973) The incidence of other primary tumours in patients with malignant melanoma. In: V McGovern and P Russell (eds), Pigment cell mechanism in pigmentation, S Karger Basel, pp 255–260
5. Fraser DG, Bull JG, Dunphy JE (1971) Malignant melanoma and coexisting malignant neoplasms. Amer J Surg 122: 169–174
6. Greene MH, Hoover RN, Fraumeni JF (1978) Subsequent cancer in patients with chronic lymphocytic leukemia - a possible immunologic mechanism. J Natl Cancer Inst 61: 337–340
7. Hagedorn M, Hauf GF, Thomas C (1978) Paraneoplasien, Tumorsyntropien und Tumorsyndrome der Haut. Springer, Wien New York
8. Moertel ChG (1966) Recent results in cancer research, Vol. 7, Multiple primary malignant neoplasms. Springer, Berlin Heidelberg New York
9. Rippey JJ, Rippey E (1979) Malignant melanoma of the skin in Johannesburg whites. S Afr Med J 52: 720–723
10. Roll A, Herzog R, Graf H (1966) Über Mehrfachmalignome und ihre Beziehungen zu Präneoplasien. Med Klin 61: 1744–1748
11. Schoenberg BS, Christine BW (1980) Malignant melanoma associated with breast cancer. South Med J 73: 1493–1497
12. Vaisman I, Bellet RF, Mastrangelo MJ, Lustbader E (1979) Additional primary malignancies in patients with cutaneous melanoma. In: W. H. Clark, L. I. Godman and M. J. Mastrangelo (eds.): Human malignant melanoma Grune & Stratton, New York San Francisco London, pp 243–260

Zur Problematik multipler primärer maligner Melanome

H. Langehenke, M. Landthaler, B. Konz und O. Braun-Falco

Zusammenfassung

Multiple primäre maligne Melanome werden bei bis zu 3% der Patienten mit malignen Melanomen beobachtet. Daneben erkranken etwa 15% der Patienten mit hereditärem malignem Melanom an einem zweiten Melanom.

Die Bedeutung multipler primärer maligner Melanome wird anhand dreier Kasuistiken dargestellt.

Anhand dreier Fallbeispiele soll im folgenden die Problematik multipler primärer maligner Melanome erarbeitet werden.

Fall 1

58-jähriger Patient, bei dem gleichzeitig ein primär knotiges malignes Melanom an der rechten Brust sowie ein superfiziell spreitendes Melanom unterhalb der linken Klavicula entdeckt wurden.

Fall 2

53-jähriger Patient; vor sieben Jahren Exzision eines superfiziell spreitenden malignen Melanoms (SSM) an der linken Brust. 4 Jahre später Exzision eines weiteren SSM am Rücken sowie eines dysplastischen Nävus an der linken Brust, bei dem histologisch ein initiales malignes Melanom nicht sicher ausgeschlossen werden konnte.

Sieben Jahre nach dem ersten malignen Melanom wurde als bislang letztes ein noduläres malignes Melanom an der rechten Schläfe exzidiert.

Fall 3

42-jähriger Patient mit einem erodierten knotigen Melanom an der rechten Stirn sowie einem knotigen malignen Melanom am rechten Oberarm. Am gesamten Integument fanden sich relativ dicht disseminiert zahlreiche, klinisch auffällige, pigmentierte Nävi. Bei der Tochter des Patienten diagnostizierten wir ebenfalls ein BK-Mole-Syndrom. Sein Sohn hatte viele, klinisch jedoch unauffällige Pigmentnävi.

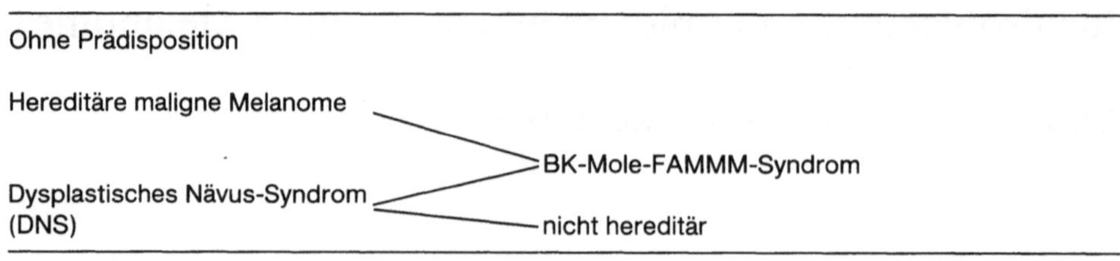

Abb. 1. Vorkommen multipler primärer maligner Melanome

Diskussion

Multiple primäre maligne Melanome können, wie im Fall 1 und 2 gezeigt, quasi zufällig ohne besondere Prädisposition gleichzeitig oder nacheinander entstehen. Sie kommen jedoch gehäuft bei hereditären malignen Melanomen vor. Die Häufigkeitsangaben hereditärer maligner Melanome schwanken in der Literatur zwischen 1% und 10% aller Melanome. Davon erkranken ca. 15% an einem zweiten primären Melanom [4]. Auch entwickeln Patienten mit einem dysplastischen Nävus-Syndrom gehäuft mehrere Melanome. Dabei wird von vielen Autoren zwischen einer hereditären Form, dem BK-Mole- bzw. FAMMM-Syndrom und einer nicht hereditären Form unterschieden [1, 2, 3]. Andere Autoren [5] bezweifeln die Existenz eines nicht hereditären dysplastischen Nävus-Syndroms (Abb. 1).

Die Häufigkeit multipler primärer maligner Melanome wird in der Literatur mit 1–3% aller Melanome angegeben [6]. In unserem Krankengut von 2031 Patienten mit malignem Melanom entwickelten 37 Patienten (= 1,8%) ein oder mehrere weitere primäre Melanome.

Als Konsequenz ergibt sich, daß bei der Nachkontrolle von Melanom-Patienten nicht nur auf ein Rezidiv oder Zeichen einer Metastasierung, sondern auch auf die Entwicklung eines Zweitmelanoms geachtet werden muß. Dies gilt insbesondere dann, wenn eine entsprechende Prädisposition in Form von Heredität oder dysplastischem Nävus-Syndrom vorliegt.

Literatur

1. Braun-Falco O, Landthaler M, Ryckmanns F (1979) BK-Mole-Syndrom. Fortschr Med 35: 1489–1494
2. Elder DE, Goldman LI, Goldman SC, Greene MH, Clark WH (1980) Dysplastic naevus syndrome: A phenotypic association of sporadic cutaneous melanoma. Cancer 46: 1787–1794
3. MacKie RM (1982) Multiple melanoma and atypical melanocytic naevi – evidence of an activated and espanded melanocytic system. Br J Dermatol 107: 621–629
4. Landthaler M, Braun-Falco O (1979) Familiäres hereditäres malignes Melanom. Med Klin 74: 353–357
5. Lynch HT, Fusaro RM, Pester J, Lynch JF (1980) Familial atypical multiple mole melanoma (FAMMM) syndrome: Genetic heterogenity and malignant melanoma. Br J Cancer 42, 58–70
6. Scheibner A, Milton GW, McCarthy WH, Norlund JJ, Pearson LJ (1982) Multiple primary melanoma – a review of 90 cases. Aust J Derm 23: 1–8

Metastasierendes malignes Melanom bei unbekanntem Primärtumor

R. Brunner, M. Landthaler und O. Braun-Falco

Zusammenfassung

Es wird über einen Fall von metastasierendem malignem Melanom nach vorausgegangener Spontanregression des Primärtumors berichtet. An Hand von 33 Patienten aus unserem Krankengut mit malignem Melanom bei unbekanntem Primärtumor wird auf Altersverteilung, Behandlung, Prognose und Pathogenese eingegangen.

Spontanregressionen von malignen Melanomen der Haut kommen im Vergleich zu Spontanregressionen anderer Malignome überdurchschnittlich häufig vor.

Obwohl das maligne Melanom nur rund 3% der malignen Tumoren beim Menschen ausmacht, entfallen mehr als 10% der Spontanrückbildungen von malignen Tumoren auf das maligne Melanom [20].

Kasuistik

Wegen eines langsam wachsenden Knotens am linken Oberschenkel begab sich ein 46-jähriger Patient in chirurgische Behandlung. Nach Exzision der Veränderung in Lokalanästhesie fand sich histologisch eine Hautmetastase eines malignen Mela-

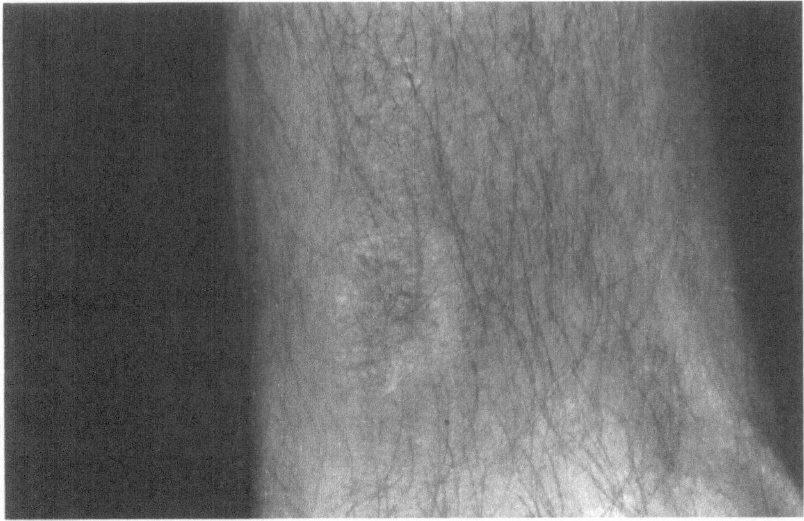

Abb. 1. Flache, depigmentierte, 3 cm große Narbe über dem linken Malleolus medialis. Zustand nach Spontanregression des Primärtumors

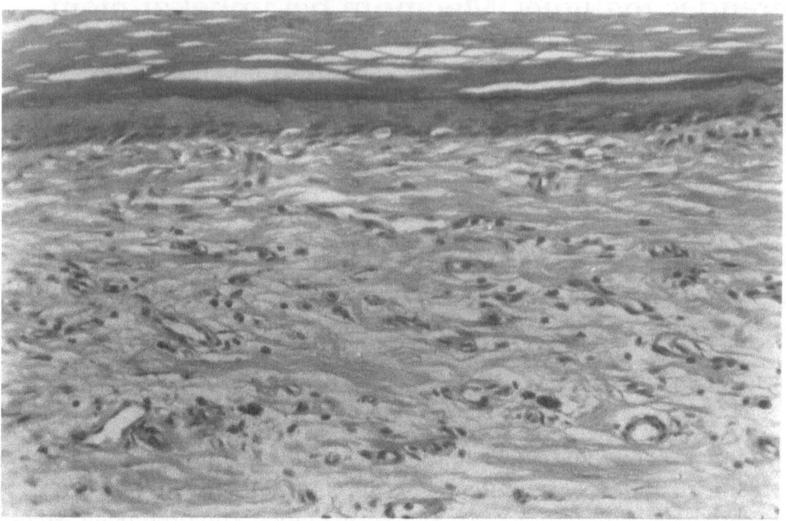

Abb. 2. Histologie der Narbe 2 Jahre nach Regression des Primärtumors. Atrophie der Epidermis, Fibrose des Koriums mit lympho-histiozytärem Infiltrat. Pigmentbeladene Melanophagen im Randbereich. HE × 40

noms. Es erfolgte die Überweisung des Patienten an unsere Klinik. Über dem linken Innenknöchel fiel ein 3 cm großer, depigmentierter Fleck auf (Abb. 1). Hier hatte vor mehreren Jahren ein bräunlicher Herd bestanden, der allmählich gewachsen war und sich nach einer Blutung zurückgebildet hatte. Histologisch fanden sich eine atrophische Epidermis, Fibrose des Koriums mit lympho-histiozytärem Infiltrat und pigmentbeladenen Melanophagen, jedoch keine Tumorreste. Insgesamt fand sich das histologische Bild, wie es für die Regression eines malignen Melanoms [3] typisch ist (Abb. 2). Therapeutisch wurde eine hypertherme Perfussion des linken Beines mit Alkeran und Aktinomycin D durchgeführt.

Besprechung

Anhand von 33 Fällen mit Melanommetastasen bei unbekanntem Primärtumor, die immerhin 2% unserer Patienten mit malignem Melanom ausmachen, wird auf Klinik, Therapie, Prognose, Verteilung der Lymphknotenmetastasen und Pathogenese eingegangen.

Geschlecht

Von den 33 Patienten mit unbekanntem Primärtumor waren 18 Männer und 15 Frauen. Übereinstimmend wird in der Literatur ein Überwiegen des männlichen Geschlechtes beim malignen Melanom mit unbekanntem Primärtumor beschrieben [1, 7, 10].

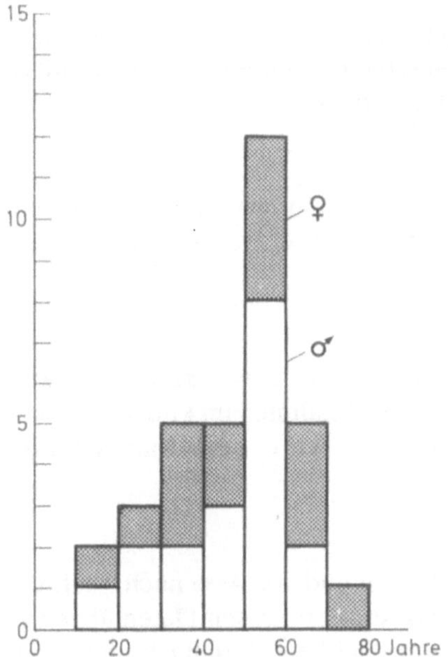

Abb. 3. Altersverteilung

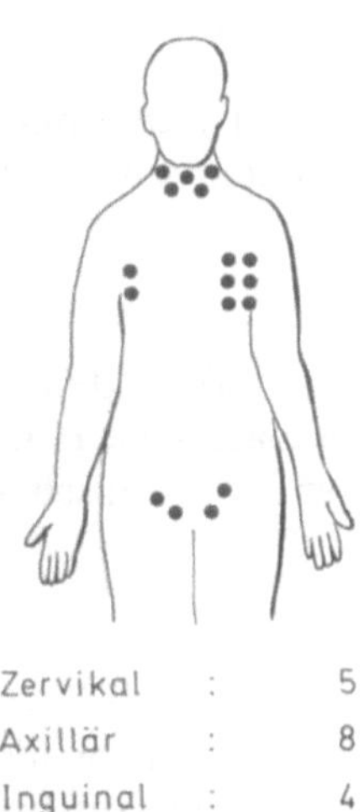

Abb. 4. Verteilung der Lymphknotenmetastasen

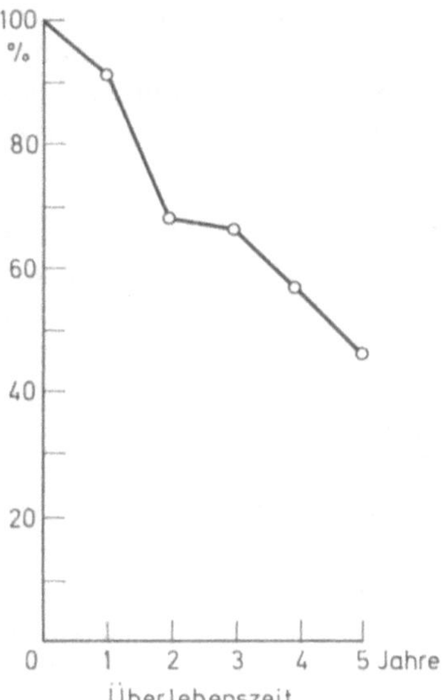

Abb. 5. Prognose

Alter der Patienten
Das Durchschnittsalter unserer Patienten betrug bei Diagnosestellung 48 Jahre und entsprach der Altersverteilung unserer Melanompatienten mit bekanntem Primärtumor mit Gipfel in der 5. Lebensdekade (Abb. 3) [1, 10, 18].

Lymphknotenmetastasen
Die axillären Lymphknoten waren mit 8 Patienten am häufigsten, die zervikalen und inguinalen Lymphknoten mit 5 bzw. 4 Patienten (Abb. 4) weniger oft befallen [1, 2, 17, 18].

Therapie
Mit einer Ausräumung der erkrankten Lymphknotengruppe bzw. Exzision der kutanen oder subkutanen Filiae, sowie rein palliativen Maßnahmen im klinischen Stadium III entspricht unser therapeutisches Vorgehen dem, wie es bei bekanntem Primärtumor üblich ist [7, 10].

Prognose
Die Überlebensrate von weniger als 70% nach 2 Jahren und von 45% nach 5 Jahren stimmt mit den von Reintgen, Chang und Giuliano veröffentlichten Daten überein. Die Prognose bei unbekanntem Primärtumor unterscheidet sich danach nicht von der bei bekanntem Primärtumor [5, 10, 11, 20].

Pathogenese
Folgende Möglichkeiten werden für die Genese von Melanommetastasen bei unbekanntem Primärtumor genannt [14, 18, 21]:
- Spontanregression des Primärtumors
- Manifestation des Primärtumors an viszeralen Organen
- De novo-Entstehung von malignen Melanomen in Lymphknoten oder Lymphgefäßen.

Nach den Kriterien von Das Gupta [7] sollte nur dann von unbekanntem Primärtumor gesprochen werden, wenn sich keine anamnestischen Angaben über operative oder traumatische Entfernung von pigmentierten oder nicht pigmentierten Hautveränderungen finden, wenn im entsprechenden Lymphabflußgebiet keine Operationsnarben nachweisbar sind, und wenn an den Augen keine Eingriffe im Sinne einer Enukleation oder Exenteration der Orbita durchgeführt worden sind.

Bei unserem Patientengut fanden sich immerhin bei über 30% der Fälle mit malignem Melanom bei unbekanntem Primärtumor anamnestisch oder klinisch Hinweise auf eine spontane Regression von pigmentierten Hautveränderungen [10, 16, 17]. Obwohl die spontane Rückbildung von malignen Melanomen auf immunologische Vorgänge zurückzuführen sein dürfte, ergaben vergleichende immunologische Untersuchungen von Giuliano [9] bei Melanompatienten mit bekanntem und unbekanntem Primärtumor keine Unterschiede in der zellulären Reaktionslage.

Als weitere Möglichkeit der Entstehung von malignen Melanomen ist die De novo-Entstehung in Lymphknoten und Lymphgefäßen zu diskutieren. Der Nachweis von Nävuszellen im Randsinus von Lymphknoten und in dermalen Lymphgefäßen spricht dafür, daß maligne Melanome auch dort entstehen können [2, 7, 12, 15].

Auch die versteckte Manifestation von malignen Melanomen an inneren Organen oder im Schleimhautbereich ist möglich [4, 6, 19]. Orbitamelanome sind häufig [8]. Bei dem Befall der inguinalen Lymphknotengruppe muß ein anorektales oder vaginales Melanom ausgeschlossen werden [6]. Bei einem Befall von zervikalen Lymphknoten mit unbekanntem Primärtumor sollte vor allem an einen Melanombefall von Parotis, Zungengrund und Hypopharynx gedacht werden [13].

In jedem Fall sollte ein Patient mit malignem Melanom bei unbekanntem Primärtumor durchuntersucht werden, unter Ausnutzung aller technischen Möglichkeiten, einschließlich invasiver diagnostischer Maßnahmen.

Literatur

1. Baab GM, McBride GM (1975) Malignant melanoma. The patient with an unknown site of primary origin. Arch Surg 110: 896–900
2. Bell MEA, Hill DP, Bhargava MK (1979) Lymphatic invasion in pigment nevi. Am J Clin Pathol 72: 97–100
3. Braun-Falco O (1980) Spontanregression des malignen Melanoms? Dtsch Med Wochenschr 105: 714
4. Cagle P, Mace ML, Judge DM, Teague RB, Wilson RK, Greenberg SD (1984) Pulmonary melanoma. Primary vs metastatic. Chest 85: 125–126
5. Chang P, Knapper WH (1982) Metastatic melanoma of unknown primary. Cancer 49: 1106–1111
6. Chung AF, Casey MJ, Flannery JT, Woodruft JM, Lewis JL (1980) Malignant melanoma of the vagina, Report of 19 cases. Obstet Gynecol 55: 720–727
7. Das Gupta T, Bowden I, Berg JW (1963) Malignant melanoma of unknown primary origin. Surg Gynecol Obstet 117: 341–345
8. Didolkar MS, Elias EG, Barber NA, Moore RH (1980) Biologic behavior of ocular malignant melanoma and comparison with melanoma of the head and neck. Am J Surg 140: 522–526
9. Giuliano AE, Moseley HS, Jrie RF, Golub SH, Morton DL (1980) Immunologic aspects of unknown primary melanoma. Surgery 87: 101–105
10. Giuliano AE, Moseley HS, Morton DL (1980) Clinical aspects of unknown primary melanoma. Ann Surg 191: 98–104
11. Giuliano AE, Cochran AJ, Morton DL (1982) Melanoma from unknown primary site and amelanotic melanoma. Seminars in Oncology 9: 442–447
12. Hönigsmann H, Wolff K, Konrad K (1974) Systemische Naevomatose. Tierfellnaevus, multiple eruptive Naevi und Naevuszellabsiedelungen in den Lymphknoten. Hautarzt 25: 547–553
13. Knothe J, Fritsche F (1980) Zur Halslymphknotenmetastasierung bei unbekanntem Primärtumor. Laryngol Rhinol 59: 221–226
14. Kopf AW, Bart RS, Rodriguez-Sains RS, Ackerman AB (1979) Malignant melanomas. Masson, New York
15. Lambert WC, Brodkin RH (1984) Nodal and subcutaneous cellular blue nevi. A pseudometastasizing pseudomelanoma. Arch Dermatol 120: 367–370
16. Landthaler M, Braun-Falco O (1981) Maligne Melanome mit unbekanntem Primärtumor. Bericht über 12 Patienten und Übersicht. Hautarzt 32: 339–344
17. Milton GW, Shaw HM, McCarthy WH (1977) Occult primary malignant melanoma. Factors influencing survival. Br J Surg 64: 805–808
18. Milton GW (1977) Melanoma in pregnancy; occult primary melanoma; melanoma in children; spontaneous regression. In: Milton GW (ed) Malignant melanoma of the skin and mucous membrane. Livingstone, Edinburgh London New York, pp 152–156
19. Milton GW, Brown MML, Gilder M (1967) Malignant melanoma with an occult primary lesion. Br J Surg 54: 651–658
20. Reintgen DS, McCarty KS, Woodard B, Cox E, Seigler HF (1983) Metastatic malignant melanoma with an unknown primary. Surg Gynecol Obstet 156: 335–340
21. Sober AJ, Fitzpatrick TB, Mihm MC (1980) Primary melanoma of the skin; Recognition and management. J Am Acad Dermatol 2: 179–197

Epibulbäres Melanom am letzten Auge

H. F. Piper und H. H. Wolff

Zusammenfassung

Bei einem 40-jährigen Mann, dem in der Kindheit das linke Auge wegen eines Pseudoglioms entfernt worden war, entstand ein kleiner limbusnaher Pigmentfleck in der Bindehaut des rechten Auges. Er wurde operativ entfernt, die histologische Diagnose lautete „benigne erworbene Melanose". Es kam zu Rezidiven mit Wanderung auf die Hornhaut. Mehrfach wurde exzidiert, bestrahlt und keratoplastisch versorgt. Der Patient verstarb im Alter von 49 Jahren an Hirnmetastasen, bei der Obduktion fanden sich zahlreiche weitere Organmetastasen.

Die Pigmenttumoren sind die häufigsten Tumoren des Auges; sie finden sich an der Bindehaut [23], der Regenbogenhaut, dem Strahlenkörper und der Aderhaut [8]. Während die intraokulären Melanome eine schlechte Prognose aufweisen, gelten die Melanome der Bindehaut als relativ gutartig [10].

Differentialdiagnostisch sind bei den epibulbären Pigmentierungen die Melanosis congenita (= okuläre Melanozytose), der kongenitale oder im Laufe des Lebens entstehende Nävuszellnävus (vom Junktions- oder Compound-Typ), die erworbene Melanosis und das maligne Melanom zu unterscheiden [4, 15, 16, 19]. Eine dem Dermatologen gut bekannte Variante der Melanosis congenita ist die okulodermale

Tabelle 1. Kasuistik (Pat. L. St., geb. 1933, männlich)

1935		Linkes Auge entfernt (anamnestisch Pseudogliom)
1973	1. OP.	Grauer Knoten an der Bindehaut des rechten Auges, von dicken Gefäßen und einer Pigmentierung umgeben. Histolog.: Nävuszellnävus, an einer Stelle Verdacht auf beginnendes malignes Melanom
1974	2. OP.	Hornhautrand beteiligt. Histolog.: Nävuszellnävus, junktionale Aktivität, *kein* Melanom. Spontane Rückbildung möglich?
1975	3. OP. 1. Rad.	Progredienz. Histolog.: Erworbene Melanose, oberflächliches malignes Melanom, von Zimmerman (AFIP Washington) bestätigt, „relativ benigne". Rucknystagmus nach links (anamnestisch seit 1952)
1976	4. + 5. OP. 2. Rad.	Limbusknoten. Histolog.: Erworbene Melanose Stadium II A (Klassifizierung der WHO 1980)
1977/78		Subepitheliale braune Schicht erreicht die Hornhautmitte, tiefere Stroma-Melanosen
1979		Feinkörnige Trübung der vorderen Hornhautschichten, wulstige Limbusvernarbung. Visus 0,5.
1980/81	6. + 7. OP.	2 lamellierende Keratoplastiken. Histolog.: Malignes Melanom der Hornhaut, erworbene Melanose der Bindehaut. Visus 0,6.
1982		Exitus. Hirn-, Lungen-, Milz-, Darm-, Lymphknoten-Metastasen

Melanose (der Naevus Ota). Die erworbene Melanosis kann sich allmählich bei Menschen aus dunkelhäutigen ethnischen Gruppen entwickeln und ist harmlos. Einseitig tritt sie aber auch jenseits des 40. Lebensjahres auf und entspricht dann an der Haut der „Melanosis circumscripta praecancerosa Dubreuilh" [19] = einer Lentigo maligna. Während in der Dermatologie diese Läsion heute generell als „Melanoma in situ" angesehen wird, unterscheidet die Ophthalmologie [19] ein benignes Stadium I (A: mit minimaler junktionaler Aktivität, B: mit ausgeprägter junktionaler Aktivität) und ein malignes Stadium II (A: mit minimal invasivem Wachstum, B: mit ausgeprägt invasivem Wachstum). Allerdings werden fließende Übergänge zwischen diesen Formen angenommen. Maligne Melanome der Konjunktiva können – wie an der Haut – aus einer erworbenen Melanose, in einem Nävuszellnävus oder de novo entstehen [2a, 25a].

Über „Maligne Melanose" des Limbus corneae ist im deutschsprachigen Schrifttum häufiger berichtet worden [3, 5, 7, 12–14, 17, 18, 25–27]. Diese Autoren behandelten meist nach der Richtlinie von Thiel [26] „Frühzeitig im Gesunden exstirpieren und im Falle der Malignität in jedem Fall nachbestrahlen"; sie konnten überwiegend gute Erfolge verbuchen, wenn auch örtliche Rezidive überwunden werden mußten. Linnen et al. [11] sahen allerdings ein in die Orbita „spreitendes" Melanom, ähnlich Griffith et al. (1971). Einen deletären Ausgang schildert Thiel 1939 unter dem Kapitel Epitheliome und Melanome: „Einem 54-jährigen Mann wurde eine kleine Geschwulst vom äußeren Hornhautrand des rechten Auges entfernt und nachbestrahlt. Zwei Jahre später machte ein Rückfall, der nun Binde- und Hornhaut betraf, erneute Entfernung, Kaustik und Bindehautdeckung erforderlich; der Prozeß schien mit flacher Narbe abgeheilt. Ein Jahr später: Hirnmetastasen, Exitus. Histologisch undifferenziertes Rundzellenblastom". Duke-Elder [2], der vor Maßnahmen „too little and too late" warnt, ja im Grunde mit Reese [22] nur die Exenteratio orbitae für adäquat hält, schildert Verläufe bis zum Metastasentod, ähnlich Schichtel [24]. Bei Lederman [9] starben 5 von 26 Patienten innerhalb von 5 Jahren an Metastasen, obwohl das örtliche Wachstum durch Bestrahlung beherrscht war; ähnlich sieht die Statistik von Bernardino et al. [1] aus. Genauere Angaben über die Häufigkeit und die Lokalisation von Metastasen finden sich in einer neueren Statistik von Folberg et al. [4].

Die Limbusregion ist offenbar für melanozytische Prozesse besonders disponiert. Sie ist nach Thiel Sitz einer zarten Pigmentkörnelung; diese tritt an Personen mit brauner Iris, besonders aber bei Menschen dunkler Hautfarbe stärker hervor. Aus der anatomischen Struktur der Limbuszone läßt sich die Tendenz der Geschwülste verstehen, in Richtung zur Hornhautmitte fortzuschreiten. Von den „Vogt"schen Palisaden reichen fingerförmige Fortsätze in die Hornhaut hinein und dienen als Leitschiene. Ferner regeneriert von hier aus das Epithel. Pigment wandert mit diesem „wirbelartig" auf die Hornhaut, ohne daß diese Streuung Tumorinvasion bedeuten müßte.

Sowohl klinisch als auch histopathologisch kann die Unterscheidung zwischen junktionalem Nävuszellnävus, erworbener Melanose und initialem malignem Melanom außerordentlich schwierig sein. Dieser Sachverhalt wird durch die folgende Kasuistik illustriert; zusätzlich problematisch war in diesem Fall, daß die diagnostisch zunächst unklare Pigmentläsion am letzten Auge eines Patienten auftrat, dem in der Kindheit das andere Auge entfernt worden war.

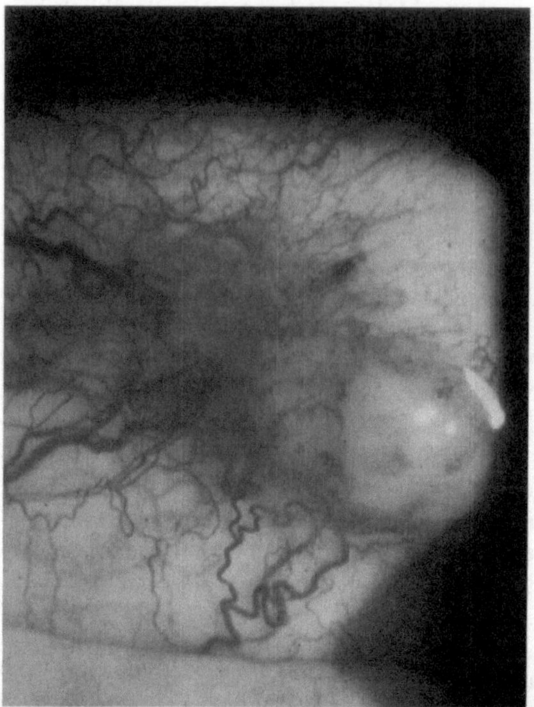

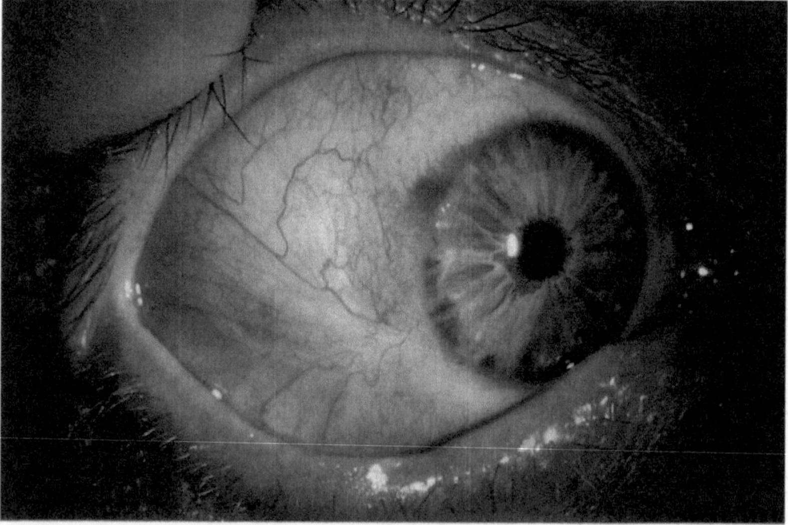

Abb. 1. (oben) Ausgangsbefund am 29. 6. 1973. Bräunlich pigmentierter Herd am Limbus corneae mit rundlicher glasiger Erhabenheit, stark vaskularisiert

Abb. 2. (unten) Rezidiv, am 5. 4. 1974

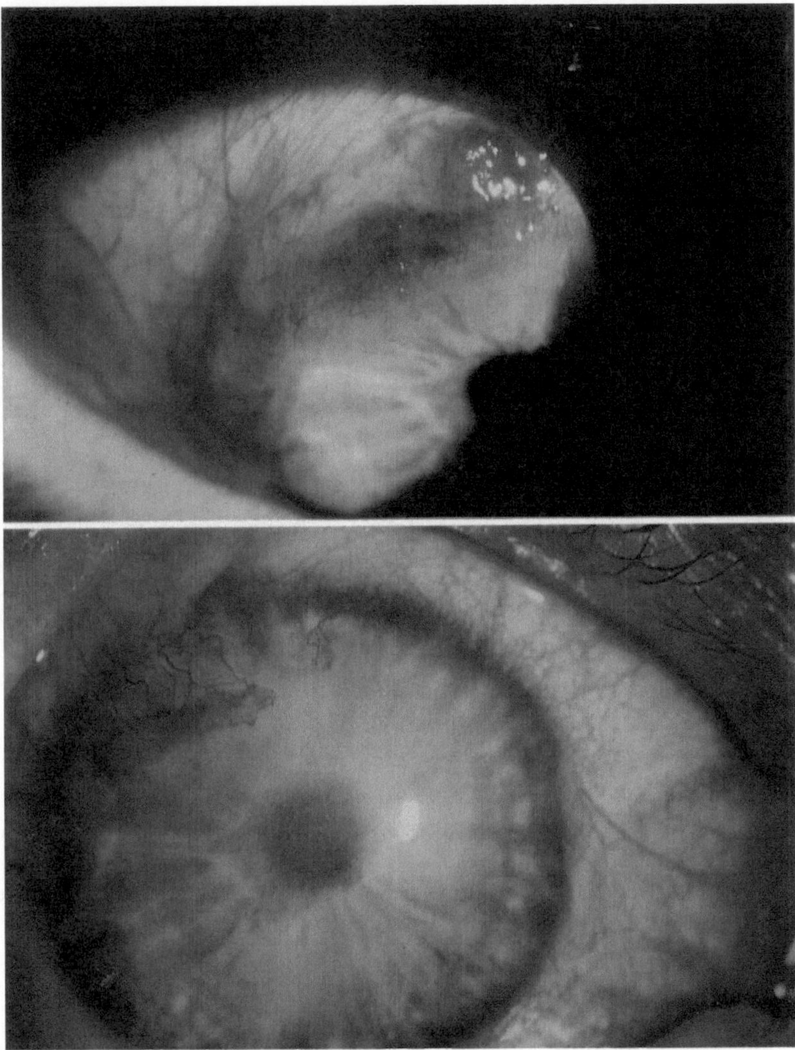

Abb. 3. (oben) Weiteres Fortschreiten, auch auf die Hornhaut. Befund am 4.3.1975
Abb. 4. (unten) Herdförmige Pigmentierung und diffuse Trübung durch Pigmentausschüttung in die vorderen Hornhautschichten. Befund am 14.5.1980

Kasuistik

Der 40-jährige Patient hatte an seinem einzigen rechten Auge – das linke war im 2. Lebensjahr unter Tumorverdacht enukleiert worden – ein kleines Knötchen bemerkt. Bei Geradeausblick war dieses noch vom Oberlid bedeckt: es nahm einen Bezirk bei temporal 9 Uhr ein, ohne den Limbus ganz zu berühren. An der Spaltlampe stellte es sich als glasige, nicht pigmentierte Erhabenheit dar, die von erweiterten Gefäßen und einer bräunlichen Pigmentierung umgeben war (Abb. 1). Das

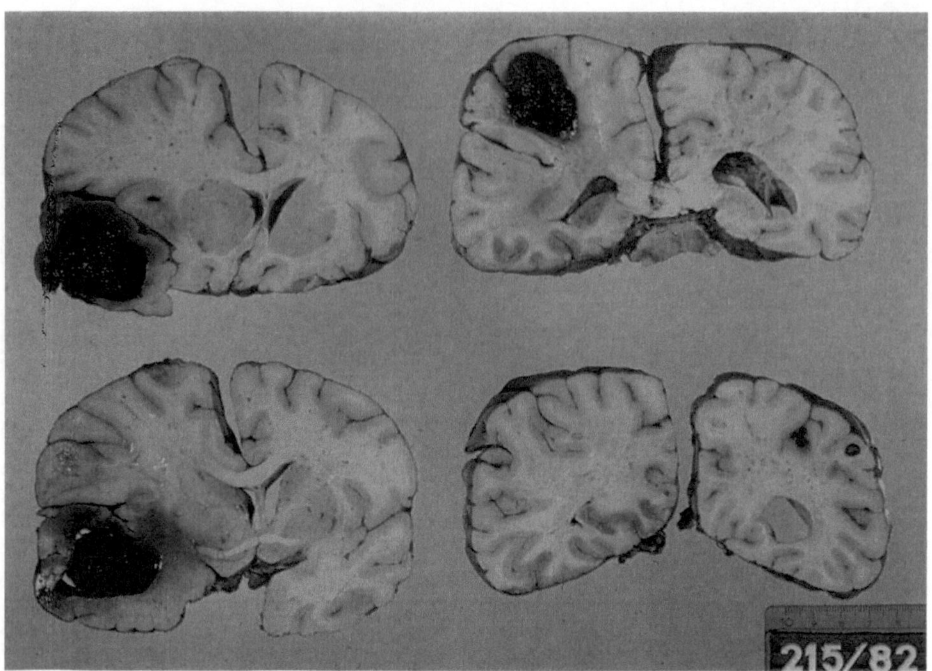

Abb. 5. Hirnmetastasen, Sektionsbefund am 10. 4. 82

Gebilde wurde – soweit erkennbar – im Gesunden entfernt. Histologisch wurde damals ein Nävuszellnävus diagnostiziert, an einer Stelle ergab sich der Verdacht auf beginnendes malignes Melanom.

In der Folgezeit entwickelte sich ein Rezidiv. Als sich ein Jahr später nun auch pigmentiertes Gewebe auf die Hornhaut schob (Abb. 2), zeigte das in mehrfachen Schnittstufen untersuchte Exzisat rundliche Nester eines gering pigmentierten Nävuszellnävus, jedoch keine Veränderungen mehr im Sinne eines beginnenden malignen Melanoms.

Die klare Diagnose eines Nävuszellnävus und das ausdrückliche Urteil „kein Melanom mehr sichtbar" erwies sich allerdings als trügerisch, da der Prozeß fortschritt (Abb. 3). Dieses Stadium wurde nun als erworbene „noch benigne" Melanose mit erheblicher junktionaler Aktivität gedeutet; ein Krankheitsbild, bei dem auch immer wieder wechselhafte spontane Regression und Progredienz beobachtet werden kann: „Die benigne erworbene Melanose kommt und geht" [28, 29]. Weitere operative Eingriffe wurden auswärts vorgenommen (Prof. Naumann, Hamburg, später Tübingen und Erlangen). Im dritten Jahr der Beobachtung war allerdings an einem Melanom kein Zweifel mehr. Bestrahlungen mit Sr 90 Applikator wurden zweimal vorgenommen; zunächst 8 × 500 rad., 1½ Jahre später 6 × 1000 rad. (Prof. Lommatsch, Charité, Berlin). Die histologischen Schnitte wurden L. E. Zimmerman, AFIP Washington, vorgelegt, der sich der Diagnose eines oberflächlichen malignen Melanoms, entstanden aus einer erworbenen Melanose, anschloß; der Malignitätsgrad sei aber gering anzusetzen, und man solle sich auf die Exzision neugebildeter Knoten beschränken. Diesem Rat wurde weiterhin gefolgt. Jedoch schob sich über die gesamte Hornhaut eine Pigmentschicht (Abb. 4), bei Spaltlampenbetrachtung subepithelial erkennbar. Die Sehschärfe sank erheblich ab; im 7. und 8. Jahr der Beobachtung wurden Keratoplastiken ausgeführt. Histologisch ergab sich nun auch eine Invasion des oberflächlichen Hornhautstromas durch Tumorzellen. Im 9. Beobachtungsjahr verstarb der Patient an Hirn- und generalisierten Metastasen (Abb. 5).

Unser Patient – Professor an einer Fachhochschule – litt naturgemäß unter der zunehmenden Sehstörung am einzigen Auge und konsultierte, verunsichert durch den wechselhaften Verlauf, immer wieder neue Ärzte, begab sich in psychotherapeutische Behandlung und hetzte am Ende, als ihm die Metastasierung bekannt wurde, von Arzt zu Arzt, ohne daß eine Verminderung des Leidensdruckes erzielt werden konnte. Er war trotzdem fast bis zuletzt voll beruflich tätig.

Diskussion

War die ärztliche Behandlung fehlerfrei? Eine Reihe von Unsicherheiten erschweren die Antwort. Anfangs sprachen sich die Histopathologen für relative, ja sogar zeitweilig für uneingeschränkte Gutartigkeit der Neubildung aus. Dieses Urteil erleichterte die Entschlüsse der behandelnden Ärzte, deren Handlungsfreiheit am einzigen Auge ohnehin eingeschränkt war. Trotzdem bleibt die kritische Überlegung, ob die ersten Exzisionen hätten radikaler ausfallen müssen, oder ob gar eine sofortige Enukleation indiziert gewesen wäre. Die Kontroversen zur Behandlung der malignen Melanome besonders der Uvea halten seit mehr als 100 Jahren an, d. h. es spricht genau so viel für wie gegen Radikalität im engeren oder weiteren Sinne; sei es, daß im Zeitpunkt der klinischen Manifestation eines Melanoms die Ausstreuung längst stattgefunden hat, sei es, daß bei kleinen Tumoren ihre sofortige radikale Entfernung die Ausbreitung zu verhindern in der Lage ist; das sind die extremen Standpunkte [20, 22, 26, 28, 29]. Dem Patienten war bereits ein Auge unter Tumorverdacht entfernt worden. Diese Vorgeschichte mag für eine Disposition sprechen, die beim Auftreten eines weiteren Tumors an einer weniger wichtigen Körperstelle sicherlich für Radikalität gesprochen hätte. Hier blieb nur die Verfolgung des Zieles, das Sehen des letzten Auges sicherzustellen, d. h. auf die relative Gutartigkeit bauend, mit kleinen aber genau kalkulierten Eingriffen das örtliche Tumorwachstum zu begrenzen. Diese Maßnahmen, die bis zur Keratoplastik ausuferten, liefen immer mehr dem fortschreitenden Prozeß hinterher und sind retrospektiv als palliativ einzustufen. Sie waren allerdings in der Lage, eine hinreichende Sehschärfe bis zum sehr plötzlichen und gewissermaßen unerwarteten Ende zu bewahren.

Nachtrag bei der Korrektur:
Ein dem von uns dargestellten Fall ähnlicher Befund wird 1985 von W. Wetzel beschrieben: Strahlentherapeutische Behandlung eines malignen Melanoms der Korneosklerose. Klin Mbl Augenheilk 186: 371–373

Literatur

1. Bernardino VD, Michael AN, Wallace HC (1976) Malignant melanomas of the conjunctiva. American J Ophthalm 82: 383–394
2. Duke-Elder S (1965) System of ophthalmology Vol VIII/1. Kimpton, London
2a. Elsas FJ, Green WR, Ryan SJ (1974) Benign pigmented tumors arising in acquired conjunctival melanosis. American J Ophthalm 78: 229–232
3. Fanta H (1979) Epibulbäre Tumoren. Klin Mbl Augenheilk 174: 411–420
4. Folberg R, McLean IW, Zimmermann LE (1984) Ophthalmology 91: 673–678
5. Graeber W, Dittmann M (1965) Zur Klinik der Pigmenttumoren des äußeren Auges. Klin Mbl Augenheilk 142: 854–864
6. Griffith WR, Green WR, Weinstein GW (1971) Conjunctival malignant melanoma originating in aquired melanosis sine pigmento. American J Ophthalm 72: 595–599
7. Holland G (1969) Die Pigmenttumoren der Bindehaut im Kindesalter. Bericht über die 69. Zusammenkunft der Deutschen Ophthalmologischen Gesellschaft, Bergmann, München, S 168–174
8. Jay B (1965) Naevi and melanomata of the conjunctiva. Brit J Ophthalmol 49: 169–204
9. Lederman M (1964) In: Boniuk M (Hrsg) Okular and adnexialtumors. Mosby, St. Louis
10. Lewis PM, Zimmerman LE (1958) Delayed recurrences of malignant melanoms of the bulbar conjunctiva. Amer J ohphthalm 45: 536–543
11. Linnen HJ, Hundeiker M, Tilkorn H (1978) Epibulbäres superfiziell spreitendes Melanom. Klin Mbl Augenheilk 172: 84–90
12. Löwers G (1961) Maligne Melanome des Limbus corneae und ihre Behandlung. Klin Mbl Augenheilk 139: 534–542
13. Lommatsch P, Vollmar R (1964) Einige Ergebnisse der Beta-Therapie bei epibulbären Tumoren. Klin Mbl Augenheilk 144: 856–871
14. Lommatsch P, Fürst G, Vollmar R (1978) Epibulbäre Tumoren. In: Velhagen K (Hrsg), Der Augenarzt, Bd V, Thieme, Leipzig, S 382–386
15. Manschot WA (1966) Congenital okular melanosis, conjunctival. naevus, conjunctival melanosis, conjunctival melanoma. Ophthalmologica 125: 495–505
16. Manschot WA (1975) Melanotic lesions of the conjunctiva. Mod Probl Ophthal 14: 344–348
17. Marquardt R (1969) Untersuchungen zur Morphologie, Verlaufsform und Therapie der Pigmenttumoren am Limbus corneae. Klin Mbl Augenheilk 155: 214–225
18. Marquardt R (1982) Pigmenttumoren am Limbus corneae. In: Doden W (Hrsg) Limbusprobleme. Enke, Stuttgart
19. Naumann GOH (1982) Pathologie des Auges. Springer, Berlin
20. Reese AB (1955) Precancerous and cancerous melanosis of the conjunctiva. Amer J Ophthalmol 39: 96–100
21. Reese AB (1966) Precancerous and cancerous melanosis. Amer J Ophthalmol 61: 1272–1277
22. Reese AB (1982) Tumors of the eye. Harper and Row, London
23. Rieger H (1975) Maligne Melanome der Bindehaut. In: Velhagen K (Hrsg) Der Augenarzt, Thieme, Leipzig, S 741–744
24. Schichtel RF (1969) Melanoma of epibulbar conjunctiva. The eye, ear, nose and throat monthly 48: 181–184
25. Schirren CG (1957) Röntgenweichstrahltherapie von Melamalignomen an der conjunctiva bulbi. Dermatologica 115: 663–640
25a. Schliefer F, Kleifeld O (1975) Über das maligne Melanom der Hornhaut und seine Therapie. Klin Mbl Augenheilk 167: 404–412
26. Thiel R (1939) Die bösartigen Geschwülste des Auges und seiner Umgebung. Enke, Stuttgart
27. Thiel R (1965) Krebsprobleme in der Augenheilkunde. Enke, Stuttgart
28. Zimmermann LE (1964) In Boniuk M (Hrsg) Okular and adnexal Tumors. Mosby, St Louis
29. Zimmerman LE (1978) In Jacobiec FA (Hrsg) Okular and adnexal tumors, Aeskulapius publ. Comp Amsterdam

Malignes Melanom an der Fußsohle bei einer Patientin mit Turner-Syndrom

V. Wendt

Zusammenfassung

Vorgestellt wird eine 42-jährige Patientin mit einem akrolentiginösen malignen Melanom an der rechten Fußsohle. Bei der klinischen Untersuchung fielen als Nebenbefunde multiple Lentigines, ein Nävuszellnävusreichtum an beiden unteren Extremitäten, Minderwuchs sowie eine Brachydaktylie der vierten Zehen rechts und links auf. Die interne Begleitdiagnostik ergab eine Malrotation beider Nieren bei gleichzeitiger Doppelniere rechts. Die Chromosomenanalyse zeigte einen Chromosomensatz 45,X0; demnach liegt ein Turner-Syndrom vor.

Die Beziehungen des beschriebenen Krankheitsbildes zum Leopard-Syndrom werden diskutiert. Auf die Bedeutung der Chromosomenanalyse bei vergleichbaren Fällen wird verwiesen.

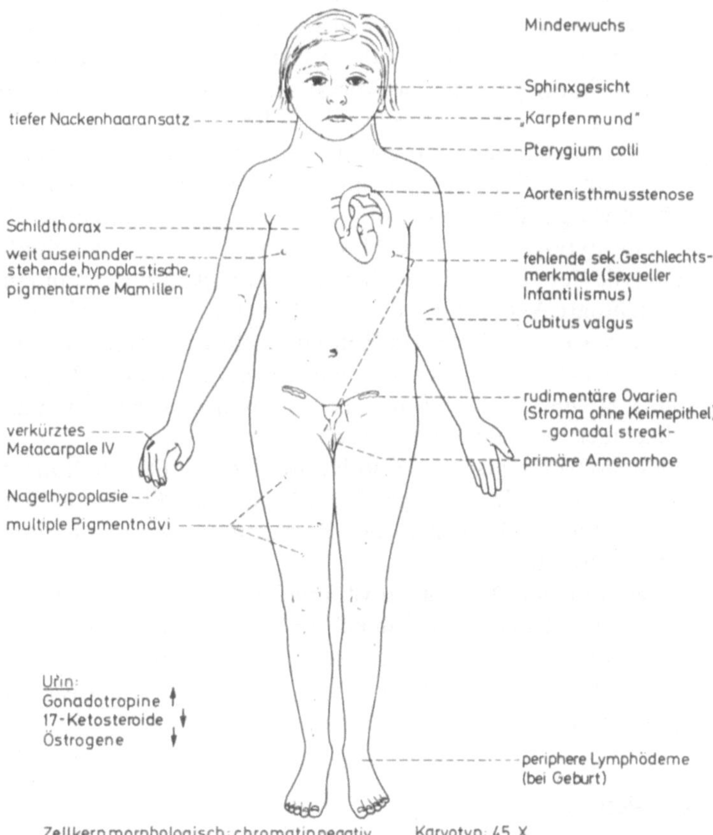

Abb. 1. Die wichtigsten klinischen Anomalien beim Turner-Syndrom (modif. n. Hienz, 1971)

Die überzufällige Häufung von malignen Melanomen bei Patientinnen mit Turner-Syndrom wurde 1974 von dem Dermatologen Reed und Mitarbeitern in den USA beschrieben [2]. Die Beobachtung hat nur vereinzelt - so z. B. bei Steigleder - Eingang in die deutschsprachige Literatur gefunden [5]. Nach den Untersuchungen von de la Chapelle weist eines von 3000 neugeborenen Mädchen den Karyotyp 45,X0 auf. Die wichtigsten diagnostischen Kriterien beim klassischen Turner-Syndrom sind in der folgenden schematischen Darstellung wiedergegeben (Abb. 1). Neben dem weithin bekannten Pterygium colli finden sich bei den stets minderwüchsigen Patientinnen ein tiefer Nackenhaaransatz, hypoplastische und pigmentarme Mamillen sowie das Fehlen anderer sekundärer Geschlechtsmerkmale als Ausdruck eines sexuellen Infantilismus, des weiteren Nagelveränderungen, verkürzte Metakarpalia bzw. Metatarsalia IV sowie in 63% der Fälle multiple Nävuszellnävi in z. T. sehr dichter Aussaat. Intern können neben den rudimentären Ovarien und der primären Amenorrhoe kardiale und renale Fehlbildungen hinzukommen [1].

Kasuistik

Berichtet wird über eine 42-jährige Patientin, die im Oktober 1983 zur Exzision eines malignen Melanoms an der rechten Fußsohle zur Aufnahme kam. Der Tumor hatte nach einem Wanderurlaub im Juli 1983 zunehmendes Größenwachstum und Blutungsneigung gezeigt. Die Abklärung einer primären Amenorrhoe hatte die Patientin aus psychischen Gründen abgelehnt.

Bei der Aufnahme zeigte die mit 135 cm Körperlänge deutlich minderwüchsige Patientin eine diffuse Alopezie mit erhöhter Telogenrate, einen tiefen Nackenhaaransatz sowie ein Pterygium colli mittelgradiger Ausprägung. Die Mammae waren insgesamt hypoplastisch, die Mamillen pigmentarm. Wir fanden weiter eine Brachydaktylie der vierten Zehen beidseits, zurückzuführen auf eine auch röntgenologisch sichtbare Verkürzung der Metatarsalia IV rechts wie links (Abb. 2). Die Zehennägel waren im Sinne von Röhrennägeln verändert. An den unteren Extremitäten zeigten sich besonders zahlreiche Nävuszellnävi und Lentigines.

Intern stellte sich im Infusionsurogramm eine Malrotation beider Nieren bei gleichzeitiger Doppelniere rechts dar.

Die endokrinologische Befundkonstellation mit Erhöhung der Gonadotropine LH und FSH bei gleichzeitiger Erniedrigung der Östrogene entspricht den hormonellen Werten bei Frauen in der Postmenopause und ist somit mit dem Turner-Syndrom vereinbar.

Die gefundenen Anomalien veranlaßten uns, im Institut für Humangenetik der Medizinischen Hochschule Lübeck eine Chromosomenanalyse durchführen zu lassen. Das Karyogramm zeigte einen Chromosomensatz 45,X0. Das klinisch eindeutig diagnostizierte Turner-Syndrom wurde durch diesen Befund zytogenetisch bestätigt (Abb. 3).

Diskussion

Das von Reed und Mitarbeitern beobachtete Vorkommen von malignen Melanomen bei Turner-Syndrom-Patientinnen muß im Kontext mit anderen angeborenen

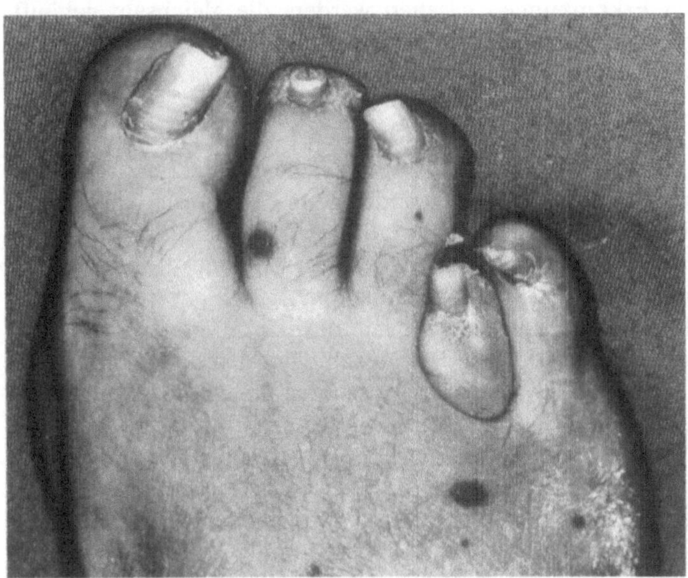

Abb. 2. Röhrennägel, Nävuszellnävi und Längendefizit der vierten Zehe aufgrund eines verkürzten Metatarsale IV bei Turner-Syndrom

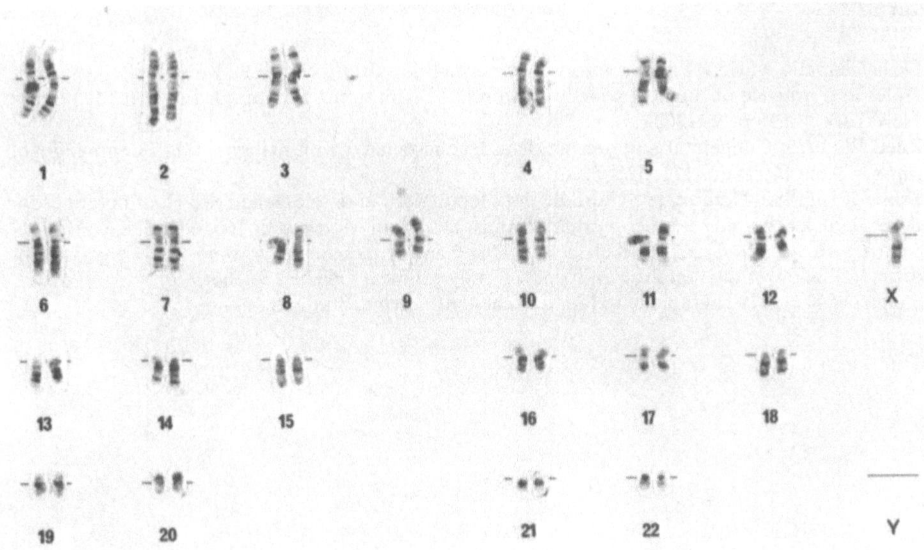

Abb. 3. Chromosomenanalyse der Patientin R. K. mit Turner-Syndrom. Chromosomensatz 45,X0. Die Abbildung wurde uns freundlicherweise vom Institut für Humangenetik der Medizinischen Universität zu Lübeck (Direktor: Prof. Dr. E. Schwinger) zur Verfügung gestellt

und genetisch bedingten Erkrankungen gesehen werden, die gleichsam gehäuft Hamartome oder maligne Veränderungen aufweisen. Pathogenetische Zusammenhänge zwischen den Zweiterkrankungen und der genetischen Aberration sind bislang unbekannt.

Die Frage, ob es sich bei dem von uns beschriebenen Fall um eine Koinzidenz handelt, oder ob ein Kausalzusammenhang zwischen den beiden Erkrankungen besteht, muß unbeantwortet bleiben. Unter Zugrundelegung der von de la Chapelle angegebenen Häufigkeitszahlen leiden in der Bundesrepublik ca. 10000 Mädchen und Frauen an einem Turner-Syndrom [1], so daß bei Bestehen eines Kausalzusammenhanges häufiger die Diagnose „Malignes Melanom" gestellt werden müßte. Gesichert ist für 63% der Fälle mit Turner-Syndrom das Auftreten von multiplen Nävuszellnävi. Die Problemlokalisation an der Fußsohle mit den damit verbundenen mechanischen Irritationen ist als Risikofaktor bei der Entstehung eines malignen Melanoms bekannt. Für ein dysplastisches Nävus-Syndrom oder für atypische Navuszellnävi gab es bei unserer Patientin weder klinisch noch histologisch einen sicheren Anhalt.

Abschließend sei gesagt, daß unsere Patientin insgesamt vier der sieben fakultativen Symptome des Leopard-Syndroms aufweist. Bei den in der Literatur beschriebenen Fällen fehlt zumeist eine Angabe über den Karyotyp [3, 4]. Eine Chromosomenanalyse erscheint bei derartigen Erkrankungen zum sicheren Ausschluß einer chromosomalen Aberration angezeigt.

Literatur

1. De la Chapelle A (1983) Sex chromosome abnormalities. In: Emery AEH, Rimoin DL (eds) Principles and practice of medical genetics. Churchill Livingstone, Edinburgh London Melbourne New York, Bd 1 pp 193–200.
2. Reed W (1975) Congenital and genetic disorders associated with malignant and nonmalignant tumors. Arch Dermatol 111: 525–527.
3. Schmidt H (1980) Hereditäre Syndrome mit Herzfehlern und Anomalien der Haut unter besonderer Berücksichtigung des Leopard-Syndroms. Dermatol Monatsschr 166: 622–628.
4. Seuanez H, Mane-Garzon F, Kolski R (1976) Cardiocutaneous syndrome (the Leopard syndrome). Review of the literature and a new family. Clinical Genetics 9: 266–276.
5. Steigleder K (1981) Therapie der Hautkrankheiten. Thieme, Stuttgart.

Lokalanästhesie bei der Melanom-Operation

E. Diem

Zusammenfassung

Wir stellen fest, daß die ungünstige Rolle von Traumen als Auslöser der Metastasierung von Melanomen allgemein in der älteren Literatur nur eindrucksmäßig belegt, jedoch nie bewiesen wurde. Die Meinung, daß primäre Melanome nur in Allgemeinanästhesie operiert werden dürfen, kann aufgrund vorliegender neuer, kontrollierter Vergleichsstudien an einem großen Krankengut nicht mehr aufrecht erhalten werden.

Die Fragen, ob Lokalanästhesie und Biopsie bei der Operation primärer Melanome angewendet werden dürfen oder nicht, sind eng miteinander gekoppelt. Das gemeinsame Problem ist die Antwort auf die Frage nach Folgen einer Traumatisierung im Verlaufe der angeführten Prozeduren. Das „noli me tangere" von Laien – und leider auch von Ärzten – gegenüber Pigmentgeschwülsten ist auch heute noch eine oft todbringende Einstellung. Die seit Jahrzehnten gängige und in einschlägigen Lehrbüchern des deutschen Sprachraumes bis heute vertretene Meinung war die, Pigmenttumoren nur in Allgemeinanästhesie zu operieren (wobei die immunsupressive Wirkung der Narkosemittel und der Operationsstreß per se viel zu wenig berücksichtigt wurden) [4]: dadurch sollte eine Embolisation oder Implantation von Tumorzellen – oder aber im Sinne der Kontaminationstheorie von Ohlsen eine „Malignisierung" der um den Tumor befindlichen Melanozyten – durch ein eventuelles lokales Trauma bei der Infiltration mit dem Lokalanästhetikum bzw. durch Punktion von Gefäßen vermieden werden [14]. Wir wissen aber heute, daß die Metastasierung ein Vielschrittgeschehen ist, bei dem weniger die Ablösung der Tumorzellen aus dem Primärtumor und deren Einschwemmung in die Blutbahn (Phase 1 der Metastasierung), sondern vielmehr die Abläufe während der Absiedelung und Vermehrung der Tumorzellen am fremden Ort (Phase 2 der Metastasierung) eine Rolle spielen.

So wird etwa die Tumorzelle durch bestimmte Oberflächeneigenschaften (Tumormarker) zur Zielscheibe für den Immunapparat.

Das Absterben von in die Blutbahn gelangten Zellen ist die Regel, ihr Überleben dagegen eine seltene Ausnahme. Nur wenige in die Blutbahn gelangte Zellklone besitzen die Befähigung zur metastatischen Absiedelung. Es interessiert daher weniger, ob es etwa im Rahmen einer ärztlichen Manipulation zur Verschleppung von Tumorzellen kommt [3], sondern vielmehr die Frage, warum die meisten Zellen nicht überleben. Das Schicksal der in die Blutbahn gelangten Zellen wird vom Funktionsgrad der Immunabwehr entschieden. Ist es aber zur Einnistung von Tumorzellkomplexen in ein Wirtsorgan gekommen, ist das Schicksal des Patienten noch lange nicht besiegelt. Je länger sich das Intervall zwischen Erstgeschehen und Spätmetastasierung hinauszieht, um so günstiger ist die Prognose; die Wachstumsaktivität nimmt ab. Allerdings klafft zwischen der derzeitigen Experimentalphase der Tumorimmunologie und den besonderen Verhältnissen beim Menschen noch eine breite Erkenntnislücke.

Bereits 1964 wies Gartmann [7] auf die fragwürdige Rolle von Traumen jeder Art in der Genese der Metastasierung bei bereits bestehendem Melanom hin. Er stellte zu Recht fest, daß nur eine dem Trauma folgende rasche Metastasenaussaat, die die Erfahrungen an gleichen Geschwülsten weit übertrifft, die Wahrscheinlichkeit der ungünstigen kausalen Rolle exogener Faktoren bestätigen würde. Eine umfangreiche Literatur [1, 2, 6, 8, 9, 10, 11, 14] bei einem zahlenmäßig großen Material – vor allem aus dem angloamerikanischen Sprachraum – bestätigt, daß andere Faktoren wie Lokalanästhesie, Probeexzision oder vielleicht auch die Exzisionsweite die Prognose oder Mortalität primärer Melanome beeinflussen. Schmoeckel zeigte an 46 Fällen, daß die Anwendung der Lokalanästhesie zu keiner ungünstigen Beeinflussung der Prognose führte [13]. Eldh [5] wies nach, daß bei korrekter Nachexzision nach vorhergegangener Exzisionsbiopsie in Lokalanästhesie keine Auswirkungen auf die Fünf-Jahres-Überlebensrate eintritt. Bei vorläufiger Sichtung unseres Materials kommen wir zu analogen Ergebnissen [12]. Wir glauben also, daß Melanome ohne ungünstige Beeinflussung der Prognose des Patienten in Lokalanästhesie operiert werden können und dürfen; Voraussetzung ist allerdings die korrekte Technik bei ihrer Anwendung [8, 11], d. h. rautenförmige Um- und Unterspritzung des Tumors, keine direkte Einbringung des Lokalanästhetikums in den Tumor und Wahrung der Sicherheitsabstände bei der Exzision; falls Exzisions- oder Inzisions-Biopsien durchgeführt wurden, soll eine rechtzeitige, d. h. innerhalb eines Zeitraumes von vier Wochen erfolgende Nachexzision mit den derzeit gültigen Sicherheitsabständen erfolgen [2, 13]. Ein limitierender Faktor in der Anwendung der Lokalanästhesie zur Melanomexzision stellt unseres Erachtens lediglich die bei großen Pigmenttumoren für eine korrekte Anästhesie notwendige, in den toxischen Dosisbereich reichende Menge des anzuwendenden Lokalanästhetikums dar. Sinnvollerweise kann auch in geeigneten Lokalisationen auf Verfahren der Nerven- oder Plexusblockade zur Schmerzausschaltung zurückgegriffen werden.

Literatur

1. Aitken DR, Claussen K, Klein JP, James AG (1983) The extent of primary melanoma excision. A re-evaluation-How wide is wide? Ann Surg 198: 634–641
2. Ames FC, Sugerbaker EV, Ballantyne AJ (1976) Analysis of survival and disease control in stage I melanoma of the head and neck. Am J Surg 132: 484–491
3. Dhom G, Fischer R, Grundmann E, Nagel G (1980) Metastasenförderung durch diagnostische Gewebsentnahme (Biopsie)? Deutsches Ärzteblatt – Ärztliche Mitteilungen 77: 1460–1467
4. Duncan PG, Cullen BF (1976) Anesthesia and immunology, Anesthesiology 45: 522–538
5. Eldh J (1979) Excisional biopsy and delayed wide excision versus primary wide excision of malignant melanoma. Scand J Plast Reconst Surg 13: 341–345
6. Epstein E, Bragg K, Linden G (1969) Biopsy and prognosis of malignant melanoma. JAMA 208: 1369–1371
7. Gartmann H (1964) Traumatische Faktoren bei der Melanomentstehung? MMW 46: 2086–2091
8. Harris MN, Gumpart SL (1975) Biopsy technique for malignant melanoma. J Derm Surg 1: 24–27
9. Jones WM, Jones-Williams W, Roberts MM, Davies K (1968) Malginant melanoma of the skin: Prognostic value of clinical features and the role of treatment in 111 cases. Br J Cancer 22: 437–451
10. Knutson CO, Hori JM, Spratt JS (1971) Melanoma. Curr Probl Surg 12: 1–55

11. Kopf AW, Bart RS, Rodriguez-Sains RS, Ackermann AB (1979) Biopsy of malignant melanoma. Chapt. 15. In: Malignant melanoma. Masson Publishing Inc. USA
12. Pehamberger H, Pers Mitteilung, Wien Mai 1984
13. Schmoeckel Ch, Bockelbrink A, Bockelbrink H, Kistler H, Braun-Falco O (1983): Low- and Righ-risk malignant melanoma - III. Prognostic signifiance of the resection margin. Eur J Cancer Clin Oncol Vol 19: 245-249
14. Yeu-Tsu N Lee (1980) Diagnosis and prognosis of early melanoma. Ann Surg 191: 87-97

Therapiekonzept beim „anbehandelten" primären Melanom der Haut

R. P. A. Müller und J. Petres

Zusammenfassung

In den Jahren 1979–1983 wurden an der Hautklinik der Städtischen Kliniken Kassel 319 Patienten mit einem malignen Melanom der Haut nach einem festgelegten Konzept therapiert. Bei 27% der Patienten war das primäre maligne Melanom zum Zeitpunkt unseres Behandlungsbeginns bereits anderweitig einer Ersttherapie unterzogen worden. Von den auswärts vooperierten Melanomen waren 18,8% knapp in-toto und 8,2% nicht in-toto exzidiert.

Die Kurve der Häufigkeitsverteilung des Beginnalters bei den vooperierten malignen Melanomen zeigt einen biphasischen Verlauf mit dem ersten Maximum um das 30. Lebensjahr und einem zweiten Maximum um das 60. Lebensjahr.

Beim oberflächlich spreitenden Melanom waren es vor allen Dingen die Tumoren mit niedrigem Level, welche diagnostisch verkannt wurden; dagegen waren es beim nodulären Melanom die Tumoren mit hohem Level, welche anderweitig verkannt und anbehandelt wurden. Das Zeitintervall zwischen Erst- und Folgetherapie variierte sehr stark. Nach einer Woche waren erst ein Drittel der anbehandelten Melanome einer Folgetherapie zugeführt worden.

Bei der Analyse, von wem die malignen Melanome der Haut anbehandelt wurden, zeigte sich, daß überdurchschnittlich viele Melanome durch Nicht-Dermatologen bei der Ersttherapie nicht in-toto exzidiert wurden.

In der Gruppe der nicht in-toto exzidierten Melanome war der Anteil der „high-risk"-Melanome mit 62% überrepräsentiert. Unser Therapiekonzept für das „anbehandelte" maligne Melanom der Haut berücksichtigt zwei Formen einer sogenannten „inadäquaten" Erstbehandlung:
1. Primäre maligne Melanome, die nicht in-toto exzidiert wurden (absolut inadäquate Erstbehandlung).
2. Primäre maligne Melanome, die zwar in-toto, aber dann nicht weiter „staging- und grading"-entsprechend therapiert wurden (relativ inadäquate Erstbehandlung).

Folgerichtig fordern wir, daß bei absolut inadäquater Erstbehandlung die Einordnung des Tumors als „high-risk"-Melanom, unabhängig von den Tumorparametern, erfolgen muß, und daß die entsprechenden therapeutischen Konsequenzen zu ziehen sind. Die Behandlung des relativ inadäquat ersttherapierten Melanoms besteht in der Komplettierung des operativen Eingriffes im Sinne unseres Therapiekonzepts. Dabei wird der aggressiveren therapeutischen Alternative bei Grenzfällen der Vorzug gegeben.

Einleitung

In der Literatur wird übereinstimmend die chirurgische Therapie beim primären malignen Melanom der Haut als Behandlungsform der Wahl empfohlen [2, 3, 5, 8, 16, 26, 35, 46]. Der weiten, dreidimensionalen Exzision um den Primärtumor wird dabei der Vorzug gegeben [8, 11, 20, 33, 41]; gleichzeitig soll aber nicht unerwähnt bleiben, daß vor allem im amerikanischen Schrifttum wesentlich kleinere Sicherheitsabstände als ausreichend beschrieben wurden [4, 12, 14, 18, 24, 25, 27, 38]. Dieser Empfehlung stehen eigene Beobachtungen und Mitteilungen anderer Autoren gegenüber, daß bei knappen in-toto-Exzisionen vermehrt lokale Rezidive und regionale Metastasen auftreten [16, 39, 40].

Um den Begriff des „anbehandelten" primären Melanoms der Haut näher zu definieren, soll einerseits ein standardisiertes Behandlungsschema (Kasseler Schema) aufgezeigt und andererseits die daran nicht orientierte Erstbehandlung erörtert werden.

Als *absolut inadäquate* Behandlung erachten wir die nicht in-toto erfolgte Exzision sowie die von einigen Autoren beschriebene Inzisionsbiopsie [9, 10, 12, 38]. *Relativ inadäquat* erscheint uns eine knappe Exzision; dies vor allem dann, wenn es sich um Primärtumoren mit einem hohen Level oder einer großen Tumordicke handelt. In solchen Fällen ist eine umgehende chirurgische Weiterbehandlung indiziert.

Kontrovers wird auch heute noch der Wert der prophylaktischen, radikalen Lymphadenektomie im Stadium I diskutiert [16, 20, 30, 31, 33, 35, 36, 42, 46].

Es wird den noch vorzulegenden Langzeit-Studien vorbehalten bleiben, eine abschließende Klärung dieses Fragenkomplexes zu erbringen. Erste Hinweise zur Effektivität der prophylaktischen, radikalen Lymphadenektomie bei Stadium-I-Melanomen der „Grauzone"- und bei der „high risk"-Gruppe zeigen die Untersuchungen von Hotz (vgl. dazu [35]).

Die Zeitspanne von 1979 bis 1984, in welcher wir die primären Melanome der Haut standardisiert therapierten, ist zu kurz, um die Ergebnisse unseres Therapiekonzeptes mit den Angaben anderer Autoren zu vergleichen.

Erst um die Jahre 1987 bis 1988 wird ein numerisch ausreichendes Material über ein 5-Jahres- bzw. 8-Jahres-Intervall vorliegen, um dann eventuell signifikante Unterschiede bei den einzelnen Behandlungsmethoden herausarbeiten zu können.

Uns ging es zum jetzigen Zeitpunkt um folgende Fragen: welchen Anteil machen die „anbehandelten" Melanome an unserem gesamten Melanom-Krankengut aus? Welche Melanomtypen werden diagnostisch verkannt? Wie groß war das Zeitintervall zwischen Erst- und Folgebehandlung?

Diese Fragestellungen sind eng mit dem einzuschlagenden Therapiekonzept verknüpft, da wir der Auffassung sind, daß die Folgebehandlung der durchgeführten Ersttherapie konsequent anzupassen ist.

Unser - an anderer Stelle ausführlich beschriebenes - Therapiekonzept der primären Melanome der Haut [35] erfährt durch die Tatsache einer von uns als unzureichend erachteten Erstbehandlung einige entscheidende Veränderungen. Ausgehend von einer Einteilung in „low-risk"-, „Grauzone"- und „high-risk"-Melanome wird ein nicht in-toto exzidiertes Melanom a priori zu den „high-risk"-Tumoren eingestuft und entsprechend behandelt, gleichgültig ob das histologische „grading" ein „low-risk"-Melanom erbrachte. Aufgrund dieser Haltung münden die nicht in-toto anbehandelten Melanome direkt in das Therapieschema der „high-risk"-Melanome mit weiträumiger lokaler Exzision und radikaler Lymphadenektomie sowie postoperativer Chemotherapie ein (vgl. Abb. 1). Keinerlei Unterschiede machen wir bei standardisiert behandelten und anbehandelten Melanomen bezüglich der Nachkontrolle; alle Melanomträger werden in regelmäßigen Abständen über 10 Jahre nachkontrolliert.

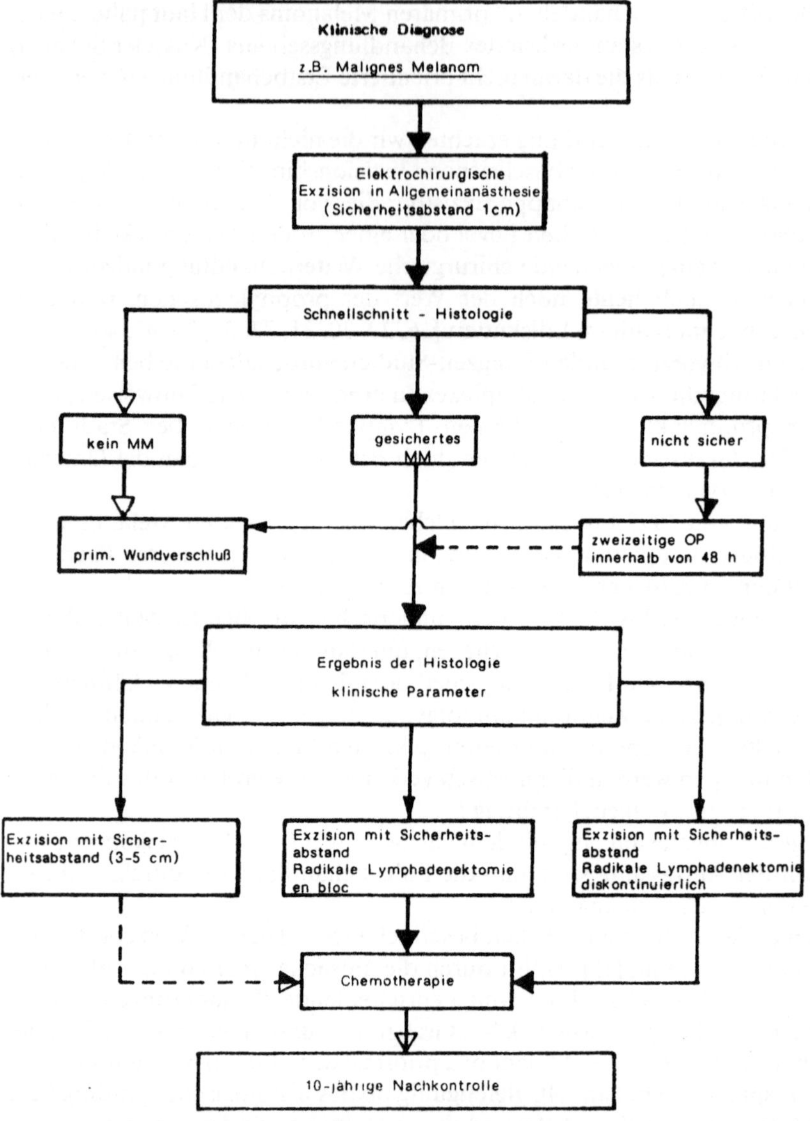

Abb. 1. Therapiekonzept beim primären malignen Melanom der Haut. „Kasseler Schema"

Ergebnisse

In der Zeit von 1979 bis 1983 therapierten wir 319 Patienten mit primären malignen Melanomen der Haut. Das Verhältnis von männlichen zu weiblichen Patienten betrug 1:1,82. Dabei fanden sich 184 (57,7%) oberflächlich spreitende Melanome (SSM), 93 (29,2%) noduläre Melanome (NM), 23 (7,2%) Lentigo-maligna Melanome (LMM), 12 (3,8%) akro-lentiginöse Melanome (ALM) und 9 (2,8%) unklassifizierbare Melanome. Abb. 2 und Tabelle 1 zeigen an, wie die einzelnen Melanom-

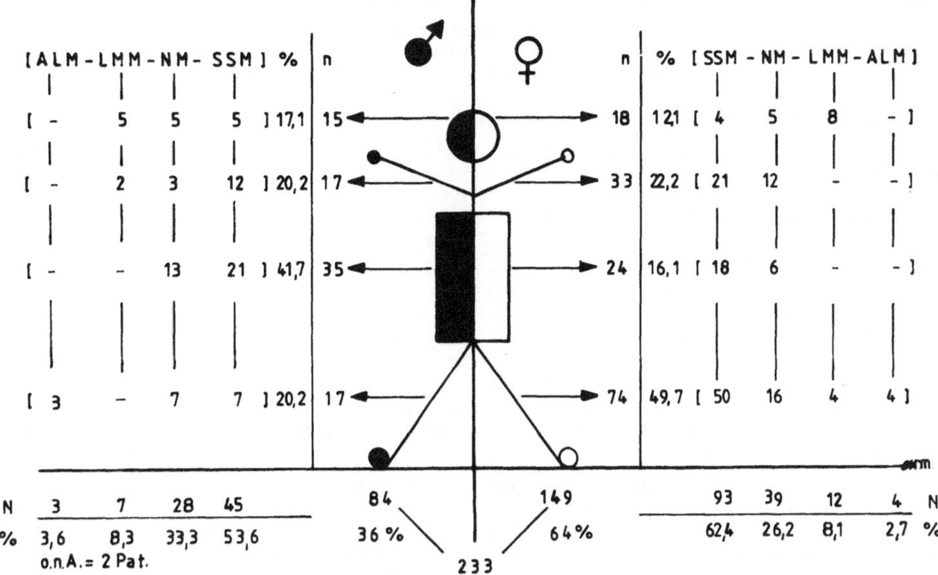

Abb. 2. Verteilung und Lokalisation von 233 primären malignen Melanomen, welche nach dem „Kasseler Schema" therapiert wurden

Typen bezüglich des Geschlechts der Tumorträger sowie der anatomischen Lokalisation verteilt waren.

Der Vergleich hinsichtlich der Häufigkeitsverteilung des Beginnalters bei den voroperierten (N = 86) Melanomen und den nach dem „Kasseler Schema" therapierten primären Melanomen der Haut (N = 233) zeigt einen deutlichen Unterschied im Altersverhalten der beiden Kollektive auf. Die Kurve der voroperierten Melanome besitzt einen biphasischen Verlauf mit zwei Maxima im Bereich des 30. und 60. Lebensjahres; dagegen imponiert die Kurve der Patienten, welche nach dem „Kasseler Schema" therapiert worden sind, als eine nach links verschobene Glockenkurve einer Normalverteilung (vgl. Abb. 3).

Zur Analyse der Lokalisationsverteilung der primären malignen Melanome wurde eine Gegenüberstellung der Literaturangaben und der Verteilung unseres Krankengutes vorgenommen. Dabei zeigten sich deutliche Abweichungen zur Literatur im Kopf-Hals-Bereich (23% : 12,3%) und an der unteren Extremität (29% : 39,8%).

Analysiert man die beiden häufigsten Melanomtypen – das oberflächlich spreitende Melanom und das noduläre Melanom – im voroperierten Krankengut, so machen diese Melanomtypen 56,8% bzw. 32,1% aus. Dabei fällt auf, daß beim SSM 49,4% in-toto gegenüber 7,4% nicht in-toto primär exzidiert wurden; dagegen wurden beim NM 17,3% in-toto und überdurchschnittlich viel, nämlich 14,8%, nicht in-toto primär exzidiert (Tabelle 2).

Ähnliches läßt sich auch bei der Untersuchung der high-risk-Gruppe (Level IV und V) bei diesen beiden Melanomtypen herausarbeiten (Tabelle 2).

Deutliche Unterschiede ergeben sich im Verlauf der Kurven für die beiden Melanomtypen aus dem nicht voroperierten und voroperierten Krankengut. Beim SSM

Tabelle 1. Lokalisation und Melanom-Typen von 81 voroperierten primären Melanomen. (Zahlen in Klammern = nicht in-toto exzidiert). 5 Pat. = fehlende Angaben

	SSM	NM	ALM	LMM	♀ / ♂
Kopf-Hals (♀)	1 (0)	1 (1)		3 (3)	2 (4)
Kopf-Hals (♂)					0 (0)
Stamm (♀)	5 (0)	3 (0)			8 (0)
Stamm (♂)	8 (1)	2 (1)			10 (2)
obere Extr. (♀)	6 (1)	4 (3)	0 (1)		10 (5)
obere Extr. (♂)	1 (1)	2 (0)			3 (1)
untere Extr. (♀)	15 (3)	2 (3)	0 (1)	1 (0)	18 (7)
untere Extr. (♂)	4 (0)	0 (4)	0 (3)		4 (7)
	40 (6)	14 (12)	0 (5)	1 (3)	
		14 (17)			

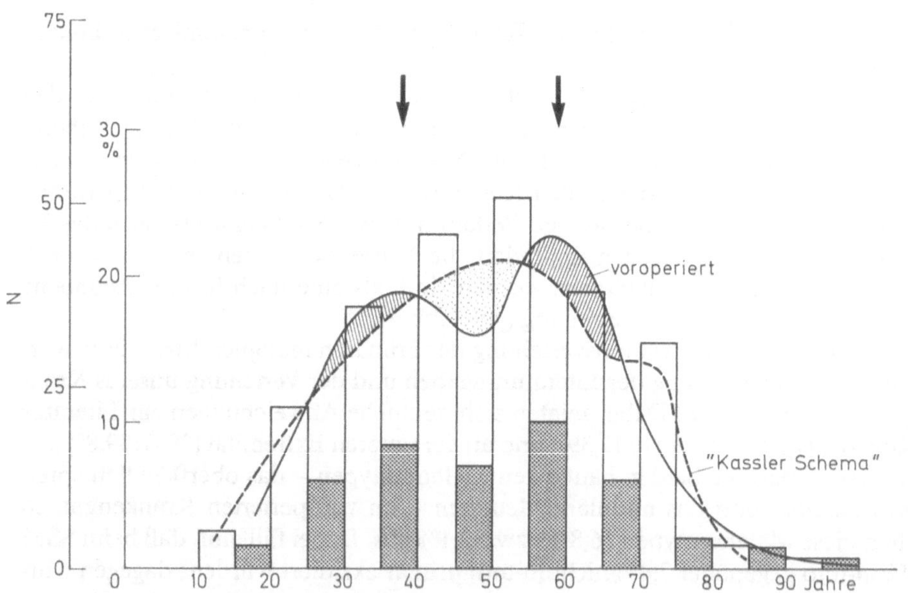

Abb. 3. Häufigkeitsverteilung des Beginnalters beim malignen Melanom. Die gestrichelte Kurve repräsentiert 233 primäre Melanome der Haut, welche nach dem „Kasseler Schema" therapiert wurden; voroperiert (durchgezogene, biphasische Kurve) wurden 86 primäre Melanome

Tabelle 2. Melanom-Typen und Invasionstiefe von 81 voroperierten primären Melanomen. (Zahlen in Klammern = nicht in-toto exzidiert). 5 Pat. = fehlende Angaben

	Level (Clark)					♀
	I	II	III	IV	V	♂
SSM	8 (1)	7 (2)	9 (0)	3 (1)		27 (4)
	3 (1)	2 (0)	4 (1)	4 (0)		13 (2)
NM			2 (2)	5 (5)	3 (0)	10 (7)
		1 (0)		3 (4)	0 (1)	4 (5)
LMM			1 (1)	0 (1)		1 (2)
				0 (1)		0 (1)
ALM				0 (1)	0 (1)	0 (2)
				0 (2)	0 (1)	0 (3)
	11 (2)	10 (2)	16 (4)	15 (15)	3 (3)	
	21 (4)			18 (18)		

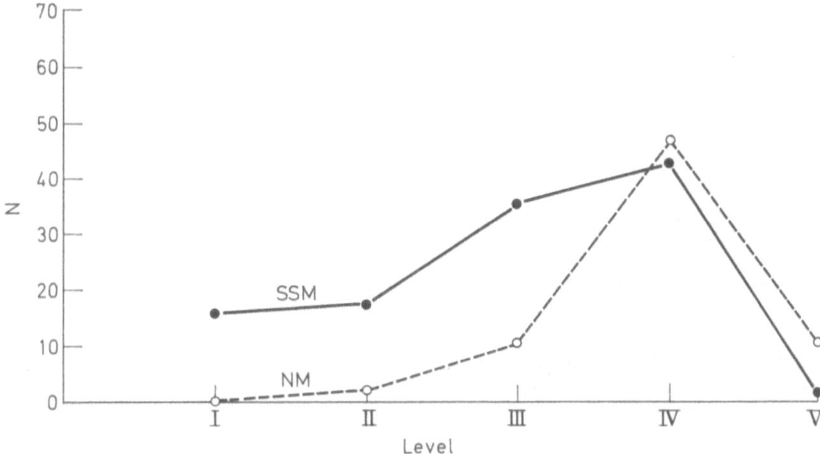

Abb. 4. Graphische Darstellung bezüglich Anzahl und Level der nach dem „Kasseler Schema" therapierten SSM und NM

sind es vor allem die niedrigen Level, welche diagnostisch nicht als Melanom angesprochen und folglich sowohl absolut als auch relativ inadäquat erstbehandelt wurden. Beim NM sind die Kurven der beiden Kollektive nahezu kongruent, d. h. hier sind es vor allem die hohen Level (III–V), die man verkannte und anbehandelte (vgl. Abb. 4 und Abb. 5).

Was das Zeitintervall zwischen Erst- und Folgeoperation anbelangt, so konnten

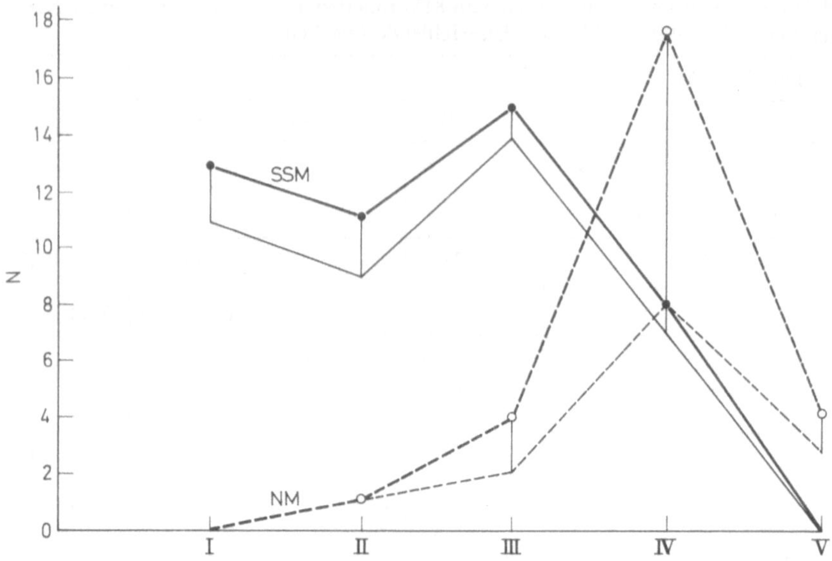

Abb. 5. Graphische Darstellung bezüglich Anzahl und Level der in-toto bzw. nicht in-toto exzidierten SSM und NM

Tabelle 3. Intervall zwischen Erst- und Folgeoperation bei n = 82 vorbehandelten primären Melanomen. 4 Pat. = fehlende Angaben

Tage	♂	♀	in-toto	nicht in-toto	
0– 3	1	3	3	1	5%
4– 8	7	17	17	7	34,2%
9–14	13	19	22	10	73,2%
15–21	3	7	6	4	85,4%
> 21	4	8	8	4	15%
Σ	28	54	56	26	

Tabelle 4. Analyse der Ersttherapie bei 85 pirmären malignen
Melanomen der Haut. 1 Pat. = fehlende Angaben

	vorop. in-toto		vorop. nicht in-toto		
	n	%	n	%	
Dermatologen	38	44,7	8	9,4	54,1%
andere	21	24,7	18	21,2	45,9%
	59	69,4	26	30,6	100,0%

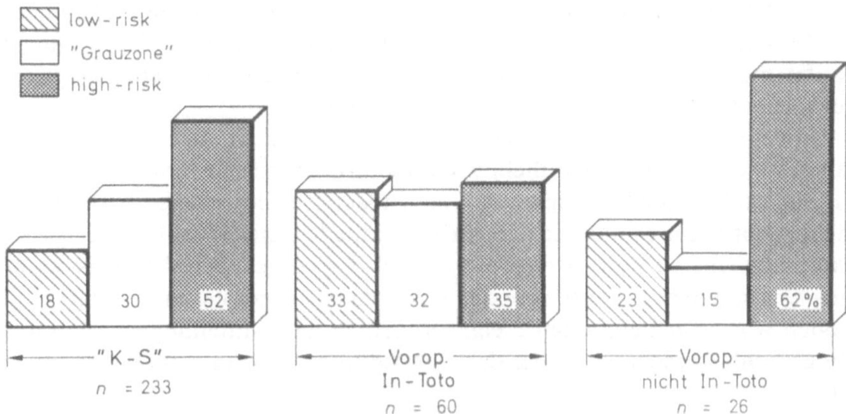

Abb. 6. Graphische Darstellung der Verteilung von low-risk-, Grauzone- und high-risk-Melanomen in 3 verschiedenen Kollektiven

wir bei unseren 86 vorbehandelten Melanomen feststellen, daß nach 1 Woche 34,2%, nach 2 Wochen 73,2% und nach 3 Wochen ca. 85% der anbehandelten Melanomen einer Folgetherapie zugeführt waren (vgl. Tabelle 3).

Zur Klärung der Frage, durch wen die 86 primär malignen Melanome der Haut ersttherapiert wurden, dient Tabelle 4: Jeweils ca. 50% der voroperierten Melanome wurden von Nicht-Dermatologen und Dermatologen überwiesen. Insgesamt wurden bei 319 primären malignen Melanomen der Haut 60 (18,8%) bei der Ersttherapie knapp in-toto entfernt und 26 (8,2%) nicht in-toto exzidiert. Dabei fällt auf, daß 21,2% der voroperierten Melanome durch Nicht-Dermatologen bei der Erstbehandlung nicht in-toto exzidiert wurden.

In Abb. 6 wird graphisch die Verteilung der einzelnen Prognosegruppen in den 3 verschiedenen Kollektiven dargestellt. In der Gruppe der nicht in-toto erstexzidierten Melanome ist die „high-risk"-Gruppe mit 62% überrepräsentiert.

Diskussion

Die umfangreiche Literatur zum Thema „Malignes Melanom der Haut" der letzten Jahre weist einen weltweiten Anstieg dieses Tumortyps aus [15, 23, 37]. Wohl aufgrund der intensiveren Aufklärung und Weiterbildung werden heute immer mehr frühe Formen des Stadium-I-Melanoms diagnostiziert und therapiert. Zahlreiche Arbeiten zur Epidemiologie und Ätiologie des Melanoms haben zwar die Diagnostik verbessert und damit langfristig für die Prognose einen guten Dienst geleistet, doch herrschen auf dem therapeutischen Sektor nach wie vor erhebliche Unsicherheiten.

Als einzige Übereinstimmung nahezu aller Behandlungsvorschläge erscheint die chirurgische Therapie, wobei die Empfehlungen bezüglich des Ausmaßes des chirurgischen Eingriffes bereits wieder stark variieren.

Zusammenfassend läßt sich an dieser Stelle nur konstatieren, daß es zur Zeit kein einheitliches und allgemein anerkanntes Behandlungschema gibt, nach welchem das maligne Melanom weltweit therapiert wird.

Vor diesem Hintergrund bleibt daher jedem Tumorzentrum augenblicklich nur die Möglichkeit, sein eigenes Therapiekonzept auf rationelle Vorstellungen aufzubauen und die eigenen Ergebnisse mit den Mitteilungen anderer zu vergleichen und gegebenenfalls die Therapieform daran zu orientieren.

Gibt es schon für das „klinisch diagnostizierte" Melanom keine einheitliche Therapieform, so wird verständlich, wie außerordentlich schwer ein Therapiekonzept für das „anbehandelte" Melanom aufzustellen ist. Grundlage für solch ein Therapiekonzept kann wiederum nur ein individuelles, gleichwohl standardisiertes Behandlungsschema sein. Aufgabe und Ziel der vorgelegten Arbeit ist somit nicht, eine abschließende Wertung einer bestimmten Therapie zu erbringen; vielmehr wollen wir versuchen, anhand eigener Zahlen und Mitteilungen anderer Autoren einige Schlüsselpositionen bei der Behandlung des malignen Melanoms zu erörtern.

Klinische Diagnostik und die daraus abzuleitende Therapie

In Übereinstimmung mit anderen Autoren halten wir ca. 75% aller Melanome der Haut für klinisch diagnostizierbar [23, 24]. Dies setzt einerseits eine ständige Übung und Auseinandersetzung mit diesem Tumortyp voraus, andererseits sind es gerade die heute immer häufiger diagnostizierten Frühformen des Melanoms, welche den Prozentsatz der klinisch nicht erkannten Melanome anheben. Diese Umstände erklären die Tatsache, daß in unserem Krankengut 27% aller Melanome anbehandelt waren; dabei wurden 8,2% klinisch so verkannt, daß sie nicht in-toto exzidiert wurden. Letztere Aussage wird von uns angenommen, da die Frage retrospektiv nicht eindeutig beantwortet werden kann.

Setzen wir voraus, daß beim klinischen Verdacht auf das Vorliegen eines Melanoms nur die Totalexzision als adäquate Ersttherapie akzeptiert wird, dann erscheint uns interessant, daß in unserem Krankengut 8,2% der Melanome nicht in-toto exzidiert worden sind; dieser Umstand hat nach Ansicht vieler - nicht aller - Autoren auf die Prognose des Melanomträgers einen ungünstigen Einfluß (siehe Tabelle 5).

Hier taucht die seit langen Jahren kontrovers diskutierte Frage auf, ob die mechanische Irritation - respektive Inzisionsbiopsie - einen Einfluß auf die Prognose ausübt und inwieweit die Folgetherapie solcher „anbehandelten" primären Melanome diesem Umstand Rechnung zu tragen hat. Die in der Literatur aufgeführten Antworten auf die erste Frage reichen vom begünstigenden Einfluß bis zur eindeutig schlechteren 5-Jahres-Überlebensrate - dies immer bei statistischer Signifikanz!

Tabelle 5. Häufigkeitsverteilung von 319 primären malignen Melanomen hinsichtlich Geschlecht und Therapieform

	♂ / ♀	n	%	
„Kasseler Schema"	84/149	233	73,0	3/4
voroperiert	19/ 41	60	18,8	1/4
nicht in-toto voroperiert	10/ 16	26	8,2	
	113/206	319	100,0	

- für mechanisch irritierte Primärtumoren [4, 10, 13, 19]. Bei unserem Therapiekonzept gehen wir von folgenden Überlegungen und Beobachtungen aus: Nödl [32] und Drzewiecki et al. [9] haben festgestellt, daß einerseits die Lymphspalten peritumoral weitgestellt sind und daß andererseits in einem Abstand bis zu 1 cm um den Tumor atypische Melanozyten gefunden werden. Diese Tatsachen eröffnen somit – zumindest theoretisch – daß durch eine mechanische Irritation Tumorzellen durch die Lymphspalten abschwemmen können, und daß es so zu einer Metastasierung kommen kann.

Um dieser Möglichkeit vorzubeugen, exzidieren wir den suspekten Tumor mit einem Sicherheitsabstand von 1 cm und führen bei nicht in-toto exzidierten Melanomen eine Folgetherapie gemäß den high-risk-Richtlinien durch, gleichgültig, ob im histologischen „grading" ein low-risk-Melanom diagnostiziert wurde oder nicht. Es ist das große Verdienst der „Deutschen Arbeitsgemeinschaft Malignes Melanom", in einer groß angelegten multizentrischen Studie Antworten auf die Frage erbracht zu haben, inwieweit und bei welchen Tumoren eine mechanische Irritation einen prognostischen Einfluß ausübt [19]. Danach waren es gerade die Level-III-Melanome, welche durch eine mechanische Irritation prognostisch äußerst ungünstig beeinflußt wurden. Dies sind somit gerade die Melanome, welche bis zum mittleren Korium reichen und dadurch Anschluß an das Lymph- und Gefäßsystem der Haut haben.

Einig sind sich wiederum nahezu alle Autoren, daß nach erfolgter Inzisionsbiopsie eine Exzision in-toto erfolgen muß [5, 6, 14, 16, 27]. Uneinheitlich hingegen sind die empfohlenen Zeitintervalle für die Folgeoperation; sie reichen von 2 Tagen bis 3 Wochen – dies gilt für Inzisionsbiopsien, wie auch für sehr knapp exzidierte Melanome ab einem bestimmten Level und einer bestimmten Tumordicke [5, 9, 15].

Analysiert man die voroperierten Melanome unseres Krankengutes, so zeigt sich, daß nach einer Woche erst ca. 35% aller für eine Folgeoperation anstehenden Melanome dieser weiterführenden Therapie zugeführt worden waren (siehe Tabelle 3). Dies heißt, daß sich bei ⅔ aller voroperierten Melanome das Intervall zwischen Erst- und Folgeoperation prognostisch ungünstig auswirken könnte. Diese Tatsache mahnt, künftig bessere Organisationsformen zu finden, um das Zeitintervall möglichst klein zu halten.

Eng verknüpft mit der Frage nach der Folgeoperation ist die Diskussion um die jeweiligen Sicherheitsabstände sowie die begleitenden chirurgischen Maßnahmen, wie die radikale regionale Lymphadenektomie. Seit den Beobachtungen von Breslow und Macht [4], daß nach knapper Exzision von Melanomen mit einer Tumordicke unter 0,76 mm keine Metastasen und/oder Lokalrezidive beobachtet wurden, hält die Diskussion über den einzuhaltenden Sicherheitsabstand kontrovers an.

Den Angaben von Breslow und Mitarbeitern stehen die Beobachtungen von Gromet und Mitarbeitern [17] gegenüber, welche bei 121 Melanomen vom Level II und einer Tumordicke unter 0,76 mm in 23,7% der Fälle Metastasen beschrieben haben. Hierbei waren es vor allem die dünnen Melanome mit Regressionszeichen, welche in 21,7% metastasierten; diese Zahlen und unsere eigenen Beobachtungen weisen aus, daß auch low-risk-Melanome eine Potenz zur Metastasierung besitzen und demnach beim malignen Melanom nie von einem „no-risk-Melanom" gesprochen werden sollte.

Die inzwischen weitverbreitete und akzeptierte Vorstellung, daß maligne Melanome mit einem Sicherheitsabstand von 3–5 cm im Gesunden zu entfernen sind, wurde von Schmoeckel und Mitarbeitern [40] bezüglich ihres prognostischen Wertes statistisch belegt. Bei einem Sicherheitsabstand von ⩾3 cm wurden nur 2,9% Lokalrezidive, gegenüber 10% bei einem Sicherheitsabstand von weniger als 3 cm, beobachtet. Diese und ähnliche Beobachtungen wurden auch von anderen Autoren beschrieben [20, 24, 34]. Somit richtet sich unser Therapiekonzept bei unbehandelten und anbehandelten primären Melanomen der Haut bezüglich des Sicherheitsabstandes bei der Exzision an den allgemein geforderten 3–5 cm aus.

Tumorparameter und Therapiekonzept

Gerade in der neueren Literatur werden immer mehr prognostische Tumorparameter beschrieben. So wurde von verschiedenen Autoren ein Prognose-Index erarbeitet, welcher sowohl prä- wie posttherapeutische Faktoren berücksichtigt [1, 7, 13, 22, 28, 29, 43, 44]. Bis es jedoch zur Therapie kommt, stehen etliche anamnestische und klinische Parameter für die Diagnostik zur Verfügung. Sie können einerseits die Diagnosestellung wesentlich erleichtern, andererseits zeigen aber die eigenen Beobachtungen, daß einige „Irrtümer" überrepräsentiert sind.

Die Alterskurve der voroperierten Melanome zeigt einen bi-phasischen Verlauf, wobei der 1. Gipfel um das 30. Lebensjahr vermuten läßt, daß bei diesen jungen Patienten ein Melanom nicht erwartet wurde, und daß beim 2. Gipfel um das 60. Lebensjahr eine zu großzügige Indikationsstellung zur kleinflächigen operativen Therapie gegeben war (siehe Abb. 3). Die Alterskurve der nach dem Kasseler Schema therapierten Melanomträger entspricht weitgehend den Angaben aus der Literatur [19, 21, 38, 45].

Vergleicht man die beiden Abbildungen 4 und 5 bezüglich der Tumortypen und der Invasionslevel, dann wird aus dem Kurvenverhalten erkenntlich, daß beim oberflächlich spreitenden Melanom (SSM) vor allem die niedrigen Level diagnostisch verkannt wurden; dagegen findet sich beim primär nodulären Melanom (NM) eine Kurvenkongruenz. Für das ohnehin primär schon vertikal wachsende noduläre Melanom mit seiner ungünstigeren Prognose addiert sich dann noch der prognosebeeinflussende Faktor des höheren Levels bei den voroperierten Melanomen.

Diese Tatsache müssen wir in das Therapiekonzept des „anbehandelten" Melanoms einbeziehen und folgern daraus, daß ein nicht in-toto exzidiertes Melanom, da nunmehr nicht mehr vollständig histologisch klassifizierbar, a priori wie ein „high-risk"-Melanom folgetherapiert werden muß.

Beängstigend für uns Therapeuten und zugleich fatal für den Tumorträger sind die Zahlen der Analyse bezüglich des Tumortyps und des Levels bei den voroperierten Melanomen unseres Krankengutes (siehe Tab. 2). Hier zeigt sich, daß es vor allem die hohen Level IV und V sind, welche bei der Ersttherapie nicht in-toto exzidiert wurden. Dieses Zahlenmaterial unterstreicht eindeutig die Forderung, daß die Tumoren nur vom Geschulten und stets im Gesunden zu exzidieren sind.

Teilt man abschließend die 319 primären malignen Melanome der Haut unseres Krankengutes in 3 verschiedene Kollektive auf und klassifiziert die Melanome in

„low-risk"-, „Grauzone"- und „high-risk"-Melanome, so erkennt man für jedes Kollektiv einen charakteristischen Aufbau (siehe Abb. 6). Bei den 233 Melanomen, welche nach dem Kasseler Schema therapiert wurden, entspricht die Summe aus „low-risk"-Melanomen und „Grauzone"-Melanomen den in der Literatur angegebenen „low-risk"-Melanomen von ca. 50%, gegenüber den 50% „high-risk"-Melanomen. Beunruhigend dagegen ist die Verteilung bei den nicht in-toto exzidierten Melanomen. In diesem absolut inadäquat therapierten Kollektiv sind die „high-risk"-Melanome mit 62% überrepräsentiert.

Aufgrund eigener Erfahrungen und Mitteilungen anderer Autoren empfehlen wir, für das „anbehandelte" maligne Melanom der Haut eine Einteilung in eine absolut inadäquate und relativ inadäquate Erstbehandlung vorzunehmen.

Das daran orientierte Therapiekonzept der Folgebehandlung sieht bei einer absolut inadäquaten Erstbehandlung, d.h. daß der Primärtumor nicht in-toto exzidiert wurde, eine Einordnung des Tumors als „high-risk"-Melanom vor, unabhängig von den Tumorparametern. Wir führen dann nach erfolgter weiträumiger Nachexzision eine zusätzliche radikale, regionale Lymphadenektomie durch. Diese wird nach Möglichkeit als en bloc-Dissektion vorgenommen, kann aber bei anatomisch ungünstigem Sitz des Primärtumors oder übergroßer Entfernung von der regionalen Lymphknotenstation in der diskontinuierlichen Form ausgeführt werden.

Bei malignen Melanomen, die zwar in-toto, dann aber nicht weiter staging- und grading-entsprechend therapiert wurden – d.h. relativ inadäquate Erstbehandlung – komplettieren wir den operativen Eingriff im Sinne unseres Therapiekonzepts. Dabei wird der aggressiveren Alternative bei Grenzfällen (Level III, Tumordicke 0,76–1,5 mm) der Vorzug gegeben.

Literatur

1. Balch CM, Wilkerson JA, Murad TM, Soong SJ, Ingalls AL, Maddox WA (1980): The prognostic significance of ulceration of cutaneous melanoma. Cancer 45: 3012
2. Bodenham DC (1975) The present day management of malignant melanoma. In: Bohmert H (Hrsg) Plastische Chirurgie des Kopf- und Halsbereichs und der weiblichen Brust. Thieme Stuttgart, S 20–27
3. Breuninger H (1983) Die chirurgische Behandlung des malignen Melanoms im Stadium I. Dt Derm 30 (8): 819
4. Breslow A and Macht SD (1977) Optimal size of resection margin for thin cutaneous melanoma. Surg Gynecol Obstet 145: 691
5. Castrow FF, Chernosky ME (1979) Scalpel excision of primary cutaneous malignant melanomas without metastases. J Dermatol Surg Oncol 5: 109
6. Day CL, Sober AJ, Kopf AW et al (1981) A prognostic model for clinical stage I melanoma of the trunk. Ann J Surg 142: 247
7. Doering CH, Orfanos CE (1983) Neues zum malignen Melanom: Richtlinien zur Prognose und Therapie (Berliner Behandlungsschema). Dt Derm 31 (3): 261
8. Drepper H (1977) Chirurgische Behandlung von Melanomen. In: Konz B und Burg G (Hrsg) Dermatochirurgie in Klinik und Praxis. Springer, Berlin Heidelberg New York
9. Drzewiecki KT, Ladefoged C, Christensen HE (1980) Biopsy and prognosis for cutaneous malignant melanomas. Scand J Plast Reconstr Surg 14: 141
10. Drzewiecki KT, Kragh Andersen P (1982) Survival with malignant melanoma. A regression analysis of prognostic factors. Cancer 49: 2414
11. Eldh J (1979) Excisional biopsy and delayed wide excision versus primary wide excision of malignant melanoma. Scand J Plast Reconstr Surg 13 (2): 341

12. Epstein E, Bragg K, Linden G (1969) Biopsy and Prognosis of Malignant Melanoma. JAMA 208 (8): 1369
13. Epstein E (1979) Prognosis of primary malignant melanomas. J Dermatol Surg Oncol 5: 145
14. Epstein WL (1979) Management of malignant melanomas: an overview. J Dermatol Surg Oncol 5: 147
15. Epstein E, Bragg K (1980) Curability of melanoma. A 25-year retrospective study. Cancer 46: 818
16. Gall FP, Tonak J (1981) Die chirurgische Therapie des malignen Melanoms. In: Weidner F, Tonak J (Hrsg) Das maligne Melanom der Haut. Perimed Erlangen
17. Gromet MA, Epstein WL, Blois MS (1978) The regressing thin malignant melanoma. A distinctive lesion with metastatic potential. Cancer 42: 2282
18. Harris MN, Gumport SW (1975) Biopsy technique for malignant melanoma. J Dermatol Surg Oncol 1: 24
19. Heite HJ (1981) Epidemiologie und Prognose. In: Weidner F, Tonak J (Hrsg) Das maligne Melanom der Haut. Perimed Erlangen
20. Holmes EC et al (1977) A rational approach to the surgical management of melanoma. Ann Surg 186: 481
21. Hornstein OP (1981) Klinik und Diagnose. In: Weidner F, Tonak J (Hrsg) Das maligne Melanom der Haut. Perimed Erlangen
22. Hunter JA, Pondes S, McIntyre MA (1979) The incidence and prognosis of cutaneous malignant melanoma in south-east scotland. Br J Dermatol 101 (17): 9
23. Illig L (1983) Diagnostik der malignen Melanome der Haut. Diagnostik 16: 12
24. Jones NM, Jones W, Roberts MM, Davis K (1968) Malignant melanoma of the skin: prognostic value of clinical features and the role of treatment in 111 cases. Br J Cancer 22: 437
25. Knutson CO, Hori IM, Spratt JS (1971) Melanoma. Curr Probl Surg: 1–55
26. Konz B (1981) Operative Behandlung maligner Melanome. Münch Med Wschr 123: 1918
27. Kopf AW, Bart RS, Rodriquez-Sains RS (1977) Biopsy of malignant melanoma. J Dermatol Surg Oncol 3: 90
28. Kühnl-Petzoldt C, Berger W, Wiebelt H (1983) Malignes Melanom: Prognostische Beurteilung durch Korrelationskoeffizienten. Hautarzt 34: 398
29. Larsen TE, Grude TH (1979) A retrospective histological study of 669 cases of primary cutaneous malignant melanoma in clinical stage I. Acta path microbiol scand Sect A 87: 131
30. Lewis MH, Leopold JG, Hughes LE (1982) Malignant melanomas of the lower limb, their long term behaviour and guidelines for management. Clin Oncol 8 (1): 77
31. Mandel MA (1980) Malignant Melanoma. Clin Plast Surg 7 (3): 379
32. Nödl F (1970) Die Lymphbahnen beim malignen Melanom. Arch Klin Exp Dermatol 238: 168
33. Norvell ST et al (1977) Prophylactic node dissection for malignant melanoma. Can J Surg 20: 429
34. Pakkanen M (1977) Clinical appearance and treatment of malignant melanoma of the skin. Ann Chir Gynaecol 66: 21
25. Petres J, Müller RPA (1984) Malignes Melanom – Operative Therapie. In: Petres J, Kunze J, Müller RPA (Hrsg) Onkologie der Haut. Grosse, Berlin, S 124–140
36. Pfeiffer J (1980) Soll beim malignen Melanom der regionale Lymphabfluß in das Behandlungsregime einbezogen werden? Radiobiol Radiother (Berl) 21 (2): 111
37. Redman JC, Mora DB (1982) Malignant Melanomas of the skin diagnosed and treated in Albuquerque (NM) in 1980. J Dermatol Surg Oncol 8: 40
38. Roses DF, Harris MN, Ackermann AB (1983) Diagnosis and management of cutaneous malignant melanoma. WB Saunders Company Vol 27
39. Sagebiel RW (1978) Biopsy of the cutaneous pigmented lesion. Cutis 21: 215
40. Schmoeckel C, Bockelbrink A, Bockelbrink H, Koutsis J, Braun-Falco O (1983) Niedriges und hohes Metastasierungsrisiko bei malignen Melanomen. Eur J Cancer Clin Oncol 19: 227
41. Schour L (1979) Surgical management of advanced cutaneous malignant melanoma. J Dermatol Surg Oncol 5: 114
42. Tritsch H (1979) Lymphonodektomie beim malignen Melanom. In: Salfeld K (Hrsg) Operative Dermatologie. Springer, Berlin Heidelberg New York
43. Tritsch H (1980) Prognose des malignen Melanoms der Haut. Dtsch Med Wschr 105 (11): 383

44. Weidner F (1981) 8-Year-Survival in malignant melanoma to sex and tumor localisation. Dermatologica 162 (1): 51
45. Van der Esch EP, Cascinelli N, Preda F, Morabito A, Bulfalino R (1981) Stage I melanoma of the skin. Cancer 48: 1668
46. Veronesi U, Cascinelli N (1979) Surgical treatment of malignant melanoma of the skin. World J Surg 3: 279

Die prophylaktische Lymphknotenentfernung beim Melanom

H. Tritsch

Zusammenfassung

Die prophylaktische regionale Lymphadenektomie ist ein ausgereiftes, risikoarmes Operationsverfahren. Mit seiner Hilfe lassen sich beim malignen Melanom (MM), klinisches Stadium I, die Überlebenszeiten der Tumorträger verbessern, was seine Erklärung in pathologisch-anatomischen Untersuchungsergebnissen an Operationspräparaten von prophylaktischen Lymphadenektomien (LAE) findet. Optimale Ergebnisse lassen sich mit dem adjuvanten Operationsverfahren bei Tumordicken zwischen 2 und 4 mm erzielen, da hier die okkulte regionale Lymphknotenmetastasierungsquote bereits 16–34% beträgt. Durch die sog. prophylaktische LAE werden frühzeitig klinisch nicht feststellbare regionale Lymphknotenmetastasen beseitigt, die Ausgang für eine therapeutisch nicht beeinflußbare Fernmetastasierung sein können. Als Leitwert für die LAE beim MM, klinisches Stadium I, hat die Tumordicke ab 0,75 mm zu gelten. Dieser Leitwert für die Therapie wird durch weitere prognostische Parameter ergänzt, wobei für den klinischen Verlauf relevante Resultate im Kollektiv ab einer Tumordicke von 2 mm zu erzielen sind.

Aus der Thematik des Beitrages läßt sich folgern, daß die Indikation zur prophylaktischen regionalen Lymphadenektomie (LAE) beim malignen Melanom der Haut (MM) im Prinzip noch umstritten sein könnte. Ich werde sowohl anhand von Beispielen aus der Literatur als auch mit Hilfe eigener Untersuchungsergebnisse versuchen darzustellen, daß die LAE bei definierbaren Tumorgrößen im klinischen Stadium I der Melanom-Krankheit indiziert ist, d. h. daß durch die Anwendung des Verfahrens eine Verlängerung der Überlebenszeit oder wenigstens eine Verbesserung der Lebensqualität im Krankheitsablauf erreicht wird.

Referenzdaten

Bekanntlich korreliert die vertikale Tumordicke des MM mit der Überlebenszeit der Kranken. Die vertikale Tumordicke stellt somit einen wesentlichen prognostischen Faktor dar. Am eigenen Krankengut konnten Steigleder und Kleine [7] eine kontinuierliche Abnahme der Überlebenszeiten der Tumorträger in Relation zur Dicke ihrer Geschwülste nachweisen. So betrug bei alleiniger weiter Exzision im Stadium I die Überlebensquote nach 5 Jahren bei Tumoren < 0,70 mm 92% und bei Geschwülsten > 2,80 mm 32%.

Obgleich das MM auch hämatogen metastasieren kann, scheint zumindest im Stadium I der Krankheit die Bereitschaft zur lymphogenen Absiedlung vorzuherrschen. Für letztgenannten bevorzugten Metastasierungsmodus sprechen die klinischen Erfahrungen [1]. Aus rationalen Erwägungen erscheint aus diesem Grund die sogenannte prophylaktische regionale Lymphadenektomie im Hinblick auf die Beseitigung früher, klinisch nicht faßbarer regionaler Lymphknotenmetastasen neben der Beseitigung des Primärtumors zumindest in bestimmten Fällen indiziert.

Sowohl die totale LAE der oberflächlichen Leistenlymphknotengruppen als auch die der axillären Lymphknotengruppen – um beide Gruppen handelt es sich nachfolgend – ist operationstechnisch weitgehend problemlos.

Bereits 1975 konnte Breslow [4] die Bedeutung der LAE für den Krankheitsverlauf beim MM aufzeigen. In seinem Krankengut betrug die Erscheinungsfreiheitsquote nach 5 Jahren bei Geschwülsten >1,50 mm ohne LAE 31% und mit LAE 64%. Zu ähnlichen Resultaten kamen auch zahlreiche weitere Untersucher [2, 5, 6, 9]. Beispielsweise beliefen sich die Therapieergebnisse am Erlanger Krankengut bei Tumoren >0,75 mm nach 10 Jahren bei alleiniger Exzision auf 42% und bei Exzision mit LAE auf 73% Überlebende [8].

Eigene Untersuchungen

Aus allen Untersuchungen wird auch deutlich, daß die Quote des Vorkommens okkulter, regionaler Lymphknotenmetastasen im klinischen Stadium I im wesentlichen mit der Tumordicke korreliert; daneben sind weitere prognostische Faktoren wie Mikrostadium, Lokalisation und Tumorulzeration wesentlich. Am eigenen randomisierten Krankengut von 226 Patienten (118 Frauen, 108 Männer ($\approx$ 45 Jahre)) wurden die en-bloc-exstirpierten regionalen Lymphknotengruppen von Leiste und

Tabelle 1. LAE bei MM, Stadium I. Häufigkeit von Metastasen in Abhängigkeit von Tumordicke und Tumortyp

Dicke mm	NM	SSM	LMM	ALM	UCM	Total	Prozent
$\leq$0,75	0	5/0	1/0	0	0	6/ 0	0
0,76–1,0	0	14/0	1/0	1/0	2/1	18/ 1	6
1,01–1,5	6/0	25/2	0	0	0	31/ 2	7
1,51–2,0	12/3	26/1	3/0	0	0	41/ 4	10
2,01–3,0	20/4	25/3	3/1	0	2/0	50/ 8	16
3,01–4,0	16/6	14/5	1/0	1/0	0	32/11	34
$\geq$4,1	32/12	15/7	0	0	1/0	48/19	40
Metastasen	29%	15%	11%	0	20%	226/45	20

NM = noduläres Melanom, SSM = superfiziell-spreitendes Melanom, LMM = Lentigo-maligna-Melanom, ALM = Akral-lentiginöses Melanom, UCM = Unklassifizierbares Melanom

Tabelle 2. LAE bei MM, Stadium I. Metastasierung in Abhängigkeit von Tumorlokalisation und Tumortyp

Lokalisation	NM	SSM	LM	ALM	UCM	Total	Prozent
Bein	(27/ 8) 30%	(53/ 5) 9%	(3/0) 0	(2/0) 0	(2/0) 0	87/13	15
Arm	(14/ 2) 14%	(17/ 2) 11%	(3/1) ?	0	(2/1) ?	36/ 6	17
Stamm	(45/15) 33%)	(54/11) 20%	(3/0) 0	0	(1/0) 0	103/26	25
Prozent	29	15	11	0	20	226/45	20

Achselhöhle pathologisch-anatomisch untersucht. Insgesamt kamen 246 Dissektionspräparate zur Aufarbeitung, von denen die 116 aus der Leiste durchschnittlich 8 und die 130 aus der Achselhöhle durchschnittlich 11 Lymphknoten enthielten. Von den zugehörigen Tumoren waren 87 am Bein, 36 am Arm und 103 am Stamm lokalisiert.

Die klinisch okkulte Metastasierungsfrequenz in die regionalen Lymphknotengruppen stand in kontinuierlich ansteigender Relation zur Tumordicke. Bei Geschwülsten < 0,75 mm fanden sich keine Absiedlungen, wohingegen die Metastasierungsquote bei Tumoren > 4,0 mm 40% betrug (Tabelle 1). Auch bestand bei den einzelnen Tumortypen eine unterschiedliche Metastasierungstendenz, die sich mit zunehmender Tumordicke egalisierte. Von den Geschwulsten an den Beinen siedelten 15% ab, von denjenigen am Arm 17% und von denjenigen am Stamm 25%; dabei waren jeweils 1–3 Lymphknoten in Form von Mikrometastasen bis zu makroskopisch erkennbaren Infiltraten betroffen (Tabelle 2).

Diskussion

Die Untersuchungsergebnisse zeigen, daß unter Berücksichtigung von Tumorlokalisation und Typ ab einer bestimmten Tumordicke im klinischen Stadium I der Melanomkrankheit mit okkulten regionalen Lymphknotenmetastasen zu rechnen ist. Die Erkenntnis rechtfertigt die Forderung nach der sogenannten prophylaktischen Lymphadenektomie ab einer gewissen Tumordicke bei Berücksichtigung weiterer prognostischer Parameter, da mit dieser Maßnahme die Frühmetastasierung begrenzt und der Patient aus dem latenten Stadium II in das Stadium I, das die besten Heilungsergebnisse erwarten läßt, zurückversetzt wird.

Die Frage, ab welcher Tumordicke die LAE indiziert ist, läßt sich dahingehend beantworten, daß ab einer Tumordicke > 0,75 mm Metastasen auftreten können, wobei die vorliegenden Behandlungsresultate optimale Ergebnisse der LAE bei Geschwülsten zwischen 2 und 4 mm Dicke erwarten lassen [3]. Im Hinblick auf die Bedeutung des Eingriffes für die Prognose des zu behandelnden Krankheitsbildes stellt das Operationsrisiko des Eingriffes unter Beachtung von Kontraindikationen einen durchaus vertretbaren Faktor dar. Die Überprüfung von 226 in den Jahren von 1979 bis 1982 operierten Fällen ergab kein erhöhtes Operationsrisiko zu vergleichsweise ähnlichen Eingriffen. Todesfälle im Zusammenhang mit der LAE waren nicht vorgekommen.

Auch kann durch die LAE einem qualvollen Krankenlager, wie es durch monströses Metastasenwachstum verursacht sein kann, vorgebeugt werden. Schon dadurch bietet sich die LAE als prophylaktische und adjuvante Therapiemaßnahme an.

Literatur

1. Altmeyer P, Nödl F, Merkel H (1980) Lymphogene Metastasierungsbereitschaft des malignen Melanoms. Dtsch med Wschr 105: 1769–1772
2. Balch CM, Murad TM, Soong S, Ingalls AL, Richards PC, Maddox WA (1979) Tumor thickness as a guide to surgical management of clinical stage I melanoma patients. Cancer 43: 883–888

3. Balch CM (1980) Surgical management of regional lymph nodes in cutaneous melanoma. J Am Acad Dermatol 3: 511–524
4. Breslow A (1975) Tumor thickness, level of invasion and node dissection in stage I cutaneous melanoma. Ann Surg 182: 572–575
5. Fortner JG, Maclean J, Rosen PP (1977) Biostatistical basis of elective node dissection for malignant melanoma. Ann Surg 186: 101–105
6. Sim FH, Taylor WF, Ivins JC, Pritch DJ, Aoule EH (1978) A prospective randomized study of the efficacy of routine elective lymphadenectomy in management of malignant melanoma. Cancer 41: 948–956
7. Steigleder GK, Kleine W (1977) Vertikaler Durchmesser (Dicke) und Prognose beim malignen Melanom. Z Hautkr 52: 969–971
8. Tonak J, Gall FP, Hermanek P (1980) Die Prophylaktische Lymphknotendissektion beim malignen Melanom. Dtsch med Wschr 105: 1782–1786
9. Wanebo HJ, Fortner JG, Woodruff J, MacLean B, Binkowski E (1975) Selection of the optimum surgical treatment of the stage I melanoma by depth of microinvasion: Use of the combined microstage technique (Clark – Breslow). Ann Surg 182: 302–314

Kontinuitätsdissektion beim malignen Melanom

H. Winter, N. Sönnichsen und W. Lehnert

Zusammenfassung

Die Indikation zur Kontinuitätsdissektion wird bestimmt durch den Tumortyp, die Invasionstiefe und die Tumordicke sowie durch die Lokalisationsverhältnisse. Handelt es sich um ein high-risk-Melanom mit Lokalisation in Nähe der regionalen Lymphknotenstation, so sollte auch bei fehlendem klinischen Metastasennachweis die Kontinuitätsdissektion (en-bloc-Exstirpation) durchgeführt werden. Dabei wird der Tumor weit im Gesunden zusammen mit einem bis in die regionale Lymphknotenstation reichenden Haut-Fett-Faszienstreifen exzidiert und gleichzeitig die Lymphonodektomie vorgenommen. Der entstandene langstreckige Weichteildefekt wird durch verschiedenartige plastisch-rekonstruktive Maßnahmen verschlossen. Durch die zusätzliche Entfernung der ableitenden Lymphbahnen verbunden mit der Beseitigung möglicher Transitmetastasen sowie ektoper Lymphknotenmetastasen ist eine Verbesserung der Prognose zu erwarten.

Nach Auswertung von 71 Kontinuitätsdissektionen werden anhand ausgewählter klinischer Beispiele in Abhängigkeit von der Tumorlokalisation die vielfältigen operationstechnischen Möglichkeiten der Kontinuitätsdissektion vorgestellt.

In den letzten 20 Jahren hat sich auch im deutschsprachigen Raum die operative Behandlung des malignen Melanoms allgemein durchgesetzt. Sie hat gegenwärtig weltweit und unumstritten eine dominierende Stellung im Behandlungsplan. Über die lokale dreidimensionale Tumorexzision weit im Gesunden mit plastischer Deckung des Weichteildefektes und über die Ausräumung der regionalen Lymphknotenstation bei Metastasenbefall bestehen im Schrifttum grundsätzlich einheitliche Auffassungen. Ein viel diskutiertes und noch immer umstrittenes Thema ist die sogenannte prophylaktische (elektive) Lymphonodektomie.

Definitionsgemäß besteht jede Tumorradikaloperation aus der Entfernung des Primärtumors mit erforderlichem Sicherheitsabstand und der Ausräumung der regionalen Lymphknotenstation. Aufgrund eigener 20jähriger Erfahrungen in der Melanomchirurgie sind wir der Auffassung, daß diese tumorchirurgische Forderung auch weiterhin für high-risk-Melanome der Haut gilt. Gerade bei einem Tumor, der zu den bösartigsten Neubildungen gezählt wird, sollten die allgemein geltenden grundlegenden Gesetze tumorchirurgischen Handelns beachtet werden.

Falls keine Kontraindikationen bestehen und der Primärtumor eindeutig einer einzigen regionalen Lymphknotenstation zugeordnet werden kann, wird in Übereinstimmung mit anderen Autoren nach der Tumorexzision weit im Gesunden die Lymphonodektomie ab Clark Level III bzw. bei einem vertikalen Tumordurchmesser von mehr als 0,75 mm nach Breslow durchgeführt [4, 5, 6, 10, 12, 16, 18, 19]. Das gilt auch für die Fälle, bei denen klinisch keine suspekten Lymphknotenveränderungen nachweisbar sind. Für eine prophylaktische Lymphonodektomie sprechen wesentliche Erkenntnisse. Okkulte Metastasen, besonders Mikrometastasen, werden in Abhängigkeit vom Invasionslevel und der Tumordicke in einem relativ hohen Prozentsatz bei „prophylaktisch" entfernten Lymphknoten beobachtet [1–8, 10,

12, 14, 16, 17, 18, 19]. Zunächst unverdächtige regionale Lymphknoten werden nicht selten zu einem späteren Zeitpunkt metastatisch befallen. Darüber hinaus kann durch die histologische Untersuchung der Operationspräparate eine genaue histopathologische TNM-Klassifikation und somit eine exakte Stadienzuordnung vorgenommen werden. Insgesamt scheint nach Meinung führender Fachvertreter und nach eigenen Erfahrungen bei gewissenhafter regionaler Lymphonodektomie, im Gegensatz zu der Ansicht von Veronesi u. Mitarbeitern [15], eine Verbesserung der Prognose möglich zu sein [1–10, 12–14, 16–19].

Eine optimale chirurgische Behandlungsmethode wäre bei Patienten mit high-risk-Melanomen die Kontinuitätsdissektion (en-bloc-Exstirpation). Auf diese Möglichkeit hat mein chirurgischer Lehrer Weese bereits 1965 in seinem kritischen Beitrag mit dem Titel „Das Melanomproblem" in der Zeitschrift „Das deutsche Gesundheitswesen" nachdrücklich hingewiesen. Diesem operativen Vorgehen sind aber durch die unterschiedlichsten Lokalisationsverhältnisse und topographischen Besonderheiten Grenzen gesetzt. Bei Sitz eines high-risk-Melanoms in Nähe der regionalen Lymphknotenstation bzw. bei eindeutiger Zuordnung des Lymphabflußgebietes ist die Kontinuitätsdissektion die Therapie der Wahl. Dabei wird der Tumor weit im Gesunden zusammen mit einem bis in die regionale Lymphknotenstation reichenden Haut-Fett-Faszienstreifen exzidiert und gleichzeitig die Lymphonodektomie vorgenommen. Durch die zusätzliche Entfernung der ableitenden Lymphbahnen verbunden mit der Beseitigung möglicher Transitmetastasen sowie ektoper Lymphknotenmetastasen ist eine Verbesserung der Prognose zu erwarten [4, 5, 11, 13, 14, 19]. Der entstandene langstreckige Weichteildefekt wird durch verschiedenartige plastisch-rekonstruktive Maßnahmen verschlossen.

Krankengut

Im Zeitraum vom 1.9. 1979 bis zum 31.5. 1984 wurden in der Universitäts-Hautklinik der Charité in Berlin insgesamt 416 Melanompatienten operiert. Bei 71 dieser Patienten – es handelte sich um 46 Männer und 25 Frauen – konnte eine Kontinuitätsdissektion durchgeführt werden. In 18 Fällen war eine en-bloc-Nachexzision erforderlich, da der Primärtumor unter einer Fehldiagnose bereits entfernt worden war. Darunter waren meist Patienten, die uns aus anderen Einrichtungen zur weiteren Therapie überwiesen wurden.
Die Tabelle 1 gibt einen Überblick über die unterschiedlichen Lokalisationen des Primärtumors. Am häufigsten waren Patienten mit Tumoren am Rücken (20 Patienten) zu finden, gefolgt von Lokalisationen im Schulterbereich (12 Patienten), am Oberschenkel (11 Patienten) und am Oberarm (10 Patienten). Dementsprechend wurde in 4 Fällen en bloc die Neck dissection durchgeführt, bzw. es wurden weitere regionale Lymphknotengruppen zusätzlich mitentfernt. Bei 49 Patienten erfolgte die gleichzeitige Ausräumung der Achselhöhlenlymphknoten und bei 18 Patienten die der Becken- und Leistenlymphknoten der betroffenen Seite. Die histologische Untersuchung der Operationspräparate ergab 48 noduläre Melanome und nur 18 oberflächlich spreitende Melanome bzw. 4 Lentigo-maligna-Melanome. In allen Fällen handelte es sich um high-risk-Melanome. Bei 29 Tumoren betrug der Invasionslevel nach Clark III, 36 Tumoren ergaben einen Level IV und 6 Tumoren waren

Tabelle 1. Lokalisation des Primärtumors bei 71 Kontinuitätsdissektionen

Lokalisation	Zahl der Patienten
Kopf	2
Hals	2
ventrale Thoraxregion	7
Rücken	20
Schulterregion	12
Oberarm	10
Bauch	4
Hüftregion	3
Oberschenkel	11

dem Level V zuzuordnen. Entsprechend prognostisch ungünstig war auch der gemessene vertikale Tumordurchmesser (0,76–1,5 mm: 10 Melanome, 1,6–3 mm: 27 Melanome, > 3 mm: 34 Melanome). Bei der histologischen Beurteilung der exstirpierten Lymphknoten ließ sich in 18 Fällen ein metastatischer Befall nachweisen. Nur bei 5 dieser Tumorpatienten waren präoperativ suspekte Lymphknotenveränderungen beschrieben worden. Von besonderem Interesse dürfte in diesem Zusammenhang auch der histologische Befund von 2 Patientinnen sein, bei denen eine Ausräumung der regionalen Becken- und Leistenlymphknoten vorgenommen worden war. In beiden Fällen waren nur die Beckenlymphknoten vereinzelt metastatisch befallen; an den Leistenlymphknoten ließen sich demgegenüber keine metastatischen Veränderungen nachweisen.

Schwerwiegende postoperative Komplikationen wurden nicht beobachtet. Dennoch ist das Komplikationsrisiko bei diesen ausgedehnten tumorchirurgischen Eingriffen verständlicherweise größer als bei alleiniger Tumorentfernung bzw. bei dem diskontinuierlichen Operationsverfahren. Bei 10 Patienten kam es postoperativ zu kleinen partiellen Wundrandnekrosen. Zusätzlich wurden 9 Wundinfektionen beobachtet. In 8 Fällen handelte es sich dabei um leichte Infektionen im Wundrandbereich, und nur bei einer Patientin entwickelte sich ein Erysipel, das sich nach Antibiotikagabe innerhalb von 3 Tagen zurückbildete.

Bis auf 11 Patienten, die inzwischen an ihrem Tumorleiden verstorben sind, befinden sich die restlichen 60 Patienten in regelmäßiger Kontrolle in unserer Melanom-Dispensairesprechstunde. Es besteht bei ihnen kein Anhalt für lokale Rezidivbildungen oder Metastasierungen. 3 Patienten zeigten lediglich ein geringfügiges postoperatives Lymphödem an der entsprechenden unteren Extremität. Bemerkenswert sind insgesamt die guten funktionellen Spätergebnisse.

Operationstaktische Hinweise

Die Indikation zur Kontinuitätsdissektion wird bestimmt durch den Tumortyp, die Invasionstiefe und die Tumordicke sowie durch die Lokalisation. Bereits nach der präoperativen klinischen Untersuchung sollte bei Lokalisation des Primärtumors in Nähe der regionalen Lymphknotenstation und bei Verdacht auf ein high-risk-Melanom an die Möglichkeit einer Kontinuitätsdissektion gedacht werden. Ist der Lymphabfluß aus dem Tumorgebiet nicht eindeutig einer einzigen Lymphknotenstation zuzuordnen, so kann nach unseren Erfahrungen die Lymphoszintigraphie wertvolle diagnostische Hinweise geben. Der Abstand zwischen Tumor und regionaler Lymphknotenstation ist kein entscheidendes Kriterium für die Planung einer Kontinuitätsdissektion. In Übereinstimmung mit Tritsch halten wir uns nicht an die 10 cm-Grenze, die im Schrifttum von einigen Autoren angegeben wird [5]. Exzisionsstrecken von 25 bis 30 cm, z. B. bei Tumorlokalisation im Oberschenkelbereich, sind bei den an unserer Klinik durchgeführten Kontinuitätsdissektionen keine Seltenheit. Der operative Eingriff beginnt mit der diagnostischen Tumorexzision in Allgemeinanästhesie – in Ausnahmefällen auch in Regionalanästhesie – mit anschließender histologischer Schnellschnittuntersuchung. In jedem Fall ist es empfehlenswert, schon vor Operationsbeginn die geforderten Sicherheitsabstände und die geplante Schnittführung zur Kontinuitätsdissektion exakt unter Benutzung des Zentimetermaßes aufzuzeichnen. Je nach Körperregion verschieden, exzidieren wir high-risk-Melanome im Kopf-Halsbereich und an den Extremitäten mit einem Sicherheitsabstand von mindestens 3 cm und am Rumpf von mindestens 5 cm.

Die endgültige Entscheidung zur Kontinuitätsdissektion wird in unserer Klinik stets vom Ergebnis der Schnellschnittuntersuchung abhängig gemacht, um eine unnötige Ausweitung des operativen Eingriffs zu vermeiden. Ist eine sichere histologische Beurteilung nicht möglich, so wird nach primärem Wundverschluß oder nach temporärer Wundabdeckung mit synthetischem Hautersatz der Eingriff zunächst beendet. Das endgültige Ergebnis nach Befundung der Paraffinschnitte bestimmt das weitere therapeutische Vorgehen.

Klinische Beispiele

Nach topographischen Gesichtspunkten geordnet sollen nun ausgewählte Standardbeispiele vorgestellt und operationstechnische Besonderheiten besprochen werden.

Bei Tumorlokalisation im *Kopf-Halsbereich* richtet sich die Schnittführung nach den anatomischen Lymphabflußgebieten. So wird z. B. bei Tumorsitz im Gesicht oder an der Schläfe zusätzlich zur Neck dissection der oberflächliche Parotislappen zusammen mit den Parotislymphknoten bis auf die Ebene des N. facialis abgetragen. Durch topographische Besonderheiten bedingt ist häufig ein modifiziertes Vorgehen erforderlich. Bei Tumorsitz in Nähe der Augen, der Ohren und der Nase ist eine enge interdisziplinäre Zusammenarbeit mit den entsprechenden Fachvertretern erforderlich. Je nach Lage der Exzisionsgebiete sollte die primäre Defektdeckung durch Lappenplastiken oder freie Eigenhauttransplantation – evtl. auch in Kombination – erfolgen. Bei Exzisionen am Hals sind der gedoppelte Transpositionslappen, aber auch der deltopektorale Lappen zur Defektdeckung besonders geeignet. Dazu folgendes Standardbeispiel für eine Kontinuitätsdissektion bei Tumorlokalisation im Halsbereich:

Es handelte sich um eine 30jährige Patientin mit einem nodulären Melanom (Clark level III, Tumordicke 2,5 mm) an der linken Halsseite (Abb. 1 a). Nach Tumorexzision mit einem Sicherheitsabstand von 4 cm wurde die neck dissection unter Erhaltung des M. sternocleidomastoideus durchgeführt (Lymphknoten-Histologie: Keine Hinweise für metastatischen Befall). Die Defektdeckung erfolgte mit einem gedoppelten Transpositionslappen. Der postoperative Verlauf war komplikationslos. Die Abbildung 1 b veranschaulicht das Ergebnis 1 Jahr nach der Operation.

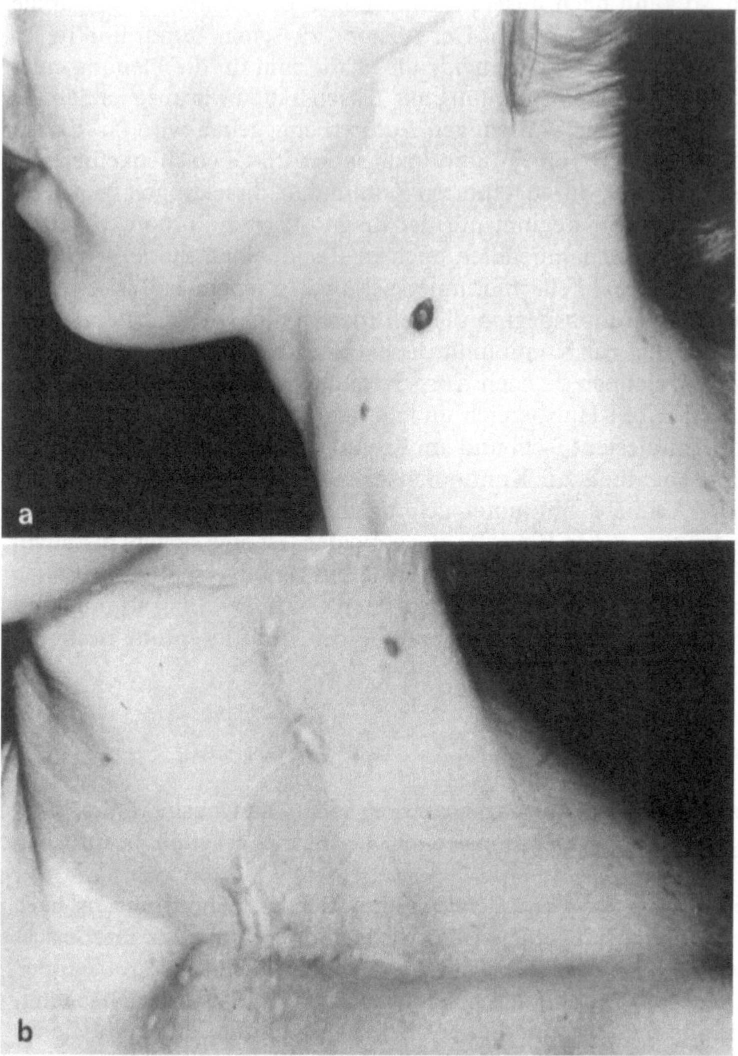

Abb. 1. a 30jährige Patientin mit nodulärem Melanom (Clark level III, Tumordicke 2,5 mm) an der linken Halsseite. **b** Zustand nach Kontinuitätsdissektion und Defektdeckung mit gedoppeltem Transpositionslappen. Ergebnis 1 Jahr nach der Operation

Handelt es sich um high-risk-Melanome der *ventralen Thoraxregion, des Rückens, der Schulterregion* oder des *Oberarms,* so wird die en-bloc-Exstirpation mit einer Ausräumung der axillären Lymphknotengruppen der entsprechenden Seite kombiniert. Die Pektoralmuskeln werden dabei erhalten. Um die Ausräumung in der Tiefe der Achselhöhle zu erleichtern, wird der M. pectoralis minor nur temporär durchtrennt. Zur Defektdeckung hat sich die Rotationslappenplastik bewährt. In ausgewählten Fällen sind aber auch Transpositonslappen- und Verschiebelappenplastiken möglich. Die Einlage von Redondrainagen in die Achselhöhle und im Be-

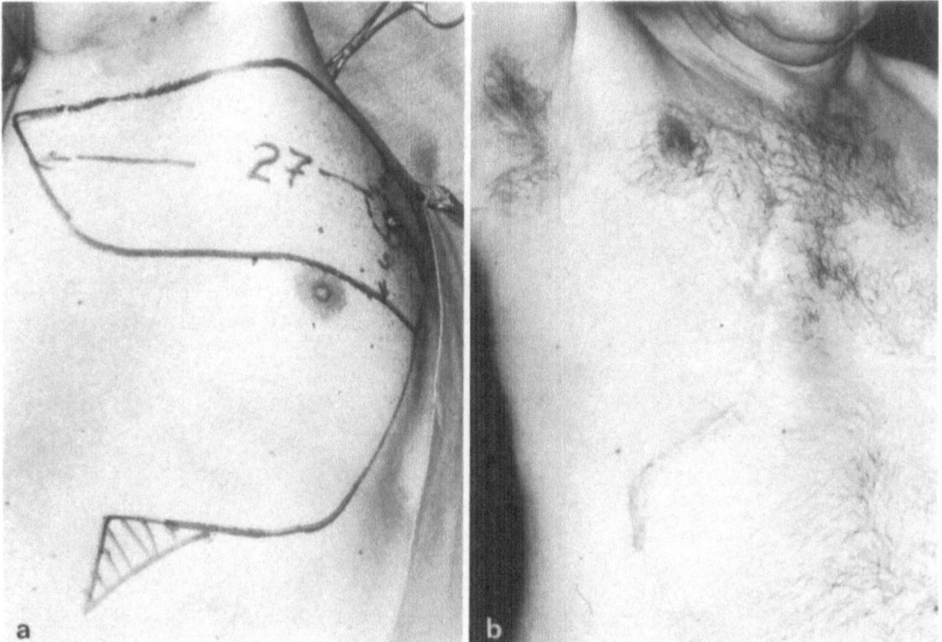

Abb.2. a 50jähriger Patient mit nodulärem Melanom (Clark level III, Tumordicke 7 mm) an der rechten ventralen Thoraxregion. Eingezeichnete Schnittführung. **b** Kontinuitätsdissektion und Defektdeckung durch Rotationslappenplastik. Ergebnis 1 Jahr nach der Operation

reich der Lappenplastik sollte in keinem Falle unterlassen werden. Die nachfolgenden klinischen Beispiele sollen unser Vorgehen veranschaulichen:

Bei einem 50jährigen Patienten mit einem nodulären Melanom (Clark level III, Tumordicke 7 mm) an der ventralen Thoraxregion parasternal in Höhe der 3. Rippe konnte der nach Kontinuitätsdissektion (Lymphknoten histologisch ohne Anhalt für Metastasen) entstandene langstreckige Weichteildefekt durch Rotationslappenplastik gedeckt werden (Abb.2a). Der postoperative Verlauf war komplikationslos. 1 Jahr nach dem Eingriff ergab die Nachuntersuchung gute funktionelle und ästhetische Ergebnisse (Abb.2b).

Nach Kontinuitätsdissektion bei einem 41jährigen Patienten wegen eines oberflächlich spreitenden Melanoms (Clark level IV, Tumordicke 3,1 mm) über der Spina scapulae links wurde ebenfalls eine Rotationslappenplastik durchgeführt (Abb.3a). Die histologische Untersuchung der exstirpierten Lymphknoten ergab einen metastatischen Befall. Demgegenüber konnten bei der präoperativen Untersuchung keine metastasenverdächtigen Lymphknotenveränderungen festgestellt werden. Der postoperative Verlauf war bis auf eine kleine partielle Wundrandnekrose am oberen medialen Wundrand komplikationslos. Abb.3b dokumentiert das Ergebnis 1 Jahr nach der Operation. Funktionelle Störungen waren nicht nachweisbar.

Bei Patienten mit high-risk-Melanomen am *Unterbauch,* der *Leisten-* oder *Hüftregion* sowie am *Oberschenkel* wird der Tumor weit im Gesunden zusammen mit einem bis in die Inguinalregion reichenden Haut-Fett-Fasziensteifen exzidiert und gleichzeitig die Lymphonodektomie vorgenommen. Falls keine Kontraindikationen bestehen, werden nicht nur die Leistenlymphknoten, sondern auch zusätzlich die Beckenlymphknoten der entsprechenden Seite mitentfernt. Die Durchtrennung des

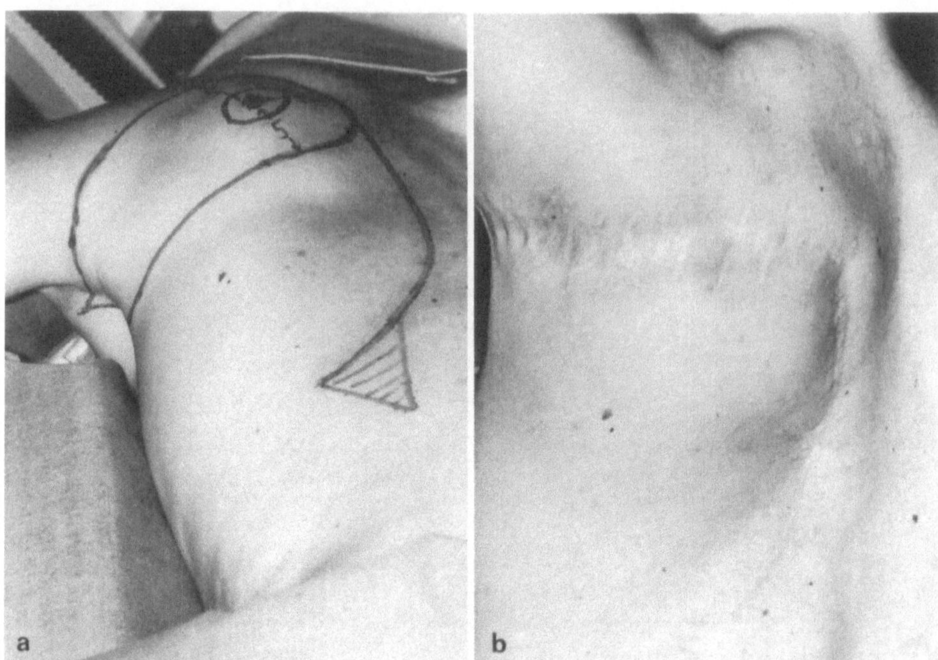

Abb. 3. a 41jähriger Patient mit oberflächlich spreitendem Melanom (Clark level IV, Tumordicke 3,1 mm) über der Spina scapulae links. Eingezeichnete Schnittführung. **b** Kontinuitätsdissektion und Defektdeckung durch Rotationslappenplastik. Ergebnis 1 Jahr nach der Operation

Leistenbandes ist dabei nicht erforderlich. Nach Abschieben des Peritonealsackes von den großen Gefäßen werden zunächst - knapp unterhalb der Aortenbifurkation beginnend - die iliakalen und obturatorischen Lymphknotengruppen entfernt. Erst danach folgt die Entfernung der inguinofemoralen Lymphknoten unter Mitnahme der Vena saphena magna. Für die zusätzliche Entfernung der Beckenlymphknoten sprechen folgende Erkenntnisse: Anatomisch sind regional unterschiedlich (z. B. von der Innenseite des Oberschenkels) Lymphbahnen nachweisbar, die unter Umgehung der inguinalen Lymphknotengruppen direkt zu den Beckenlymphknoten verlaufen. Metastasenfreie inguinale Lymphknoten schließen bekanntlich einen Befall von Beckenlymphknoten nicht aus (2 derartige Fälle auch unter diesen ausgewerteten Kontinuitätsdissektionen!). Die zusätzliche Entfernung der Beckenlymphknoten bedeutet nach unseren Erfahrungen im Gegensatz zu anderen Autoren [3, 9] keine wesentliche Erweiterung des chirurgischen Eingriffes und ist nicht mit einer unverantwortlichen Erhöhung der Komplikationsrate verbunden. Schließlich ist in ausgewählten Fällen durch die Erhöhung der Radikalität mit einer Verbesserung der Prognose zu rechnen.

Die großflächigen und teilweise langstreckigen Weichteildefekte können auch hier durch Nahlappenplastiken primär verschlossen werden. Empfohlen wird die Einlage von Redondrainagen in das kleine Becken, in die Leistenregion und im Bereich der Lappenplastik. Abschließend folgende klinische Beispiele:

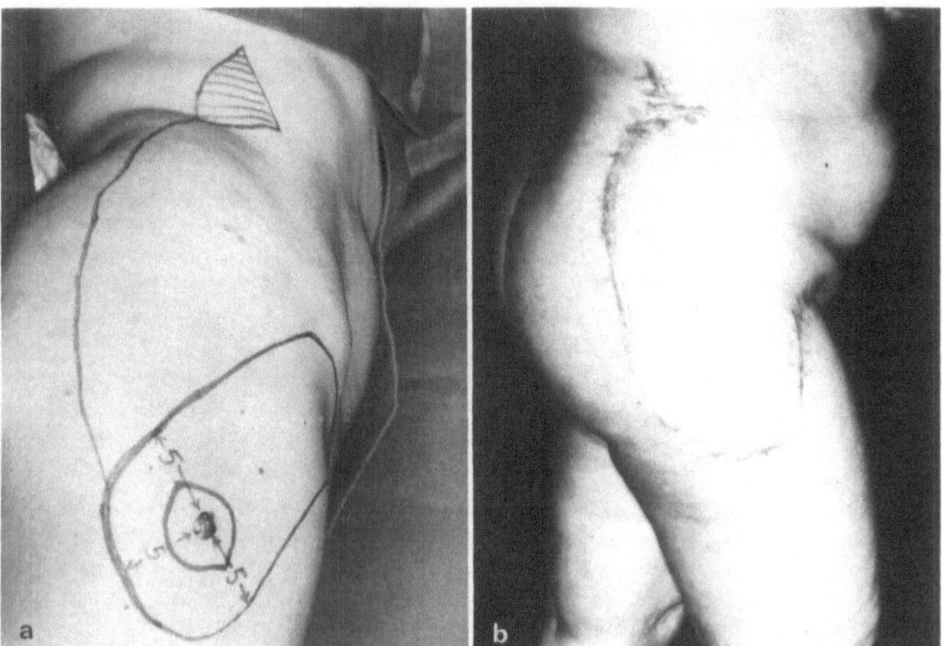

Abb. 4. a 51jährige Patientin mit nodulärem Melanom (Clark level IV, Tumordicke 4,8 mm) in der rechten Hüftregion. Eingezeichnete Schnittführung. **b** Kontinuitätsdissektion mit Ausräumung der Becken- und Leistenlymphknoten rechts. Defektdeckung durch Rotationslappenplastik. Ergebnis 1 Jahr nach der Operation

Bei einer 51jährigen Patientin mit einem nodulären Melanom (Clark level IV, Tumordicke 4,8 mm) in der rechten Hüftregion wurde nach Kontinuitätsdissektion mit Ausräumung der Becken- und Leistenlymphknoten (Histologie: Leistenlymphknotenmetastase) der Weichteildefekt durch einen Rotationslappen (Abb. 4a) spannungsfrei gedeckt. Der postoperative Verlauf war im wesentlichen komplikationslos.

Die Abbildung 4b zeigt das Ergebnis 1 Jahr nach dem tumorchirurgischen Eingriff. Die Nachuntersuchung ergab reizfreie Narbenverhältnisse ohne funktionelle Einschränkungen.

Auch bei einer Tumorlokalisation im distalen Oberschenkeldrittel ist eine Kontinuitätsdissektion möglich. So konnte bei einem 39jährigen Patienten mit nodulärem Melanom (Clark level III, Tumordicke 3,3 mm) an der Innenseite des distalen Drittels des Oberschenkels nach Kontinuitätsdissektion (Becken- und Leistenlymphknoten histologisch frei von metastatischen Veränderungen) der langstreckige Weichteildefekt durch einen lateral gestielten Verschiebelappen primär verschlossen werden (Abb. 5a). Bereits ein viertel Jahr nach der Operation ergab die Nachuntersuchung keine funktionellen Störungen bei reizfreien Narbenverhältnissen (Abb. 5b).

Mit dieser Auswahl klinischer Beispiele sollten in Abhängigkeit von der Tumorlokalisation die vielfältigen operationstechnischen Möglichkeiten der Kontinuitätsdissektion dargestellt werden.

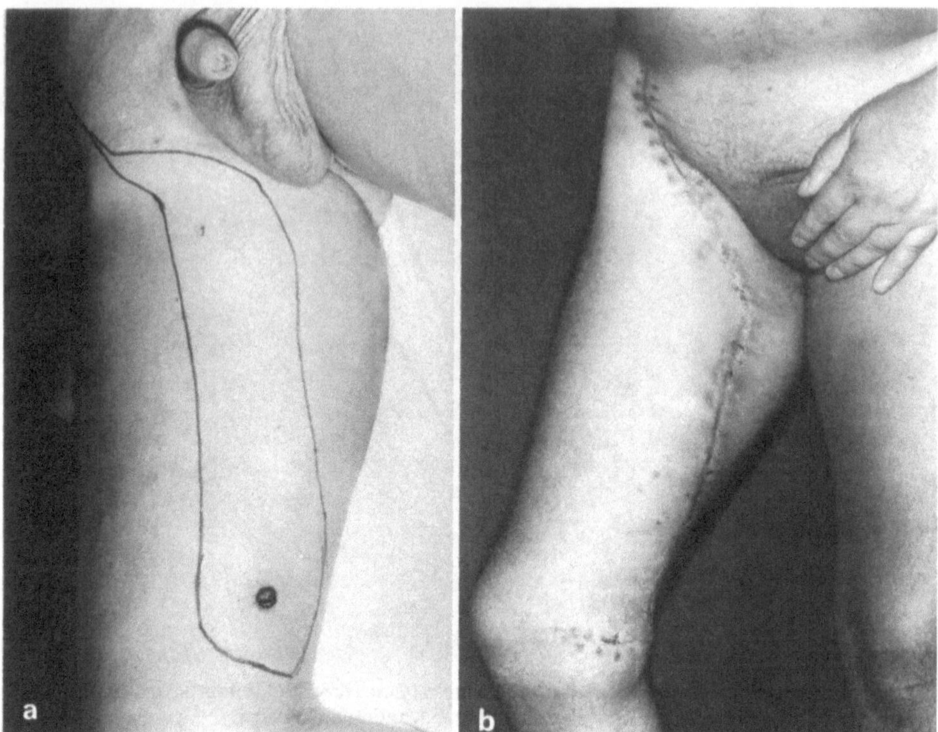

Abb. 5. a 39jähriger Patient mit nodulärem Melanom (Clark level III, Tumordicke 3,3 mm) an der Innenseite des distalen Oberschenkeldrittels rechts. Eingezeichnete Schnittführung. **b** Kontinuitätsdissektion mit Ausräumung der Becken- und Leistenlymphknoten rechts. Ergebnis ¼ Jahr nach der Operation

Literatur

1. Balch CM (1980) Surgical management of regional lymph nodes in cutaneous melanoma. J Am Acad Dermatol 3: 511–524
2. Breslow A (1975) Tumor thickness, level of invasion and node dissection in stage I cutaneous melanoma. Ann Surg 182: 572–575
3. Encke A, Steinau U (1982) Prophylaktische und therapeutische Lymphadenektomie beim malignen Melanom der Haut. In: Encke A, Jungbluth KH, Röher HD, Trede U (Hrsg) Aktuelle chirurgische Onkologie. Springer, Berlin Heidelberg New York
4. Fortner JG, McLean BJ, Rosen PP (1981) Die prophylaktische Lymphknotendissektion In: Weidner F, Tonak J (Hrsg) Das maligne Melanom der Haut. perimed, Fachbuch-Verlagsgesellschaft Erlangen
5. Gall FP, Tonak J (1981) Die chirurgische Therapie des malignen Melanoms. In: Weidner F, Tonak J (Hrsg) Das maligne Melanom der Haut. perimed, Fachbuch-Verlagsgesellschaft Erlangen
6. Kleeberg UR (1976) Die Behandlung des Melanoms. Dt med Wochenschr 101: 904–908
7. Konz B (1981) Operative Behandlung maligner Melanome. Münch med Wschr 123: 1918–1922
8. Lejeune FJ (1981) Der Wert der prophylaktischen Lymphknotendissektion In: Weidner F, Tonak J (Hrsg) Das maligne Melanom der Haut. perimed, Fachbuch-Verlagsgesellschaft Erlangen
9. McCarthy JG, Haagensen CD, Herter FP (1974) The role of groin dissection in the mamagement of melanoma of the lower extremity. Ann Surg 179: 156–159

10. Milton GW, Shaw HM, McCarthy WH, Pearson L, Balch CM, Soong SJ (1982) Prophylactic lymph node dissection in clinical stage I cutaneous malignant melanoma. Br J Surg 69: 108-111
11. Southwick HW (1976) Malignant melanoma. Role of node dissection reappraised. Cancer 37: 202-209
12. Tonak J, Weidner F, Hoferichter S, Altendorf A (1981) Erlanger Therapieschema. Grundlagen, Ergebnisse und Behandlung von Rezidiven In: Weidner F, Tonak J (Hrsg) Das maligne Melanom der Haut. perimed, Fachbuch-Verlagsgesellschaft Erlangen
13. Tritsch H (1981) Die Kontinuitätsdissektion beim malignen Melanom der Haut. Hautarzt 32: 84-90
14. Tritsch H (1984) Indikation und Risiko bei der operativen Behandlung maligner Melanome In: Konz B, Braun-Falco O (Hrsg) Komplikationen in der operativen Dermatologie. Springer, Berlin Heidelberg New York Tokyo
15. Veronesi U, Cascinelli N (1979) Das Melanom der Haut. Krebsinformation der Schweizerischen Krebsliga (Sonderheft), Bern
16. Wanebo HJ, Woodbruff J, Fortner IG (1975) Malignant melanoma of the extremities: a clinicopathologic study using levels of invasion (microstage). Cancer 35: 666-676
17. Weese K (1965) Das Melanomproblem. Dt Gesundh Wesen 20: 280-288
18. Weidner F, Hornstein OP, Hermanek P, Wutz G (1976) Early metastases in regional lymphnodes and prognosis of malignant melanoma. Arch Dermatol Res 256: 167-177
19. Winter H, Lehnert W (1981) Die operative Behandlung maligner Melanome der Haut. Dt Gesundh Wesen 36: 1843-1854

Adjuvante Therapie maligner Melanome im Stadium I

O. Braun-Falco, M. Landthaler, U. Hohenleutner, S. Hohenleutner, D. Hölzel, B. Konz und Ch. Schmoeckel

Zusammenfassung

Insgesamt 299 Patienten mit malignen Melanomen im klinischen Stadium I wurden nach operativer Entfernung des Primärtumors adjuvant mit BCG und DTIC (n=219) oder nur mit BCG (n=80) behandelt. Von 219 kombiniert behandelten Patienten brachen 95 die Behandlung vorzeitig ab, 124 Patienten wurden über mindestens 12 Monate behandelt.

Bei den Patienten mit niedrigem und mittlerem Metastasierungsrisiko ergab sich kein positiver Einfluß der kombinierten Nachbehandlung. Bei den Patienten mit hohem Metastasierungsriskio ließ sich dagegen eine Tendenz zugunsten der Immunochemotherapie nachweisen. Nach 3 Jahren waren noch 97% der mindestens 12 Monate lang kombiniert behandelten Patienten am Leben. Bei den nur mit BCG behandelten Patienten waren es noch 80% und bei den Patienten mit vorzeitigem Therapieabbruch noch 68,4%.

Das maligne Melanom ist zu den bösartigsten Tumoren der Haut zu rechnen, wobei bekanntlich die Tumordicke bzw. der prognostische Index die Prognose entscheidend bestimmen.

Im eigenen Krankengut war es ab einer Tumordicke von 3 mm bei über 60% der Patienten innerhalb von 5 Jahren zu einer Progression des Tumors gekommen, etwa 40% der Patienten verstarben tumorabhängig [1].

Bei dieser Sachlage ist es verständlich, daß nach Therapieformen gesucht wird, die eine Verbesserung der Prognose ermöglichen.

Seit Jahren wird deshalb ein neues Therapieverfahren diskutiert, nämlich die adjuvante Therapie.

Nach operativer Tumorentfernung wird bei klinischer Tumorfreiheit versucht, Mikrometastasen, die später zu einer Progression führen könnten, zu vernichten [6].

Für diese adjuvante Therapie stehen prinzipiell drei Verfahren zur Verfügung: die Immuntherapie, die Chemotherapie und die Kombination von beiden, die Immuno-Chemotherapie.

Aktive Immuntherapie

	unspezifisch	*spezifisch*
bakteriell:	BCG, C. parvum, B. pertussis, Vaccinia antigen	bestrahlte autologe TZ enzymatisch behandelte autologe TZ
synthetisch:	DNCB, Levamisol, Interferon	autologe TZ-Fragmente allogene TZ
pflanzlich:	Phytohämagglutinin Con A	

Abb. 1. Aktive Immuntherapie maligner Melanome der Haut. TZ= Tumorzellen.

Im Rahmen der Immuntherapie hat vor allem die aktive Immuntherapie Bedeutung, bei der spezifische und unspezifische Verfahren unterschieden werden (Abb. 1).

Bei der aktiven unspezifischen Immuntherapie werden bakterielle, synthetische und pflanzliche Immunstimulantien verwendet; bei der aktiven spezifischen Immuntherapie wendet man auf verschiedenste Art und Weise inaktivierte Tumorzellen an.

Im Rahmen der Chemotherapie wird überwiegend Dacarbazin (DTIC) eingesetzt. Der genaue Wirkungsmechanismus ist nicht bekannt, diskutiert werden eine DNS-Synthesehemmung, eine alkylierende Wirkung und eine Wechselwirkung mit SH-Brücken [5].

Da DTIC wenig immunsuppressiv wirkt, eignet es sich besonders zur Kombination mit einer Immuntherapie.

Von 1978 bis 1983 fanden sich in der einschlägigen Literatur beispielsweise 12 Studien über eine adjuvante Immuntherapie mit BCG im Stadium I und II. Siebenmal handelte es sich um randomisierte Studien, in denen kein signifikanter Einfluß der Immuntherapie nachgewiesen werden konnte. In fünf historisch kontrollierten Studien war dagegen ein positiver Effekt zu verzeichnen.

Hinsichtlich der Immuno-Chemotherapie ergeben sich ähnliche Verhältnisse. Es fanden sich 20 Studien mit insgesamt 2944 Patienten im Stadium I und II. Die prognostische Einteilung der Patienten erfolgte überwiegend aufgrund des Levels nach Clark. Während sich in 15 Studien keine signifikanten Unterschiede fanden, ergab sich in 5 eine Tendenz zugunsten einer Nachbehandlung. Neben teilweise geringen Fallzahlen, unterschiedlich langen Beobachtungszeiten und der fehlenden Unterscheidung von Patienten im Stadium I und II machen es vor allem ganz unterschiedliche Behandlungsschemata sehr schwierig, diese Studien untereinander zu vergleichen. So konnte gezeigt werden, daß allein hier in Deutschland in 31 Hautkliniken 9 verschiedene Behandlungsschemata zur Anwendung kommen [10].

Eigenes Patientengut

Seit 1976 wurden Patienten mit malignen Melanomen im Stadium I adjuvant behandelt. Die Immuno-Chemotherapie erfolgte nach einem von Guttermann und Mitarbeitern angegebenen Schema [3].

An den Tagen 1–5 erhielten die Patienten je nach Verträglichkeit 200–250 mg DTIC pro m^2 Körperoberfläche i. v. An den Tagen 7, 12 und 17 erfolgte gleichzeitig proximal an den Extremitäten eine Skarifikationsimpfung mit dem Impfstoff Immun-BCG-Pasteur F, der pro ml $3{,}75 \times 10^8$ Keime enthält. In den ersten drei Monaten wurden 3 dieser Zyklen durchgeführt, die weiteren folgten im Abstand von 3 Monaten. Angestrebt wurden insgesamt 10 Zyklen, d. h. eine Behandlungsdauer von 2 Jahren.

In den Jahren 1976 bis 1978 wurden daneben Patienten nur mit BCG behandelt. In den ersten 4 Wochen erfolgten 4 Impfungen, dann in 4-wöchentlichen Abständen je eine Impfung über insgesamt 2 Jahre.

Insgesamt wurden 299 Patienten im Stadium I adjuvant behandelt, nachdem der Primärtumor bei allen Patienten nach einem standardisierten Vorgehen entfernt worden war [4]. Insgesamt 80 Patienten wurden nur mit BCG und 219 kombiniert mit BCG und DTIC behandelt. Davon brachen 95 der Patienten die Behandlung aus verschiedensten Gründen vorzeitig ab. 124 Patienten wurden länger als 12 Monate nachbehandelt. Häufigste Nebenwirkungen waren Übelkeit und Erbrechen. Bei einer Patientin wurde ein tödlich verlaufendes Budd-Chiari-Syndrom beobachtet [1].

Zu Beginn wurden Patienten mit Level III, IV und V im Rahmen einer randomisierten Studie entweder mit BCG oder kombiniert mit DTIC und BCG behandelt. Mit der Erkenntnis, daß die Tumordicke bzw. der prognostische Index die entscheidenden prognostischen Faktoren sind, erfolgte die Einteilung der Patienten später aufgrund dieser Parameter.

Ergebnisse

Für die vergleichende Auswertung standen primär 2 Gruppen mit insgesamt 299 Patienten zur Verfügung: einerseits nur mit BCG behandelte Patienten, andererseits kombiniert mit BCG und DTIC behandelte Patienten. Bei der kombinierten Nachbehandlung brachen sehr viele Patienten die belastende Behandlung ab. Um

Tabelle 1. 3-Jahres-Überlebensraten der eigenen Patienten in Abhängigkeit von der Nachbehandlung

	NR $6 < PI$	MR $6 \leqslant PI < 13$	HR $13 \leqslant PI$
DTIC + BCG	100 (n = 24)	$92,0 \pm 5,4$ (n = 27)	$97,0 \pm 2,9$ (n = 37)
BCG	100 (n = 19)	100 (n = 24)	$80,0 \pm 10,3$ (n = 15)
DTIC + BCG Abbr.	$92,3 \pm 7,4$ (n = 15)	100 (n = 23)	$68,4 \pm 12,3$ (n = 23)

Dermatologische Klinik der LMU München und Tumorzentrum München 1984 (NR = niedriges Risiko, MR = mittl. Risiko, HR = hohes Risiko)

Tabelle 2. 3-Jahres-Überlebensraten (ÜR) und 3-Jahresrate der erscheinungsfreien Patienten (EFR) von Veronesi und Mitarbeitern [9]

	n	3 Jahres-	
		EFR	ÜR
Nur Op	25	49,2	59,0
Op + DTIC	25	74,2	81,7
Op + BCG	27	60,0	71,3
Op + DTIC + BCG	21	68,9	87,7
	98		

U. Veronesi et al. N. Engl. J. Med. 1982

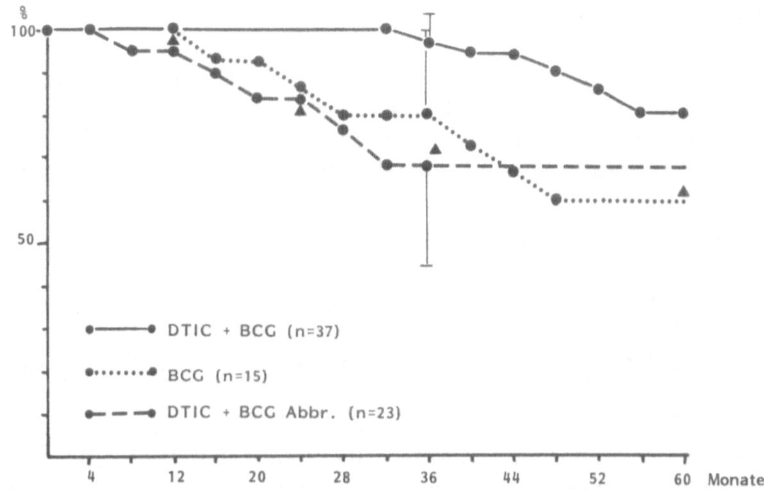

Abb. 2. Absterbekurven von Patienten mit malignen Melanomen der Haut mit hohem Metastasierungsrisiko in Abhängigkeit von der Nachbehandlung. ▲ Melanomstudie der DFG [2]

nun den Einfluß einer mindestens 12-monatigen Behandlung untersuchen zu können, wurden die kombiniert nachbehandelten Patienten nochmals in 2 Gruppen aufgeteilt, nämlich in Patienten, die die Behandlung vorzeitig abbrachen und solche, die mindestens 12 Monate behandelt wurden. Letztendlich standen somit 3 Gruppen zur Verfügung:

Gruppe 1: Behandlung mit DTIC und BCG über mindestens 1 Jahr (n = 124)
Gruppe 2: Behandlung mit BCG über 2 Jahre (n = 80)
Gruppe 3: vorzeitiger Abbruch der kombinierten Behandlung (n = 95).

Die Einteilung in prognostische Gruppen erfolgte aufgrund des prognostischen Index (PI) [8].

Bei den Patienten mit niedrigem (PI unter 6) und mittleren (6 < PI < 13) Metastasierungsrisiko unterscheiden sich die 3-Jahres-Überlebensraten nicht wesentlich. Sie lagen zwischen 92 und 100% (Tabelle 1).

Bei den Patienten mit hohem Metastasierungsrisiko (PI > 13) ergaben sich aber Unterschiede. Während von den kombiniert behandelten Patienten nach 3 Jahren noch 97,0% am Leben waren, waren es bei den Patienten, die die Behandlung vorzeitig abbrachen nur 68,4%. Von den Patienten, die nur geimpft worden waren, lebten nach 3 Jahren noch 80,0% (Tabelle 1). Die Unterschiede waren statistisch aber nicht signifikant.

Bei den Patienten mit hohem Metastasierungsrisiko lagen die Absterbekurven der kombiniert behandelten Patienten deutlich über den Absterbekurven der nur mit BCG behandelten Patienten bzw. der Patienten, die die Therapie vorzeitig abgebrochen haben (Abb. 2). Auch die Absterbekurven von Patientinnen der Melanomstudie der DFG [2] mit einer Tumordicke zwischen 3 und 4 mm lag deutlich unter der von unseren kombiniert-behandelten Patienten (Abb. 2).

Diskussion

Diese vorläufigen Ergebnisse würden bei den Patienten im Stadium I und hohem Metastasierungsrisiko eine Tendenz zugunsten einer mindestens 12-monatigen adjuvanten immuno-chemotherapeutischen Behandlung ergeben, wie sie auch in der prospektiv randomisierten Studie von Veronesi und Mitarbeitern für Patienten im Stadium I zur Beobachtung kam. Nach 3 Jahren waren 59,0% ihrer nur operierten Patienten mit malignen Melanomen Level III und IV am Stamm noch am Leben. Von den kombiniert mit DTIC und BCG nachbehandelten Patienten waren es dagegen noch 87,7% und von den nur mit BCG behandelten 71,3% (Tabelle 2) [9]. Es ergab sich somit ein Unterschied von knapp 30% bei der Immuno-Chemotherapie. Aufgrund der kleinen Fallzahlen waren diese Unterschiede statistisch aber nicht signifikant.

Um mit einer prospektiven randomisierten Studie therapeutische Unterschiede in dieser Größenordnung statistisch signifikant zu sichern, sind wesentlich größere Fallzahlen erforderlich, was durchaus ein Nachteil solcher Studien sein kann [7]. Unsere Untersuchung kann wegen der geänderten Bedingungen hinsichtlich der Einteilung der Patienten und der großen Ausfallquote bei den kombiniert behandelten Patienten nicht als randomisiert betrachtet werden. Da unsere Kontrollpatienten aber im gleichen Zeitraum behandelt wurden, entfallen einige Nachteile von nur historisch kontrollierten Studien [7].

Auffälligerweise ergab sich auch in unserem Krankengut in Übereinstimmung mit Veronesi und Mitarbeitern [9] ein Unterschied von knapp 30% zugunsten der mindestens 12 Monate lang kombiniert mit DTIC und BCG behandelten Patienten und von 12% bei den nur mit BCG geimpften Patienten.

Würde man allerdings bei den kombiniert nachbehandelten Patienten auf die Unterteilung in frühzeitigen Therapieabbruch bzw. mindestens 12-monatige Behandlung verzichten, ergäbe sich kaum mehr ein Unterschied zu den nur mit BCG behandelten Patienten. Da aber eine gewisse Therapiedauer notwendig ist, um die Effektivität einer Behandlung beurteilen zu können, scheint uns die Unterteilung durchaus sinnvoll.

Nach den vorliegenden Daten sollte die immuno-chemotherapeutische Behandlung Patienten mit malignen Melanomen mit hohem Metastasierungsrisiko vorbehalten bleiben, bis im Rahmen von kontrollierten Studien die Wirksamkeit bzw. die Unwirksamkeit definitiv nachgewiesen sind. Beschränkt man die adjuvante Therapie auf die Patientengruppe, in der es nach unserer Erfahrung bei 80% der Patienten zu einer Progression kommt [8], entfällt ein großer Nachteil der adjuvanten Therapie, nämlich die Behandlung von vielen Patienten, bei denen es auch ohne Immuno-Chemotherapie zu keiner Progression gekommen wäre [6].

Literatur

1. Braun-Falco O, Hölzel D, Konz B, Landthaler M, Schmoeckel C (1983) Bilan therapeutic du „Group Melanome" de Munich. In: Le Melanome Malin. Rapports presentes au XVII Congres de l' Association de Dermatologistes et Syphiligraphes de Langue Francais. S 301–312
2. Heite HJ (1981) Epidemiologie und Prognose. In: Weidner F, Tonak J (Hrsg) Das maligne Melanom der Haut. Erlangen, Perimed, S 11–26

3. Guttermann JU, Mavligit G, Gottlieb JA, Burgess MA, McBride CH, Einhorn L, Freireich EJ, Hersh EM (1974) Chemoimmunotherapy of disseminated malignant melanoma with demethyl-triazeno-imidazol-carboxamide and Bacillus Calmette-Guerin. New Engl J Med 291: 592–597
4. Konz B (1981) Operative Behandlung maligner Melanome. Münch Med Wschr 123: 1918–1922
5. Luger A (1977) Zytostatika in der Dermatologie. Springer, Berlin Heidelberg New York
6. Macher E (1983) Chemotherapie bei malignen Melanomen. In: Braun-Falco O, Burg G (Hrsg) Fortschritte der praktischen Dermatologie und Venerologie, Bd. 10, Springer, Berlin Heidelberg New York Tokyo, S 279–283
7. Sacks H, Chalmers T, Smith H (1982) Randomized versus historical controlls for clinical trials. Am J Med 72: 233–240
8. Schmoeckel C (1983) Klassifikation und Einschätzung prognostischer Kriterien bei malignen Melanomen. In: Braun-Falco O, Burg G (Hrsg). Fortschritte der praktischen Dermatologie und Venerologie, Bd. 10, Springer, Berlin Heidelberg New York Tokyo S 272–278
9. Veronesi U, Adamus J, Aubert C, Bajetta E, Beretta G, Bonadonna G, Bufalino R, Cascinelli N, Cocconi G, Durand J, De Marsillac J, Ikonopisov L, Kiss B, Lejeune F, MacKie R, Madej G, Mulder H, Mechl Z, Milton GW, Morabito A, Peter H, Priario J, Paul E, Rumke P, Sertoli R, Tomin R (1982) A randomized trial of adjuvant chemotherapy and immunotherapy in cutaneous melanoma. New Engl J Med 307: 913–916
10. Wolff HH, Rothlaender JP (1982) Nachbehandlung von Patienten mit Hauttumoren. Ärztl Kosmetol 12: 3–6

Statistische Erfahrungen mit therapeutischen Vergleichen beim malignen Melanom

A. Proppe und T. Henseler

Zusammenfassung

Am Beispiel der von 1963 bis 1981 durchgeführten Freiburger Melanomstudie der Deutschen Forschungsgemeinschaft werden allgemeine Probleme zur Planung und Durchführung einer therapeutischen Studie erörtert. Statistische Aspekte zur Randomisierung der Patienten und zur Auswertung der Studie werden diskutiert. Aus den Erfahrungen ergeben sich einige Grundsätze für eine neue Planung einer multizentrischen Melanom-Studie.

Schon im Oktober 1835 fand in Paris eine Diskussion über die Einführung der „numerischen Methode" in die Medizin statt. Aber 10 Jahre später war die Diskussion darüber wieder eingeschlafen. Etwa weitere 100 Jahre später, 1932, erweckte Paul Martini [1] sie zu neuem Leben. In den 50er Jahren bürgerte es sich dann als Zeichen der besonderen Wissenschaftlichkeit ein, in den klinischen Arbeiten einige statistische Prüfformeln in den Text einzufügen.

Bei einer Erörterung in der Deutschen Forschungsgemeinschaft, wie man die Leistungsfähigkeit der statistischen Methode in der Therapeutik – oder umgekehrt, ganz wie man will – prüfen könnte, schlug H. J. Heite als Untersuchungsgegenstand das maligne Melanom mit der alternativen Therapie „Stahl oder Strahl" vor. 10 ausgewählte Kliniken erklärten sich zur Mitwirkung bereit. Die Melanom-Studie war mit Start im Jahre 1963 auf einen Zeitraum von 10 Jahren für die kasuistische Erfassung und weitere 10 Jahre für die Verlaufsbeobachtung ausgelegt.

Von vornherein bestand eine grundsätzliche Schwierigkeit: Eine randomisierte Zuteilung der zu vergleichenden Behandlungsarten, wie dies die verantwortlich beratenden Statistiker der Forschungsgemeinschaft forderten, war nicht durchführbar. Die zur Studie ausgewählten Kliniken konnten nur gewonnen werden, wenn sie jeweils auf die ihrer Überzeugung nach beste Art der Behandlung festgelegt wurden [2]. Heite [3] meinte, dies sei für die Anwendung des mathematisch statistischen Formalismus weniger schädlich als der auf einen Arzt ausgeübte Druck zur zufälligen Wahl der Anwendung einer von ihm innerlich abgelehnten, von vornherein für unwirksam gehaltenen „ungeliebten" Therapie.

Außerdem war im Dokumentationsplan der Studie ein Chefwechsel nicht vorgesehen. Ein solcher führte oft zu einer Änderung in den therapeutischen Gruppierungen. Man konnte natürlich den neuen Chef auch nicht zwingen, eine Behandlungsart fortzusetzen, die ihm seiner Überzeugung nach zuwiderlief.

Hinzu kamen damals neue therapeutische Ideen: neben anderen beispielsweise die Adjuvans-Therapie oder die Anwendung von zytostatischen Medikamenten. Obwohl die Studie noch nicht über die Hälfte der geplanten Zeit hinaus gediehen war, ließ sich kaum jemand der Beteiligten davon abhalten, sich einer dieser neuen Behandlungsideen anzuschließen. Der mögliche Ruhm der Priorität eines therapeutischen Durchbruchs überwältigte alle gegenüber der Gemeinschaft eingegangenen Verpflichtungen.

Auch kam plötzlich die imperative Forderung nach der histologischen Sicherung der Diagnose auf. Diese Forderung machte die reine Strahlentherapie sonst unberührter Melanome unmöglich. So kam es, daß die ursprüngliche Frage „Stahl oder Strahl" ungelöst blieb.

Bei der nicht mehr übersehbaren Menge von Korrelationen zwischen der Fülle der dokumentierten Merkmale gab es technische Probleme der Auswertung, bis sich Heite am Institut für Dokumentation, Information und Statistik am Deutschen Krebsforschungszentrum Heidelberg (Leitung: Prof. G. Wagner) eine weitgehend automatisierte Erstellung von Tabellen (VARTAB) bot [4].

Wir haben versucht, durch mehrdimensionale Varianzanalyse nach S. Searle [5] entsprechend der Storck'schen Idee eines „Malignitäts-Index" die prognostisch entscheidenden Merkmale herauszufinden. Bei dreidimensionaler Analyse ergab sich die Reihenfolge: rasches Wachstum, Traumatisierung, männliches Geschlecht [6]. Die Schwierigkeit besteht aber praktisch darin, daß das Ergebnis von der Anzahl der zur Varianzanalyse ausgewählten Merkmale abhängt. Den gleichen grundsätzlichen Einwand muß man übrigens auch bei der Köhler-Heite'schen Methode des „Merkmals-Doppelgängers" (matched pairs) machen.

Trotz allem sind außer den varianzanalytischen Daten eine Reihe von Ergebnissen zu Tage gefördert worden. Sie sind schon mehrfach vorgetragen worden, zuletzt zusammengefaßt beim Abschluß-Symposium in Freiburg 1981. Erwähnt seien nur die Bedeutung der Lokalisation, des Geschlechtes und die ungünstigen Resultate aller kombinierten Behandlungsmethoden, nicht zuletzt die Aufdeckung der guten Ergebnisse der Pack'schen Extremitäten-Exartikulationen als klassischer statistischer Bias: Die Melanome der Extremitäten haben nämlich ohnehin die beste Prognose.

Egon Macher hat an Hand von systematischen Gewebekulturen aus verschiedenen Anteilen ein und desselben Melanoms ein weiteres statistisches Handicap aufgezeigt: die Heterogenität der Pigment-Geschwülste. Die individuelle Prognose wird jeweils nur aus dem Anteil der Zellen mit der größten malignen Potenz entschieden.

Abschließend lassen Sie uns aus den mit der Freiburger Studie gemachten Erfahrungen heraus vier Grundsätze für eine multizentrische Studie formulieren:

1. Vor Beginn der Studie muß ein ausführliches und von allen Teilnehmern angenommenes Studienprotokoll mit genauer Fragestellung vorliegen [7].
2. Die Methode der Patientenauswahl muß eindeutig sein. Sie darf im Verlauf der Studie nicht verändert werden.
3. Notwendig für die Durchführung ist ein auf die Fragestellung zielgerichteter und möglichst knapp gefaßter Erhebungsbogen. Ergebnislos wird nach allen Erfahrungen der Versuch bleiben, erst einmal möglichst viele Daten zu erheben und dann auszuprobieren, was sich damit anfangen läßt.
4. Die Bedingungen, unter denen ein Patient aus der Studie ausscheiden soll, sind vorher genau festzulegen.

Literatur

1. Martini P (1932) Methodenlehre der therapeutischen Untersuchung, Springer Berlin
2. Kalkoff KW (1961) Tagung der Vereinigung Südwestdeutscher Dermatologen. Dermat Wschr 144: 1017
3. Heite HJ (1972) Methodik der Datensammlung und Struktur des ausgewerteten Krankengutes am malignen Melanom. Arch Derm Forsch 244: 186–193
4. Thome R, Köhler C, Wagner G (1970) VARTAB-A System to create VARiable TABulations without any knowledge in programming. Meth Inform Med 9: 225–230
5. Searle SR (1971) Linear Models. John Wiley and Sons Inc, New York London Sydney Toronto
6. Henseler T, Proppe A (1981) Die Überlebenszeit nach Behandlungsbeginn bei Patienten, die am Melanom verstorben sind. Zentralblatt für Haut- und Geschlechtskrankheiten 145: 425–426
7. Proppe A (1960) Der Primat der Fragestellung für eine wissenschaftlich nutzbare Dokumentation. Med Dok 4: 73–78

Intraarterielle Chemotherapie über implantierbare Kathetersysteme

H. Voigt und K. Aigner

Zusammenfassung

Im Vergleich zur *intravenös* applizierten werden bei der *intraarteriellen* Chemotherapie solider Tumoren und derer Metastasen innerhalb des regionalen Zielgewebes hohe zytotoxische Konzentrationen erzielt. Bis vor kurzem allerdings standen der wiederholten Kanülierung des Zielgefäßes einige technische sowie gleichermaßen medizinische Probleme entgegen, die eine Langzeittherapie einschränkten. Um einen sicheren und dauerhaft verfügbaren Zugang zum arteriellen Zielgewebe herzustellen, wurde deshalb ein neuartiges, vollständig implantierbares Kathetersystem (Implantofix®, B. Braun Melsungen) entwickelt, welches im Detail vorgestellt wird.

Einführung

Die *intraarterielle* Chemotherapie unterscheidet sich von der *intravenös* applizierten systemischen Chemotherapie durch ihre *topographische Selektivität* und deren *pharmakodynamische Effizienz* [1, 2, 9, 10, 11]. Der Indikationsbereich einer intraarteriellen Chemotherapie (Tabelle 1) umfaßt demzufolge topographisch definierbare (= solide), primär inoperable Tumoren oder regionär begrenzte Metastasen solider Tumoren, bei denen unter palliativer Zielsetzung sowohl in Hinsicht auf symptomatische Besserung als auch Tumorregression eine Verkleinerung der Tumormasse angestrebt wird. Je nach Effektivität der durchgeführten Therapie können für eine Reihe der Fälle sekundär kurative Behandlungspläne durch Kombination von gezielter Resektion der residualen Tumormasse mit chemo- oder radiotherapeutischer Nachbehandlung des Tumorbettes zur Anwendung gelangen („combined-modality-treatment", 4, 12).

Der bei einer intraarteriellen Chemotherapie direkt „vor Ort" zu erwartende antineoplastische Effekt ist umso intensiver, je höher die über einen bestimmten Zeitraum im Zielgewebe („target") erreichbare und aufrechterhaltene Konzentration zytotoxischer Substanzen ist [7].

Tabelle 1. Indikationsbereiche für eine intraarterielle Chemotherapie

Primärtumoren
- Große, isolierte, nicht resezierbare solide Primärtumoren
- Primärtumoren, die vor Resektion unter dem Aspekt der operativen Radikalität in Verbindung mit kosmetisch zufriedenstellenden Spätresultaten im Sinne eines kombinierten, kurativen Behandlungsansatzes verkleinert werden können
- Interstitiell-lokoregionär wachsende Primärtumoren mit konsekutivem Schmerzsyndrom

Metastasen
- Isolierte oder lokoregionär begrenzte Metastasen solider Tumoren, die primär nicht reseziert werden können bzw. auf eine systemische Chemotherapie nicht ansprechen
- Diffuse, auf ein Organ begrenzte Metastasierung mit definierbarem Perfusionsmuster

SYNOPSIS

PHARMAKOKINETICS OF INTRAARTERIAL CHEMOTHERAPY

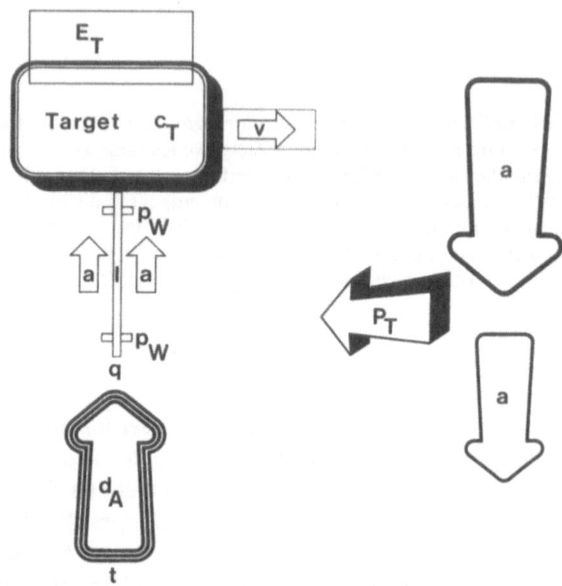

$$c_T = \frac{d_A \cdot p_W}{t \cdot l \cdot q \cdot E_T \cdot P_T}$$

Abb. 1. Synopsis pharmakokinetischer Relationen bei intraarterieller Chemotherapie
Abkürzungen: c_T = relative Zytostatikakonzentration im Zielgewebe (= „target")
$\quad\quad\quad\quad\quad d_A$ = applizierte Dosis
$\quad\quad\quad\quad\quad p_W$ = Gefäßwiderstand $\genfrac{}{}{0pt}{}{-\ \text{endogen}}{-\ \text{regulatorisch}}$
$\quad\quad\quad\quad\quad t\quad$ = Applikationsdauer
$\quad\quad\quad\quad\quad l\quad$ = Applikationsweg (angiologische Wegstrecke zwischen Applikationsort und target)
$\quad\quad\quad\quad\quad q\quad$ = Querschnitt des infundierten Gefäßes
$\quad\quad\quad\quad\quad E_T$ = Eliminationsfraktion, bestehend aus:
$\quad\quad\quad\quad\quad\quad\quad$ - Exkretion
$\quad\quad\quad\quad\quad\quad\quad$ - Metabolisation
$\quad\quad\quad\quad\quad\quad\quad$ - Fixation im Kapillarbett
$\quad\quad\quad\quad\quad P_T$ = Perfusionsfraktion, bezogen auf den Anteil des Zielgewebes an der Gesamtperfusion
$\quad\quad\quad\quad\quad v\quad$ = venös
$\quad\quad\quad\quad\quad a\quad$ = arteriell

Aufgrund pharmakokinetischer Untersuchungen [5, 6, 8, 9] ist die im Zielgewebe entstehende Konzentration c_T proportional der applizierten Dosis d_A und umgekehrt proportional zur Zeitdauer der Applikation t, zur angiologischen Wegstrecke zwischen Applikationsort und target l sowie zum Gefäßquerschnitt des infundierten arteriellen Zuflusses q gemäß der relativen Beziehung

$$c_T = \frac{d_A \cdot p_W}{t \cdot l \cdot q \cdot E_T \cdot P_T} \quad \text{(Abb. 1)}.$$

Dabei bedeuten p_W, E_T und P_T zusätzliche Einflußgrößen durch endogenen sowie regulatorischen Gefäßwiderstand (p_W), Eliminationsfraktion (E_T) aus dem Zielgewebe [durch Exkretion, Metabolisation (= „Verbrauch" im Tumor + organspezifischer Anteil) und Fixation im Kapillarbett bezogen auf das Targetvolumen] sowie Perfusionsfraktion (P_T) als proportionaler Anteil an der Gesamtdurchblutung des Zielgewebes. Letzterer Faktor ist sowohl für die klinisch entscheidende initial zu erzielende Konzentration im Gewebe von Bedeutung, als auch für sämtliche Folgepassagen durch das Tumorbett.

Je steiler der Konzentrationsabfall nach Passage des Kapillarbettes am Übergang zum systemischen Kompartiment erfolgt, oder – anders gesagt – je stärker die „Ausschöpfung" (Clearance) durch das Zielgewebe ist, desto vorteilhafter ist der intraarterielle Zugangsweg zum betreffenden Tumor. Der entscheidende Vorteil liegt also in der Initialpassage des Tumorbettes, in der unter Aufbau hoher Gewebekonzentrationen ein Maximum zytotoxischer Aktivität an den Ort größter Tumordichte gebracht wird bei nur geringgradiger systemischer Belastung, sofern eine hohe Gewebeausschöpfung mit einer raschen systemischen Elimination vergesellschaftet ist [6, 9]. Da unbekannt ist, welcher Anteil des verwendeten Zytostatikums am target „verbraucht" wird und damit zumindest teilweise einer metabolischen Umwandlung unterliegt, und da auch die anderen Einflußgrößen in vivo nur unter großem methodischen Aufwand im Einzelfall ermittelt werden könnten – dabei aber individuell sehr differieren dürften – läßt sich eine *absolute* Vorausberechnung intraarteriell erzielbarer Zytostatikakonzentrationen im Tumorgewebe nicht durchführen; bei derartigen, pharmakologisch interessanten Studien wird man weiterhin auf punktuelle Spiegelmessungen im arteriellen Zugang sowie im posttumoralen venösen, zentralvenösen und periphervenösen System angewiesen sein.

Methodik

Die Problematik bei Durchführung einer intraarteriellen Chemotherapie liegt neben den quantitativ nicht vorauszuberechnenden Gewebsspiegeln und der dadurch induzierten zytotoxischen Reaktion im Zielgewebe[1] in der technischen Schwierigkeit, einen langfristig verfügbaren arteriellen Zugang zur tumortragenden Region zu schaffen.

Aus der voranstehend dargestellten Beziehung zwischen Dosis und Zeitdauer der intraarteriellen Applikation ergibt sich unter Berücksichtigung der weiteren ge-

---

[1] cave: Tumor-Lyse-Syndrom bei plötzlicher Einschmelzung größerer Tumormassen (Kontrolle von Granulocyten, BSG, Temperatur, Harnsäure, Harnstoff-N, Kreatinin, Elektrolyten, LDH)

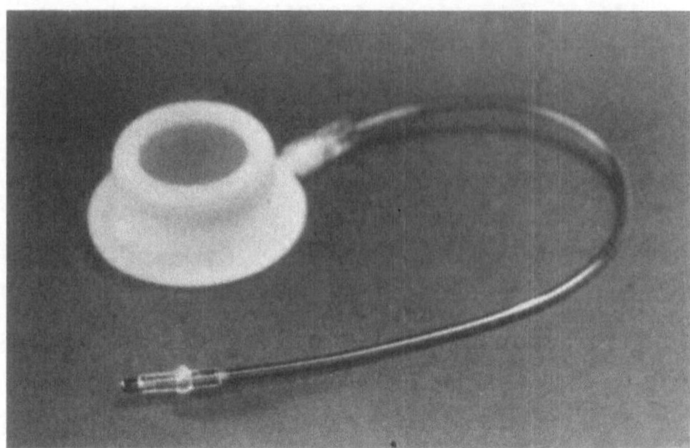

Abb. 2. Implantierbares Kathetersystem: Implantofix - Katheter mit subkutanem Zuspritzteil zur perkutanen Punktion

nannten Einflußgrößen, daß durch wiederholte Kurzzeitinfusionen ausreichende zytotoxische Gewebsspiegel im Zielgewebe zu erzielen sind, wobei erfahrungsgemäß eher niedrige Applikationsdosen (z. B. 20–30 mg Cisplatin i. a. als Absolutdosis) gewählt werden. Die optimale Zeitdauer liegt hierbei zwischen 30 und 60 Minuten; längere Infusionszeiten oder gar i. a.-Dauerinfusionen verhindern demgegenüber den Aufbau ausreichender Konzentrationen.

Je nach der vorliegenden topographischen Situation kann es technisch sehr schwierig sein, eine wiederholte angiographisch kontrollierte Kanülierung des Zielgefäßes vorzunehmen, um die intermittierende Therapie kontinuierlich fortzuführen.

Die Einführung offener Kathetersysteme hat sich für eine fortgesetzte intraarterielle Chemotherapie nicht bewährt, da sie selbst bei optimaler Kontaminationsprophylaxe nur einen begrenzten Zeitraum in situ belassen werden können und zudem – je nach Katheterlänge und -material – Thrombosierungen wiederholt vorkommen.

Es lag deshalb der Versuch nahe, ein geeignetes Kathetersystem zu entwickeln, das einen ständig verfügbaren Zugang zum arteriellen Tumorzufluß herstellt, dabei aber technisch unproblematisch und dauerhaft zu implantieren ist, ohne daß im Verlauf der Therapiedurchführung ein Infektions- oder Thrombosierungsrisiko in Kauf genommen werden muß.

Mit der Einführung eines diesen Erfordernissen gerecht werdenden Kathetersystems[1] gelang es, die beschriebenen Probleme zu lösen und die erforderlichen Voraussetzungen für eine längerfristige intraarterielle Tumortherapie zu schaffen.

Das technische Vorgehen der Insertion und Implantation dieses Kathetersystems sei nachfolgend am Beispiel der Leber als Organ des Tumorbefalls erläutert: Anläßlich einer Laparatomie, bei der zuvor nach Exploration des gesamten Abdominalraumes einzelne resezierbare Lebermetastasen so weit wie möglich entfernt werden sollten, wird der implantierbare Verweilkatheter mit Zuspritzteil (Abb. 2) in die

---

[1] Implantofix, Fa. B. Braun Melsungen

A. gastroduodenalis eingebracht und mit einer Tabaksbeutelnaht im Lumen fixiert. Die Kathetermündung ragt etwas in die A. hepatica hinein, welche den wesentlichsten Anteil an der arteriellen Versorgung von Lebermetastasen hat [3].

An der lumenständigen Öffnung besitzt der Katheter ein Antirefluxventil, das eine ausschließlich unidirektionale Strömungsrichtung erlaubt und somit eine Thrombosierung durch zurückfließendes und gerinnendes Blut verhindert.

Die an dem anderen Ende des Katheters befindliche Zuspritzkammer ist mit einer dauerhaft punktierbaren Silikonmembran verschlossen; bei der Vernähung der Bauchdecke wird sie in eine Subkutantasche eingenäht. Sie ist damit nicht kontaminierbar in der Subkutis fixiert, leicht palpabel und jederzeit transkutan punktierbar. Nach angiographischer Kontrolle von Lage und Durchgängigkeit des Katheters kann über dieses System bereits wenige Tage post operationem mit einer selektiv-intraarteriellen Chemotherapie begonnen werden.

Je nach der vorliegenden Befundsituation kann die Therapie für einen längeren Zeitraum erforderlich sein und zusätzlich mit einer systemischen Chemotherapie zur Behandlung weiterer Metastasenlokalisationen kombiniert werden. In derartig gelagerten Fällen muß allerdings das Risiko einer überlappenden bzw. kumulativen Toxizität durch entsprechende Therapieplangestaltung und Kontrolluntersuchungen genauestens mitberechnet werden. Auf diese Weise lassen sich lokale und systemische Therapieansätze miteinander verknüpfen. Die weiteren Entscheidungen werden dann im wesentlichen von dem erreichten antineoplastischen Effekt und dem individuellen Verlauf bestimmt; auch später kann es notwendig werden, z. T. wiederholt größere isolierte Tumormassen gezielt zu resezieren, die durch eine intraarterielle Chemotherapie wieder operabel geworden sind.

Auch wenn eine retrograde Thrombosierung des Katheters sowohl wegen der Druckverhältnisse als auch wegen des Antirefluxventils so gut wie ausgeschlossen ist, sollte dennoch alle 14 Tage eine Spülung mit 2 ml physiologischer Kochsalzlösung unter Zusatz von Heparin (Wandbenetzung der Einmalspritze) erfolgen.

Literatur

1. Aigner K, Tonn JC, Hechtel A, Seuffer R (1983) Die intraarterielle Zytostatikatherapie mit venöser Filtration im halboffenen System. Onkologie 6: 74–76
2. Aigner KR, Walther H, Link KH, Muhrer KH, Filler RD, Schwemmle K, Seuffer R, Schoch P, Petreje C, Tonn JC, Müller H (1983) Die intraarterielle Zytostatika-Infusion bei Lebertumoren. Med Klin 24: 774–778
3. Breedis C, Young G (1954) The blood supply of neoplasms in the liver. Am J Pathol 30: 969–985
4. Carter SK, Glatstein E (1982) Principles of combined-modality treatment involving chemotherapy in: Carter SK, Glatstein E, Livingston RB (eds.): Principles of Cancer Treatment. New York: McGraw-Hill Book Company pp. 281–287
5. Chen HSG, Gross JF (1980) Intra-arterial infusion of anti-cancer drugs: Theoretic aspects of drug delivery and review of responses. Canc Treatm Rep 64: 31–40
6. Ensminger WD, Gyves JW (1983) Clinical pharmacology of hepatic arterial chemotherapy. Sem Oncol 2: 176–182
7. Frei E, Canellos GP (1980) Dose: a critical factor in cancer chemotherapy. Am J Med 69: 585–594
8. Kelsen DP, Hoffman J, Alcock N, Cheng E, Bailey E, Young C, Golbey R, Fortner J (1982) Pharmacokinetics of cisplatin regional hepatic infusions. Am J Clin Oncol 5: 173–178

9. Stephens FO (1983) Pharmacokinetics of intra-arterial chemotherapy. In: Schwemmle K, Aigner K (eds.): Vascular perfusion in cancer therapy. Rec Res Canc Res Vol 86 Springer, Berlin Heidelberg New York Tokio, pp 1–12
10. Tonn JC, Aigner K, Kostaki A, Müller H, Wizemann V, Schwemmle K Intraarterial cytostatic infusion and venous hemofiltration – a new concept in regional chemotherapy. Proc 13th Internat Congr Chemother 258: 23–26
11. Voigt H, Aigner K (1983) Chemotherapy in advanced malignant melanoma: combination of systemic and selective arterial perfusion chemotherapy. Proc 13th Internat Congr Chemother 246: 35–38
12. Voigt H, Aigner K, Tonn JC (1985) Phasenorientierte Kombination systemischer und selektiv-arterieller Chemotherapie mit tumorreduktiver Chirurgie beim metastasierten Melanom. Akt Derm 11: 29–33

Chirurgische Therapie der lymphogenen und hämatogenen Weichteil-Metastasen des malignen Melanoms

W. Groth

Zusammenfassung

Weichteilmetastasen werden in der Regel durch spindelförmige Exzision bis zur Faszie entfernt. Die Ausdehnung des Weichteildefektes richtet sich nach Größe und Lage der Metastase. Um den Erfordernissen der modernen Tumorchirurgie gerecht zu werden, wird die Metastase nach der sogenannten „no touch isolation"-Technik präpariert und werden die zu- und abführenden Lymph- und Blutgefäße dargestellt und mitreseziert. Dies ist nur optimal möglich, wenn die Exzisionslinien dem Verlauf der Gefäße entsprechen, über die die Tumorzellen offensichtlich metastasiert sind. Muskuläre Metastasen erfordern erweiterte Kenntnisse und Fertigkeiten in der operativen Technik, da sie gelegentlich bis an Gelenkkapseln, an die Pleura oder an größere Gefäße und Nerven reichen können. Mehrere oder rezidivierende Transitmetastasen werden durch kontinuierliche Dissektion entfernt.

Meist werden die Weichteilmetastasen des malignen Melanoms in Lokalanästhesie und ambulant entfernt.

Die chirurgische Therapie des malignen Melanoms ist weitestgehend standardisiert; der Metastasenchirurgie kommt jedoch ebenfalls eine nicht zu vernachlässigende Bedeutung zu, da die Metastasen in der Regel den Tod verursachen oder für die Beschwerden des Tumorpatienten – insbesondere den Schmerz – verantwortlich sind.

Die Erfahrung an weit über 1000 operativ entfernten Weichteilmetastasen hat gezeigt, daß bestimmte Richtlinien für die operative Technik eingehalten werden sollten (Tabelle 1):

Stanzexzisionen von Hautmetastasen des malignen Melanoms sollten beschränkt bleiben auf fleckförmige, eindeutig korial gelegene Metastasen. Bei subkutanen Metastasen ist man immer wieder überrascht, wie groß die Metastase ist; gelegentlich liegen neben oder unter der getasteten Weichteilmetastase noch weitere Begleitmetastasen, die dann leicht übersehen oder nur teilexzidiert werden könnten. Dem tastenden Finger sind ja allenfalls ⅓ Oberfläche der kugelförmigen Metastase zugänglich, so daß die wahre Größe schwer abzuschätzen ist. Gute Übersicht und Einhaltung eines Sicherheitsabstandes bietet die spindelförmige Exzision der Haut über dem Weichteiltumor. Sie gewährleistet, daß die Metastase nicht gequetscht wird; so können Implantationsmetastasen oder ein Abschwemmen von Tumorzellen vermieden werden. Die Exzisionsrichtung entspricht dem Verlauf von Blut-

Tabelle 1. Richtlinien der Weichteilmetastasen-Chirurgie

1. Entfernung der Metastase in toto;
2. Schonende Präpariertechnik, um saubere Wundverhältnisse mit optimalem Überblick zu gewährleisten;
3. Meiden von Tumorzellverschleppung durch „no touch isolation"-Technik.

Tabelle 2. Technik der Weichteilmetastasen-Chirurgie

1. Spindelförmige Exzision der Haut über dem sicht-/tastbaren Weichteil-Tu mit einem von der Tumorgröße und -lage abhängigen Sicherheitsabstand;
2. Präparation, Darstellung und Ligatur der zu-/abführenden Lymph-/Blutgefäße;
3. Bei subkutanen Metastasen Präparation stets bis zur Muskelfaszie.

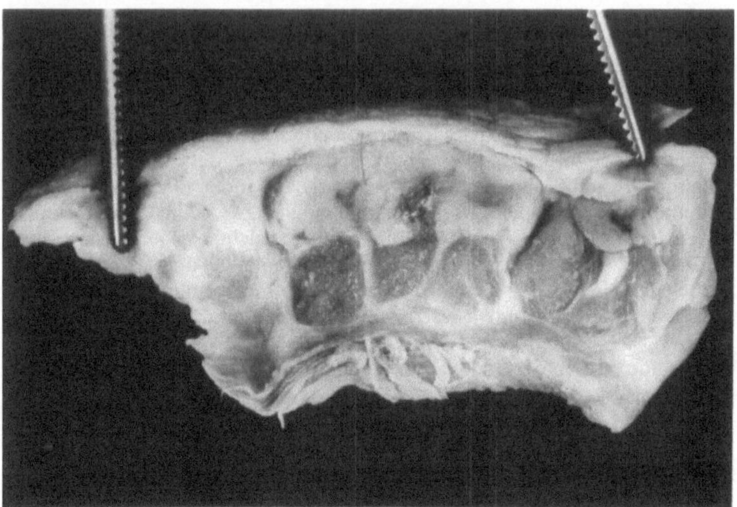

Abb. 1. In einem Block exzidierte subkutane Metastasen eines malignen Melanoms, die an einer älteren Exzisionsnarbe „aufgelaufen" sind (links); die Histologie zeigte, daß in den weißlichen Bindegewebsstreifen in Längsrichtung an der Unterseite des Präparates und in den zu den einzelnen Metastasenknoten aufsteigenden Bahnen Lymphgefäße verlaufen, in denen auch Tumorzellen entdeckt werden konnten

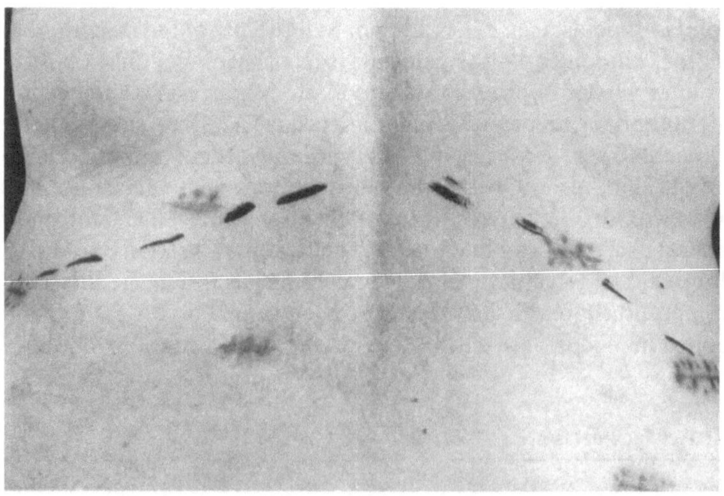

Abb. 2. Exzisionsnarben von Weichteilmetastasen des Rückens. Die gestrichelte Linie entspricht dem Ultraschalldopplersonografischen Arterienverlauf. Die beiden paramedian der Wirbelsäule links gelegenen Exzisionsstellen entsprechen dem Ort, wo Gefäßäste zur Oberfläche abzweigen

oder Lymphgefäßen, über die die Tumorzellen transportiert wurden. Die entsprechenden Gefäße können bei dieser Technik optimal dargestellt und unterbunden werden.

Bei subkutaner Metastasenlokalisation präparieren wir stets bis zur Faszie, die eine Tiefenbarriere darzustellen scheint; bei lymphogenen Metastasen haben wir nie einen Etagenwechsel in die Muskulatur festgestellt, während wir dieses Verhalten von Weichteilmetastasen bei Reflux- und insbesondere bei hämatogenen Metastasen beobachteten. Dies war häufiger in der Nähe der Stellen zu finden, wo vorher subkutan gelegene Metastasen entfernt worden waren. Die Präparation bis zur Faszie gewährleistet auch, daß unterhalb der getasteten Weichteilmetastase noch gelegene Begleitmetastasen miterfaßt werden (Tabelle 2).

Bei der histologischen Aufarbeitung konnten zusätzlich Tumorzellthromben in Lymph- oder Blutgefäßen neben oder unterhalb der Metastasen gefunden werden. Die nach Metastasenentfernung bis zur Faszie sich ausbildende Narbe scheint eine Barriere darzustellen, da – wie wir häufiger beobachten konnten – weitere Metastasen hier „auflaufen". Bei lymphogenen Metastasen versuchen wir diese „Verriegelungstechnik" auszunutzen, um die Wanderung erneuter Weichteilmetastasen nach proximal in Richtung auf den regionalen Lymphabfluß zu blockieren (Abb. 1). Bei hämatogenen Weichteilmetastasen kommt es jedoch – weniger häufig auch bei Refluxmetastasen – an diesen Stellen zu einem Absteigen der Metastasen in die Muskulatur. Hämatogene Weichteilmetastasen treten bevorzugt im dorsolateralen Thorax- oder Lumbalbereich auf. Dies liegt sicher an der besonderen Gefäßversorgung der Rückenweichteile über die muskulär gelegenen Interkostal- und Lumbalarterien, die an bestimmten Stellen zudem Äste zur Oberfläche abgeben. Das Muster rezidivierender Weichteilmetastasen des Rückens spiegelt dann die anatomischen Gefäßverhältnisse wider (Abb. 2). Mehrere benachbarte Weichteilmetastasen erfassen wir stets zusammen in einer spindelförmigen, größeren Exzision (Abb. 1); bei zahlreichen und/oder rezidivierenden Transitmetastasen führen wir eine Kontinuitätsdissektion durch; Weichteildefekte bis 16 cm Breite haben wir am Oberschenkel noch primär verschließen können.

Größere Leitvenen – wie z. B. V. saph. magna/parva – in der Nachbarschaft von Metastasen werden mitreseziert, da sie von Lymphgefäßen begleitet werden; dadurch wird sowohl der mögliche hämatogene wie auch der lymphogene Transportweg der Tumorzellausbreitung unterbrochen.

Für die operative Entfernung von Muskelmetastasen sind erweiterte Kenntnisse und Fertigkeiten der Weichteilmetastasenchirurgie erforderlich, da wir schon Metastasen von Gelenkkapseln und Pleura parietalis des Interkostalraums sowie von größeren Leitgefäßen oder Nerven abpräparieren mußten.

Vollhaut-Transplantate sind nur zur Deckung großer Weichteildefekte nach großflächiger Exzision von in loco-Metastasen oder Satelittenmetastasen notwendig.

Die Weichteilmetastasenentfernung führen wir überwiegend in Lokalanästhesie und ambulant durch; dies entspricht dem Wunsch der Patienten. Komplikationen sind bisher nicht aufgetreten. Die postoperativen Schmerzen lassen sich in der Regel mit Acetylsalicylsäure oder bei Patienten mit gastritischen Beschwerden mit Paracetamol verhindern, sofern diese Analgetika schon frühzeitig eingenommen werden. Selten sind stärkere Analgetika wie Tilidin oder Buprenorphin notwendig;

letzteres bevorzugen wir wegen seiner langen Halbwertzeit und seiner guten analgetischen Wirkung.

Den Tumorkranken beunruhigen gerade die Weichteilmetastasen, deren Wachstum er selbst beobachten kann und die ihm – falls andere Therapiearten versagen – das Gefühl geben, daß ihm nicht mehr geholfen werden könne. Die konsequente Weichteilmetastasenchirurgie erbringt zudem den Vorteil, daß strahlentherapeutische Therapiemaßnahmen nur selten erforderlich sind.

Literatur

1. Ariel IA (1981) Malignant melanoma. Appleton-Century-Crofts, New York
2. Davis N et al (1978) Modern concepts of melanoma and its management. Ann Plast Surg 1 (6): 628–9
3. Olsen G (1966) The malignant melanoma of the skin. Aarhuus Stiftsbogtrykkerie
4. Seifert G (1983) Zur Pathomorphologie der hämatogenen Metastasierung. Der Pathologe 4: 194–203

Metastasenprophylaxe durch den Aggregationshemmer Mopidamol

R. Scherer und J. P. Rothlaender

Zusammenfassung

Bei 481 Melanompatienten aus 7 dermatologischen Kliniken wird gegenwärtig mit Mopidamol, einem Thrombozytenaggregationshemmer, eine randomisierte Doppelblindstudie durchgeführt. Ziel der Untersuchung ist es, herauszufinden, ob die adjuvante Gabe von Mopidamol die Metastasierungshäufigkeit senkt. Die Nachbeobachtungszeit ist gegenwärtig noch zu kurz, um Rückschlüsse bezüglich der Wirksamkeit dieser prophylaktischen Maßnahme zu ziehen.

Seit dem Jahr 1981 wird im Rahmen einer multizentrischen klinischen Studie bei Patienten mit malignem Melanom der Versuch einer Metastasenprophylaxe mit dem Thrombozytenaggregationshemmer Mopidamol unternommen. Bis zum Abschluß der Rekrutierungsphase im Frühjahr 1984 sind von den sieben teilnehmenden dermatologischen Kliniken in Berlin, Erlangen, Hannover, Kassel, Köln, Lübeck und München zusammen 481 Patienten in die Studie aufgenommen worden. Dies macht insgesamt einen nicht unbeträchtlichen Teil der in diesem Zeitraum im Bundesgebiet diagnostizierten Melanomfälle aus. Aus diesem Grund soll hier über die noch laufende Studie informiert werden, obwohl Ergebnisse oder auch Trendmeldungen zum gegenwärtigen Zeitpunkt noch nicht vorliegen und auch vom theoretischen Standpunkt aus noch nicht zu erwarten sind.

Bei der hämatogenen und lymphogenen Metastasierung sind lokale Gerinnungsvorgänge mitbeteiligt beim Anhaften der ausgesäten Tumorzellen an bestimmten Stellen der Strombahn [3]. An tierexperimentellen Tumormodellen konnte gezeigt werden, daß Antikoagulantien die Metastasierungshäufigkeit und das Metastasierungsmuster beeinflussen [2].

Auslöser für die hier vorgestellte Therapiestudie waren spektakuläre Befunde von Gastpar, der bei einem Kollektiv von Patienten mit malignen Tumoren im Kopf-Halsbereich unter adjuvanter Langzeittherapie mit dem Thrombozytenaggregationshemmer Mopidamol eine statistisch signifikante Verminderung der Metastasenhäufigkeit fand [1]. Mopidamol wurde daraufhin unter dem Namen Rapenton für die Behandlung von Patienten aus diesem begrenzten Indikationsbereich zugelassen. Obwohl Einwände gegen die von Gastpar erhobenen Befunde vorgebracht wurden – diese betrafen insbesondere die heterogene Zusammensetzung des Patientenkollektivs und die Auswahl des Vergleichskollektivs – erschien es gerechtfertigt, die potentiell metastasenhemmende Wirkung dieser Substanz in kontrollierten klinischen Studien zu überprüfen.

Mopidamol ist ein Abkömmling des unter dem Namen Persantin bekannten Pyrimidopyrimidins. Seine pharmakologische Wirkung als Thrombozytenaggregationshemmer geht auf eine Hemmung der Plättchenphosphodiesterase zurück. Für die zur Diskussion stehende antimetastatische Wirkung werden verschiedene Erklärungsmöglichkeiten angeboten [2]. Zum einen soll analog der Thrombozytenaggregationshemmung eine Beeinflussung der Interaktion von Tumorzellen, Thrombozyten und Gefäßendothel stattfinden. Zum anderen könnte durch eine Hemmung der Phosphodiesterase der c-AMP-Gehalt der Tumorzellen angehoben werden und auf diesem Weg eine Hemmung der Tumorzellproliferation erfolgen. Schließlich wird auch noch ein immunstimulatorischer Effekt des Mopidamols angeführt.

Die Untersuchung der Wirksamkeit von Mopidamol zur Metastasenprophylaxe beim malignen Melanom erfolgt im Rahmen einer randomisierten Doppelblind-Studie an 7 deutschen dermatologischen Kliniken. Die Behandlung mit der Prüf-substanz – täglich 3 × 500 mg oral – wird über einen Zeitraum von zwei Jahren geführt und erfolgt adjuvant zu den übrigen sonst üblicherweise eingeleiteten thera-peutischen Maßnahmen. Prüfparameter ist demzufolge die Metastasenhäufigkeit bei Standardtherapie plus Placebo im Vergleich zur Metastasenhäufigkeit bei Stan-dardtherapie plus Mopidamol. An die zweijährige Behandlungsdauer soll sich eine mehrjährige Nachbeobachtungsphase anschließen.

An der Klinik für Dermatologie der Medizinischen Hochschule Lübeck wurden 54 Melanompatienten in die Studie aufgenommen. Die Aufschlüsselung nach dem Melanomtyp und der Tumordicke (Tabelle 1) zeigt, daß es sich überwiegend um Melanome mit einem hohen Metastasierungsrisiko handelt. Allerdings wurden nach Übereinkunft der Studienteilnehmer auch Patienten mit relativ geringer Meta-stasierungswahrscheinlichkeit in die Studie mit einbezogen. Hierbei handelt es sich um Patienten mit superfiziell spreitendem Melanom (SSM) oder Lentigo maligna Melanom (LMM) mit niedriger Tumoreindringtiefe. Bisher ist bei sechs der Lübek-

Tabelle 1. Studie: Metastasenprophylaxe durch MOPIDAMOL. Aufschlüsselung der Lübecker Patienten nach Melanomtyp und Tumordicke

Melanomtyp	Zahl	Streubreite der Tumordicke (mm)	mittlere Tumor-dicke (mm)
Noduläres M.	32	1,3–8,0	3,2
Superf. spreitendes M.	15	0,3–2,6	1,0
Lentigo maligna M.	4	0,4–3,8	1,8
Akrolentiginöses M.	3	0,9–3,0	2,2
Gesamt	54		

Tabelle 2. Studie: Metastasenprophylaxe durch MOPIDAMOL. Bisher aufgetretene Ereignisse bei Lübecker Patienten: 6/54

Patient	Ereignis	Melanomtyp	Tumordicke (mm)	Zeit nach OP (Monate)
F.B.	Tod	Nod. Mel.	5,0	16
V.L.	Tod	Nod. Mel.	8,0	4
M.B.	Tod	Nod. Mel.	8,0	9
Ch.M.	Tod	Nod. Mel.	5,0	4
E.F.	Tod	Nod. Mel.	1,8	7
B.S.	Met. Std. II	Nod. Mel.	2,0	4

ker Patienten eine Metastasierung aufgetreten (Tabelle 2). Bei drei dieser Patienten manifestierten sich die Metastasen nur wenige Monate nach der Operation, so daß zu diskutieren ist, ob nicht bereits bei Therapiebeginn eine Mikrometastasierung vorgelegen hat.

Die mittlere Beobachtungsdauer der Lübecker Patienten beträgt zur Zeit 1,4 Jahre. Dieser Zeitraum ist noch zu kurz, um eine gesicherte Aussage zur Wirksamkeit von Mopidamol für die Metastasenprophylaxe beim malignen Melanom zu machen. Erst nach Ablauf einer mehrjährigen Nachbeobachtungszeit wird sich zeigen, ob der theoretisch sinnvolle therapeutische Einsatz eines Aggregationshemmers in der Praxis tatsächlich zu einer Verringerung der Metastasenhäufigkeit beim malignen Melanom führt.

Literatur

1. Gastpar H (1976) Vorläufige Ergebnisse einer Langzeitmetastasenprophylaxe mit dem Pyrimido-Pyrimidin-Derivat RA 233 bei Patienten mit primären Sarkomen und Lymphomen im Kopf-Halsbereich. In: Gastpar H (Hrsg) Onkohaemostaseologie. Schattauer Stuttgart, S 195–214
2. Gastpar H (1983) Beeinflussung der Metastasierung durch Hemmung der Thrombozytenaggregation. Laryng Rhinol Otol 62: 578–585
3. Marx R (1976) Wichtige klinisch-hämostaseologische Phänomene bei Malignomen. In: Gastpar H (Hrsg.) Onkohaemostaseologie. Schattauer Stuttgart, S 3–11

Klinisch-onkologische Erfordernisse einer Melanomnachsorge

H. Voigt

Zusammenfassung

Die Nachsorge von Melanompatienten zielt auf die frühe Diagnose und Behandlung einer einsetzenden Tumorprogression und sollte nach einem spezifizierten, auf dem primären Tumorrisiko basierenden Programm durchgeführt werden.

Eine umfassende klinische Untersuchung ist von größter Wichtigkeit, wobei systemische Aspekte der Erkrankung mitberücksichtigt werden müssen, zumal das maligne Melanom zu systemischer Dissemination tendiert. Laborparameter und radiodiagnostische Untersuchungsverfahren stellen zusätzliche, komplementäre Hilfsmittel zum Ausschluß oder zur Bestätigung einer fortgeschrittenen Erkrankung dar.

Alle Untersuchungsbefunde erfordern eine Bewertung unter den klinisch-onkologischen Gesichtspunkten der Variabilität von Melanommanifestationen.

Einführung

Die Zielsetzung einer jeden onkologischen Nachsorge besteht in einer langfristig durchzuführenden Verlaufskontrolle nach Abschluß der primären oder folgender Behandlungsphasen mit der Möglichkeit einer frühestmöglichen Diagnostik der Tumorprogression als Ansatz für eine potentiell kurative therapeutische Intervention (Tabelle 1).

Dieser Aufgabenstellung sind auch prognostisch ungünstige solide Tumoren wie das maligne Melanom zuzuordnen.

Im einzelnen soll durch eine kontinuierliche Tumornachsorge gewährleistet werden, daß
- der bisherige Behandlungserfolg gesichert wird,
- eine therapieinduzierte Morbidität frühzeitig erfaßt wird,
- eine rechtzeitige Behandlung von Folgezuständen der Primärtherapie eingeleitet werden kann,

Tabelle 1. Onkologische Nachsorge

Zielsetzung
  Frühestmögliche Diagnostik der Tumorprogression als Ansatz für eine potentiell kurative therapeutische Intervention
Vorteil
  In Einzelfällen erzielbare echte Überlebenschance des Patienten bei sofortiger therapeutischer Intervention
  Detailergebnisse über die Krankheitsdynamik für zukünftige Therapiepläne
Nachteil
  Psychische Erwartungsspannung des Patienten
  Kostenaufwand

- Rezidive und/oder Metastasen frühzeitig erkannt werden,
- Risikofaktoren ausgeschlossen oder reduziert werden können,
- Folge- und/oder Begleiterkrankungen diagnostiziert und behandelt werden und
- eine psychosoziale und berufliche Rehabilitation ermöglicht wird [2, 5, 9, 10, 12, 13].

Vor Beginn einer Nachsorge muß die Frage der fachlichen Kompetenz und der Organisationsstruktur (Dokumentation!) verläßlich geklärt sein.

Im Falle des *malignen Melanoms,* für das in Tabelle 2 ein orientierendes, der individuellen Situation anzupassendes Konzept dargestellt ist [9–12], besteht der *Vorteil* einer genau strukturierten Nachsorge in einer statistisch gesicherten Verbesserung der Überlebensrate. So kann bei sofortiger therapeutischer Intervention selbst noch im Stadium IV das mediane krankheitsfreie Intervall und die Überlebenszeit auf 6 bzw. 16 Monate verlängert werden [3].

Metastasenresektion bei bis zu 3 Manifestationslokalisationen in Kombination mit chemotherapeutischer Nachbehandlung ergab für 25% der behandelten Patien-

Tabelle 2

Staging *Klinisches Staging*	Nachsorge *Postoperative Verlaufdiagnostik des malignen Melanoms*	
	Low-Risk-Melanom	High-Risk-Melanom

Malignes Melanom
Primäres klinisches Staging
  Ausschluß eines fortgeschrittenen Stadiums
  Status zur Verlaufsbeobachtung
	pT 1
	Clark level I und II
	Tumordicke unter 0,76 Millimeter
		ab pT 2
		Clark level III bis V
		Tumordicke ab 0,76 Millimeter
		Jedes akrolentiginöse oder primär noduläre Melanom

Klinischer Allgemeinstatus, Funktionszustand der Organsysteme, Bestimmung des Performance-Status, Körpergewicht, Körpergröße Kutaner Befund Lymphknotenstatus Laboruntersuchungen Röntgen-Thorax Abdominelle Sonographie Knochenszintigraphie Kraniales Computertomogramm bei Kopf- und Rumpfhautmelanomen Je nach spezieller Fragestellung: Computertomographie, Tomographie, Leber-Milz-Szintigraphie, Lymphographie, Weichteilsonographie, i. v.-Pyelographie, Konsiliaruntersuchungen	Klinische Nachuntersuchung alle drei Monate Alternierend: Röntgen-Thorax/Abdominelle Sonographie Obligat: Klinische Nachuntersuchung, Lymphknotenstatus, Labor Nach jeweils sechs Nachuntersuchungen: Knochenszintigraphie Bei Lokalisation des Primärtumors an Kopf und Rumpf: Nach jeweils sechs Nachuntersuchungen CCT oder Hirnszintigraphie, wenn der Primärtumor ein High-Risk-Melanom war (NMR) Weitere Untersuchungen je nach klinischer Fragestellung Dauer: acht Jahre	Klinische Nachuntersuchung alle zwei Monate zwölf Jahre
	Bei unkompliziertem Verlauf ohne Zeichen einer Tumorprogredienz können die Untersuchungsintervalle nach fünf Jahren verlängert werden. Bei jeder Remanifestation des Melanoms wird in der Nachkontrolle wie für High-Risk-Melanome verfahren	

ten eine 3-jährige Rezidivfreiheit [6]. Unter Berücksichtigung der Tatsache, daß in Ermangelung kurativer Behandlungsverfahren für Patienten mit fortgeschrittenem Melanom das Hauptaugenmerk auf die Erzielung palliativer Effekte zu richten ist, gewinnt dieser nutzbar zu machende Spielraum im Feld der Nachsorge zusammen mit Präventivmaßnahmen zunehmend an Bedeutung. Je nach Tumorstadium und vorliegendem Metastasierungsmuster kann somit auch in den fortgeschrittenen Stadien II, III und IV noch eine 5-jährige krankheitsfreie Rate von 30% bis 10% erreicht werden [1, 11].

Ein weiterer *Vorteil* einer gezielten Melanomnachsorge ist zudem die einhergehende Akkumulation von Detaildaten über die Krankheitsdynamik als Grundlage für zukünftige Therapiepläne [9].

Auf der anderen Seite muß als *Nachteil* allerdings die psychische Erwartungsspannung des Patienten sowie der nicht unerhebliche Zeit- und Kostenaufwand angesehen werden.

Bei Abwägung von Vor- und Nachteilen darf nicht vergessen werden, daß das maligne Melanom jeder Primärlokalisation in fortgeschrittenen Stadien eine außerordentlich ungünstige bis infauste Prognose besitzt.

Die *Indikation* zur Durchführung einer spezifischen Melanomnachsorge ist damit zwangsläufig bereits zum Zeitpunkt der Melanom-Operation gegeben, und jeder Patient, der *nicht* entsprechend in der postprimären Erkrankungsphase nachbeobachtet und untersucht wird, trägt das Risiko, daß gerade bei ihm eine einsetzende Tumorprogression zu spät erkannt wird, um durch gezielte Therapiemaßnahmen noch eine Lebensverlängerung zu erreichen.

Klinische Kontrolluntersuchung

Die klinische Kontrolluntersuchung (Tabelle 3) ist der wesentlichste Anteil in der postoperativen Verlaufsdiagnostik.

Aufgrund der unberechenbaren Eigengesetzlichkeit des malignen Melanoms ist prinzipiell jederzeit mit dem Auftreten von Metastasen oder metastasenbedingter Komplikationen zu rechnen:

Tabelle 3. Klinische Kontrolluntersuchung

Zwischenanamnese
Gewichtsverhalten
Subjektives Befinden
Lokalbefund
  Narbe(n)
  Lymphknotenstatus
  Subkutane Transitwege
Allgemeinbefund
  Auskultation und Perkussion der Lunge
  Palpation und Perkussion des Abdomens
  Palpation und Perkussion des Knochensystems
  Grobneurologische Untersuchung
Dokumentation

Für diesen Tumor ist wie für keinen anderen die Variabilität seines Verlaufs bekannt, wobei jahrelange krankheitsfreie Intervalle, „spontane" partielle oder sogar totale Regressionen und foudroyante Verläufe mitunter beim selben Patienten beobachtet werden.

Für den die onkologische Nachsorge durchführenden Arzt bedeutet dies eine komplexe, diffizile und verantwortungsbewußte Tätigkeit, zumal sich die Verantwortlichkeit nicht nur auf die Haut und die peripheren Lymphknoten beschränkt, sondern letztlich wegen des Systemcharakters metastasierender Melanome sämtliche Organsysteme einbezieht.

Insofern ist für in der Nachsorge tätige Ärzte eine umfassende internistisch-onkologische Weiterbildung zu fordern, zumindest eine *ständige* enge Kooperation mit dem internistischen Onkologen, damit den systemischen Aspekten der Erkrankung Rechnung getragen werden kann und fatale Fehleinschätzungen einzelner Befunde durch diagnostische Unsicherheit unterbleiben [2, 5, 12].

Die klinische Kontrolluntersuchung beeinhaltet zunächst die Erhebung der Zwischenanamnese einschließlich des Gewichtsverhaltens und des subjektiven Befindens.

Vom Patienten geäußerte Beschwerden sind in jedem Falle ernstzunehmen und weiter abzuklären, da in Anbetracht der Grunderkrankung diesen Beschwerden Metastasen zugrunde liegen können (z.B. „Grippe" = Verdacht auf Pleuraerguß oder Lungenmetastasen; „Kopfschmerz" = Verdacht auf Hirnmetastasen, desgleichen bei „Schwindel", „Brechreiz", „Übelkeit"; „Hexenschuß" = Verdacht auf Skelettmetastasen; „Gastritis" = Verdacht auf Lebermetastasen oder Metastasierung im Ösophagus/Magen; „Herzstolpern" = Verdacht auf myokardiale oder perikardiale Metastasen, u.U. mit Perikarderguß u.v.a.m.).

Bei der lokalen Inspektion werden zunächst die Narbenverhältnisse überprüft sowie die Umgebung der Narben beurteilt. Eine entsprechende Beleuchtung mit identischen Lichtverhältnissen ist dafür unumgänglich. Satellitenförmig sich ausbreitende kutane Metastasen sind so bereits leicht zu erkennen. Im Gegensatz dazu sind tiefer gelegene kutan-subkutane Metastasen nur durch eine systematische Palpation der gesamten Umgebung des ehemaligen Primärtumors zu erfassen. Diese Palpation ist auszudehnen auf die subkutanen Transitwege bis zur nächsten regionären Lymphknotenstation. Im Anschluß daran ist systematisch der gesamte der Palpation zugängliche Lymphknotenstatus zu erheben und reproduzierbar zu dokumentieren (nicht in „Frucht-Vergleichen", sondern in cm!). Bei suspekten Tastbefunden empfiehlt sich eine Klärung durch Feinnadelaspirationszytologie [7] oder durch Exstirpation mit histomorphologischer Aufarbeitung.

Im Anschluß an die Überprüfung des integumentalen lymphatischen Systems erfolgt eine Perkussion und Auskultation des Thorax zum Ausschluß eines Pleuraergusses oder größerer pulmonaler Infiltrate. Perkussion und Palpation des Abdomens (Leber, Milz, intraabdominelle Lymphome oder Konglomerattumoren? Aszites?) sowie Perkussion und Palpation des Skelettsystems (Schmerzangabe? Pathologisch veränderte Beweglichkeit?) und eine orientierende neurologische Untersuchung (Sensibilität, Koordination, Reflexe, Pupillomotorik und Motilität mit Ausschluß von Doppelbildern) schließen die klinische Nachuntersuchung ab.

Es hat sich bewährt, am Anfang der Untersuchung diejenigen Lokalisationen inspizierend zu überprüfen, welche erfahrungsgemäß häufig bei der klinischen Befunderhebung vergessen werden:

1. Kapillitium
2. Mundhöhle
3. Naseneingang
4. Äußerer Gehörgang
5. Iris und Konjunctiven beider Augen
6. Anogenitalregion

Eine Spiegelung des Augenhintergrundes sollte am Anfang der Nachsorge und anschließend in etwa jährlichen Abständen vom Augenarzt durchgeführt werden.

Alle Untersuchungsbefunde müssen exakt dokumentiert werden. Größenangaben sind aus Gründen der Reproduzierbarkeit für nachfolgende Untersucher möglichst metrisch zu quantifizieren. Verdächtige Befunde erfordern stets schnellstmögliche Klärung.

Labordiagnostische Untersuchungen

Laboruntersuchungen (Tabelle 4) haben in der postoperativen Verlaufsdiagnostik des malignen Melanoms zur Früherfassung von Rezidiven oder Metastasen nur einen begrenzten Wert. In der Regel ist bei einsetzender Metastasierung mit der Veränderung einzelner, meist unspezifischer Laborparameter zu rechnen, doch sind auch vollständig unauffällige Laborbefunde bei fortgeschrittener Erkrankung mög-

Tabelle 4. Laboruntersuchungen

Blutbild
Blutkörperchensenkungsgeschwindigkeit
Urinstatus
SGOT, SGPT, γGT, alkalische Phosphatase
LDH
Serumelektrophorese
Gesamteiweiß
Kreatinin
Harnstoff-N
Elektrolyte
Harnsäure
Tumormarker

Tabelle 5. Radiodiagnostische Methoden

Konventionelle Röntgendiagnostik inklusive
Tomographie
Computertomographie
Lymphographie
Szintigraphie
Sonographie
NMR (Kernspintomographie)

lich. Verläßliche, „melanomspezifische" Tumormarker sind bis heute nicht bekannt, auch wenn des öfteren erhöhte Werte für die Phosphohexoseisomerase (PHI) oder das Tissue-Polypeptide-Antigen (TPA) dem Erkrankungsverlauf parallel gehen.

Je nach Organbefall fallen zusätzlich gröbere Störungen der normalen Funktionswerte auf, wenn entsprechende Parenchymbezirke beteiligt sind; so z. B. die Erhöhung der Laktatdehydrogenase (LDH) und der Transaminasen sowie der γ-GT und der alkalischen Phosphatase bei Lebermetastasen etc. In derartigen Fällen ist allerdings die Diagnose zumeist durch andere Untersuchungsverfahren zuvor gesichert worden.

Radiodiagnostische Untersuchungen

Die Durchführung radiologischer Untersuchungen (Tabelle 5) gehört als fester Bestandteil in das Nachsorge-Programm des malignen Melanoms (vgl. Tabelle 2).

Je nach spezieller Fragestellung kommen unterschiedliche Untersuchungsmodalitäten zum Einsatz, welche eine schnellstmögliche Klärung gewährleisten.

Eine fehlindizierte und verzettelte Folge diverser Untersuchungsverfahren ist dabei genauso zu vermeiden wie eine unkritische Akzeptanz der mitgeteilten Befunde: So kann bei morphologisch mehrdeutigem oder völlig unklarem Befund die zunächst ausgesprochene Empfehlung einer Verlaufskontrolle im Einzelfall für den betreffenden Patienten tödliche Folgen haben (z. B.: hoher Querschnitt bei röntgenologisch stummer und szintigraphisch nicht eindeutig nachweisbarer Skelettmetastasierung; Subileus – Ileus etc.). Es muß in derartigen Fällen immer wieder betont werden, daß sämtliche radiodiagnostischen Untersuchungen lediglich *komplementäre* Bausteine zu einem diagnostischen Mosaik liefern können, welches allein vom klinischen Onkologen zusammengesetzt werden kann.

So kann dieser z. B. entscheiden, daß eine sofortige Klärung durch eine Laparatomie sinnvoller wäre als die oben beschriebene Verlaufskontrolle und damit von der Empfehlung des Radiologen bewußt abweichen. Für letzteren bedeutet dies im interdisziplinären Feld der Kooperation bei onkologischen Patienten, daß eine Beschränkung auf die Mitteilung deskriptiv-morphologischer Befunde *ohne* ätio-/histopathogenetische Schlußfolgerung (...„spricht in Zusammenhang mit der Anamnese am ehesten für das Vorliegen von Metastasen des klinisch bekannten Melanoms") dienlicher wäre für Kliniker und Patient, dem weitere belastende diagnostische bzw. therapeutische Eingriffe aufgrund einer so präjudizierten Einschätzung erspart bleiben. Es ist radiologisch nicht möglich, Melanommetastasen zu diagnostizieren; jede vermeintliche Metastase kann prinzipiell auch einem histogenetisch differenten Zweittumor entstammen, wie es gar nicht einmal so selten vorkommt!

Psychologisch-onkologische Nachsorge und Betreuung

Auch wenn beim malignen Melanom in fortgeschrittenen Stadien die therapeutischen Mittel sehr begrenzt sind, muß die Führung des Patienten im Rahmen der onkologischen Nachsorge immer an der Wahrheit orientiert bleiben.

Es versteht sich von selbst, daß jegliche Unterrichtung des Patienten und seiner Angehörigen über den Erkrankungszustand mit größtmöglichem Fingerspitzengefühl erfolgen muß, was eine spezielle Fähigkeit und Ausbildung des Arztes und seiner Mitarbeiter voraussetzt. Der Patient muß ausreichend Gelegenheit erhalten, *immer wieder* Fragen an den Arzt richten zu können; der Arzt seinerseits muß *immer wieder* eine wahrheitsgemäße, aufrichtige Antwort geben [4, 8].

„Tröstliche Notlügen" disqualifizieren den Arzt, zumal vorhandene Realitäten sehr schnell die Lüge einholen und damit ein für alle Mal die Vertrauensbasis zwischen dem Patienten und dem Arzt, darüberhinaus aber auch gegenüber *jedem* anderen irreversibel zerstören.

Jedes durch Information über einen ungünstigen Sachverhalt ausgelöste Trauma muß unverzüglich durch Motivationsübertragung und Relativierung aufgearbeitet werden, mitunter sogar in wiederholtem Ansatz [12]. Trotz der schematisch erscheinenden Auflistung der durchzuführenden Untersuchungen muß für den Patienten jederzeit erkennbar sein, daß die onkologische Nachsorge eine für ihn persönlich ausgerichtete Maßnahme darstellt.

Zwischen den Untersuchungsterminen sollte die Betreuung des Melanompatienten beim Hausarzt erfolgen. Dieser ist die primäre Bezugsperson des Tumorpatienten im Verlauf der Erkrankung und kann die verschiedenen Nachsorgemaßnahmen untereinander koordinieren. Bei ungünstigem Erkrankungsverlauf bewährt sich in der dann letztlich eintretenden Terminalphase der Erkrankung eine gut funktionierende Zusammenarbeit zwischen Familie, Hausarzt und klinischem Onkologen, so daß dem Patienten in diesem Zeitabschnitt das Gefühl des Alleingelassenseins und der terminalen Isolation erspart bleibt.

Literatur

1. Day CL, Mihm MC, Lew RA, Kopf AW, Sober AJ, Fitzpatrick TB (1982) Cutaneous malignant melanoma: prognostic guidelines for physicians and patients CA–A Cancer Journal for Clinicians 2: 113–122
2. Diehl V (1980) Nachsorge für Krebspatienten. Med Klin 75: 602–608
3. Feun LG, Gutterman J, Burgess MA, Hersh EM, Mavligit G, McBride CM, Benjamin RS, Richman SP, Murphy WK, Bodey GP, Brown BW, Mountain CF, Leavens ME, Freireich EJ (1982) The natural history of resectable metastatic melanoma (Stage IVA Melanoma) Cancer 50: 1656–1663
4. Hand I, Voigt H (1985 i. Dr.) Psychologische Aspekte der Melanomerkrankung: Seelische Betreuung, Psychotherapie und Psychoprophylaxe bei Melanompatienten und deren Familien in: Voigt H, Kleeberg UR (Hrsg.) Möglichkeiten und Grenzen der antineoplastischen Therapie: Malignes Melanom, Springer Berlin Heidelberg New York Tokio
5. Illiger HJ (1981) Aufgaben, Konzepte und Praxis der Tumornachsorge aus der Sicht des Klinikers In: Hartwich G (Hrsg.) Aktuelle internistische Tumortherapie Aktuelle Onkologie, Band 2 W. Zuckschwerdt, München Bern Wien S. 15–25
6. Karakousis CP, Moore R, Holyoke ED (1983) Surgery in recurrent malignant melanoma. Cancer 52: 1342–1345
7. Kleeberg UR, Voigt H, Erdmann H (1984) Die Zytodiagnostik von Melanommetastasen und ihre Bedeutung für die Wahl der Therapie. Tumordiagnostik & Ther. 5: 49–54
8. Meerwein F (1981) Die Arzt-Patientenbeziehung des Krebskranken In: Meerwein F (Hrsg.): Einführung in die Psycho-Onkologie H. Huber, Bern Stuttgart Wien S. 84–164
9. Voigt H, Crone-Münzebrock W (1981) Nachstationäre ambulante Diagnostik und Überwachung des malignen Melanoms. Therapiewoche 31: 6409–6416

10. Voigt H (1982) Das maligne Melanom der Haut: Diagnose, Verlaufsdiagnose und Nachsorge. Inform Arzt 16: 41–51
11. Voigt H, Kleeberg UR (1983) Herausforderung Melanom: Eine Übersicht über Frühdiagnose, Diagnostik, Therapie und Nachsorge aus dermatologischer und internistisch-onkologischer Sicht. Hamb Ärztebl 2: 41–48
12. Voigt H (1985) Verlaufsdiagnostik und Nachsorge. In: Voigt H, Kleeberg UR (Hrsg): Möglichkeiten und Grenzen der antineoplastischen Therapie: Malignes Melanom. Springer, Berlin Heidelberg New York Tokio
13. Wander HE, Nagel GA (1984) Nachsorge. In: Wander HE, Nagel GA (Hrsg): Mammakarzinome: Vorsorge, Therapie, Nachsorge, besondere Fragestellungen. W. Zuckschwerdt, München Bern Wien, S. 147–152

Probleme der Führung des Melanomoperierten in der Praxis

G. Schwenzer

Zusammenfassung

Die Führung des Melanomoperierten in der Praxis ist im Gegensatz zur Klinik stärker personalisiert. Der Praktiker muß sich den bohrenden Fragen nach der individuellen Prognose stellen. Er sollte keine übertriebenen Hoffnungen wecken, trotzdem aber den Patienten in der positiven Sicht seines weiteren Lebens stützen.

Die Probleme der Führung des Melanomoperierten in der Praxis entstehen nicht etwa nach der Operation, sondern sind schon mit der Diagnosestellung verbunden. Der Praktiker, der das maligne Melanom zuerst diagnostiziert, wird für den Patienten ein kompetenter Ansprechpartner in allen Phasen der Melanomkrankheit sein. Schon vor einer Operation – gleich welcher Radikalität – will der Patient wissen, wie es um ihn steht, welche Schwere seine Krankheit hat, welche Prognose ihm bleibt. Der Patient hat schon so Vieles aus den verschiedensten Quellen gehört, z. B. wie gefährlich der „schwarze Hautkrebs" und wie gering die Aussicht auf Heilung sei. Deshalb ist seine erste Reaktion Angst, existenzielle Angst. Der Patient möchte am liebsten vor den nun notwendigen Maßnahmen die Augen schließen, nichts tun; oft hat er von den verschiedensten Seiten – leider auch von manchen nicht auf der Höhe der Fortbildung befindlichen Ärzten – gehört, daß es gefährlich sei, pigmentierte Tumoren operieren zu lassen.

Der Praktiker hat zu diesem Zeitpunkt die Aufgabe, den Patienten über die Schwere seiner Erkrankung und die unbedingt notwendigen Maßnahmen zu informieren. Er kann aber auch auf Heilungschancen im Frühstadium verweisen, die bei weit über 90% liegen und auch bei schon fortgeschrittenen Fällen noch Fünfjahres-Überlebenszeiten von 65% erreichen. Vor allem muß im Aufklärungsgespräch der Patient überzeugt werden, daß schnelles Handeln geboten ist. Jede Verzögerung kann nur die Chancen verschlechtern. Es wird sich empfehlen, umgehend Kontakt zu einer kompetenten Klinik aufzunehmen und dem Patienten die Sicherheit zu geben, daß seine Behandlung ohne Verzug in die Wege geleitet wird.

Zu dem Problem der präoperativen Aufklärung und der Führung des Patienten während seines klinischen Aufenthaltes ist sicher auch eine Menge zu sagen; ich möchte dies meinen Kollegen aus der Klinik überlassen.

Kehren wir zurück zur Praxis des niedergelassenen Dermatologen, dahin, wo der Weg des Patienten durch seine Krankheit seinen Ausgang genommen hat. Der Patient ist nun Melanomoperierter. Die Zeit des Klinikaufenthaltes empfanden viele Patienten wie einen seelischen Ausnahmezustand. Sie berichten darüber, wie wechselnde Untersucher und Behandler in einem großen Krankenhaus und eine professionelle klinische Umgebung sie verschüchterte und sie sich gleichsam in sich selbst zurückgezogen hatten. Sie wollten nur erst alles hinter sich haben, ohne weiter nachzudenken. Jetzt ist zunächst die Operation überstanden. Wunden sind schon verheilt oder bedürfen noch der Nachbehandlung in der Praxis. Der Patient findet in der ihm vertrauten Umgebung der Praxis wieder zu sich selbst zurück. Nun fängt er an zu fragen: Ist der Tumor auch ganz entfernt worden, hat man auch sicher keine Metastasen zurückgelassen? Eine gründliche Inspektion der ganzen Körperoberfläche empfiehlt sich zu diesem Zeitpunkt, da der Patient in den meisten Fällen Nävi der verschiedensten Art und Zahl an sich zwar schon lange zuvor bemerkt hat, aber jetzt unsicher und zweifelnd wissen will, ob sich hier eventuelle Metastasen zeigen. Man muß diese Ängste sehr ernst nehmen, jeden einzelnen Nävus genau inspizieren und die pathologische Potenz solcher Male mit dem Patienten diskutieren und ihn davon überzeugen, daß diese Nävi nicht mit seiner Krankheit zusammenhängen.

Langsam findet der Patient dann eine Distanz zu der durchgemachten Operation, und es folgt die Phase, in der der Patient eigentlich nichts mehr von der Melanomkrankheit wissen will. Er ist doch operiert worden und damit gesund. Er möchte alles verdrängen, was ihn daran erinnern könnte und am liebsten gar nicht mehr die Praxis aufsuchen. Nun muß in einfühlsamen und vorsichtigen Gesprächen ein Nachsorgeplan aufgestellt werden. Es ist zweckmäßig von vornherein ganz klar darzulegen, daß unbedingt über Jahre hinaus Kontrolluntersuchungen sowohl in der Praxis als auch in der Klinik erforderlich sind. Besonders wichtig erscheint mir, den Patienten nicht im Unklaren zu lassen, daß die klinischen Kontrolluntersuchungen jeweils auch mehrere Tage in Anspruch nehmen können. Kontrolluntersuchungen in der Praxis wie auch in der Klinik haben ähnliche Zielsetzungen; es wird nach eventuellen Metastasen gefahndet. Das Ziel ist aber nicht, nun unbedingt etwas zu finden. Das muß dem Patienten auch ganz klar gemacht werden. Es ist am leichtesten, diese Art der Nachuntersuchung den Patienten nahezubringen, wenn man Vergleiche aus der ihm vertrauten Technik mit ihm bespricht. Auch die Inspektion technischer Geräte soll ja nicht etwa Defekte nachweisen, sondern durch frühzeitige Erkennung schon geringer Veränderungen größere Schäden zu vermeiden helfen.

Nach einer jeweiligen klinischen Kontrolluntersuchung erscheint der Patient recht bald wieder in der Praxis, weil er mit dem Arzt das Ergebnis dieser Untersuchung besprechen möchte. Hier ist es nun sehr wesentlich, möglichst schnell einen ausführlichen Bericht der Klinik zu erhalten, da es zu Mißtrauen beim Patienten führt, wenn ihm erklärt werden muß, daß man leider noch keinen Bericht der Klinik in den Händen habe. Der Patient meint dann gleich, es würde ihm verschwiegen, daß eventuell Metastasen aufgespürt worden seien. Es ist zweckmäßig, Ergebnisse von eventuellen Lymphangiographien oder Röntgenuntersuchungen genau mit dem Patienten zu besprechen; unsichere oder verdächtige Befunde sollten nicht verschwiegen werden und müssen im Rahmen der jeweiligen auch in der Praxis durchzuführenden Inspektion der gesamten Körperoberfläche und insbesondere des dem Primärtumor zugehörenden Lymphabflußgebietes beobachtet werden.

Im Falle des Auftretens von Nah- oder Fernmetastasen scheint mir therapeutischer Nihilismus nicht angebracht. Sichtbare Metastasen sollten exzidiert werden, um eine psychische Belastung des Patienten zu vermeiden, der sonst ständig auf die Metastasierung fixiert sein wird. Die Operation kann in Lokalanästhesie in der Praxis durchgeführt werden, sofern die Praxis dafür eingerichtet ist. Auch dem Melanomoperierten kann guten Gewissens gesagt werden, daß mit Auftreten von Metastasen nicht etwa unter allen Umständen die Prognose infaust wird, sondern daß es genügend Beispiele gibt, wo nach Auftreten auch mehrerer Metastasen in Abständen die Krankheit zum Stillstand gekommen ist. Ich selber verfolge einen Fall von Melanom mit Operation des Primärtumors 1962. Exzisionen von Metastasen bis zur Walnußgröße 1964, 1967 und 1970. Seit dieser Zeit sind bis heute keine neuen Metastasen aufgetreten, die Patientin fühlt sich wohl.

Sollten von der Klinik aggressive therapeutische Maßnahmen wie Chemotherapie oder Hyperthermie vorgeschlagen werden, so ist mit dem Patienten sehr nüchtern darüber zu sprechen, wie weit er bereit ist, im Hinblick auf die Chance einer Lebensverlängerung lang dauernde Klinikaufenthalte und Beeinträchtigungen des Allgemeinzustandes in Kauf zu nehmen. Der Praktiker wird zuraten, wenn der Patient erkennbar eine Chance sucht, ihn aber andererseits auch seelisch stützen, wenn der Patient sein infaustes Schicksal erkennt und es annehmen möchte.

Die Verarbeitung der Melanomdiagnose aus dermatologischer Sicht

J. P. Rothlaender und Ch. Reimer

Zusammenfassung

Probleme, die sich aus der Verarbeitung der Melanomdiagnose für Arzt und Patient im Rahmen der Nachsorge ergeben, waren Gegenstand einer psychiatrisch-dermatologischen Untersuchung. Aus dermatologischer Sicht ergibt sich, daß Operation und Narbe von dem Patienten unter der Voraussetzung einer wirklichen Aufklärung voll akzeptiert werden können. In der weiteren Nachsorge ist zu beachten, daß durch die Übertragung unrealistischer Heilungserwartungen des Patienten der ärztliche Handlungsspielraum eingeschränkt werden kann.

Probleme, die sich bei der psychischen Betreuung des Melanompatienten ergeben, sind u. a. durch den besonderen Verlauf der Melanomerkrankung bedingt. Bei Aufnahme in der Klinik ist der Patient zwar verunsichert, aber die Einsicht, an einer lebensbedrohlichen Erkrankung zu leiden, fehlt ihm, zumal auch allgemeine Krankheitssymptome fehlen. Durch ausgewogene Beratung und Aufklärung wird er von der Notwendigkeit einer Operation überzeugt. Das volle Ausmaß und die Auswirkung der Melanomerkrankung werden ihm jedoch erst durch die eingreifende Operation und die großen Narbenbezirke plastisch vor Augen geführt.

Aus dem sich gesund fühlenden Pigmentmalträger wird ein Krebskranker. Die daraus resultierenden Ängste und Befürchtungen werden bestärkt durch die endgültige Mitteilung der Diagnose oder deren Umschreibung nach Vorliegen des histologischen Befundes. In diesem Moment der Angst und Verzweiflung besteht eine wichtige ärztliche Aufgabe darin, neuen Mut und Hoffnung zu wecken, um den Patienten die Chance einzuräumen, die Krankheitsfolgen zu bewältigen und den Kampf für das Leben aufzunehmen [1, 2]. Dies geschieht nicht durch Verschweigen der Diagnose, sondern durch beratende Gespräche, bei denen neben der Mitteilung der Diagnose auch positive Aspekte aufgezeigt werden. So lassen sich aus der Vielzahl der prognostischen Kriterien beim malignen Melanom fast immer ein oder zwei auch im positiven Sinne verwenden. Durch das ärztliche Angebot von adjuvanter Therapie und Kontrolluntersuchungen werden diese Hoffnungen weiter bestärkt.

Die resultierende Hoffnung stellt aber auch ein großes Problem der Melanomnachsorge dar, da es ja leider oft falsche Hoffnungen sind. Durch den langen metastasenfreien Verlauf des Melanoms und durch günstige Befunde bei den Kontrolluntersuchungen entsteht für den Patienten zunehmend die Gewißheit über einen günstigen Ausgang der Erkrankung. Dies deckt sich mit dem Patientenvorurteil, daß ein kleiner Pigmentfleck so bösartig gar nicht sein könne.

Die Erwartungshaltung prägt auch das Arzt-Patient-Verhältnis in der Nachsorgesprechstunde. Unter der Vorgabe: „Doktor, wir sind uns doch einig, es ist alles in Ordnung," werden Probleme und Ängste ausgeklammert. Je mehr der Arzt diese Übertragung annimmt, desto geringer wird sein Spielraum, auch kritische Prognoseeinschätzungen ins Gespräch zu bringen. Um die positive Stimmung ihrer Beziehung zu erhalten, wird in dieser Phase eine psychische Mitbetreuung durch einen weiteren Therapeuten von den Patienten größtenteils abgelehnt.

Wenn es unter diesen Bedingungen zur Feststellung einer Metastasierung kommt, ist die Betroffenheit für Arzt und Patient gleichermaßen groß. Um seine Glaubwürdigkeit und das Vertrauen zu erhalten, muß der Arzt mit großem Einfühlungsvermögen zwischen der Offenlegung der Lebensbedrohung und der Weckung neuer Hoffnungen lavieren. Dabei kommt es ihm zugute, wenn die Behandlung und Betreuung der Melanompatienten über den gesamten Krankheitsverlauf an einer Klinik und möglichst durch nur einen Arzt durchgeführt wird. Dadurch läßt sich die ärztliche Beratung besser auf die individuelle Persönlichkeit des Patienten abstimmen.

Die eigenen Ängste des Arztes, den Patienten durch Aufklärung und Therapie zu stark zu belasten, sollten letztlich nicht dazu führen, daß sinnvolle Therapiemöglichkeiten im Stadium III nicht mehr ausgenutzt werden und die psychische Betreuung eines sterbenden Patienten allein dem Seelsorger oder Psychiater überlassen wird.

Ein weiterer, vor allem für den Operateur interessanter Aspekt der Melanomnachsorge ist das Problem der Operationsnarbe. Die Narbe ist bei den Kontrolluntersuchungen das vorrangige Untersuchungsobjekt und wird von den Patienten in der Sprechstunde fast immer mit Klagen über Schmerzen, Taubheitsgefühl und Wetterfühligkeit belegt. Um so erstaunlicher war das Untersuchungsergebnis der psychiatrischen Befragung. Danach gaben von 33 befragten Patienten nur 6 mit sichtbaren Transplantationsnarben an den Extremitäten starke oder sehr starke Beeinträchtigung durch die Narben an. Dagegen fühlten sich 18 Patienten, das sind fast 55%, gar nicht oder nur gering durch die Narben beeinträchtigt (Tabelle 1). Als Störfaktoren werden von den Patienten weniger subjektive Beschwerden (7 Nennungen), sondern vielmehr das Aussehen der Narben [10] und die Aufmerksamkeit, die die Narben erregen können [12], angegeben.

Es scheint also, daß der Gegenstand ärztlicher Sorge um eine möglichst beschwerdefreie Narbenentwicklung den Patienten weniger irritiert als der emotionale Effekt, den die Narben auslösen.

Aus diesen Erfahrungen und Ergebnissen sollte aus dermatologischer Sicht gefolgert werden, daß Operation und Narbe unter der Voraussetzung einer wirklichen Aufklärung vom Patienten voll akzeptiert und bewältigt werden können. Der Arzt sollte sich aber bewußt sein, daß die Patienten auch unrealistische Heilungserwar-

Tabelle 1. Grad der Beeinträchtigung durch die Operationsnarbe in der Zuordnung zur Lokalisation der Narbe

Lokalisation der Narbe	Grad der Beeinträchtigung				
	gar nicht	gering	mäßig	stark	sehr stark
Gesicht/Hals/Nacken	2	3	1	0	0
Rumpf	3	3	2	0	0
Extremitäten	5	2	6	3	3
Summe (n = 33)	10	8	9	3	3

tungen auf ihn übertragen, die im entscheidenden Moment der Tumorprogression den ärztlichen Handlungsspielraum und das Arzt-Patient-Verhältnis einengen können.

Literatur

1. Blumstock J, Ortmann KH (1984) Psychosoziale Betreuung Krebskranker im Krankenhaus. Dtsch Ärztebl 14 (81): 1057-1059
2. Drings P, Sellschopp A (1984) Die psychische Betreuung des Tumorpatienten. Dtsch Ärztebl 21 (81): 1708-1712

Die Verarbeitung der Melanomerkrankung aus psychiatrischer Sicht

Ch. Reimer, H. Dilling, R. Janssen, E. Richter, M. Riffert und J. P. Rothlaender

Zusammenfassung

Die Auseinandersetzung mit Karzinomerkrankungen stellt große Anforderungen an die Bewältigungsmechanismen der Betroffenen. Die Verarbeitung von Erkrankung und Aufklärung ist dabei besonders bedeutsam für die seelische Gesundheit der Patienten. – An einer speziellen Krebspatientengruppe (33 Melanompatienten) wurden folgende Bereiche untersucht: Die Aufklärung und ihre Verarbeitung durch den Patienten; psychische Auffälligkeiten seit Erkrankungsbeginn; Beeinträchtigungen durch die Narben; Reaktionen der psychosozialen Umgebung auf die Erkrankung der Patienten.

An den Ergebnissen ließ sich zeigen, daß bei Patienten und Dermatologen eine Tendenz bestand, nach der anfänglich offenen Aufklärung ein zu positives Bild vom weiteren Verlauf der Erkrankung zu zeichnen. Bei etwa zwei Fünftel der Patienten fanden sich psychische Auffälligkeiten (überwiegend depressive Verstimmungen), die aber weitgehend lebensgeschichtlich bedingt, d. h. nicht nur melanomabhängig waren. Diese Ergebnisse verdeutlichen die Notwendigkeit einer psychischen Führung der Melanompatienten auch über die Aufklärung hinaus.

Einleitung

Die psychische Verarbeitung schwerer Erkrankungen ist lange Zeit kein Gegenstand wissenschaftlicher Interessen gewesen. Erst in den letzten beiden Jahrzehnten hat man sich zunehmend mit den Coping-Mechanismen, also mit den Bewältigungsstrategien beschäftigt, die chronisch kranke Patienten entwickeln. Ein besonderes Problem stellen dabei Krebspatienten dar, die die Diagnose „Krebs" mit Sterbenmüssen assoziieren. Ihr Coping-Verhalten ist neben Parametern ihrer Persönlichkeit abhängig vom Ausmaß der ihnen zugänglichen Informationen und, in direktem Zusammenhang damit, von der Qualität der Beziehung zu ihren behandelnden Ärzten. Schwierigkeiten in der Arzt-Patient-Beziehung, unterschiedliche Einstellungen zur Aufklärung sowie zur Offenheit diesen Patienten gegenüber können die Verarbeitung erschweren. Diese und andere Fragen waren Gegenstand eines Kooperationsprojektes der Kliniken für Dermatologie und Psychiatrie der Medizinischen Universität zu Lübeck.

Methodik

Zwischen Anfang März und Mitte Mai 1984 wurden 38 Melanompatienten in der Hautpoliklinik der Universität untersucht; davon haben sich 4 geweigert, an der Untersuchung teilzunehmen und ein Patient ist nicht erschienen. Somit verblieb eine Stichprobe von 33 Patienten, die wir psychiatrisch untersucht haben. – In einem etwa einstündigen psychiatrischen Interview, durchgeführt von fünf ärztlichen Mitarbeitern der Klinik für Psychiatrie, wurde den Patienten zunächst ein eigens für diese Untersuchung konzipierter halbstrukturierter Fragebogen vorgelegt, der über folgende Bereiche Auskunft geben sollte: 1. Erinnerung des Patienten an die Aufklärung über die Melanomerkrankung. 2. Psychische Verarbeitung der Aufklärung. 3. Reaktionen des sozialen Umfeldes auf die Erkrankung. 4. Beeinträchtigung durch die Narben. 5. Zukunftswünsche und Zukunftsängste. Ein gesonderter Teil des Fragebogens, der von den Hautärzten auszufüllen war, bezog sich im wesentlichen auf die Erinnerung der Dermatologen an Art und Inhalt ihrer Aufklärung und an die Reaktionen der Patienten darauf. Ferner wurden den Hautärzten Fragen zur Einschätzung der Prognose sowie der psychiatrischen Behandlungsbedürftigkeit gestellt. Im Anschluß an die Fragebogenerhebung wurde ein freies psychiatrisches Interview mit den Patienten durchgeführt unter Berücksichtigung folgender Bereiche: Mögliche Veränderungen des Lebensplanes des Patienten durch die Krankheit; Sucht und Suizidalität; Karzinombelastung in der Familie; psychische Erkrankungen in der Eigen- und Familienanamnese sowie zum Untersuchungszeitpunkt. Am Ende des Interviews wurde eine psychiatrisch-diagnostische Beurteilung vorgenommen. Die relativ kleine Stichprobe erlaubt lediglich eine deskriptive Auswertung.

Ergebnisse

In Tabelle 1 ist die Stichprobe dargestellt: 33 Patienten, 23 Frauen und 10 Männer, haben an der Untersuchung teilgenommen. Das mittlere Alter betrug 53,5 Jahre. Drei Fünftel der Patienten waren verheiratet, ein Fünftel verwitwet, die übrigen geschieden oder ledig. Vier Patienten gaben eine psychiatrische Vorbehandlung an. – In Tabelle 2a ist dargestellt, wieviel Zeit zwischen der Wahrnehmung erster Hautveränderungen durch die Patienten, dem damit in Zusammenhang stehenden ersten Arztbesuch und der danach folgenden Operation verging: Knapp die Hälfte der Patienten suchte bereits innerhalb eines Monats nach Gewahrwerden der Hautveränderungen einen Arzt auf, und bei knapp einem Drittel der Patienten erfolgte der erste Arztbesuch ein bis sechs Monate danach. Bemerkenswert ist, daß 15 Prozent der Patienten mehr als zwei Jahre verstreichen ließen, bis sie zum ersten Mal einen Arzt wegen ihrer Hautveränderungen aufsuchten. Wie die Tabelle weiter zeigt, wurden gut die Hälfte der Patienten innerhalb eines halben Jahres, jedoch ein Drittel der Patienten erst nach mehr als zwei Jahren operiert. Bei Betrachtung der unteren Zeile fällt auf, daß 5 Patienten erst sehr spät zum Arzt gingen, aber eine doppelt so hohe Anzahl erst sehr spät operiert wurde. – Die nächste Tabelle (2b) gibt hierüber noch weitere Aufschlüsse: Von den insgesamt 25 Patienten, die innerhalb eines halben Jahres zum Arzt gegangen waren, wurden immerhin 5 erst nach

Tabelle 1. Stichprobe (n = 33)

	Anzahl	Alter ($\bar{x}$)
Frauen	23	53,7
Männer	10	53,0
Gesamt	33	53,5

Tabelle 2a. Zeitraum zwischen eigenem Gewahrwerden einer Hautveränderung und 1. Arztbesuch bzw. OP

Zeitraum	1. Arztbesuch		Operation	
	Anzahl	in %	Anzahl	in %
− 1 Monat	15	45,3	6	18,2
1−6 Monate	10	30,3	12	36,4
6 Mon.−2 Jahre	3	9,1	5	15,2
mehr als 2 Jahre	5	15,2	10	30,3

Tabelle 2b. Vergleich beider Zeiträume

Zeitraum bis 1. Arztbesuch	Zeitraum bis zur Operation				Gesamt
	− 1 Monat	1−6 Monate	6 Mon.−2 J.	mehr als 2 J.	
− 1 Monat	6	5	0	4	15
1−6 Monate	0	7	2	1	10
6 Mon.−2 Jahre	0	0	3	0	3
mehr als 2 Jahre	0	0	0	5	5
Gesamt	6	12	5	10	33

Tabelle 3. Prognose bei Erkrankungsbeginn vs. Prognoseäußerungen im 1. Aufklärungsgespräch

Prognoseäußerungen Aufklärungsgespräch[a]	Prognose bei Erkrankungsbeginn[b]			Gesamt
	gut	unsicher	schlecht/ sehr schlecht	
gut	2	4	3	9
unsicher	2	4	5	11
nicht genannt	0	6	6	12
Gesamt	4	14	14	32

[a] Interpretation nach schriftl. Aufzeichnungen der Dermatologen
[b] Einschätzung der Dermatologen

Tabelle 4. Prognose bei Erkrankungsbeginn VS. Prognose zum Untersuchungszeitpunkt

Prognose bei Erkrankungsbeginn[a]	Prognose zum Untersuchungszeitpunkt[a]			Gesamt
	gut	unsicher	schlecht/ sehr schlecht	
gut	4	0	0	4
unsicher	0	14	0	14
schlecht/sehr schlecht	0	3	11	14
Gesamt	4	17	11	32

[a] Einschätzung der Dermatologen

mehr als zwei Jahren operiert. Aus unseren Interviews war zu entnehmen, daß diese Verzögerungen überwiegend durch die Ärzte bedingt waren. Möglicherweise ist aber auch die Ahnung einer schwerwiegenden Diagnose eine Belastung, der nicht nur Patienten, sondern auch Ärzte ausweichen. Zur *Aufklärung* der Patienten haben wir folgendes in Erfahrung gebracht: Alle Patienten kannten ihre Diagnose und konnten sie richtig benennen. Bis auf einen konnten sich auch alle an das Aufklärungsgespräch erinnern. Daß die Erkrankung vom aufklärenden Arzt als bösartig bzw. als evtl. bösartig bezeichnet und daß das Behandlungsprocedere erklärt worden war, erinnerten ebenfalls fast alle Patienten. Aus den Angaben der Patienten ist zu entnehmen, daß in zwei Drittel der Fälle die *Prognose* nicht zur Sprache kam; jeweils 5 Patienten erinnerten sich an eine gute bzw. unsichere Prognosenennung durch den aufklärenden Arzt. Keiner erwähnte eine schlechte Prognoseeinschätzung.

In dem Fragebogenteil, der von den Dermatologen zu beantworten war, baten wir um möglichst wörtliche Wiedergabe ihrer Äußerungen zur Krankheitsprognose im Aufklärungsgespräch. Diese Erinnerungen an die eigenen Prognoseäußerungen verglichen wir mit der prognostischen Einschätzung der Dermatologen bei Krankheitsbeginn. Aus dieser Gegenüberstellung (Tabelle 3) ergibt sich, daß von den 9 Patienten, denen im Aufklärungsgespräch eine gute Prognose genannt worden war, nach hautärztlicher Einschätzung 4 eine unsichere und 3 sogar eine schlechte Prognose hatten. Dieser Trend setzt sich fort bei den 11 Patienten, deren Prognose im Aufklärungsgespräch als unsicher bezeichnet worden war: 5 von diesen hatten eine schlechte bzw. sehr schlechte Prognose. Von den 12 Patienten, bei denen – nach Erinnerung der Dermatologen – im Aufklärungsgespräch nicht über die Prognose gesprochen worden war, hatten jeweils 6 eine unsichere bzw. schlechte oder sehr schlechte Prognose. In Tabelle 4 sind die Prognoseveränderungen im Verlauf der Erkrankung aus dermatologischer Sicht dargestellt: Lediglich bei 3 Patienten hat sich die Prognoseeinschätzung verändert, und zwar im Sinne einer eher günstigeren Beurteilung.

Als Psychiater interessierte uns die *Krankheitsbewältigung* besonders. Im Interview fragten wir die Patienten zunächst einmal, wie sie sich kurz nach dem Aufklärungsgespräch gefühlt hätten. Aus Tabelle 5 geht hervor, daß die meisten Patienten deutliche emotionale Irritationen wie z. B. Verzweiflung, Angst und Depressivität angegeben haben. Etwa ein Viertel der Patienten machte bagatellisierende Äußerungen, aus denen uns die Abwehr emotionaler Betroffenheit deutlich wurde. Für 4 Patienten stand die Hoffnung auf Heilung ganz im Vordergrund der von ihnen erinnerten unmittelbaren emotionalen Reaktionen. Die gefühlsmäßige Betroffenheit war bei einem Großteil der Patienten nicht nur vorübergehender Art, wie Tabelle 6 zeigt. Die meisten Patienten fühlten sich noch längere Zeit nach dem Aufklärungsgespräch bedrückter als sonst; ein Drittel gab an, schlechter geschlafen zu haben; ein knappes Fünftel der Patienten war längere Zeit sehr verzweifelt und deprimiert. Aus unserer Sicht kommt eine Abwehrhaltung mancher Patienten darin zum Ausdruck, daß sie angaben, sie hätten der Diagnosemitteilung keine größere Bedeutung beigemessen bzw. nicht weiter darüber nachgedacht. Nur 3 Patienten haben angegeben, daß sie im Anschluß an das erste Aufklärungsgespräch keinen Sinn mehr in ihrem Leben sahen.

Die Patienten wurden zusätzlich befragt, ob sich ihr seelisches Befinden irgend-

Tabelle 5. Unmittelbare emotionale Reaktionen nach dem 1. Aufklärungsgespräch

Kategorien	Anzahl	in %
Verzweiflung/Angst/Depressivität	21	63,6
Abwehr/Indifferenz	8	24,2
Hoffnung	4	12,1

Tabelle 6. Längerdauernde emotionale Reaktionen auf das 1. Aufklärungsgespräch

Items	Anzahl	in %
längere Zeit bedrückter	19	57,6
schlechter geschlafen	11	33,3
keine große Bedeutung beigemessen	9	27,3
nicht weiter darüber nachgedacht	7	21,2
sehr verzweifelt und deprimiert	6	18,2
diverse körperliche Beschwerden	4	12,1
keinen Sinn mehr im Leben gesehen	3	9,1

Tabelle 7. Veränderungen des psychischen Befindens seit Diagnosestellung

Items	Anzahl	in %
Ich beobachte meinen Körper genauer als früher	31	93,9
Ich habe mehr über den Sinn des Lebens nachgedacht	20	60,6
Ich bin der Gleiche geblieben wie früher	19	57,6
Ich kann nicht mehr so unbefangen mit meinem Körper umgehen	17	51,5
Ich habe intensiver und bewußter gelebt	15	46,9
Ich bin unsicherer und empfindlicher geworden	13	39,4
Ich habe öfter Schlafstörungen gehabt	12	36,4
Ich habe viel über Tod und Sterben nachdenken müssen	12	36,4
Ich habe auch daran gedacht, mir das Leben zu nehmen	3	9,1

Tabelle 8. Verhaltensänderungen durch Narben

Items	Anzahl	in %
Mehr Hemmungen, sich in der Öffentlichkeit auszuziehen	12	36,4
Anders gekleidet/geschminkt als vorher	11	33,3
Sexuelles Verhalten hat sich verändert	6	18,2
Verbände weitergetragen	4	12,1
Mag sich nicht mehr so gern im Spiegel anschauen	3	9,1
Mehr Hemmungen, sich vor dem Partner auszuziehen	1	3,0

Tabelle 9. Krankheitsbewältigung und psychische Auffälligkeiten

Krankheitsbewältigung	Anzahl	in %
ohne psychische Auffälligkeiten	15	45,5
leichte psych. Auffälligkeiten	11	33,3
deutliche psych. Auffälligkeiten	5	15,2
Verstärkung zuvorbestehender Auffälligkeiten	2	6,1

wie verändert habe, seitdem sie wissen, was sie haben. Ihnen wurden 16 Items vorgelegt, die zu bejahen oder zu verneinen waren. Die am häufigsten zutreffenden Aussagen zeigt Tabelle 7: Fast alle Patienten gaben an, ihren Körper genauer als früher zu beobachten, und etwa die Hälfte der Patienten fühlte sich befangener im Umgang mit dem eigenen Körper. Viele haben mehr als früher über den Sinn des Lebens nachgedacht und angegeben, intensiver und bewußter zu leben. Gut ein Drittel der Patienten bejahte, in dieser Zeit viel über Tod und Sterben nachgedacht zu haben. Besonders auffallend war, daß nur 3 Patienten Suizidgedanken berichteten. Gut die Hälfte der Patienten meinte, sich nicht wesentlich verändert zu haben, indem sie das Item: „Ich bin der Gleiche geblieben wie früher" bejahten. Die psychischen Reaktionen auf die Narben, soweit sie sich in Verhaltensänderungen manifestierten, sind in Tabelle 8 dargestellt: Ein gutes Drittel der Patienten berichtete, daß sie wegen der Narben mehr Hemmungen hätten, sich in der Öffentlichkeit (z. B. Badeanstalt, Strand, Sauna) auszuziehen. Ein Drittel berichtete auch über Veränderungen ihrer Kleidungsgewohnheiten. So trugen z. B. Frauen wegen der Narben an den Beinen häufig nur noch Hosen. Die 6 Patienten, die über Veränderungen ihres sexuellen Verhaltens berichteten, begründeten dies weniger mit den Narben als vielmehr mit z. B. Partnerverlust oder Rückgang des sexuellen Interesses im Alter.

Mit einigen Fragen wurde erfaßt, wie die unmittelbare soziale Umgebung des Patienten – gemeint sind Partner und Arbeitskollegen – auf die Melanomerkrankung reagierte. 24 unserer Patienten hatten im Erkrankungszeitraum einen festen Partner. Nach Angaben dieser Patienten haben ihre Partner überwiegend mit Verständnis, mit vermehrter Zuwendung und Unterstützung reagiert. Negative Reaktionen, wie z. B. Gedanken des Partners an Trennung oder Ablehnung, wurden nicht genannt. Bei allen 14 berufstätigen Patienten unserer Stichprobe war die Erkrankung am Arbeitsplatz bekannt. Hier war bemerkenswert, daß die meisten Arbeitskollegen sich erschrocken zeigten und mit den Patienten nicht über deren Erkrankung redeten. Das Angebot von Hilfe und Unterstützung wurde nur von 5 Patienten angegeben.

Um zu erfassen, ob und in welchem Ausmaß die Patienten durch ihre Erkrankung verunsichert und geängstigt sind, befragten wir sie nach ihren Wünschen bzw. Ängsten im Hinblick auf die Zukunft. Erwartungsgemäß wünschten sich die meisten Patienten die Erhaltung ihrer Gesundheit bzw. des Status quo. Die Frage nach Zukunftsängsten wurde von der Hälfte der Patienten erstaunlicherweise negiert, nur 25 Prozent befürchteten die Verschlechterung ihrer Gesundheit. Bei der überwiegenden Anzahl der Patienten (80 Prozent) ergab sich keine Veränderung des Lebensplanes durch die Melanomerkrankung. Eigenanamnestisch fanden wir bei 4 Patienten eine Suchtproblematik. Belastet durch Karzinom in der Familienanamnese waren 60 Prozent der Patienten.

Von besonderem psychiatrischen Interesse waren für uns mögliche *psychische Auffälligkeiten* im Zusammenhang mit der Erkrankung. Tabelle 9 zeigt, daß sich bei etwa der Hälfte der Patienten keine Auffälligkeiten fanden. Leichtere psychische Störungen stellten wir bei einem Drittel und deutliche psychische Störungen bei 15 Prozent der Patienten fest. Bei 2 Patienten verstärkten sich zuvor schon bestehende Auffälligkeiten. Bei der abschließenden Beurteilung ergab sich, daß bei gut 40 Prozent der untersuchten Patienten eine psychiatrische Diagnose zu stellen war: Bei den in Tabelle 10 aufgeführten 3 Patienten mit einer melanomabhängigen Dia-

Tabelle 10. Psychiatrische Diagnosen nach Interview

Diagnosen	Anzahl	in %
1. melanomabhängig	3	9,1
2. melanomunabhängig	2	6,1
3. beides	9	27,3
Gesamt	14	42,5

Tabelle 11. Psychiatrische Behandlungsbedürftigkeit und Prognose zum Untersuchungszeitpunkt (Einschätzung der Dermatologen)

Prognose	Psychiatrische Behandlungsbedürftigkeit			Gesamt
	Nein	Ja, psychother.	Ja, psychopharmak.	
gut	4	0	0	4
unsicher	17	1	0	18
schlecht	7	0	2	9
sehr schlecht	0	0	2	2
Gesamt	28	1	4	33

Tabelle 12. Psychiatrische Behandlungsbedürftigkeit: Dermatologen- vs. Psychiater-Einschätzung

Dermatologen	Psychiater		Gesamt
	Ja	Nein	
Ja	2	3	5
Nein	9	19	28
Gesamt	11	22	33

gnose handelte es sich um längerdauernde depressive Reaktionen. Bei 2 Patienten stellten wir melanomunabhängig die Diagnose „neurotische Entwicklung". Bei 9 Patienten war die psychiatrische Diagnose sowohl durch die Erkrankung als auch durch lebensgeschichtliche Belastungen bedingt. – In Tabelle 11 wird die Beurteilung der psychiatrischen Behandlungsbedürfigkeit durch die Dermatologen deren prognostischer Einschätzung zum Zeitpunkt der Studie gegenübergestellt: 5 Patienten wurden von den Dermatologen als behandlungsbedürftig eingeschätzt, davon 4 mit Psychopharmaka. Diese 4 hatten eine schlechte oder sehr schlechte Prognose. – Die unterschiedliche Einschätzung der psychiatrischen Behandlungsbedürftigkeit von Dermatologen und Psychiatern ist aus Tabelle 12 ersichtlich: In 21 von 33 Fällen stimmten die Beurteilungen überein. Die Psychiater stellten bei 9 Patienten, bei denen die Dermatologen keine Behandlungsindikation sahen, eine psychiatrische Behandlungsbedürftigkeit fest.

Umgekehrt erschienen den Dermatologen 3 Patienten als psychiatrisch behandlungsbedürftig, die von den Psychiatern nicht entsprechend eingeschätzt worden waren.

Diskussion

Im Gegensatz zu den Gewohnheiten in vielen anderen Kliniken haben alle Melanompatienten nicht nur ihre Diagnose erfahren und sich daran erinnert, sondern sie sind auch über die Bösartigkeit ihrer Erkrankung informiert worden. Damit steht am Beginn der Arzt-Patient-Beziehung ein großes Maß an Offenheit, wie es in der psycho-onkologischen Literatur (Köhle et al., 1979; Meerwein 1981) immer wieder gefordert wird. Es ist zu fragen, ob und inwieweit diese Offenheit im weiteren Verlauf der therapeutischen Beziehung beibehalten werden kann.

Hierzu fiel auf, daß die Dermatologen sich bei immerhin einem Drittel der Stichprobe nicht daran erinnern konnten, im Aufklärungsgespräch dem Patienten gegenüber prognostische Äußerungen gemacht zu haben. Angesichts einer sicher großen Zahl von Aufklärungsgesprächen erscheint es verständlich, daß im nachhinein nicht mehr jedes Detail bewußt ist. Andererseits fiel aber auf, daß sich dieses ausschließlich auf Patienten mit unsicherer oder schlechter bzw. sehr schlechter Prognose bezog. Dazu paßt auch, daß von den 9 Patienten, denen im Aufklärungsgespräch nach den Aufzeichnungen der Dermatologen eine gute Prognose genannt worden war, 4 als prognostisch unsicher und 3 als prognostisch schlecht bzw. sehr schlecht eingeschätzt wurden.

Daß die Mitteilung einer Karzinomdiagnose ein schweres Streßereignis für die Betroffenen darstellt, ist immer wieder beschrieben worden und leuchtet ja auch unmittelbar ein. Dem entsprachen auch die affektiven Reaktionen der meisten Patienten nach dem ersten Aufklärungsgespräch. Die Tatsache, daß ein noch nicht fortgeschrittenes Melanom offensichtlich nur schwer als maligne Erkrankung anerkannt werden kann, scheint auch darin zum Ausdruck zu kommen, daß ein Teil der Patienten längerdauernde emotionale Reaktionen auf die Aufklärung verneinte, obwohl wir im psychiatrischen Interview öfter den Eindruck hatten, daß es sich hierbei um Abwehrvorgänge handelte. Bei näherem Nachfragen in der psychiatrischen Exploration zeigten sich jedoch bei der Frage nach Gefühlen in Zusammenhang mit der Krankheitsbewältigung bei einer ganzen Reihe von Patienten depressive Verstimmungen. Bei einem Drittel der Patienten konnten wir eine z. T. melanomabhängige psychiatrische Diagnose feststellen. Bei den meisten dieser Patienten hat die betreffende Erkrankung allerdings eindeutig lebensgeschichtliche Zusammenhänge oder war durch die Mitteilung der Melanomdiagnose lediglich verstärkt worden.

Von vielen Ärzten wird immer wieder befürchtet, daß eine offene Kommunikation mit Malignompatienten über ihre Erkrankung suizidales Verhalten hervorrufen könne. Die entsprechende Devise würde dann – wie Hufeland es in apodiktischer Kürze formuliert hat – heißen: „Den Tod verkündigen, heißt den Tod geben" (nach Schadewaldt, 1969). Nicht nur an unserer Stichprobe ist zu belegen, daß dem nicht so ist: In keiner Untersuchung ist ein Zusammenhang zwischen Mitteilung über die Krebsdiagnose und nachfolgender Suizidalität bestätigt worden. Ebenso wissen wir aus der Literatur, daß Krebspatienten keine erhöhte Suizidrate haben. Wenn wir uns fragen, warum gerade Ärzte immer wieder diese Vermutung haben, ist von Bedeutung, daß „unheilbare Krankheit" als Suizidmotiv in untersuchten Ärztepopulationen (Reimer 1981, 1982) als Motiv für einen möglichen eigenen Suizid an erster Stelle steht. Köhle und Mitarbeiter haben darauf hingewiesen, daß „eine intensive Kommunikation zwischen Arzt und Patient das Suizidrisiko nicht erhöht, sondern erst ein spezifisches Eingehen auf die Nöte der Kranken ermöglicht" (Köhle et al., 1979, S. 820).

Welche Probleme der Arzt-Patient-Beziehung ergeben sich aus unserer Untersuchung? Nach unserem Eindruck haben die Patienten der Stichprobe nach der anfänglich offenen Aufklärung die Neigung gehabt, die möglichen Folgen der Erkrankung zu verharmlosen bzw. zu verdrängen. Ein sehr positives, hauptsächlich auf Vermittlung von Hoffnung bedachtes affektives Klima in der Hautklinik mag solchen Tendenzen entgegengekommen sein. Wie sich mit einigen unserer Ergebnisse belegen läßt, war diese Tendenz zur Verharmlosung bei einem Teil der Patienten schon zu Erkrankungsbeginn nachweisbar, und zwar an den zeitlichen Verzögerungen zwischen ersten Krankheitsanzeichen und Operation, die sich durch ihr eigenes Verhalten oder auch arztbedingt ergaben.

Wie auch von Rothlaender erwähnt worden ist, herrscht zwischen Arzt und Patient möglicherweise eine Art unbewußter Kommunikation nach dem Motto: „Es wird schon alles gut gehen." Diese auch in der Literatur als „Verleugnungskollusion" (Meerwein 1981) beschriebene Tendenz kann damit zusammenhängen, daß die Begegnung mit dem Malignomkranken eine schwer erträgliche Belastung für den Arzt darstellt: Denn im Kontakt mit diesem Patienten können eigene Ängste vor dem Sterben sowie vor Ohnmacht, Hilflosigkeit und Depressivität wachgerufen werden. Dazu ist ein Untersuchungsergebnis von Feifel et al. (1967) aus den USA bemerkenswert, die gefunden hatten, daß Ärzte ein höheres Ausmaß an latenter Todesangst aufweisen als andere Berufsgruppen, was zur Motivation, den Arztberuf zu ergreifen, beitragen könne. Dementsprechend sind viele Ärzte – wie Köhle und Mitarbeiter feststellen – erleichtert, wenn die Patienten nicht mehr von der Bedrohung sprechen, sondern wieder „Zuversicht" und „Hoffnung" gewinnen (Köhle et al., 1979, S. 821).

Eine Gefahr besteht, wenn die anfängliche Verleugnung auch in Stadien der zunehmenden Progredienz der Erkrankung bestehen bleibt: Der Patient fühlt sich dann bei zunehmenden Ängsten immer isolierter und der Arzt nimmt Zuflucht zur Verordnung von Psychopharmaka.

Als Schlußfolgerung aus dieser Untersuchung möchten wir aus psychiatrischer Sicht vorschlagen, in der Behandlung bzw. im Verlauf der Nachsorge bei Melanompatienten zwar weiterhin nicht darauf zu verzichten, Hoffnung zu vermitteln, aber auch vermehrt mögliche Ängste der Patienten zu berücksichtigen und anzusprechen, um sie mit einer lebensbedrohlichen Erkrankung in *allen* Stadien auch psychisch nicht alleinzulassen.

Literatur

1. Feifel H, Hanson S, Jones R, Edwards L (1967) Physicians consider death. Proc 75th Ann Conv APA S 201–202
2. Köhle K, Simons C, Urban H (1979) Zum Umgang mit unheilbar Kranken. In: Uexküll T (Hrsg) Lehrbuch der Psychosomatischen Medizin. Urban & Schwarzenberg, München Wien Baltimore, S 811–832
3. Meerwein F (Hrsg) (1981) Einführung in die Psycho-Onkologie. Huber Bern Stuttgart Wien
4. Reimer C (1981) Zur Problematik der Helfer-Suizidant-Beziehung: Empirische Befunde und ihre Deutung unter Übertragungs- und Gegenübertragungsaspekten. In: Henseler H, Reimer C (Hrsg) Selbstmordgefährdung – Zur Psychodynamik und Psychotherapie. Frommann-Holzboog, Stuttgart Bad Cannstatt, S 1–27
5. Reimer C (1982) Interaktionsprobleme mit Suizidenten. In: Reimer C (Hrsg): Suizid – Ergebnisse und Therapie. Springer, Berlin Heidelberg New York, S 191–206
6. Schadewaldt H (1969) Der Arzt vor der Frage von Leben und Tod. Klin Wschr 47: 557–568

Arztrechtliche Aspekte bei der Aufklärung und Behandlung von Melanompatienten

O. Pribilla

Zusammenfassung

Die neuere Rechtsprechung auf dem Gebiet der ärztlichen Haftpflicht und der Einsichtnahme des Patienten in seine Krankenpapiere hat die Anforderungen an die ärztliche Aufklärung verschärft. Für diese ist der Arzt beweispflichtig.

Aufgeklärt werden muß über Grund, Art, Umfang, Risiko und Folgen der geplanten ärztlichen Maßnahmen. Das führt beim malignen Melanom zu Konflikten, wenn es um die Mitteilung der Diagnose und der Überlebenschancen geht.

Die Rechtsprechung hat durch die Überbetonung des Selbstbestimmungsrechts des Patienten das therapeutische Privileg weitgehend eingeschränkt. Der Patient habe das Recht, sich selbst zu schädigen, wenn er auf der Mitteilung seiner Diagnose und seiner Heilungschancen besteht. Bei der Anwendung der Zytostatika-Therapie des Melanoms, die mit einer hohen Nebenwirkungsrate belastet ist, werden an die Aufklärung, insbesondere über die Folgen, besonders hohe Anforderungen gestellt.

Die noch kaum geklärten arztrechtlichen Fragen bei der Neuland-Operation werden im Sinne der Deklarationen von Tokio und Helsinki kurz erörtert.

Die höchstrichterliche Rechtsprechung auf dem Gebiet der ärztlichen Haftpflicht hat in den letzten 10 bis 15 Jahren zu einem grundlegenden Wandel der juristischen Anforderungen an die Ausübung des ärztlichen Berufes geführt. Die Grundsatzurteile des Bundesgerichtshofes und des Bundesverfassungsgerichtes setzen Normen, die meines Erachtens zum Teil zu einer starken Belastung des operativ tätigen Arztes, aber auch des Patienten führen. Dies gilt sowohl hinsichtlich der gestiegenen Anforderungen an die ärztliche Aufklärung als Rechtfertigungsprämisse der vorgenommenen Körperverletzung, als auch für die grundlegend neue Entwicklung hinsichtlich des Einsichtsrechts des Patienten in seine Krankenpapiere. Beide sind aus den zahlreichen ärztlichen Haftpflichtprozessen hervorgegangen.

Rechtslehre und Rechtsprechung zielen darauf ab, daß für einen behaupteten Behandlungsfehler der Patient beweispflichtig ist. Demgegenüber muß der Arzt im Konfliktfalle für die sachgerechte und umfassende Aufklärung als Voraussetzung einer rechtsgültigen Einwilligung des Patienten einstehen.

Dieser Grundsatz ist entwickelt worden, um die Beweismöglichkeiten des Patienten im Sinne des von Franzki geprägten - wie ich meine hoch emotionalisierten - Begriffes der „Waffengleichheit" zwischen Patient und Arzt zu verbessern.

Die von der Rechtsprechung zur Aufklärung entwickelten Grundsätze erscheinen manchmal für den Arzt wenig einfühlbar. Sie gehen von der Voraussetzung des sogenannten „mündigen Patienten" aus. In zunehmendem Maße wird dabei das sogenannte „therapeutische Privileg", d.h. der Schutz des Patienten vor einer Selbstschädigung unter Berufung auf seine absolute Selbstbestimmungsfähigkeit hintangestellt.

Die Einwilligung des Patienten ist nur dann rechtswirksam, wenn er darüber informiert ist, worum es geht. Gerade bei der Aufklärungsprämisse zum Wegfall der Rechtswidrigkeit bei Körperverletzung läßt die Rechtsprechung den Unterschied der rein normativen Denkweise des Juristen und der mehr therapeutischen des Arztes erkennen.

Genügte es früher, in einem Gespräch zwischen dem Arzt und dem Patienten die wesentlichen Grundzüge dessen, was vorlag und was durchgeführt werden sollte, zu erläutern, so wird man heute um eine Dokumentation in schriftlicher Form nicht herumkommen.

Aufgeklärt werden muß nach der neueren Rechtsprechung über *Grund, Art, Umfang, Risiko* und *Folgen* des Eingriffes. Bei der Aufklärung über den *Grund* ergibt sich auf dem operativen Arbeitsgebiet, insbesondere beim malignen Melanom mit seiner doch sehr ungünstigen Prognose, sofort das Problem der Schonung des Patienten vor unvermittelter Konfrontation mit seiner Diagnose.

Aus der Rechtsprechung zum Einsichtsrecht des Patienten in seine Krankengeschichte ergeben sich hierzu in mehreren höchstrichterlichen Urteilen sehr problematische Anforderungen. So hat u. a. das Kammergericht Berlin ausgeführt: „Auch aus der umfassenden und pflichtgemäßen Informationspflicht des Arztes gegenüber dem Patienten über dessen Befunde und seine Krankheit ergibt sich das Einsichtsrecht, da der Patient dabei nichts Neues erfährt. Der Patient, der sich dem Fachwissen des Arztes gleichsam ausgeliefert hat, will ja weiter nichts, als die über ihn gewonnenen Erkenntnisse erfahren, die aufzuzeichnen und mitzuteilen sein Vertragspartner ohnehin verpflichtet ist". Dann heißt es weiter: „Ebenso wie der Patient die Behandlung trotz Hinweises auf die Folgen einer Nichtbehandlung ablehnen darf, also die Freiheit hat, sich insoweit selbst zu schädigen, muß ihm auch die Freiheit und das Recht zustehen, sich durch Kenntnisnahme von der Wahrheit zu schädigen, wenn er das will.

Dabei muß der Patient allerdings wissen und erfahren, daß der Begriff der Wahrheit auch in der modernen Medizin mit allen ihren Hilfsmitteln ein relativer Begriff ist und daß der menschliche Organismus mitunter auch unerwartet, rätselhaft und auch vom Arzt nicht vorhersehbar reagieren kann."

In einem anderen Urteil heißt es im gleichen Sinne: „Die Rechtsordnung ist – von Ausnahmefällen abgesehen – nicht berufen, den mündigen Bürger, hier den Patienten, vor sich selbst zu schützen. Die Fürsorgepflicht des Arztes findet im Regelfall dort ihre Grenze, wo sie die Selbstbestimmung des Patienten beeinträchtigt."

Auch das Bundesverfassungsgericht hat das absolute Selbstbestimmungsrecht des Patienten als zuvörderst Freiheitsschutz im Bereich der leiblich-seelischen Integrität, nicht aber beschränkt auf den speziellen Gesundheitsschutz, in den Vordergrund gestellt. Alle ärztlichen Einwendungen gegen diese Rechtsprechung waren bisher ohne Erfolg. Wir werden also in Zukunft davon auszugehen haben, daß dem Patienten auf seinen ausdrücklich erklärten Wunsch hin nicht nur seine Diagnose mitgeteilt werden muß, sondern dieser auch jederzeit in die Krankenpapiere Einsicht nehmen kann.

Auch die neuesten BGH-Entscheidungen (Nov. 1982), die eine gewisse Berücksichtigung des therapeutischen Privilegs erörtern, lassen erkennen, daß dieses Informationsrecht des Patienten nicht daran scheitern darf, „daß bereits die Einsicht in objektive Befunde dem Patienten unmittelbar eine ungünstige Prognose erschließen kann, deren Kenntnis sein Befinden verschlechtern und ihn für die verbleibende Lebenszeit resignieren lassen, ja unter Umständen die Gefahr eines körperlichen und seelischen Zusammenbruchs heraufbeschwören könnte. Das muß nach Auffassung des Senats im Interesse des Selbstbestimmungsrechts in Kauf genommen werden, zumal es dem Patienten frei gestanden hätte, eine volle Offenlegung der Befunde von vornherein zum Inhalt des Behandlungsvertrages zu machen".

Einschränkungen läßt der BGH für die Offenbarungspflicht des Arztes nur insoweit zu, daß der Arzt dem Patienten die Einsichtsgewährung dann verweigern darf, wenn „ausreichende Anhaltspunkte dafür vorhanden sind, daß die mit der Einsicht in die Krankenunterlagen verbundene Eröffnung der Natur des Leidens zu einer ernsten und nicht behebbaren Gesundheitsschädigung des Patienten führen würde".

Mit Recht hat Laufs kritisiert, daß diese Auffassung des BGH vom ärztlichen Berufsethos nicht getragen werde.

Die Pflicht des Arztes zur Offenlegung der Diagnose und der Krankenunterlagen müsse bereits dort ihre Grenze haben, wo hiergegen schwere psychisch indizierte Bedenken bestehen.

Die Aufklärung über die *Art des Eingriffes* ist ebenfalls von der Entwicklung des ärztlichen Haftpflichtrechtes beeinflußt worden. Der Patient soll nach Darlegung der verschiedenen möglichen Verfahren zur Behandlung des konkreten Leidens den Freiraum der eigenen Entscheidung behalten.

Besonders wichtig ist auch die Aufklärung über den *Umfang des Eingriffes*. Dies gilt insbesondere, wenn die Möglichkeit besteht, daß der Operateur während des Eingriffes bei Erhebung eines unerwarteten Befundes o. ä. den Eingriff erweitern muß. Dies sollte im Aufklärungsgespräch ebenso wie dadurch möglicherweise bewirkte Entstellungen etc. Berücksichtigung finden.

Besonders streng sind nach der neueren Rechtsprechung die Anforderungen an die *Risikoaufklärung*. Während man sich früher mit gewissen allgemeinen Risiken, die operationstypisch waren, begnügen konnte oder gar auf Prozentsätze von Zwischenfällen hinwies, reicht dies heutzutage nicht mehr aus.

Über die Aufklärung über das typische Operationsrisiko hinaus ist das Verlangen getreten, auch über seltene, entlegene Komplikationen aufklären zu müssen.

Im großen und ganzen wird man aber darauf zu achten haben, was der „verständige Patient" über den Eingriff schon weiß. Man wird also auch hier individualisieren dürfen. Hinsichtlich der *Folgen des Eingriffes* muß der Patient über entstehende Leistungseinschränkungen, Verstümmelungen, Entstellungen o. ä. in vollem Umfange informiert sein. Dies nicht nur aus juristischen Gründen, sondern auch im Interesse einer besseren Rehabilitationsmotivation.

Wegen dieser verschärften Anforderungen an die Aufklärungsprämisse hat der Berufsverband Deutscher Chirurgen für eine große Zahl von operativen Eingriffen Merkblätter entwickelt. Bei nicht dringlichem Eingriff hat sich an vielen Kliniken bewährt, dem Patienten die entsprechenden Faltblätter oder Broschüren auszuhändigen und darauf das Aufklärungsgespräch im Sinne einer sogenannten Stufenaufklärung nach Weissauer aufzubauen. Dies könnte man auch bei der Behandlung des Melanoms überlegen.

Man muß sich aber darüber im klaren sein, daß heute an die Aufklärung und die Dokumentation der rechtswirksamen Einwilligung des Patienten sehr hohe Anforderungen gestellt werden und der Arzt deshalb zu seinem eigenen Schutz der

Dokumentation des Aufklärungsgesprächs besondere Aufmerksamkeit widmen sollte.

Diese allgemeinen Grundsätze gelten im verstärkten Maße auch bei der Wahl neuer, noch wenig erprobter Therapien, die mit einer hohen Nebenwirkungsrate belastet sind. Bei der Melanombehandlung mit Zytostatika z. B., die zwar zu Remissionen führt, aber auch schwerste Nebenwirkungen zeigt und deren letztlich lebensverlängernde Wirkung nicht gesichert scheint, wird ein besonders hohes Maß an die ärztliche Aufklärung gelegt. Nicht nur aus juristischen, sondern auch aus therapeutischen Gründen muß der Patient vorher wissen, was auf ihn zukommt. Viele Patienten empfinden etwa den auftretenden Haarverlust, die ernsten Befindensstörungen etc. unter Zytostatika-Therapie als besonders belastend, wenn sie nicht in einem therapeutischen Aufklärungsgespräch darauf vorbereitet waren und entsprechend geführt werden können. Hierbei wird man m. E. trotz der aus dem juristischen Normdenken entspringenden oben geschilderten Anforderungen weitgehend individuell vorgehen dürfen, um nicht inhuman zu werden.

Viele arztrechtliche Probleme bei sogenannten Neulandoperationen oder neuen Behandlungsverfahren beim Menschen sind bei uns noch weitgehend ungeklärt. In diesem Bereich sind m. E. die normativen Anforderungen der juristischen Problembewältigung hinter den chirurgisch-kurativen Entwicklungen und der experimentellen Medizin zurückgeblieben. Man wird hier nur auf die ethischen Grundsätze der Deklarationen von Helsinki und Tokio zurückgreifen können (Tabelle 1). Diese enthalten außer den allgemeinen Grundsätzen folgende Elemente:

- Risiko/Nutzenabwägung
- die Einwilligung nach Aufklärung
- das Recht der Person auf Wahrung ihrer Unversehrtheit und die Möglichkeit, den Versuch jederzeit abzubrechen
- die Einschränkung der Versuche an Kindern und psychisch kranken oder abhängigen Personen (Strafgefangene) etc.

Dies sind ethische Mindestvoraussetzungen für die medizinische Forschung in Verbindung mit neuen Operations- und Behandlungsverfahren und auch für das nicht-therapeutisch-biomedizinische Experiment am Menschen.

Tabelle 1. Grundsätze des internationalen Rechts der experimentellen Medizin

1. Verhältnis Vorteil und Gefahr
2. Einwilligung nach Aufklärung
3. der Grundsatz der besten Behandlung
4. Abbruch bei zu großer Gefahr
5. Willensunfähige
6. Abhängige
7. Persönlichkeitsrecht
8. Person des Forschers
9. Veröffentlichung
10. Kommissionsprüfung
11. Bewußtmachung der ethischen Probleme

Die Bewältigung operativ-dermatologischer Grenzsituationen z. B. bei infauster
Prognose, hohem Alter des Patienten etc. bleibt ungeachtet aller vorgegebenen Normen letztlich die Gewissensentscheidung des Arztes, die ihm niemand abnehmen
kann. Zwar kann bei risikoreichen, unerprobten Verfahren die Einschaltung einer
Ethik-Kommission eine Hilfe bedeuten, sie entbindet aber den Operateur nicht von
seiner persönlichen Einstandspflicht für die getroffene Entscheidung.

Ich glaube, mit diesen wenigen Andeutungen dargelegt zu haben, daß die
Rechtsprechung in ärztlichen Grenzsituationen bei der Behandlung prognostisch
infauster Tumorpatienten nur Rahmenbedingungen setzen, aber niemals die persönliche, verantwortliche Entscheidung des Arztes vorwegnehmen kann.

Trotz aller Wandlung der soziologischen und rechtlichen Auffassung der Patien-
ten-Arzt-Beziehung bleibt bei onkologischen Erkrankungen der operativ tätige Arzt
im Spannungsfeld zwischen juristischem Normdenken und ärztlicher Auffassung
letztlich allein mit sich und seinem Gewissen, das zwischen Salus und Voluntas
aegroti abwägen muß.

Urteile:
BGH VI. ZR/222/79 v. 23.11. 82
BGH VI. ZR 177/81 v. 23.11. 82

Literatur

1. Dunz W (1978) Operationsabbruch zu Aufklärungszwecken DMW 103: 1226/27
2. Laufs A (1978) Arztrecht, 2. Aufl CH Beck München
3. Pribilla O (1982) Einsichtsrecht der Patienten in die Krankenpapiere. XII. Kongr d internat Aka-
   demie f ger u soz Medizin, S 17-22, Wien
4. Pribilla O (1983) Experimentelle Medizin und Ethik Fortschr d Kiefer- u Gesichtschirurgie,
   Band XXVIII. Thieme, New York
5. Weissauer W, Hirsch G (1983) Forensische Probleme der Aufklärungspflicht vor diagnostischen
   Maßnahmen. Med Klin Praxis 78: 57-61
6. Weissauer W (1978) Das Konzept des Aufklärungs- und Anamnesebogens aus rechtl Sicht I.
   Anaesthes Inform: 245

Sachverzeichnis